# 栗秀真文集

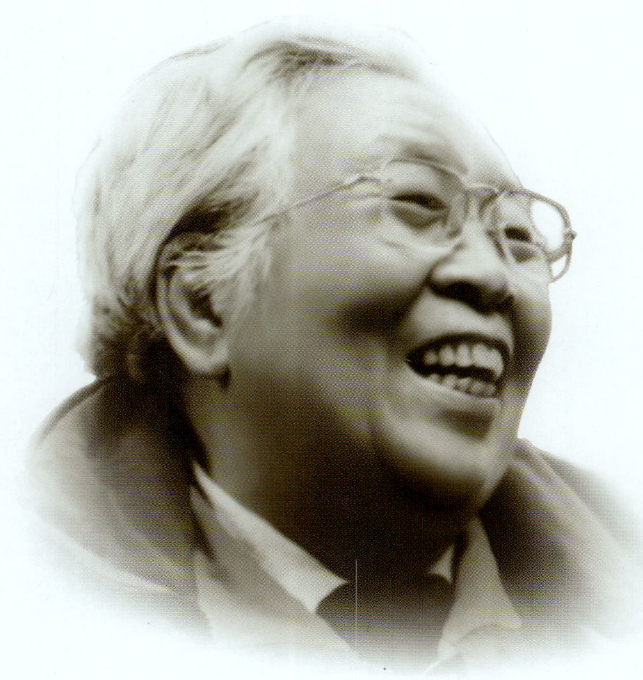

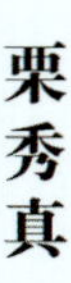


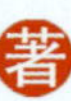


中国人口出版社
China Population Publishing House
全国百佳出版单位

艰苦创业　为我国医疗卫生计划生育事业奉献一生

彭珮云

二〇一二年四月

记录历史

激励后人

王侠 二〇二四月

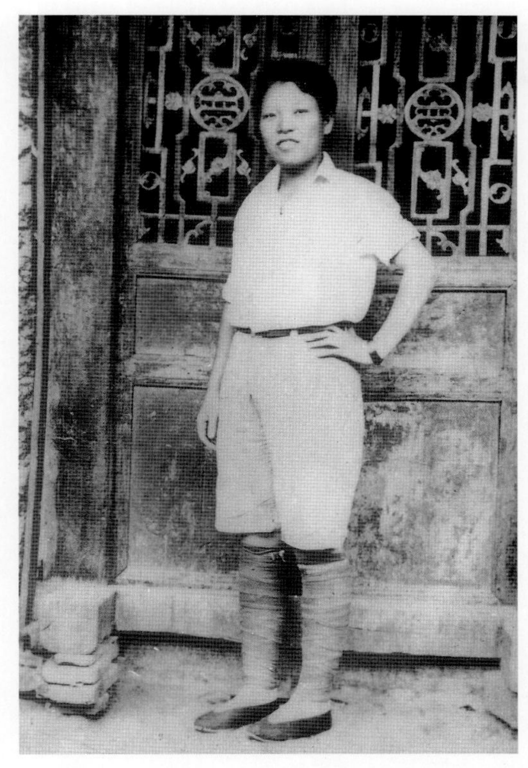

1940年栗秀真在八字门“新四军豫鄂挺进纵队”司令部门前留影

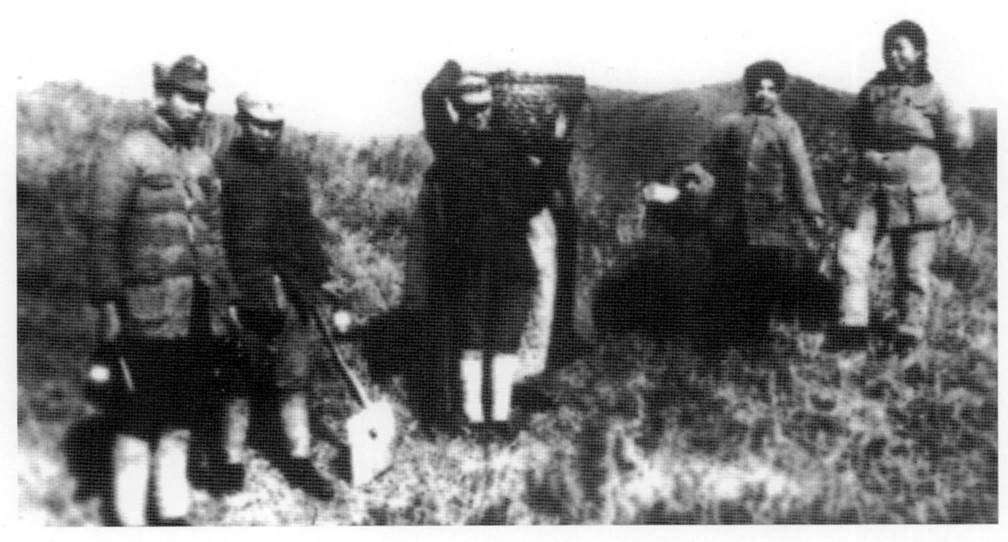

1940年2月,在粉碎日寇扫荡后,栗秀真(右一)带领医护人员到山里取回隐藏的药品器械时,正在鄂豫边区根据地采访的美国进步记者史沫特莱给大家照相留影

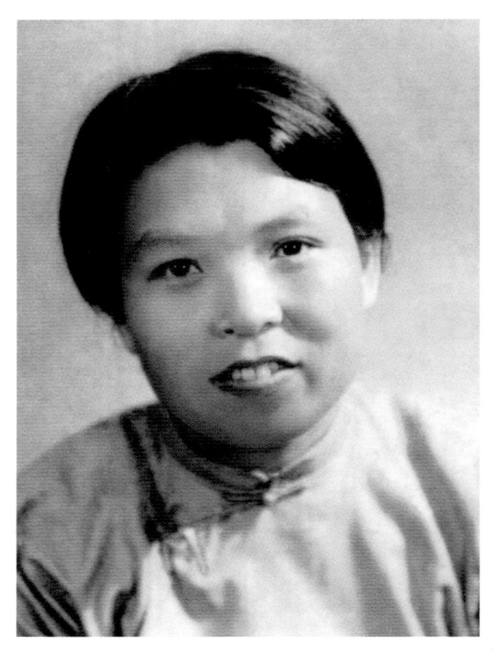

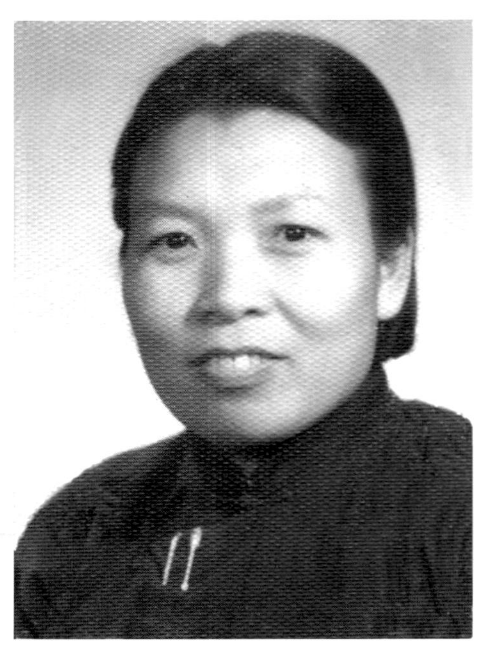

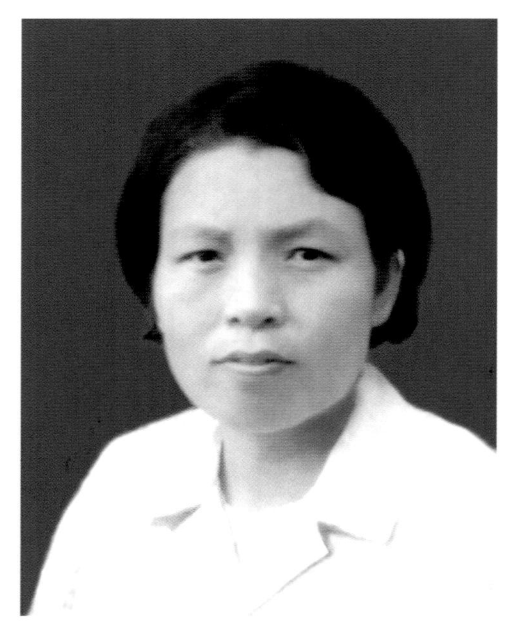

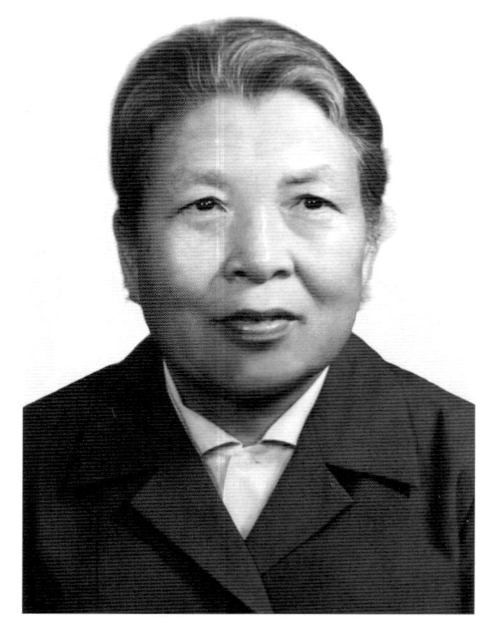

左上图:1946 年栗秀真在武汉与联合国救济总署进行药品谈判时留影

右上图:1949 年栗秀真在武汉任湖北省卫生厅厅长时的工作照

左下图:1955 年栗秀真在卫生部的工作照,也是 1956 年参加中共八大代表证所用照片

右下图:1981 年栗秀真在国家计划生育委员会工作时的留影

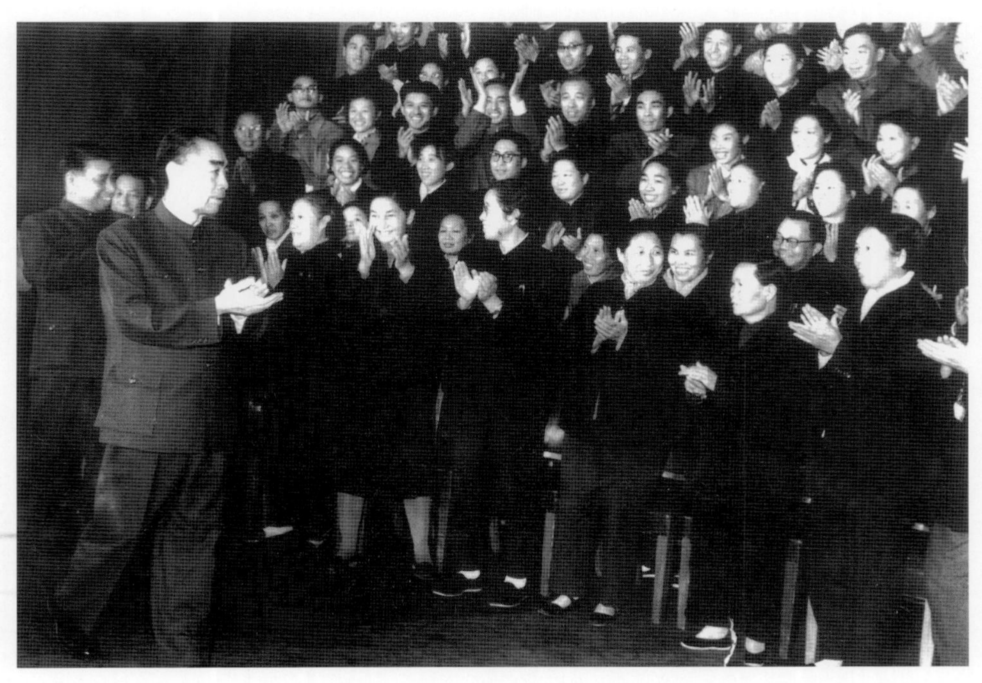

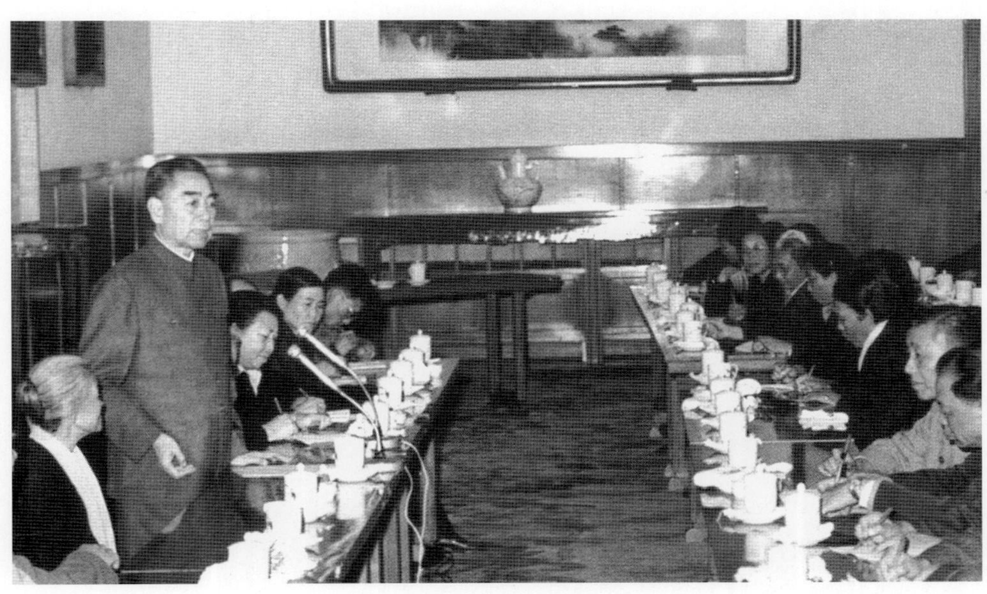

1965年11月1日,周恩来在中华医学会全国妇产科学术会议上再次强调计划生育工作的重要性。上图:周恩来接见与会代表,前排右一为栗秀真。下图:周恩来在大会上讲话,右排右起第三为栗秀真

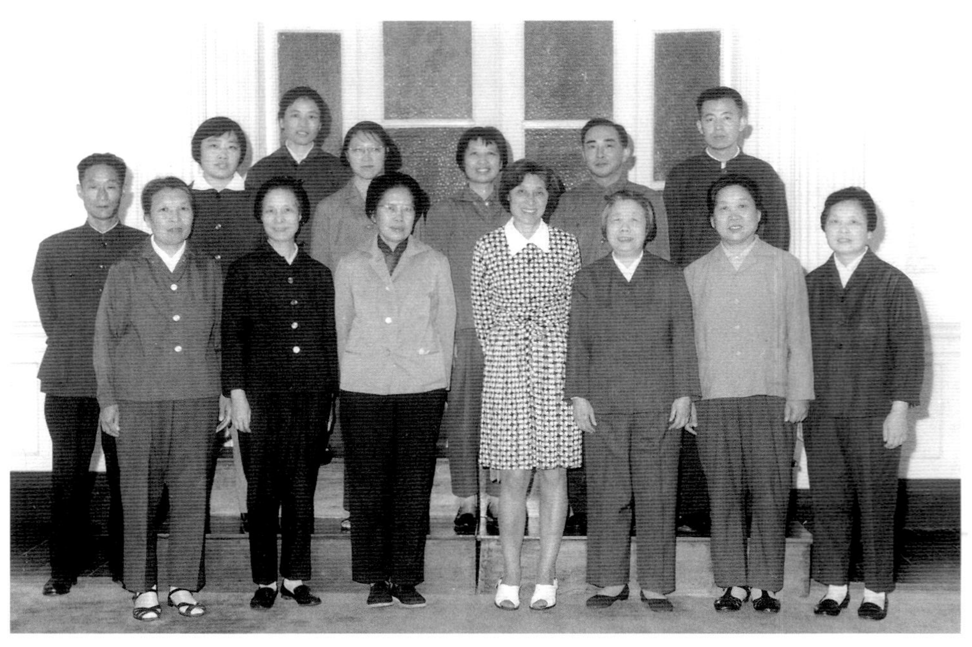

1973年7月3日，全国妇联副主席邓颖超（前排右三）接见韩素音女士（前排右四），前排左一为栗秀真

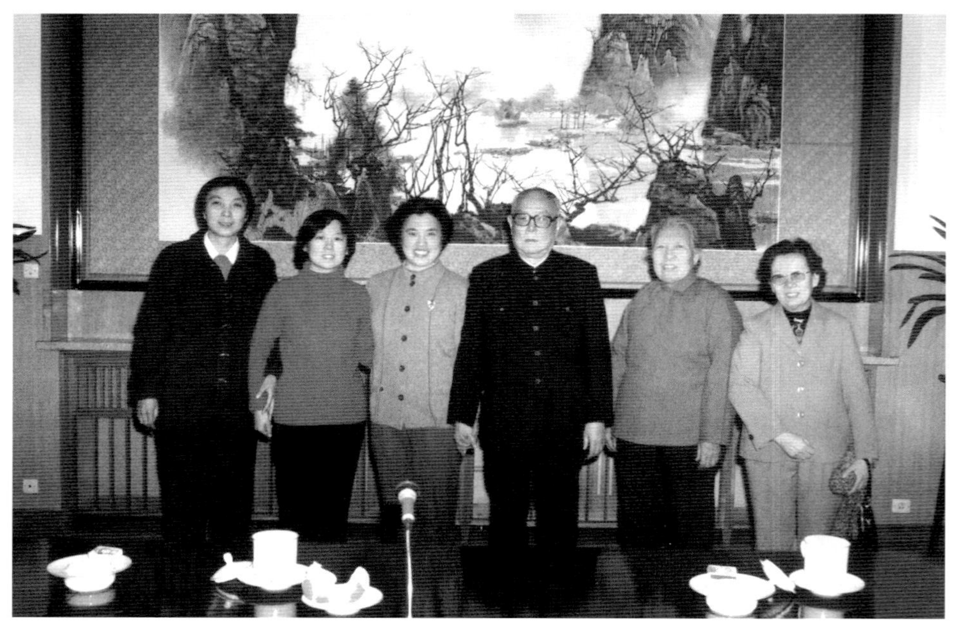

1988年2月17日，拜访国家主席李先念，右起：林佳楣、栗秀真、李先念、何界生、李小林、栗建国

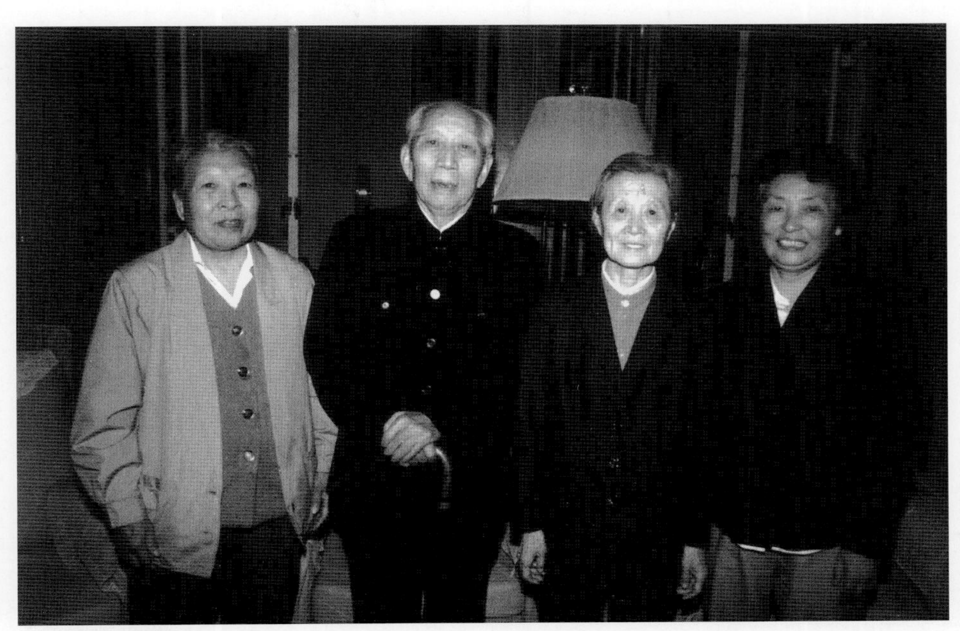

1988年6月21日，栗秀真(左一)拜访国家副主席王震(左二)及夫人王季青(左三)

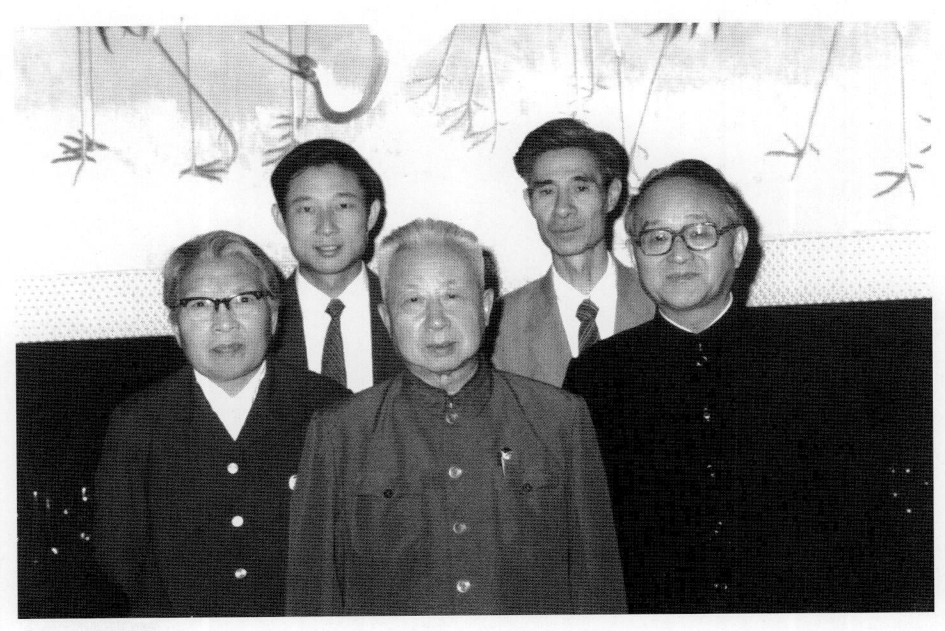

1985年5月9日，栗秀真(前排左一)与全国政协副主席、中国计划生育协会会长王首道(前排左二)商谈计划生育协会工作后的合影

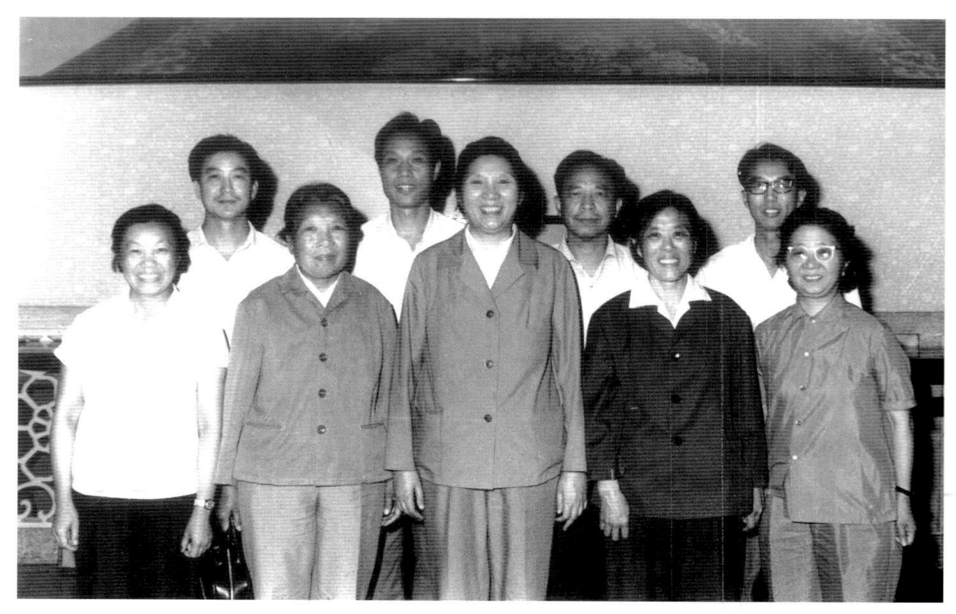

1979 年 7 月 27 日,陈慕华副总理与计划生育领导小组办公室部分同志在人民大会堂湖南厅合影,前排:苏群(右二)、陈慕华(左三)、栗秀真(左二),后排:刘庆山(右二)、王连城(右三)

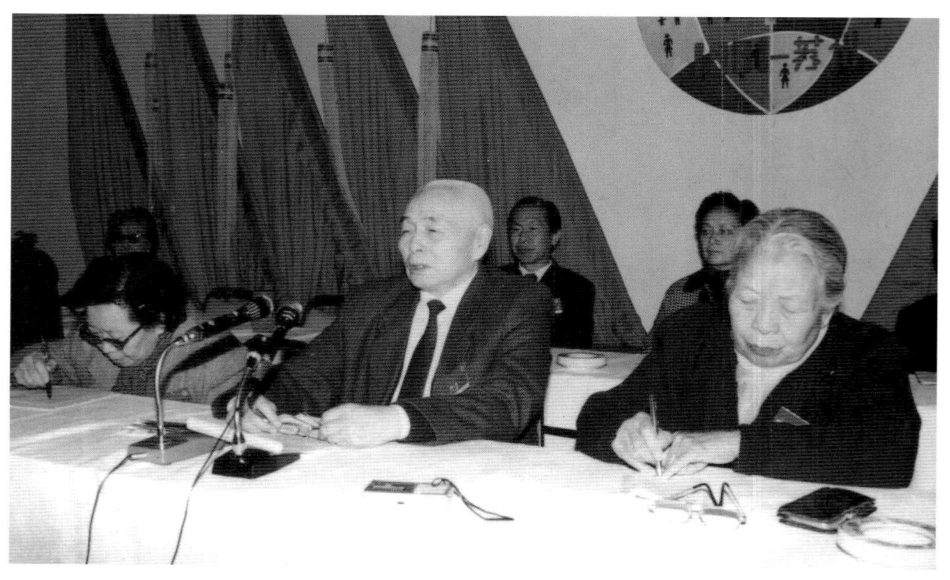

1991 年 4 月 9 日栗秀真参加全国优生基层工作经验交流会,前排右起:栗秀真、原国家计生委主任钱信忠、林佳楣

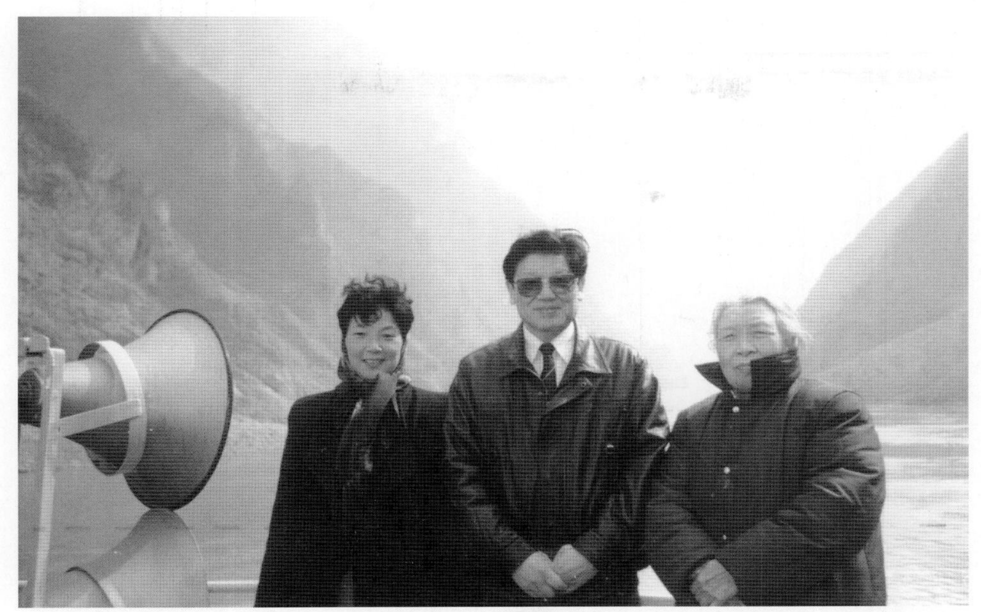

1992年2月12日，栗秀真（右一）与中共中央政治局委员、国家教委主任、三峡考察团团长李铁映（右二）在路经瞿塘峡时合影

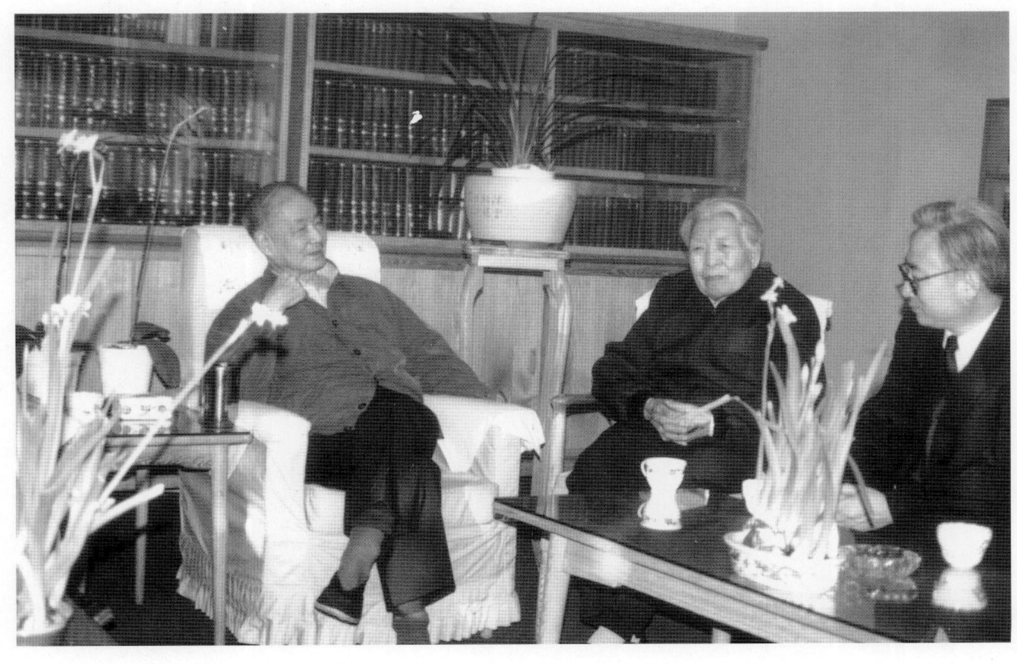

1997年1月25日，原中共中央政治局常委、中国计划生育协会会长宋平（左一）和国家人口和计划生育委员会副主任张维庆同志（右一）、栗秀真（右二）商谈人口和计划生育工作

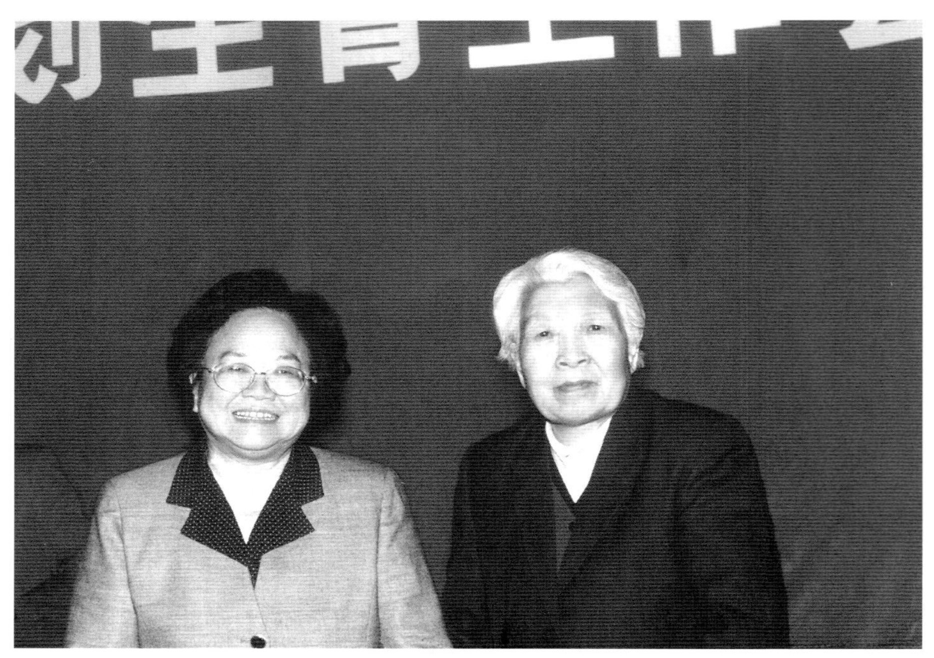

1998 年 3 月 17 日，在全国计划生育工作会议上栗秀真（右）与国务委员、国家计划生育委员会主任彭珮云（左）合影

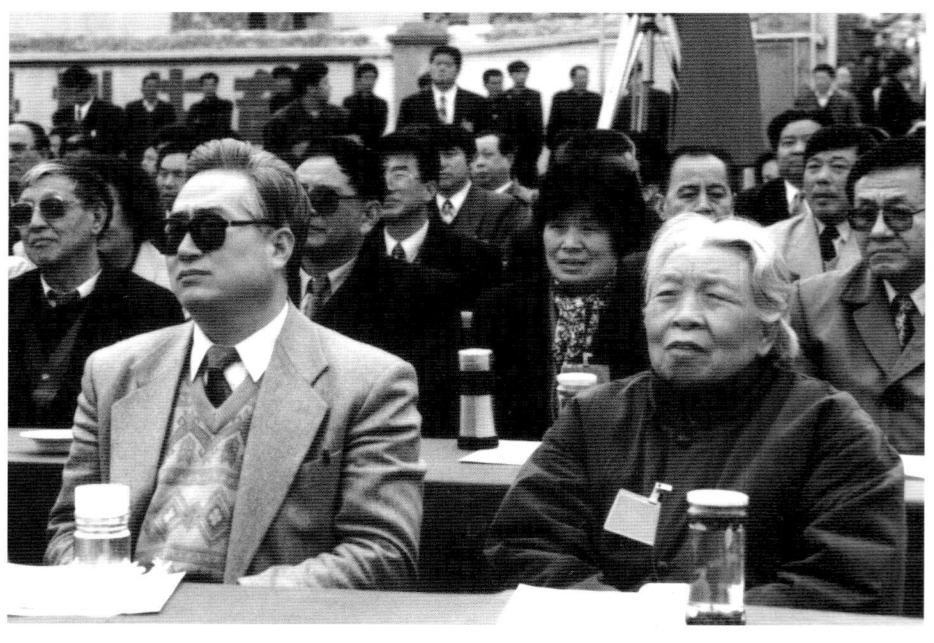

1998 年国家人口和计划生育委员会主任张维庆（左）、栗秀真（右）参加基层计划生育协会工作现场会

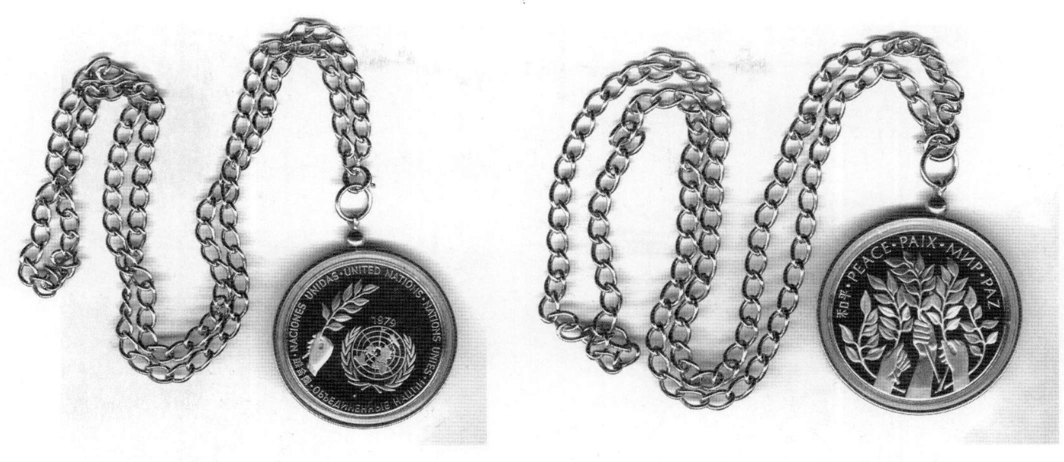


（正面）　　　　　　　　　　　　（反面）

联合国授于栗秀真“和平”奖章(1979 年 10 月 24 日)

*Certificate of Appreciation*

*On the occasion of its 40th Anniversary the*

*International Planned Parenthood Federation*

*recognizes the outstanding contribution of:*

**Madame Li Xiuzhen**

*of the*

**China Family Planning Association**

*and wishes to record its appreciation for distinguished service in the cause of the international family planning movement.*

*As attested by the Members' Assembly at its Sixth Meeting*

*on the* **22nd** *day of* **October** 19**92**, *in New Delhi, India.*

*President*　　　　　　*Secretary General*

国际计划生育联合会授予栗秀真“荣誉证书”

“荣誉证书”译文：

1992 年 10 月 22 日，在印度新德里召开的第六次会员大会、国际计划生育联合会成立四十周年的庆典活动中，特为中国计划生育协会栗秀真女士所做出的突出贡献颁发此证书，以记载栗女士在国际计划生育事业中杰出的工作。

主席：弗莱德塞　秘书长：哈拂丹·马勒

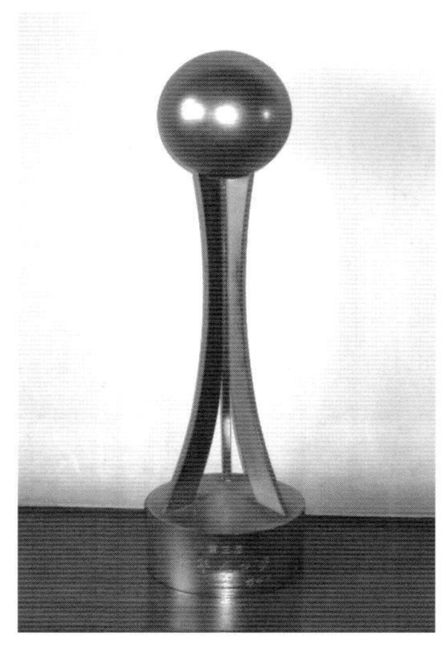

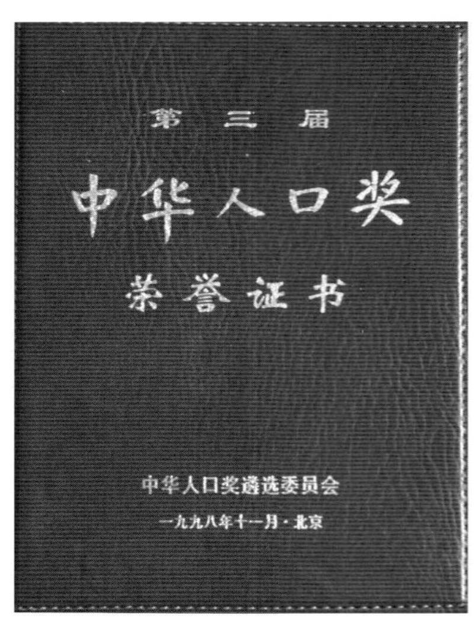


"中华人口奖"

"中华人口奖"是我国人口领域的最高奖项,于1993年设立,以表彰在我国人口与计划生育事业中做出突出贡献的社会各界人士。1998年10月11日,栗秀真获得第三届"中华人口奖"。

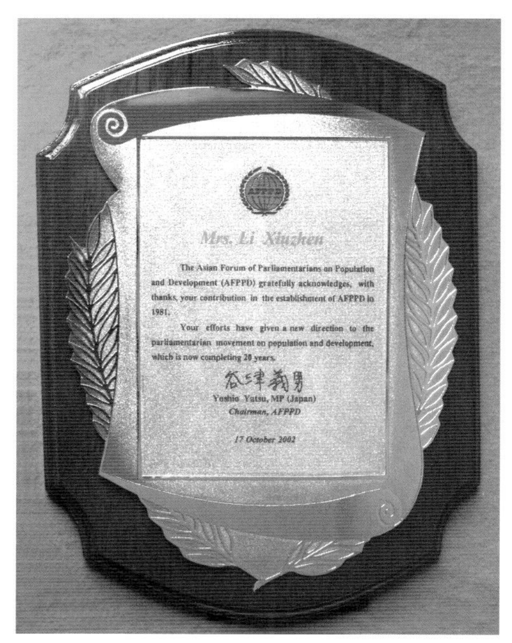


"亚洲议员人口与发展论坛"贡献奖

2002年"亚洲议员人口与发展论坛"主席谷津义男因1981年栗秀真为组建"亚洲议员人口与发展论坛"所做的工作,授予栗秀真"贡献奖"奖牌

# 序

栗秀真大姐已经离开了我们。我和人口计生战线的同志们都十分怀念她。她1938年7月参加革命，1939年2月入党。1941年任新四军五师卫生部部长，1945年任中原军区卫生部副部长，1949年至1955年历任湖北省卫生局局长，卫生厅厅长，湖北省人民政府委员，湖北省人民政府文化教育委员会委员。1955年调到卫生部后历任防疫司副司长，妇幼卫生司副司长、司长。1956年被选为中共八大代表。她从1962年起负责计划生育工作，1973年任国务院计划生育领导小组成员、副组长兼办公室主任，1981年至1985年历任国家计划生育委员会党组副书记、副主任，中国计划生育协会副会长、顾问。1985年离休。

栗秀真大姐在她从事革命生涯的奋斗历程中，始终保持着对事业极端负责，对人民满怀激情，对同志满腔热忱，对自己严格要求的精神和态度，高调做事、低调做人、谦虚谨慎、不骄不躁、艰苦朴素、一心为公。特别是她从事中国人口和计划生育事业以来，为有效控制中国人口的过快增长呕心沥血、勤奋工作。她深入基层调查研究、团结同志、开拓局面，做出了重要贡献，深受计划生育工作者的拥戴和人民群众的赞誉。1979年她荣获联合国颁发的“和平”奖章，1992年荣获国际计划生育联合会颁发的“荣誉证书”，1998年荣获第三届“中华人口奖”，2002年荣获“亚洲议员人口与发展论坛”贡献奖。这些荣誉是对她40多年从事人口和计划生育工作的高度评价和充分肯定。

我到国家计生委工作时，栗秀真大姐已经离开了工作岗位。但作为一位德高望重的大姐，作为一名共产党员，她总是按时参加党支部的生活会、学习会和各项活动，从不间断。虽然年事已高，但她总是满怀激情地到全国各地走访调研、召开座谈会、听取基层的意见，并及时向国家计生委反映情况和提出建议。她八十高寿以后，不少同志劝她不要多跑了，但她依然坚持。栗秀真九十一岁高龄时，要走青藏铁路去重访西藏，大家都担心她的身体，但她执意要去，我们特别要求老干部部门加强保护和安全工作，最后大姐终于踏上了西藏雪域高原，实现了夙愿。大姐这种活到老、学到老、奉献到老，孜孜以求，平实无华的精神和作风，影响感染了不少的老同志和年轻人。大家从内心深处敬仰这位历经沧桑岁月、永葆革命青春、和蔼慈祥、平易近人的大姐。可以说大姐做到了“政声人后留清名，巾帼风范昭日月”。

今年十月，大姐的子女找我，希望将《栗秀真文集》充实新的内容后重新出版，并希望我能写个简要的序言，出于对大姐的敬仰，我欣然答应了。《栗秀真文集》再版时，增加了一部分“回忆录”的内容，是大姐在革命烽火年代的真实历史的记录，是大姐对先烈和战友们人格魅力、追求真理和献身精神的深切怀念。过去的历史不能忘记，忘记就意味着背叛。今天的一切最终也将成为历史。历史是一面镜子，总结过去、揭示现实、预测未来。

以人为镜可以明得失，以史为鉴可以知兴替。《栗秀真文集》记录了大姐的一生，记录了革命、建设、改革的一个侧面。这本留给我们的文集，是要人们重温历史，获得启迪和感悟。我想，读了这本文集，我们既可以了解鲜为人知的历史片断；也可以从中看到大姐的精神境界和奋斗历程。我希望在改革开放，与时俱进的今天，我们活着的人们，特别是共产党员，能像先辈们那样成为一个高尚的人，有道德的人，脱离了低级趣味的人，有益于人民的人。

张维庆

2011.11.7

# 目 录

## 第一部分 文件·报告·讲话

## 第二部分　回忆录

# 第一部分　文件·报告·讲话

# 新中国成立初期湖北省卫生工作总结与任务*

（1949 年 12 月 19 日）

华中重镇武汉市，于 1949 年 5 月 15 日解放。湖北省所属地、市、县亦相继解放。6 月中旬，湖北省人民政府卫生局建立。其任务：首先是接收原国民党省府所属的卫生机构、人员和财产；二是建立新的卫生机构，统一全省卫生事业单位的领导，开展各项具体卫生业务，积极努力地为人民服务。同年 12 月 17 日召开了湖北省第一次卫生会议。在会上，我作了工作报告。报告分两部分：一、6 个月来的工作总结；二、1950 年的工作计划。现分述如下：

## 一、6 个月来的工作总结

### （一）接收工作

1. 接收的单位及人员。有旧政府省民政厅卫生科，职工 23 人。省立咸宁医院，职工 16 人。省立随县医院，职工 13 人。结核病防治院，职工 15 人。省立卫生事务所，职工 34 人。汉阳卫生事务所，职工 9 人。省立传染病院，职工 28 人。省立第一、二、三、四医疗防疫队，职工 18 人。省立武昌医院，职工 147 人。协助黄冈专署接收武穴公立医院的物资。改编省立医学院附属医院及妇孺医院，职工 120 人。还接收有珞珈山疗养院的一部分物资。

以上共计接收大小单位 16 个，职工总数为 404 人。按工作分类，计有技术人员 223 人（包括医师、药师、药剂生、护士、助产士、化验员、X 光技士及其他技术人员）；行政事务人员 81 人；工友 100 人。

2. 接收的物资及房产。

---

* 这是作者 1949 年 12 月 19 日在湖北省第一次卫生会议上的工作报告。原载《湖北卫生》湖北省第一次卫生会议特刊。

(1) 药品器材。有省民政厅卫生科武昌、汉阳两个仓库的药械，该仓库先由武汉市军管会接收，后转交本局。所接收的东西，约占物资全部的15%～20%。其他由军管会分配给“四野”及湖北省军区部队使用。接收其他各医疗单位的药械，均交原单位统管使用。

(2) 房产。接收有省卫生处房屋一栋，省卫生事务所房屋一栋，结核病防治院门诊部租借的民房一栋，省立医院房屋三栋，汉阳卫生事务所房屋一栋。上述房屋接收后，仍交原机构管理使用。

3. 接收工作中的困难。

(1) 接收人员少，且又是抽调临时工作人员。如省立医院，只有谈太阶同志一人。结核病院、卫生事务所、咸宁医院均无自己的骨干。因此工作深感困难。

(2) 被接收的单位多，而接收人员居住分散，甚至没有办公地点，每日上班前，必须先约定一个地点集合，由领导交代任务后，再分头出去工作。

(3) 接收每一个单位时，不是原封不动一齐交、多数要经过多方交涉、周折才能解决。如疗养院的汽车、X光机，至今尚未收到。

(4) 接收人员的工作经验少，加上时间急，应做的事多，如支前工作。我们的工作人员刚到接收地点，房子尚未找着，即有大批病人赶来看病、住院。

**(二) 经常性工作**

1. 调整组织，建立机构。

(1) 建立省府卫生所，荣誉军人管理局卫生所（1000多人的单位），革命大学卫生所（4000多人的单位），保育院的保健处及协助省委干校建立卫生所。

(2) 改建珞珈山干部疗养院，鸡公山结核病疗养院，并将省立武昌医院、省立医学院、附属医院、妇孺医院、结核病防治院、传染病院等治疗单位合并成为省立人民医院。该院下设内科、外科、妇产科、传染科、结核科等五个病院。计有病床270张。

(3) 协助各专署、市、县成立人民医院。计有宜昌、沙市两个市，孝感、沔阳两个专署，应城县人民医院，并将原接收的省立咸宁医院改为大冶专署人民医院。将接收的武穴公立医院的物资，拨交黄冈专署医院使用。现全省各专署、县，计成立人民医院有21处，卫生所15所，卫生室2处。其他各县因刚解放，尚未取得联系。

(4) 结束了省第一、三、四医疗防疫队的组织，将少数卫生人员充实到新建立的单位任职。9月将汉阳卫生事务所，12月将武昌卫生科交武汉市卫生局管理（新中国成立前，汉阳、武昌隶属湖北省直接管辖）。

2. 支前工作。武汉处在战争前线，支援前线工作是首要任务。因此，在药品分配上，由军事机关提用得多。省立医院接收后，随即接收了前线送来的伤病员。除此之外，尚有下列各支前工作：

(1) “四野”大军南下，中暑、患病者多。因此，当即组织急救站，北起黄陂县的滠口，南至羊楼司及崇阳县，每15公里设一小站，50公里设一大站。共计小站13个，大站5个，参加人员有65人。工作时间为15~20天。

(2) 在8月上旬由前方（长沙）转来41军的病员约5000余人。为解决部队医药人员的不足，又在机关及医院内动员十多位医务人员，携带药械到徐家棚及省图书馆等重病人处担任治疗。公立机关医务人员不敷，又动员开业医师十余人，轮流到华中、中华两校病员住的地方担任治疗工作。但开业医师因与病员作风上的差距，故在工作三四日后就停止了。派至徐家棚及省图书馆者，均在病员痊愈之后，才结束工作后回来。

(3) 组织前方慰问团医疗队（计两个队，每队9人。有医师3人，护士3人，化验员、司药工友各1人），携带部分器材，到前线帮助部队进行治疗。工作时间约两个月。慰问团的医护人员，工作积极，受到部队领导的表扬和鼓励。

(4) 9月间“二野”大军过境，又组织急救站，分设在徐家棚（粤汉铁路起点）、马鞍山和横沟桥。又令咸宁、蒲圻、崇阳三县组织急救站，工作20多天，待大军过境后撤销。

(5) 9月间还派5个医生，随“四野”部队到前线担任医疗工作，两月后回来。

(6) 地处交通线的专署医院，暂时由部队接管，为军队服务。

3. 防疫保健工作。

(1) 配合武汉市开展夏季卫生运动。担任武昌方面的卫生任务，8月3日开始，到20日结束。工作内容有：发动群众进行污物大扫除，宣传卫生常识，劝告及取缔不合卫生条件的饮食店、摊。

(2) 进行霍乱、伤寒疫苗预防注射。计注射霍乱疫苗6.53万人，伤寒疫苗91人，白喉疫苗265人。

(3) 体格检查。办理体格检查的，计有：省府系统的干部；保育院的学员；华中航空员；教育学院的新生及其他短期训练班或开会的代表。

(4) 秋季种痘。从北京买回2.5万人用的痘苗，分发给各专署及省直属机关，举行秋季种痘。

(5) 传染病的调查与处理。发现白喉病人，除隔离治疗外，及时派人到病者家中访问，并进行消毒。

（6）12月末，洪山县平林店发生瘟疫，省里及时组织医疫队，携带药械，赶赴现场扑灭瘟疫。

4. 治疗工作。7～12月，省及各专区、市、县人民医院、卫生所等18个单位，约计治疗病人10.73万人。其中住院者1990人，经治愈出院者1004人，死亡60人，转院者108人，其他原因出院者27人。

5. 补助各医疗单位药品器材共95次，计1600多种，折款10 490万元（旧币）。

6. 其他工作。

（1）学习。在职职工学习，坚持每日2小时。学习分下列几个阶段：毛泽东的人生观；论人民民主专政；任弼时在青年团的报告；如何认识自己和改造；政协文献；党团员登记。学习情绪较好，一般能遵守制度，也有少数人觉得学习是个负担，是繁重任务。

集中学习。7月调去卫生局3人，省会卫生事务所5人，传染病院3人，省立随县医院4人，省立武昌医院10人，防疫二队1人，共计26人。10月又调去卫生局5人，省立人民医院33人，省会卫生事务所6人，共计44人。

（2）民主评薪。技术人员是民主评薪。行政事务人员及工友是降低薪金，因为他们在接收时均系原职原薪。在民主评薪时，强调先在负责干部中进行动员，再让他们到各科、室酝酿，组织评议委员会，开会动员，先小组、后举行大会评议。这样评的结果尚好，偏差少，困难不大。

（3）精简节约。建立组织、制订计划。自8月5日华中局发出克服财政困难，进行精简节约的指示和号召后，卫生局首先进行动员，成立精简节约委员会，各医院、各卫生所成立分会，内设委员3～11人（必须有工友参加），召集全体人员讨论，并根据委员会通则及各单位实情订出机关及个人精简节约细则，于每月初由卫生局召集各单位主任委员开会一次，总结上月情况。

在精简方面。卫生局及直属单位因在接收时曾减去行政事务人员24人，工友4人，转送其他机关工作或送讲习所学习。因此，精简过程中只减去事务员6员，工友11名。

在节约方面。规定水管每日开放两次，饮水用自来水，洗衣洗澡均用井水。节约用电，一是减路灯，换用低度灯泡（5～25度），不到天黑不开总电门，晚10时关总电门。二是养成进门开灯、出门关灯的习惯。这些规定执行有成果。如卫生局水电，8月支出为4.6万升水，电77度，到9月用水降至2.4万升，电49度。武昌人民医院，8月用水111万升，电679度，到9月，水降为71万升，电465度。

在利用废物废纸方面。两次发动群众搜集散置的大小药瓶，清洗后使用的，总计9440个。办公稿纸一律用废纸背面。

对于职工及眷属用药，亦规定优待政策。如武昌人民医院规定，职员、工友及眷属用药，按当日市价七折优待，实习医生、练习生及工友五折优待，门诊一律采用自付挂号费等。

在个人方面。提出理发不吹风，不擦油。早晚不洒香水，不打口红。办公时非携带笨重物品，不坐车子。吸烟不超过"红狮牌"的基准价格等。

在生产方面。在本局后门，沿墙开垦荒地种白菜、大蒜。盖猪圈一间，饲养肉猪，改善职工生活。

代办登记。本局受中华全国第一次自然科学工作者代表大会筹备委员会武汉区分会委托，代办登记。自10月至年底止，登记医师、药剂师、护士、助产士、药剂生、技术员等122人。

协助教育部门接收湖北省医学院，了解情况，动员布置开课，聘任教职员，处理学生中的某些问题，评议助学金，及其他经常工作。

派医疗防疫队到黄陂县调查了解农村卫生状况，及婴儿出生率、死亡率、产妇死亡率并其他疾病种类，以供研究之用。

**（三）6个月工作总的检讨**

1. 优点。

（1）必须担负的任务都担当起来了。接受新的任务积极负责。在治疗方面没有发生大的错误或过失；支前工作都能完成任务，且得到部队的好评。

（2）学习方面已初步奠定为人民服务的观点。一些医生、护士都愿意说自己是工人，愿与工人站在一起，敢于自我批评，检讨自己，批评别人。

（3）在节约方面，爱护公家的东西比过去要好得多。如省立医院的水电管理，有显著的成绩。

（4）大家要求进步。在护士、工友、事务员中，有人申请参加新民主主义青年团，愿在共产党领导之下，为人民服务。

（5）无论工友、技术人员、事务人员，基本上是团结的，卫生局本身的职工团结较好。

（6）工作责任心加强了。如结核病院过去没有房子，X光机及显微镜都搁置未用，现在设法安装起来，并投入使用。

2. 缺点。

（1）有些新干部对老干部有怀疑。以为老干部在工作、学习中是来监视他们的，不欢迎，甚至歧视老干部。

(2) 对病人的态度问题。群众反映，有些医护人员对病人不关心、不亲切、不负责。如有发错药的，有的药开错了剂量。又如外科病院的一位病人跳楼自杀，虽有他本身的原因，可是死在医院，值得我们认真的检讨。传染病院的病人从床上跌下来。又如病人的伙食不好，管理伙食的人员有贪污、吃病人伙食的问题。有的医师存有幸灾乐祸的思想，你管的病人出了问题归你负责，好坏与我无关。患病住院的同志，向医院提意见，有的人听了，非但不虚心接受改正，反而顶回去，说“你过去住在山沟里，现在住这样漂亮的房子，还要提意见！”还有的人认为“政府横竖是要养活我的”，对工作不负责任。

(3) 经济方面，尚有贪污的现象。如省立人民医院外科病院的司务长吴某，贪污病人的伙食费，超过他本人每月收入的一倍以上；省会卫生事务所的王某，也因贪污而被撤职。

(4) 有的同志计较待遇与地位。经常与比他高的人比。在工作上，则强调物资的困难，借故不前。对工作不是老老实实地去干，存有口是心非，阳奉阴违与吹拍欺骗的现象。有的干部怕吃苦，不愿下乡工作。同时，还存在着严重的宗派主义，彼此瞧不起，不团结。有的人对药品器械使用上有本位主义，宁愿把药品放坏，也不主动给别人用。

## 二、1950 年的工作计划

**(一) 总的任务**

培养干部，组织力量，建立与充实县、专区卫生机构。工作以预防卫生为主。治疗方面，以多发病、传染病为主。

**(二) 组织建设**

省府暂用卫生局名义（待中央颁布名称及编制后再改），专署、市、县政府设卫生科。各级卫生科直属各级政府领导。但县卫生科的业务应受专署卫生科指导。专署及市卫生科则应受省卫生局的指导。省、专署、市、县的人民医院，是治疗单位，协助卫生局（科）进行一些卫生业务，接受卫生科的指导。组织系统见图 1。

**(三) 卫生经费**

1. 各县卫生经费，统由地方粮中抽拨，全年数目（见表 1），如有特殊例外的情形由专署酌情调整，数目依大米元熟米计算。

2. 各市及专署的卫生事业费，暂定为 5 万公斤，由省府拨给，其所需经常

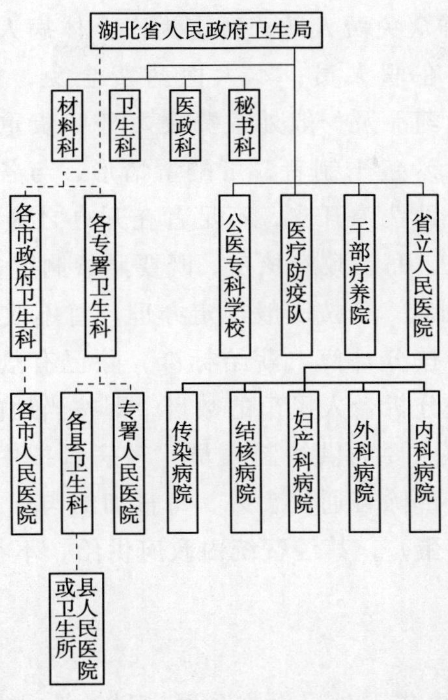


图1　组织系统图

费，专署卫生机构除卫生科外，医院开支由所在地之县卫生经费全部支付，不足数在省府拨发之补助费内匀支，各市人民医院经常费，由市行政经费中开支。

3. 各级政府卫生科的经费，统由各级政府在行政经费内开支。

4. 各级卫生机关之经费报销，统由各级政府审核报销，对省卫生局仅将使用于业务的数目呈报备查。

表1　各县卫生经费　　单位：公斤

| 项目<br>县等 | 经常费 | 药品器材费 | 修缮购买费 | 免费治疗补助费 | 其他卫生事业费 | 合计 |
|---|---|---|---|---|---|---|
| 甲等县 | 30 000 ~ 50 000 | 20 000 | 20 000 ~ 30 000 | 3500 | 5000 | 68 500 ~ 78 500 |
| 乙等县 | 25 000 ~ 50 000 | 10 000 ~ 15 000 | 7500 ~ 10 000 | 2000 | 2500 | 47 000 ~ 64 500 |
| 丙等县 | 17 500 ~ 25 000 | 8000 | 5000 | 1500 | 1500 | 33 500 ~ 41 000 |

5. 办公费在经常费数内开支，其数目按工作人员数与当地行政机关一致，住院病人不发办公费，由医院收支住院费内开支。

6. 企业化问题：确定医院为社会卫生事业机构，不可能完全企业化而是采取保本制的为人民服务的机关。

7. 免费问题：荣军旧伤复发医药费全免，伙食费由政府供给；其他的疾病可酌免，军属烈属及穷苦群众免费人数，暂定为占全体病人20%，但须视当地情形而有所伸缩，医务机构在职人员，本人医药费全免，但贵重药品，尚须照收50%，其直系亲属，普通药品及一般处置费收50%，贵重药品收80%，对机关干部，原已有每月2.5公斤米包干制者，可酌量情形，与各领导机关商谈，以上各种免费，统在免费治疗补助费内开支，不足者在开办之药品器材费内匀支。至免费手续，须视当地的情况，商请政府核定，既要照顾制度，也要便利病人。

8. 薪金问题，供给制者，仍按一般规定办理，暂不改薪金制。薪给制者，经民主评议，上级许可后，按分计算（薪给标准，除已有规定者外，待中原临时人民政府公布后再补发）每分折合人民币的数目，即按当地邮局发薪标准计算。

9. 干部疗养问题：（主要为供给制人员）轻病者按中灶，重病者按小灶，如系结核病人或团以上的干部除普通伙食外，每日加给肉0.25公斤和牛奶0.227公斤（无牛奶者改为三个鸡蛋），其经费统由政府供给，不在卫生经费内。

**（四）业务工作**

1. 医政工作。

（1）培养干部。①由省卫生局设立公医专科学校，本年培养医师100名（内科50名，外科50名）在武昌学习基础医学一年，明年分发各专署、市人民医院实习一年，成绩合格者结业，分发工作，省人民医院各病院在今年每科培养两个专科医生。②X光技士及化验员，由省立人民医院担任训练，各专署及市、县人民医院，各在6个月内有此设备者即行保送，经考试及格后入班受训。③训练护士、助产士、司药由省立医学院负责。但各专署、市、县人民医院，为供其本机构现时之需要，采取在职学习带徒弟方式进行教育，如成立训练班，唯须将教学计划呈请卫生局审查备案。④训练接生员（即接生婆）及种痘员，由专署、市、县人民医院办理，办法另详卫生防疫工作事项。

（2）组织力量。各市县城镇应组织当地医务工作者联合会，除外籍人员外，所有当地的中西医及一切从事医务工作者都联合起来，进行团结与改造，掌握力量，提高技术，克服宗派观念，建立大公无私的医学思想，共同为人民服务，组织方法先进行联络、交谈、筹备而后组织，该组织由各地卫生科领导，负责人拟选当地有声望有技术而进步的中西医师担任。

（3）建立与充实专署、市、县卫生机构。①专署、市、县各级政府均增设卫生科，办理卫生行政工作。科长在现时医务干部奇缺的情形下，可兼任人民医院院长或副院长，与医院合署办公。专署卫生科暂设科员三人，市与县卫生科各设科员两人，科长人选由省府批准任用，科长得出席各级政府必要的行政会议，以便与其他部门取得联系。②各专署、市或各县人民医院卫生所在年内应建立起来，有基础者按前发编制，更为充实，现有的县卫生所，除充实所的力量外，再准备增设病床，以便改为人民医院，若尚无机构及设备者，更当积极筹设，省府卫生局及专署卫生科当协助各县建立起来。③专署所在地的县，不设卫生科及人民医院，该县卫生工作及疾病治疗，统归专署卫生科及人民医院办理，如县政府与专署不在同一地点者由专署于县府所在地设一卫生所，该所仍受专署卫生科及人民医院领导。（详见表2～表5）

表2　各专署、市、县卫生科干部编制表　单位：人

| 职别<br>区别 | 科长 | 科员 | 合计 | 备考 |
|---|---|---|---|---|
| 专署 | 1 | 3 | 4 | 科长兼职，科员专职 |
| 市、县 | 1 | 2 | 3 | 科长兼职，科员专职 |

表3　专署或市人民医院编制表（按**50**床位，兼作门诊）　单位：人

| | | |
|---|---|---|
| 院长1 | 药剂生1 | 文书收发保管员1 |
| 副院长1 | 护士4～10 | 事务员1 |
| 内科医师1 | 助产士1 | 伙食管理员1 |
| 外科医师1 | 技士或化验助理员1 | 工友（伙夫）5 |
| 药剂师1 | X光技士1 | 杂役5 |
| 护士长1 | 会计出纳1 | 共计28～34 |

表4　县人民医院编制表（按**40**床位，兼作门诊）　单位：人

| | | |
|---|---|---|
| 院长1 | 司药1 | 会计出纳1 |
| 副院长1 | 助产士1 | 文书事务1 |
| 医师1～2 | 化验员1 | 伙食管理员1 |
| 护士长1 | 卫生稽查1 | 勤务员5～10 |
| 护士4～10 | 公共卫生护士1 | 共计21～33 |

表5　县卫生所人员编制表（不收住院病人）　单位：人

| | | |
|---|---|---|
| 所长1 | 护士1 | 卫生稽查1 |
| 医师1 | 助理护士1 | 事务员2 |
| 助产士1 | 司药1 | 勤杂员2　共计11 |

(4) 对于工作以预防为主，治疗为次一项，这是正确的决议案，但不要误会

只做预防不做治疗，因治疗也是预防工作之一种，例如传染病如果不隔离治疗，即会传染而蔓延，治疗可以解除病人痛苦，减少病人的牺牲，扑灭细菌不再发生传染，与预防工作，恰好相辅而不悖，故仍不要放松治疗工作。

（5）组织临时医防队。县以下在1950年尚无机构，农村医防工作，即由专署人民医院或县人民医院于必要时组织临时医防队下乡工作，担任治疗及防疫工作，其人数以当时当地情形而定，医院人员不足者，可商请医务工作者联合会派人参加，政府供给用费。

（6）地方病的调查。各地地方病，应详细调查，其调查的项目：病名、症状、原因、病区、乡各及其范围，病区的人口，病人死亡率，病的蔓延历史、当地的环境，当地原有的防治方法等项，以便研究对策，此项调查应当详细确定，由卫生机关担任，若感人员不足，即由医务工作者联合会参加，共同进行。

2. 保健防疫工作。

（1）改良环境卫生。此项任务应根据当地的人力、物力、财力，有步骤地实施，先进行宣传教育，在条件许可下作初步的改善，如扫除污物，保护饮水，处理粪便，改良厕所，改善不合卫生饮食店摊等。

（2）举行卫生运动。在5月与8月两个时间，举行卫生运动周，须请当地行政首长，邀集当地党政军民代表及医务人员等进行，在进行中要发动群众的力量，并用竞赛与奖惩办法，以资鼓励，运动的项目①卫生宣传：口头与文字，化装表演，秧歌队等。②污物大扫除：发动群众分划地区，彻底扫除，并疏通沟渠，排除一切污物，对于各家各户，亦应鼓励清除，并组织检查队前往检查，分“清洁”、“最清洁”、“不清洁”、“最不清洁”四种纸条，贴于门上，以资鼓励及警惕。③警告及取缔不合卫生的饮食商店。④举行扩大的预防注射等。

（3）传染病的管理。

①疫情报告。疫情的侦察，医师站在防疫第一线，应负担防疫汇报工作，由各地卫生机关，邀集当地医务人员及公私立医院诊所，或邀集全体医务工作者开防疫座谈会，说明疫情报告之重要性，如遇有法定传染病（此种法定传染病，最重要者，为求病名确定，最好由医务机关先将中西医的所用的病名、俗名、主要症状，先编印说明书，以免中西医对病名有所差异），即于24小时内，报告卫生科以便防范。

疫情调查及检验，卫生科接到前项报告后，应派人前往调查，如认为有可疑之点，即采取病人材料检查，倘因设备不完全，症状又不显著时，即作为疑似病人，转报疫情时，即在病名上加疑似二字，待以后考证，此项疫情转报时，卫生机关必须负责，未经亲自调查及检查者，不可只听传闻，随意转报。

疫情转报及通报，凡各专署、县所发现之法定传染病，应按照规定的格式，填写疫情旬报表，以一份寄省卫生局（县并以一份同时寄专署卫生科）同时并分寄四周邻近各县作参考，卫生局并将各地疫情，填具疫情汇报表，除呈送中原临时人民政府卫生部外，并通过寄往各省市作参考，倘某地发生鼠疫或霍乱者，并按日用电报报告省卫生局。

②隔离治疗。隔离治疗之目的，在管制传染病人，因此凡属法定传染病，均由治疗机关留住院内隔离治疗，以免辗转传播，扩大疫势，武昌方面，即由省立人民医院之传染病院隔离治疗，各专署、市、县无传染病院者，即由人民医院开隔离病室而隔离之，如房屋不合隔离之条件，或过小而不能尽量收容时，应视病传染情形，在家隔离，健康人，另住一处。

③实施消毒。消毒之目的，在杀灭病菌，遏止传染病的来源，及传染病的路径，以免疫势扩大。对病家应将病人的衣物用具，及其排泄物彻底消毒，必要时并对房屋及尸体施行消毒，消毒法由卫生人员视疾病种类办理。对环境——各卫生机关对疫区环境予以改良及消毒。如霍乱应对饮水消毒，禁售清凉饮食物及扑灭苍蝇等。

④举行检疫。为避免甲地之瘟疫传播至乙地，设立检疫站。检疫站应由卫生机关担任，并请当地之公安机关或部队协助。为便利工作起见，检疫站之地点，应与水陆交通军事检察机关配合，以收事半功倍之效。检疫的对象为可疑的病人，如遇鼠疫，则对于行李货品均应予以检疫。凡有预防接种之传染病，（如天花、霍乱、伤寒、鼠疫等）其通过检疫机关时，应查验有无预防接种证，否则即补行接种。凡有预防接种之传染病，须普及预防接种，因此对于疫区出境之旅客，应凭预防接种证，购买车船票，否则即由交通机关禁止乘搭。检疫时发现传染病人，应即送当地卫生机关隔离治疗，并对车船实施消毒。

（4）妇婴卫生，训练接生员（即训练旧式接生婆）。妇婴卫生的事业甚多，但因条件不够，因此在1950年，只以训练接生员为中心工作，使中小城市及农村的产妇与婴儿，得到初步的安全为目的。旧的接生婆多非专门职业，故在训练以前，必先调查而后说服，使其乐意接受，因之必须请县政府通知各乡，确实调查，其次即结合妇女会亲切的劝导与说服，再行开办。训练接生员先从城镇开始，再推及乡村，在城镇举办时，即将城区内外的旧式接生婆（非旧式接生婆而愿受训者亦当欢迎）集中人民医院训练，推及乡村时即派助产士下乡作巡回训练。为顾及接生婆固有职业起见，每日在业余时间抽出两小时训练，满足50小时（约一个月）即行结业，如认为尚未学好，再酌予延长，其课程之支配如下：①消毒法20小时，②接生法10小时，③脐带切断法6小时，④初生儿假死苏生法6小时，⑤产妇婴儿看护法8小时。旧式产婆多不识字，讲授时概用口述，能笔记者，即做笔记，并多作示范及临床实验，训练接生员所需的必要经费，在“卫生事业费”项下开支。

(5) 消灭天花，训练种痘员，今年打算各县集体生活的人及15岁以下儿童全种牛痘，因为各地卫生人员太少，而痘苗有效时间又有限，因此种痘工作普及农村时，本年各地应训练大批种痘员下乡工作。

训练种痘员，由县人民医院担任（专署所在地由专署人民医院担任），本年春季种痘及秋季种痘时期前，分别举办。各人民医院于收到省卫生局所发的痘苗时即行开始训练，以求教学与实习，能同时配合进行，以收事半功倍之效，但在事先须请由县政府通知各乡镇对于所派选之受训人员有所准备，以便能迅速集中受训，并能迅速结业回乡工作。本年春季受训人员，由乡镇选派，事先必须说明与鼓励，使其乐意为人民服务。全县受训人数，甲等县可训200人上下。丙等县至少亦须100人上下。其选派的人员，中西医生，小学教员或乡村间专门种痘的先生为妥当。春季种痘后，如仍感人员不敷时，本年秋季仍照样举办。受训期为四日（每日8小时，共32小时）。第一日，讲授痘苗保存法，种痘法，消毒法，种痘禁忌，种痘后的症状，及脓包保护法等。第二日见习，由人民医院医护员担任点种，受训种痘员在旁见习，医护人员并应随时说明消毒与切割等法的重要点。第三日由受训种痘员实习（即是由种痘员点种）医护人员在旁监督及指导。对于缺点应随时加以纠正及说明。第四日总结。检讨测验接受的程度，纠正其中的毛病。如成绩好，完全无缺，即行结业。如有偏差，仍应继续训练。总以能单独担任为完结。各人民医院应将种痘所需之痘苗、棉花、酒精及酒精灯等分配妥当（痘苗由省卫生局发给，棉花，酒精及酒精灯，由人民医院在“药品器材费”及“其他卫生事业费”项下购买配发，种痘针即：缝衣针，由各乡自备。）即由受训人员结业后，带回原乡村，迅速为民众点种。种痘员概为义务职，但受训时来往的路费，食宿费及义务工作时之食宿费，概由各乡自行筹发供给。

3. 药品器材。

(1) 各院所需药品器材，省卫生局在本年尚不能统筹统购，但各院如有困难，省卫生局可以代购或予以协助。

(2) 各院对省卫生局药品器材报告，规定每年第一次报告时，须将全部现有药械列册具报，以后每月报告时，仅列消耗数量及补充数量报局备查。

(3) 各种药品，不可仅靠购买，对于代用品应该好好地研究利用，农村间的各名丹方如有效力，可报告以便更深地加以研究。

(4) 各专署区如认为有成立药品供应社之需要者，如沙市、宜昌、恩施、襄阳等专署区可以成立，但须将计划及办法呈省卫生局审核。

**(五) 建立会议制度及工作报告**

1. 各医院须建立。

(1) 院务行政会议；(2) 院务促进会（系群众性的组织，包括全体员工）；(3) 工休人员联系会（休养病人代表及干部工友，如医院单位小，可让休养员参加院务促进会，即不需另成立，未设病床之卫生所，可不设此会）。

2. 工作报告。

(1) 属于医政者。卫生科及医院干部名册，每半年一份，在1月及7月呈报一次。疾病分类统计表，每月一份，于次月上旬以内发出。死亡报告书，遇有死亡者，每名呈报一份、在月终同疾病分类表一并呈报。医事人员登记表（包括中西药商）每年元月一次，其他时间如有增减时，同月终报告一齐呈报。

(2) 属于保健防疫者。疫情旬报表，每旬一次，并须于次旬五日内呈报，如遇瘟疫大流行，即随时电呈（但当日无新例发现时不必电呈）。种痘人数报告表，每年二次，春季于5月，秋季于11月。霍乱（或霍乱伤寒）预防注射人数报告表，于每年10月底一次。

(3) 属于材料方面者。结存药品报告表，每年终须得全部现存药品、材料、器械、病床等呈报一次（1949年底之报告表应在1950年1月补报）。每月收支药品报告表，每月一次，须将新购入者及消耗者，分别造册呈报。以上各项报表，除呈送卫生局外，县人民医院（或卫生科）须另以一份呈专署。

以上各项报表，只寄报表，不必备文。

**(六) 今后的学习及作风**

1. 学习。

新干部在过去会受旧政府及封建社会长期统治，恶习甚深，现在要全心全意为劳苦大众服务，必须加强政治学习，改造坏的思想及作风，故每日必须抽出两小时学习政治，除此外并应在技术上更提高一步，以达到真正为人民服务的目的。

2. 作风上之注意。

(1) 对病人的态度。医生护士对病人要和蔼，诊断要细心，要负责，不马虎，向病人要多解释，多说服，对病人病情不要夸大，以增加病人精神上的负担，同时在用药方面，可利用有效而价低的，减少病人经济上的困难，对有钱或无钱的病人要同样看待。

(2) 医院制度。要科学化，同时又要群众化，就是一方面要照顾制度，一方面要便利病人，手续不可过于太繁。

(3) 药品使用。要根据病人经济能力和药品效力，慢性病可用代用品，病人经济条件不够，可用其他价值较廉而有效力的药品，物理疗法也可以用，不要有单纯的技术观念，以为知道的药品多，都用好药，总之要尽量减轻病人负担，减少药品的浪费。

(4) 对干部和荣军，我们要特别照顾，他们为了革命，为人民解放事业流过血汗，是我们阶级的朋友，是人民的功臣，他们经过长期的战争，身体衰弱，疾病很多，我们必须好好地照顾他们，好好地为他们治病，使他们早复健康。

(5) 各单位的病人，应尽量留在各地医治，不是特殊病者，不必送省，其有必须送省者，须将全套病历书带来。

# 积极克服普及种痘中的几个困难*

(1950年10月4日)

本着面向工农兵，以预防为主及团结中西医的三大卫生工作方针，国家首先提出3~5年在全国范围内基本上达到扑灭天花传染病的要求，这是非常必要的。本省流行天花之普遍据今年很不完全的统计，由1~8月患天花者有2732名，死于天花病者有812名，因患病或死亡给予人民的损失——生命上，精神体力上及经济方面是很大的，我们现在不谈不可能补偿的生命，病后遗留下的瞎眼麻面及病时家人的照护等，单从冤枉死去的人数，其在生时生活费来算一算，就可想而知，国家为天花病不应有的损失，实在是巨大得很，患天花死亡的人，平均以10岁计，每人每月按35公斤米消耗算，一年需420公斤，10年需4200公斤，死亡812名合计要341万公斤。

天花传染病虽厉害，然可以预防，如果每人均种了牛痘就可避免生天花，不生天花，就不痛苦，更不会有瞎眼麻面和死亡，种痘又很便宜，种一个人按现在的市价算只要二两米，种痘技术亦简单，两个钟头就能学会，附带需知道的问题，如在什么情况下能种或不能种，查看反应，如何保护，及填写记录连同实习等，也只要5~6天即可全部知道，而且能单独操作，至于牛痘苗，中央防疫处有大批出品，因此本省提出3年内每人种痘一次，达到扑灭天花的目的，是有可能的。

计划有了将计划行动起来贯彻实现，必定会碰到一些困难，什么人员问题啦，群众迷信不愿接种啦，经费困难啦，一连串的问题均会迎头而来。方针既定，困难是有的，我们要具有克服困难的决心，来完成历史遗留给我们的重大责任，特提出下面几个克服困难的办法，供大家参考。

（一）卫生人员本身及各级人民政府负责人，首先需要认识这个事的重要性，进一步地将所有的人力团结起来，如中西医，文教机关群众团体负责人，进

* 这是作者为刊物写的一篇文章，原载《湖北卫生》1950年10月种痘专刊第三期。

行广泛深入的群众性动员宣传，使工农兵知道种痘的好处，自愿地接受。

（二）取得基层政府的配合，有计划地挨村挨户去进行种痘，不使一个需要种痘的人遗漏，耐心地说服个别不愿施种者，破除他们的迷信。

（三）种痘需要酒精，农村和小城市买不到时，可购买高粱或米麦酒的头酒来代替，米酒内约含有70%的酒精，足够消毒，至于脱脂棉花，也可自行制造就是用普通棉花在碱水（100两水加1两碱）里煮沸脱脂，煮好后用清水洗涤晒干复作成小型棉球，用布包成小包，每包约50个，再将棉花球包放在蒸饭的蒸笼内，蒸一小时即可达到消毒的目的。

（四）每个种痘员必须有一个酒精灯，在各县是不易买到的，各卫生机关可有计划地利用当地可利用的材料作成酒精灯，如用洋铁皮作成小型的灯，或用小瓶子，竹筒子等上面装上类似灯管的样子，再穿入棉花或棉线作心子，瓶或筒内装入酒精，就可代替药房出售的酒精灯。

（五）种痘记录簿，可用本地出产价廉的纸张划成表格使用。

（六）种痘员训练时，县内卫生人员可分别到各区集合训练，借此减少一些种痘员需要的旅费膳费，施种时种痘员事先将自己所担任的村庄，按路程的顺序分先后以免往返费时并事前通知各村农会，妇女会，把应种痘之群众集合，以便到时不耽误时间很快施种，缩短种痘进行的时间。

有了克服困难的办法，又具克服困难的决心，我想这个重要计划是能胜利完成的。

# 认真贯彻落实卫生工作的总方针*

（1950年12月11日）

湖北省第二次卫生会议，从12月1日开始，到现在整整11天了。在这11天当中，大家首先听取了各专、市卫生机关负责同志总结性的工作汇报，接着听取了本人关于中央中南卫生会议总结精神的传达报告和谈太阶副处长关于本省本年卫生工作总结及1951年卫生工作计划的报告，经过四天的小组讨论和研究，大会今天就要结束了。

这次会议的召开主要任务是：传达第一届全国卫生会议及中南区卫生工作会议的精神与决议，总结本省一年来的卫生工作经验与教训，确定1951年本省卫生工作实施计划。

这次会议的报告和讨论，是根据全国卫生会议及中南区卫生工作会议的原则和方针，结合目前形势，在抗美援朝保家卫国的伟大政治任务下，针对着本省现有实际情况来进行的。

这次会议基本上开得很好，各位代表在寒冷的气候中，都以热烈的心情，认真负责的态度，来分析报告，讨论提案、研究问题；本着把事情搞好的精神，提出了自己的意见，掌握了中央和中南卫生会议的原则与方针；互相批评，互相学习，没有好高骛远，没有浪费时间，这是值得我们大家高兴的。这次会议，同时充分地表现了湖北卫生界的新气象，也说明了明年的湖北卫生工作将可以搞得比今年要好，明年的湖北全省卫生会议的局面，将会比今年要大得多。

我们会议能够开得这样好，是与上级的正确领导分不开的：李先念主席的时事报告，启发了我们，告诉了我们应走的方向，指出我们医务工作者，要配合土改，配合国防，发动群众，依靠群众，来进行卫生工作。齐仲桓副部长的报告，也指出了我们卫生人员应有的立场和应具备的作风，并说明1951年中南区卫生工

---

* 这是作者1950年12月11日在湖北省第二次卫生会议上的总结报告，原载《湖北卫生》1951年3月1日第五期湖北省第二次卫生会议专号。

作的中心任务。

这次会议虽说是一个省范围不大，可是我们要解决的问题却很多。由于时间的限制，我们很难把所有的问题都获得解决。因此，只能就大的方面、重点的方面，来求得适当的解决。其他的问题，尤其是联系到各方面的，还须留待以后逐步处理。我们将根据大家送来的材料，加以整理和总结，通过《湖北卫生》刊物与各位见面。现在我把大会各小组在讨论中提出的意见，提出几个重点，分别加以说明。

## 一、关于卫生总方针——“面向工农兵”、“预防为主”、“团结中西医”的问题

通过这次会议，各代表在理论上，已有了比较明确和一致的认识，今后就是如何掌握正确方针，贯彻到工作中去，不使它停留在文章上、理论上和口头上。我们代表们，要向群众、向政府工作人员来宣传“预防为主”的重要性，同时我们的卫生人员也要特别注意贺诚副部长在总结报告上所说的：“面向工农兵是卫生人员的立场问题，以预防为主是工作方针问题；团结中西医是力量问题”，其中最基本的问题，是立场问题，如果我们的立场站得不对、不稳，不是从工农兵出发的话，那么我们对于一切问题的看法和处理，就会有偏差，就会出毛病，就不会把工作搞好；因此今后我们每个人必须不断地来检查自己的工作，以文件对照事实，看做到了没有？只有这样，才能防止偏差，只有这样，才能获得成就。

## 二、对于目前形势的认识和展开抗美援朝保家卫国的实际行动问题

经过讨论，各代表对这一问题，都表示热烈的拥护和响应，认为这是我们卫生人员应有的责任。今后我们应在爱祖国、爱人民、爱世界和平的观念之下，建立仇美、鄙美的爱国思想，肃清亲美、恐美的殖民地的意识，我们要以实际行动来支持朝鲜人民军和中国人民志愿军，学习战伤外科，提高医务技术，加强政治学习。我们全湖北的中西医务工作者，要马上紧密地团结起来，在祖国的号召之下，贡献我们的能力，为配合国防需要及生产建设而斗争。

## 三、关于建立基层卫生组织问题

中南卫生会议总结指示我们，建立基层卫生组织，是普及卫生事业的基本问题。这个问题的解决，首先应着重县卫生院的建立，本年我们曾大力从事这一工作，并获得显著成绩。绝大部分的县卫生机构，是在很困难的条件之下，经过多方面的努力和争取，方才建立起来的。是在先普及、后提高，先重量、再重质，和从无到有、从小到大的原则之下发展的。从数量上说，本省县级卫生机构，除均县尚在筹备外，其他各县是或大或小地都成立了人民医院或卫生所；可是我们的区以下的卫生组织还是刚开始，因此我们不能有任何满足的想法，相反地还须各位同志，根据湖北的条件，有计划有步骤地作进一步的努力。本省建立基层卫生组织的3年计划，卫生处已向大会提出，经过大家的讨论，认为可以根据这个计划来争取完成，这是很好的；不过这里我要说明的，就是这个计划是最低限度的要求，如果某些专县有条件可以超过，就应该本着自己的力量放手地做去，不要受计划的限制，而影响了发展；一定要做到贺副部长的指示，努力争取在3年之内，基本上完成县卫生院有两个到7个医生，区卫生所有1～2个医士和一个助产士，乡村有卫生员，工矿、街坊都有卫生组织的任务。

关于卫生院的编制问题：用甲、乙、丙、丁等院的分类，主要是计划正式医护人员的配备，和总的人数，至于其他的人员如何配备，可以根据自己的情况，予以适当的修正。

本省各县卫生机构的名称，现在很不一致，明年要统一起来，除专署人民医院外，其他县级卫生机构，一委改名为卫生院；设有县卫生科者，可以保留，没有设立县卫生科者，暂不设置，各县卫生科或卫生院在行政上直接隶属政府，受县首长领导，在业务上受专署卫生科和省卫生处的领导。有卫生科的县卫生院，应直接受县卫生科的领导，因为卫生科是行政系统，卫生院是业务部门，无卫生科的县例外。

卫生院（科）的工作内容：平时应组织团结当地医务人员，展开防疫保健群众性的卫生教育和卫生运动，训练初级卫生人员，实施医疗工作，在国防需要的情况下，应着重急救，救护与组设伤病院的工作。

关于卫生事业费问题，省府行政会议已决定1951年各县按地粮总数提出5%，作为地方卫生事业费用（包括部分工作人员工薪，免费医药，卫生院的开办设备费，及部分的卫生员训练和防疫费），按照中央颁布的新编制，县有卫生科者保留，人员不得超过3～7人，所需经费由行政部门开支，不在卫生事业费之内，我们已建议省府颁发补充指示，至于卫生院企业化的问题，中央已有新的决定，对于公立医院、卫生院除给予补助外，不收工商业税，但要确定采取企业性质的管理方式，以求今天的卫生事业在财经困难的情况下，能做到维持与发展，在管理中我们要严格防止贪污、铺张浪费的现象，如果发生这些事件，就要受到严厉的处分。

为了取得工作上的经验，明年各县可试办小型的实验区，地点的选择最好是县城，或是条件较好的区和乡。

## 四、关于防疫问题

根据疫情报告和疾病统计，我们可以看出传染病在湖北的流行是相当严重的。天花、麻疹、白喉、赤痢、伤寒、疟疾等传染病，血吸虫病、甲状腺肿、血丝虫病等地方病，都等待着我们去防治扑灭！我们要做的事情太多，但却受我们的经费和人力的限制，所以我们只能有重点地先来消灭危害最大的传染病，因此提出了3年普及种痘，扑灭天花的计划。这个计划，我们坚决地要求实现，要求大家想出各种办法来完成这个任务。天花祸害我们已有很长的历史，我们绝不让它3年之后再在湖北出现，我们必须开始努力把这种病，变为历史上的名词，这是我们全湖北的医务工作者应有的决心和信心。为了工作的顺利开展，卫生处今后决定设法提前发给痘浆，并根据代表们的意见，直接发到各县，以免耽搁时间。

明年的防疫重点，中南卫生会议提出的是预防霍乱，我们要坚决地来执行这个决议案。预防霍乱主要的工作是着重在预防注射，注射的重点，则放在城镇和交通要道、人口比较集中的地方及工矿区，注射的人数要争取达全人数的60%以上；至于居民分散的乡村，也要酌量进行，但要先由中心城镇，逐渐向外推展。预防注射的时间，争取明年4月即开始，5~6月内完成。注射前要进行宣传，要和文化、教育、政治等机关团体结合，要利用防疫委员会的力量，来推动扩大这个工作。注射疫苗的时候，一定要严格消毒（用具和皮肤），对于孕妇和患病的人不要注射，如有因注射而引起的疾病的人，医院应负责进行免费治疗。

今年的卫生清洁运动，大家都作了几次，有的成绩很好，例如襄阳专员就曾经这样说过："今年卫生运动，预防注射搞得好，襄阳今年夏季的瘟疫少多了"。此外沙市的卫生运动，也维持了几个月。至于其他的地区，也有好的例子。这说明今年的防疫基础已经打下了，明年将可以作得更顺利些。明年清洁卫生运动，在城市首先应着重垃圾的清除和粪便的处理，对于饮食摊贩和清凉的饮食店，应提早进行教育，夏季到时即给予适当的管制。

关于疫情报告，要求迅速确实，如果因为检验设备不够，诊断不明，可将病状报请上级卫生机关确定，待证实后再发布新闻，以昭郑重。各卫生院特别是专署人民医院，应尽可能的准备一部分的隔离病床与药材，以应随时需要。

对于参加预防注射和种痘的中西医联的医务人员，政府应给予照顾和费用。

关于地方病的调查与研究，慢性传染病的防治，均需根据本身现有人力、物力，逐步地分别轻重缓急去实施，但在我们的思想上则不要放松，如疟疾、日本住血吸虫病等，目前在湖北的危害还是很大的。有些还没有诊断确实的疾病，明年要求调查研究清楚，比如南漳的“大肚子”，应城的“油火腿”等。

## 五、关于中初级医学教育问题

中央卫生部及中南卫生工作会议，都已明确的指示，为了普及医药卫生事业到广大的农村和工矿区，为了适应当前形势的需要，现在医学教育，应以中级教育为重点；而中级教育，又以培养医士为重点。本省的区基层卫生组织几乎完全没有建立，如果按每区一个医士来计算，就要有600多个人，加上工矿、学校和国防上需要的就更要多。因此，我们的任务是相当的重，今年招生公医专科学校医士班100名，明年准备再招100～200名，学科完成后分到各医院实习，需要各地卫生人员，多加协助才能完成任务。此外在各专县凡具有50张病床或有3～5个正式医生的医院，如果没有特殊的困难，都可以分头带学生帮助造就人才。至于护士、助产士的培养数目，我们同意医学院训练护士100名，助产士60名，宜昌市和专署人民医院训练护士及助产士各30名，沙市人民医院训练护士50名，孝感人民医院训练助产士、护士各30名，黄石市卫生所训练护士、助产士各25名的计划。关于课程内容及进度，应根据中央的规定，医士班的教学期间，尽可能做到短期速成的目的，提倡分段教学法，整个学程分为四个阶段，每个阶段4个月，前个阶段的学习内容，和下各阶段应有联系，同时又各保持其独立性。医士教育是正规医学教育制度中的一个新的事业，我们应该多采取人民解放军和老解放区的医学教育的经验，来充实和发展。

至于初级医学教育，是包括训练助理护士、妇婴保健员、接生员、种痘员、乡村卫生员、改造旧产婆等。这个训练的责任，需要交给各专署办理，根据当地需要来分别加以培养。训练接生员和改造旧产婆的教材，卫生处已经着手编辑，不久即可出版发下。业已发下的种痘手册可供种痘员的训练教材。助理护士的训练，是准备县卫生院或防疫队用的。卫生员是指乡或村不脱离生产的卫生人员，训练办法可参照此次发出的参考材料，教材由卫生处编发。至于经费问题，基本上由地方卫生事业粮项下开支，上级也可给予必要的补助。

## 六、关于整顿医疗作风问题

本省各级卫生机构，截至本年11月底，共计成立81个单位，技术人员是1080人，病床1000多张。根据8月份不完全的统计，门诊病人达8万多人，这说明了每天有很多的病人，和我们发生联系，这个联系的内容不是别的而是病人的痛苦和安危，可是我们工作情形怎样呢？因为我们的医院有的是新成立的，有的是接收改办的，一年来的成绩，一般地说来很难令人满意，许多医院或多或少地发生着失职和失事的现象，时常从报纸上看出许多不好的情况：例如有对病人不负责或组织松懈的，贪污公款浪费物资的，抱着做一天和尚撞一天钟的思想的，视死不救的，在工作人员之间，也有互相瞧不起，闹宗派，不团结的现象，因此整顿医疗作风是非常重要的，而且要马上开始。现在中南卫生部已有指示，明年春季起，将在全中南区的公立医院展开全面的检查，进行整顿，应该引起我们的深切注意，各代表在会议开幕以后，要立即展开这一运动，来改革医院里一切不合理的制度和风气，建立“一切为了伤病员”的优良作风，树立正确思想，端正服务观点，并加强学习，把政治和技术都提高一步，从工作的改进中争取群众和政府的信任，从搞好工作中，争取病人做我们的义务宣传员。当然，一年来我们的医院，也不是完全没有成绩的，例如治好了很多的病人，减少了许多病者的痛苦，以及在工作中培养了一些卫生人员，可是我们认为这些是不够的，距离群众的要求还很远，因此希望本省的医务人员要虚心迎接这次整顿医院的学习，把过去所犯的缺点，迅速纠正，在面向工农兵的原则之下，更多更好地为人民服务。同时希望各地在检查整顿之后，将经验和办法报告上来，以便互相交流互相学习。

## 七、关于保健工作

1951年的保健工作，是以妇幼卫生为重点，中央卫生部李德全部长曾强调过这一工作的重点，因为是直接关系着全省1/2人口的健康问题。这个工作的展开，应由训练新法接生员和改造旧产婆着手，训练的办法，可根据本处保健科起草的训练接生员五年计划的精神来拟定。各县市同时要结合自己的条件，争取妇联协助进行，如果能得到她们的支持，工作将会顺利得多，因为妇联的工作在妇女群众中，已有了很好的基础。我们拟于明年春季，把各县现有的助产士，调到省里作短期的学习，再让她们回去展开当地接生员的训练和其他的工作，县卫生机构没有助产士的，应设法争取开业的助产人员，来参加政府工作。

其次是工矿卫生。湖北的工矿，现在有基础的是应城和黄石市，现在这两个地方，都已经有了卫生所或医院，虽然还不够健全，可基础已经打下了，明年工作是充实的问题。因为工矿卫生的设施，是为了保障工人的健康，以提高生产力的，所以我们认为工矿卫生同样地应该从预防工作着手，也就是说，今后应特别注意安全卫生设备，改变过去以治疗为主的消极作风。

再说卫生宣传。这一工作在预防为主的原则下，是不可忽视的，我们应利用各种方式，通过各种会议来进行群众性的卫生宣传，我们要争取每一个卫生人员，就是一个卫生宣传员，我们印制的宣传品，应给各文化团体一些，并张贴在公共场所如戏院茶馆酒店，以扩大宣传的效果。各地应争取文化部门工作的配合，使宣传力量更大更深入。

## 八、中西医的团结和进修问题

这个问题，各首长都很关心，李先念主席以前就曾指示我们要搞好这一工作。我们知道团结就是力量，不团结，仅有的一点力量，就会互相抵消了，这一点应引起我们全体医务工作者警惕的，为了解决广大群众的健康问题，我们不能停留在现阶段，中西医如果都站稳面向工农兵的立场，一切问题，就会容易解决，同时也一定会团结起来。在这次会议的小组讨论中，大家认为在湖北的中西医联合会内，基本上是团结的。但是我们必须把这优良作风，巩固和发扬下去。我们知道中医具有悠久的历史，有丰富的治疗经验，人数最多，最接近农村群众，同时中药出产丰富，药价便宜，这是优点一方面，中医的缺点，主要是许多的治疗方法，没有用科学的理论和方法来说明和运用，只重治疗，不重预防。至于西医虽然有近代的科学技术，可是人数太少，又不容易接近广大的农村群众；同时西药成本高贵，在目前还不能适应农村的购买力；因此中西医之间，是各有所长，各有所短的，今后我们应取长补短，互相学习，以达到“中医科学化”“西医大众化”的境地。我们应采取扬长避短的态度团结起来，我们应在“面向工农兵”的立场上团结起来，只有这样的团结，才能巩固和持久。其次我们认为中医不能科学化，完全是旧社会封建思想，反动政府的长期统治，以及帝国主义的侵略所造成的。现在是人民世纪，反动政府打倒了，帝国主义势力赶走了，封建势力将要摧垮了，我们大家翻身的时候到了，所以应该是我们大家团结的时候了。

我们也认为今天的中西医务工作者，除了在思想上已有一致的认识外，同时在组织形式上，也应该统一起来，我们的各专市县，应争取普遍地组织医联会，包括所有的中西医务人员，不要分开中医与西医，医联会的委员，应该是群众所爱戴，愿为人民服务，政治进步技术高明的中西医务人员。

关于中西医的进修问题，应该从两方面着手，也就是说，政治学习与技术学习并重。我们认为目前的技术学习，应以战伤急救的治疗为重点，其次是防疫知识。中医进修班宜昌已办过，成绩很好，明年各专市县，可酌情试办，取得经验，要介绍出来。关于进修班的经费，卫生处在明年可适当地给予补助；教材的编制，教学计划的拟订在研究中。

为了团结群众性的医药卫生团体，配合国防的需要和发展我们的工作。本省各专市县，应根据中央中南卫生部指示的精神，帮助恢复过去的红十字会，并扶助其发展，没有红十字会的县份，应设法发动组织起来。

## 九、关于药品供应问题

在过去的一年中，卫生处是本着为各专县服务的精神，展开了这一工作。我们增设了制剂室，制造了一部分的药品，供应各地的需要，明年如果没有新的情况，我们准备继续维持下去。至于对药商和麻醉药品的管理，应根据转发的中央和中南卫生部的指示来进行。各单位应该赶快清查库存的药品器械，对于过去接收下来的药品，保存太久或快要过期的，应该即时地很好地来使用它。

## 十、防痨问题

痨病对于人民的健康与国家经济建设，有着极大的影响和损失，应引起人民的注意。以目前我们现有的人力和物力，如果全面地展开这一工作，是有困难的，但是我们也不能放松，我们要立即着手准备，创造条件，省内将设立防痨委员会，来计划推行这一工作。1951 年的防痨工作，应该着重的进行防痨宣传，例如教育不随地吐痰，吐痰入盂。咳嗽时要用手巾蒙口等，同时我们将采取重点的注射卡介苗及对于患痨病的干部予以休养，各医院在条件许可之下，也可以设置固定的肺病床位。

以上几个问题，是 1951 年工作的重点，我们应当马上去作。除此之外当然还有许多要做的事。另外，在小组讨论中还提出了一些连带了其他部门的问题，现在不能总结，留待以后商同有关部门取得一致的意见或得到解决，再行通知。

最后，我以愉快而热烈的心情，号召大家坚持执行这次会议的决议案，贯彻中央中南卫生会议的精神和原则，分别首要次要，掌握重点，掌握中心，从无到有，由小到大，在数量的基础上求质量，在普及的基础上求提高，精打细算，因陋就简，着重效果，不求形式，配合国防，配合土改，在毛主席及中央、中南卫生部和省府的领导之下，团结合作，为建设全湖北的卫生工作而努力。

# 再谈贯彻落实卫生工作总方针及有关政策*

（1953 年 8 月 16 日）

科长联席会议开了 9 天，现在就要结束了。这次会议虽在炎热的气候下进行，但大家还是聚精会神地汇报情况，听取报告，进行讨论，一直开得很好。今天的总结我想分做以下几个部分来讲：

## 一、会议的主要收获

此次会议是在新“三反”及卫生人员学习运动胜利结束的基础上召开的。由于半年来卫生厅曾组织了四个检查组到几个专、市、县重点地了解了一些情况，加上这次会议前一阶段的各地工作汇报，因之达到了基本掌握全面情况和交流经验的目的。

由于程坦副主席在会上给我们作了有关卫生工作方针、政策指导思想的报告，结合半年来同志们在农村中反“五多”的体会，使得我们在政策思想水平上，大大地提高了一步！

由于我在综合性报告中所提出的今后 5 个月具体工作的安排经过同志们的讨论，认为是可行的，这就给我们胜利完成 1953 年基本任务与工作计划提供了有力的保证。

## 二、再谈卫生工作方针及有关的政策问题

在综合报告中，我曾经谈过卫生工作方针及有关的政策问题，为什么现在还要反复地提出来讲呢？因为掌握方针是做好事业不出偏差的基本关键和要素，我

* 这是作者于 1953 年 8 月 16 日在湖北省专市卫生科长联席会议上的总结报告，原载《湖北省专市卫生科长联席会议的总结报告》专册。

们是在中央总的方针指导下进行工作的。过去，由于我们对四大方针体会不够深刻，因而在具体工作的执行上，就感到困难，摇摆不定，无所适从，甚至无意识地把好事变成坏事；由于我们没有很好地运用四大方针从思想上来教育卫生人员，及对广大工作人员和广大群众宣传不够，因此在卫生人员中以预防为主的方针，团结一切卫生医药力量，结合中心工作来为广大劳动人民服务的观点就显得非常的薄弱，单纯的治疗观点在广大工作人员与群众中还普遍存在。为了纠正这些不正确的看法，今后必须继续从各方面来贯彻卫生工作原则方针的宣传教育，各单位今年年终总结工作时，应根据此种精神来衡量我们工作中的成绩与缺点。

中央文委提出文教卫生1953年的工作方针是“整顿巩固，重点发展，保证质量，稳步前进”。今年我们国家已转入一个新的时期——有计划的经济建设时期。国家的建设是有重点的，卫生工作是为生产服务，保证国家经济建设的，因此，我们的工作就应该紧密地配合生产，为适应国家重点建设而适当的使用力量。中央强调指出今年可办可不办的就不办，可缓办的就缓办，不要打乱了步骤，不要热心过高，好事一下办不完，必须分别轻重缓急，以便使人力财力集中使用，这一点认识必须取得一致。

另一方面，由于过去我们的工作是在“从无到有，由小到大”和“先普及，后提高”的指导思想下进行，加之我们，工作缺乏周密计划，掌握情况不够，对自己力量估计不足，对农村分散的个体经济认识不够，计划脱离实际，要求高，要求急，常常满足于数字的增加，忽略了质量兼顾的精神。现在来检查我们的工作，已发现存在很多缺点和不少的困难，有机构不能完成的任务，因此，从我们现实的工作来看，这个方针的提出是非常正确与适时的。

检查我们上半年的工作，大多数同志已体会这个精神，根据方针办事。但还有部分同志思想上不明确（由于县级行政干部调动频繁，更重要的是学习不够），工作方面仍在重发展，如建立区卫生所。在具体工作方面不能保证质量，如饮水消毒、消毒液管理不良，达不到消毒目的。又如普种牛痘发生重种漏种等。这些都应引起我们的重视。下半年工作及明年工作，仍应本着十六个字方针的精神贯彻在各个工作中，以克服我们盲目冒进，重量忽略质的倾向。

关于政策问题。政策是贯彻原则方针的具体措施，因此必须搞通。今天重点地谈一下团结中西医和医药界公私关系问题。因为我们在这一方面认识不够，存在的缺点错误多，程坦副主席在这次会上作了指示，现在我觉得有些地方还有重复讲一遍的必要。

1. 医药界的公私关系（联合诊所）问题。应依照1950年4月中央政务院正式批准的四项决定之一“关于公私关系的决定”。其内容谈到应根据共同纲领所规定的公私兼顾的原则加以适当的整顿，在为人民服务的共同原则下，实行分工合作，使公私卫生事业各得其所，各尽其力，因此，我们今后要根据决定结合当地情况，因地制宜办事。联合诊所问题最多，如认识问题及如何组织领导与帮助等，我觉得首先应该确定联合诊所的性质，联合诊所是一个开业医师（士）群众性的在自愿互利的基础上便利于群众医疗，协助政府进行防疫保健的联合医疗机构，并受当地卫生行政机关的领导。由于过去盲目发展，有些命令性质的大轰大擂地组织起来了，今年应该从整顿着手，达到巩固。在集镇条件具备时可适当发展少数的。在人口分散的农村，暂不组织。孝感因系重点实验区，为取得乡村医师负责制的经验，仍可按计划进行。

对于联合诊所的整顿，应根据它的性质着手，并加强对职员的教育工作，提高技术，增强为人民服务的观点。其工薪待遇，总结各地的经验应为民主评议，按劳计酬，量入为出的原则，忙月收入可适当调剂淡月经费之不足，并可酌抽业务收入之一部分增补设备，房屋，扩大业务范围。政府对于联合诊所除应给予免收工商业税外，如确有困难，在可能范围内给予房屋借用，银行贷款等帮助。

由于我们力量有限，现在暂不采取公私合营的方式，对于合作性质的医疗机构，应帮助其发展。至于某地区由县到区甚至到乡有垂直领导关系的大联合则应制止。

2. 团结中西医的问题。我们应该明确认识团结中西医是从为人民大众，首先是工农兵解决卫生医药，保障健康的基础上出发的，为了担负起这一任务，就必须团结可能团结的力量，而且要团结得好，旧社会中西医是不团结的，中西医之间存在隔阂，宗派纷争，门户对立，因此中央提出团结中西医的原则。又根据其特点提出中医要科学化，西医要大众化。现在各地中西医仍存在有不团结的现象，这个现象我们必须重视，坚持克服，否则对人民卫生事业是不利的！

怎样团结得好呢？一方面应加强卫生人员的政治教育，特别是原则方针政策教育，使其明确人民卫生工作者的责任，为谁服务，怎样服务得好，团结在什么基础上；另一方面也要加强业务技术教育，提高技术，在学术认识上取得一致，达到上述目的，除办些训练班实行脱产学习外，应加强各地卫协会的领导，通过自己的组织进行学习，交流经验，展开必要而适当的批评与自我批评。

目前在中西医实际工作中，确有些困难，特别是中医。同志们回去以后，可商请当地党政负责同志选择时间，召开中医或中西医座谈会，听取他们的意见，帮助他们解决一些困难。召开时应请有关部门参加，如统战、工商税收、民政等。

关于中医就业问题，各地对于进修后的中医，按照需要与可能的情况下，尽力吸收到县卫生院或区卫生所工作，不愿参加政府工作的，可协助他们参加各种形式的联合诊所内。我们还要明确一个问题，即中医进修不是中医西医化，而是要求中医懂得基础科学，便于整理中医的经验，从科学上加以证明与提高，废除那些不合科学的部分，学些预防医学及简单操作，更好地帮助政府进行防疫保健工作。在进修中还要掌握从中医本身技术提高一步。因此，进修班课程，必须排上中医临床科目和针灸。至于进修后的中医，不用中药而用西药，诊断疾病改用听诊器等现象，由于我省中医进修，目前还是采用短期进修班的形式，西医临床课程所学有限，因此在执业中除对某种诊断器具及药品确有把握使用外，一般的还是应用中医的诊断和药方为宜；因为中医进修中心在于提高中医科学与思想水平，而不是使中医改行西医。

## 三、今后5个月（8~12月）的几个重点工作

1953年的工作，一般的仍按原计划进行，现在我想谈谈经大家讨论过的几个重点工作：

1. 爱国卫生运动今后怎样进行？今春在全省第三届卫生会议中，谈到爱国卫生运动，大家劲头很大，计划着轰轰烈烈地搞一下，以后在农村反“五多”及专市以上机关开展新“三反”的运动中，揭发了我们卫生机关过去工作中存在着严重脱离群众的工作方法，及要求过高面太广的计划，因而有些地区特别是农村，错觉地把爱国卫生运动应当作的部分也列入“五多”，于是基层卫生人员连“卫生”二字也不敢提，在这种情况下，某些地区的爱国卫生运动陷于停顿状态。现在我们应该明确认识爱国卫生运动不仅是为了粉碎美帝所进行的细菌战，而更现实的是减少传染病，提高人民健康水平，保证生产的一种有建设意义的保健工作。因此，爱国卫生运动仍应继续进行。至于能否展开，那就是进行的方式方法和要求问题。

根据目前的情况，我觉得应该这样地来进行：

由于8月、9月、10月3个月是多发病季节，为了使广大人民群众安全度过这些日子，各级卫生机关必须抓住这一紧急时期，组织力量与危害人类健康最大的传染病展开斗争，制止它在湖北境内发生和流行！为了适应当前的情况，现在进行的方式不采取大轰大擂的全面开花，而是通过各级党委统一布置工作，着重在现有的基础上保持经常并争取更深入一步。运动以城镇为重点，城镇中应首先搞好工厂、机关、学校及饮食行业。乡村一般以宣传为主，但不放弃可能做的、特别是建立重点培养模范的工作，宣传内容应配合行动，以真人真事来教育群众，

并应结合地方病与多发病，提出有效的防治措施（农村小学可作为开展的重点）。

“五灭一捕”口号应继续提出，但须注意重点布置和重点要求，要着重扑灭蚊、蝇、蚤、虱。在8月、9月、10月3个月内，尤以扑灭蚊蝇为主，捕鼠只作为宣传口号，不作任务布置；要防止形式主义，纠正过秤过数为报告不顾群众麻烦的做法。“六净三改”应根据具体条件重点进行；饮水消毒必须保证质量贯彻执行，城镇接受饮水消毒人数，要求达到总人口80%左右。饮食卫生行业管理应继续进行从业人员的卫生接受训练工作，并可结合收规费进行检查与管理。

为了使运动能够得到正常的发展，并保持经常地深入下去，必须建立健全组织与切实可行的制度，特别是检查制度的贯彻执行。在运动的进行中，要掌握模范和积极分子，对贫苦患病的模范与积极分子，在医药上给他们以适当的照顾。此外，要抓住重点，培养典型，创造经验，推广全面。要重视系统间的相互影响。搞好卫协会员及基层卫生工作人员的家庭卫生，以发挥示范作用。各级医疗机构应结合爱国卫生运动，在多发病季节，工作重点床位使用，应该是首先满足传染病的防治需要。

为了使运动能够取得一定的效果，各地区应根据不同的情况，从实际出发，提出因地制宜的办法，根据不同的季节，抓住重点，结合生产，围绕中心，逐步展开。在处理城镇垃圾粪便时，要注意搞好城乡关系。

2. 整顿医院工作。为什么我们一再提出整院问题呢？首先从医院本身来讲，医院工作是复杂而细致的，同时又是医务干部高度集中场所，接触面广，特别是与病人之间有着不可分离的关系，加上医疗教学培养干部任务又繁重，为了提高医院工作效率，以适应群众的要求和培养技术干部的需要，整院工作是非常必要的。从时间上来说，夏秋季节由于多发病的防治，医疗任务过于繁重，冬季按一般规律，病人会减少些，我们有足够的时间来进行整顿医院工作，因此我们决定自本年10月起在城市医院（省、专、市、人民医院）开始进行整顿。

此次整院的目的，是本着整顿巩固提高的精神，要求我们的医院在现有工作上继续提高一步，建立必要制度，以克服混乱现象，减少医疗事故。

进行方式，可根据医院不同情况，选择以下两种不同的方法：

一种是领导首先摸底，找出突出问题，通过院内原有会议及业务学习研究讨论，逐步地进行整顿提高；另一种是领导摸底，找出突出问题后，在群众中进行动员，指定学习文件，讨论研究，检查现有工作制度，订出切实可行的各种制度与计划，并作好总结。

此次整院的主要内容，为从思想教育出发，要求明确地，一致地，认识全面为病人负责的问题，建立并整顿科主任负责制（没有设置科主任的医院，应根据此一精神，建立责任医师制），逐步地实行医疗保护制度，建立比较正规的病历管理。整理财务并建立比较完整的财务管理制度，以及民主制度（如院务代表会等）。此外，关于卫生工作人员如何树立专业思想，学习苏联先进医学经验，以及对公费医疗的认识，均列为整院及建制的内容。

关于整院的时间，城市医院自本年10月开始，到年底告一段落，县卫生院由于今冬任务仍多不能进行全面整顿，可于年终或明年元月结合总结及布置1954年工作进行。我们要求县卫生院通过此次整顿达到：（1）完成卫生院应有的任务。（2）根据卫生院的条件，建立对病人全面负责的工作制度。（3）根据卫生、财政两厅发的指示，建立财务管理制度。

3. 妇幼卫生工作。今年的主要任务是整顿提高原有接生员，训练少数的新接生员，展开新育儿法的宣传教育，减少婴儿传染病的发生，并协助妇联办理农忙托儿组织（如农忙托儿所、抱娃娃组等）。进行这些工作应以群众忙闲的情况来布置，8月、9月、10月3个月仍处于“秋收秋种”的农忙季节，各地妇幼卫生工作者，应配合生产组织，协助妇联在群众不拘形式的农忙托儿组织内（如农忙托儿所或抱娃娃组等）宣传教育育儿法及必要的医药补助，以解放农村劳动妇女生产力，使幼儿得到安全和健康的保障。

农忙托儿所组织的组成，根据各地的经验，必须依据下列条件：（1）妇女已参加劳动，（2）自愿互利，（3）有互助基础的地方。各地卫生机构应从群众实际需要出发，防止强迫命令，把好事办成坏事。

关于新接生员的训练，应按照计划数完成，并须保证一定的质量，训练对象最好是：（1）中年妇女积极分子，（2）已结过婚的，（3）自愿的，（4）身体健康，无传染病的。

对于原有接生员的整顿，应该分做两方面来进行：对能起作用的接生员要继续提高一步，对没有起作用的接生员，应首先进行登记，找出不起作用的原因，予以不同的整顿，（已训练过的乡，要求每乡至少要巩固一个接生员）。

关于基层接生组织的名称，从各地区现在情况和习惯来看，城市可名为接生站，乡村名为接生组。

此外，由于现在的接生员均系不脱产的群众，因此，各地卫生机构，对于接生员的报告制度，必须重新予以考虑，偏远山区，可采取季报，平原地带得酌予缩短为一月或两月报告一次。总之，以不耽误她们生产为原则。

4. 在职干部学习与进修和基层卫生工作人员的训练。要改进工作提高工作效率，除有计划举办一部分脱产人员集体学习外，加强在职干部的业务学习是唯一的好办法，各级卫生行政干部必须重视这一问题。

学什么？应该本着作什么，学什么。学习内容可从两方面着手：一方面从基本的基础着手，如护理助理员应该从护病技术，细菌学，药物学等学起；另一方面可结合当前业务需要，如整顿医院改进制度的学习，或个别突出病案的研究讨论（医院内其他人员类推）。卫生行政人员必须学习中央有关卫生工作的政策法令及苏联保健事业经验的介绍（如赴苏参观代表团的报告等）。

怎样学？各地区，各单位可根据不同的情况确定不同的学习方法（如指定课本教材上课的方式最适宜于初级卫生人员），作大报告的方式（如建立医院制度，介绍先进经验，结合季节病联合卫协向会员作大报告）。专业讨论方式（医院最好以科室为小组）。专业会议方式（县区可采用），函授方式（在医疗技术上可分科的与省人民医院或湖北医院联系，建立大医院领导小医院的制度）。

此外，各专市人民医院在工作许可的情况下，可抽送技术干部到省直医院作短期的进修。卫生厅将考虑专、市人民医院负责同志的学习问题，在11月、12月间集中学习、方式另定。

关于区卫生干部的训练，各地区应按照1953年工作计划执行，训练对象仍以区卫生所长，医生为主，并可根据当地情况吸收一部分文教卫生助理员参加，训练时间定为两个月如需缩短，不能少于1个月。

关于乡卫生委员的训练，应根据县的大小和路程的远近，分区进行或由县集中办理。训练时间定为两周，内容着重爱国卫生运动，结合地方病的预防，妇幼卫生常识及免费医疗预防的意义和规定，以及乡卫生委员的任务等。学习方法，采取报告讨论方式，各地区卫生部门可结合讲的内容，发些有关的卫生宣传品和简单的提纲讲义。

5. 加强财务管理。各级卫生机构负责同志，必须学会而且善于管理财务，以保证事业按计划进行，每一经费的开支都能收到一定的效果，从而克服目前医院存在的财经混乱状态。为了搞好财务管理工作，决定于各专、市、县卫生科设置会计一人，负责管理财务（其本人待遇由医院及卫生院负责开支）。各院业务收入开支应造具业务收支计划，专市自本年9月开始，县自明年元月实行，县卫生业务收支计划由同级县财政部门及县负责同志批准，报专署备查；专市业务收支计划暂决定报省卫生厅批准。

关于公费医疗预防经费，由于中央拨款数比本省现有享受公费医疗人数少7万人，因此，在中央未增拨此项经费以前，各县应按每人每月1.4万元的标准，掌握使用。专市一级基本确定为每人每月1.4万元。为了适应实际需要，可予以必要的放宽，但以不超过2万元为原则。各地公费医疗预防经费如有结余，不能移作工资或基本建设之用，应将超支或结余数字于11月报厅，以便请示处理。

## 四、怎样搞好以上的几项重点工作

为了搞好上述的重点工作，各级卫生行政部门负责同志必须注意而且做到以下的几点：

1. 掌握卫生工作原则方针，在各级党委统一领导下结合中心生产进行工作。

2. 加强干部团结，特别要搞好新老干部之间、行政人员与技术人员之间的友好关系。

3. 加强重点工作，培养典型，推广全面。省仍确定孝感县及黄石市为工作重点，各专市县亦应选择重点地区，对于重点地区应配备足够干部，明确交代任务，并教育他们在思想上作长期打算；关于重点地区的选择，应结合生产重点来确定。

4. 严肃处理医疗事故，应将责任事故与技术事故加以区分：属于责任事故应按不同的程序予以不同的处分；属于技术水平低而发生之医疗事故，应从检讨、研究、教育提高，以达到改进的目的，可不给予处分。为了慎重处理医疗事故，安定医务人员情绪，各单位应从积极方面着手，提高工作人员责任心，健全制度，以减少医疗事故。对已发生的事故，应与有关部门研究处理，注意少用刑事处分、行政处分和报纸揭发，如认为必须给予刑事处分者，应检同全部材料报卫生厅，以便协助研究处理。

5. 作好总结报导工作。今后总结工作要注意效果、经验和正确的统计数字。报道应着重重点工作的进行情况和经验的交流，并须争取时间及时报道。卫生厅将拟呈请省府批准创办《湖北卫生通讯》担负这一任务，各地卫生机构应成立通讯小组，确定通讯员（将名单报厅），随时提供材料以建立全省卫生通讯网。

6. 调整不合理的工资。根据中央最近调整工资的指示，本年不作全面调整。但由于本省有些卫生机构，特别是县一级的卫生技术干部普遍存在不合理的待遇，各单位可按照中央颁布的卫生技术人员工资标准，根据德才和省府的指示，予以个别的适当的调整。关于调整后的工资补发问题，按省统一决定办理。

# 卫生工作要为党的总路线服务*

（1954 年 3 月 1 日）

第四届全省卫生行政会议自 2 月 17 日开幕起，到今天为止，正式进行了 12 天。

这次会议的主要目的在于贯彻第三届全国卫生行政会议的精神与决议，解决有关卫生工作的指导思想问题，并研究和确定本省 1954 年的卫生工作如何为总路线服务；出席这次会议的代表，绝大多数是各级卫生行政部门的负责同志。因此，我就根据以下的几个精神来进行总结：（1）从解决思想问题出发；（2）从卫生行政角度出发；（3）从 1954 年主要任务出发，进行会议的总结。

## 一、会议的主要收获和体会

这次会议的布置和进行，始终贯彻了党在过渡时期的总路线和总任务的精神。通过会议，我们进一步认识总路线是照耀各项工作的灯塔，并深深体会到卫生工作四大原则及文教工作方针是完全符合总路线的。从以下的几个问题可以说明会议的收获是很大的：

1. 明确了卫生工作与总路线的关系。党在过渡时期的总路线和总任务，是要在一个相当长的时期内，逐步实现国家的社会主义工业化，并逐步实现国家对农业、对手工业和对资本主义工商业的社会主义改造。社会主义工业化是总路线的主体，社会主义改造是两翼，二者是统一的整体。总路线的实质是使生产资料的社会主义所有制成为我国国家的社会的唯一的经济基础。社会主义经济基本法则是为了“发展生产，保证需要”。发展生产是依靠广大的劳动人民来实现，因而保障劳动人民的健康就成为卫生部门的头等重要任务；卫生工作在总路线的照耀

* 这是作者于 1954 年 3 月 1 日在湖北省第四届卫生行政会议上的总结报告，原载《湖北卫生通讯》1954 年 4 月 10 日第一期。

下，必须相应地服务生产。过去我们对卫生工作四大原则中的“面向工农兵”和“卫生工作与群众运动相结合”的意义体会不够，没有把服务生产摆在首要地位。有些卫生工作人员错觉地认为卫生工作和生产结合不上。通过这次会议，大家明确认识了卫生工作必须服务生产，在大会的发言中，不少的事例生动地证明了卫生工作无论在工业上、农业上只要和生产结合，为生产服务，就必然取得胜利，受到党及群众的支持与拥护。由于大家明确了卫生部门虽然不是直接生产的机构，但是可通过卫生工作，增进劳动人民的健康，达到提高生产与工作效率，从而树立了生产观点，卫生工作的位置摆对了。1954年工作计划已体现了这一精神。当然，我们不能满足于这个计划，应该承认我们对于卫生工作服务生产的经验还是不够的，因而必须以学习的态度，在具体工作的执行中，不断地总结经验、交流经验，以逐步丰富计划的内容，保证计划的彻底实现。

2. 明确了技术与政治的关系。过去，虽然我们也懂得技术是为政治服务，但体会得不够深刻，因而在我们的机构中，还存在政治与技术孤立或互相矛盾的现象。通过这次会议，大家从思想上明确了政治领导技术，技术必须为政治服务的重要意义，并认识了现在的政治就是党在过渡时期的总路线，违反了总路线就会犯右倾或“左”倾错误。由于总路线本身决定了过渡到社会主义的一切工作必须有高度的集中，因而卫生部门就必须在党委统一领导下进行工作；克服“技术至上”的片面思想，技术才能发挥它更大的力量和得到进一步的提高。

3. 对重点建设，稳步前进的文教工作方针提高了认识。通过总路线的学习，大家认识了我们的整个国民经济建设是重点、有计划、按着一定的比例而发展的。国家有重点，部门也要有重点，国家的重点在于发展工业，首先是重工业；文教事业是在相适应的地位，为实现国家工业化而服务，看不清这一点就会迷失方向。在总路线的照耀下，每一条战线都有它一定的地位，因此，卫生部门就必须遵循着文教工作方针，有重点、有计划地适当地安排本部门的工作，克服主观主义和分散主义的倾向，建立坚强的整体观念，在党委统一领导下积极地为生产服务。

4. 明确了今后卫生工作很好地为生产服务，就必须团结一切可能团结的力量，特别是团结广大医药卫生人员，充分发挥其潜力是克服困难、提高工作的好办法。要团结得好，首先就得克服个人主义的“技术至上”、本位主义和保守等资产阶级思想，加强卫生人员的马克思列宁主义学习，扩大卫生人员社会主义思想阵地，达到一切从社会主义建设事业出发的目的。中央文委习仲勋副主任在第三届全国卫生行政会议中指示我们：“有利于团结的话就说，有利于团结的事就作。”因此，我们必须正确地加强团结。

5. 对“预防为主”的方针有了进一步的体会。认识这是社会主义性质的卫生工作方针，是从根本上解决疾病问题的先进医学观点出发。由于我们确定了卫生工作者的服务对象是广大人民，首先是为“工农兵”服务，总路线提出后更明确了我们要为“经济建设”和“国防建设”服务，无论从事“经济建设”或“国防建设”，都必须有健康的身体，“预防为主”就是保护与提高人民特别是劳动人民的健康，使他们不受疾病的侵袭，充分发挥劳动生产的积极性，因而它是生产性的、建设性的、积极性的卫生工作方针。从经济上来说治病花钱多，而且免不了痛苦，预防用钱少，而且容易做到。从方法上来说“预防为主”是政府与人民相结合、科学与群众相结合，因而它是密切联系群众的。从效果上来说贯彻“预防为主”的方针，不仅可以制止许多疾病的发生与流行，同时由于密切结合群众，因而就可以不断地丰富卫生工作的内容，使卫生工作得到不断的提高和进步。因此我们就认识到“预防为主”的方针是和资产阶级的消极的、消费的、脱离群众的单纯治疗观点有着根本的不同。只有社会主义人民民主专政国家才有可能提出和贯彻这个卫生工作方针，而资本主义国家是做不到的，因为资本主义国家的医学是为资产阶级服务，以赚钱为目的，对劳动人民来说，是没有权利享受的。那么治疗是不是不重要呢？不是的！由于几千年来统治阶级对劳动人民的幸福不重视，目前无论城市或乡村还存在不少的疾病，威胁着人民的健康，我们还必须做好医疗工作，只有二者密切结合、和在“预防为主”的原则指导下做好治疗工作，才能达到战胜疾病的总目的。

习仲勋副主任在第三届全国卫生行政会议中还指出：“卫生工作的基本目的是为了增进人民健康”。我们必须懂得这些道理，才能正确地贯彻执行“预防为主”的卫生工作原则。

6. 明确了专业思想的重要性。过去，在我们的卫生机构中，行政人员、技术人员有许多不安心工作，认为在卫生部门没有在党政部门光荣，或者认为卫生工作没有前途，困难多，群众意见多，于是要求改行或申请调动工作。通过这次会议，大家认识了卫生工作的重要性和与总路线的关系，批判了过去看不起卫生工作的资产阶级思想，加强了站在各个不同岗位战线上为建设社会主义事业而服务的信心和决心。

总的说来，通过这次会议，大家集中力量解决了卫生工作指导思想问题，明确卫生工作必须在党委统一领导下为生产服务，进一步体会了卫生工作四大原则及文教工作方针的正确性，从而肯定了过去的成绩，检查并批判了工作中的缺点和错误，为今后本省卫生工作的开展，打下了思想基础。

## 二、1954 年几个重点工作

### （一）工业卫生工作

在我们的工作计划上，工业卫生的第一次摆在首要地位，这是因为：党在过渡时期总路线的主体是国家工业化，因而决定了我们卫生工作必须首先为工业服务。由于国家工业化是人民的长远利益，因而无论城市或乡村的卫生工作都要从加强工业卫生的整体观念出发。在我省条件尚不具备的情况下，当前工业卫生工作的主要内容是：选择黄石市为省卫生厅的工作重点，其他地区也应注意首先加强地方工业的卫生工作的领导，贯彻“预防为主”的精神，从改善工人环境卫生条件和开展卫生常识的宣传教育着手，向传染病和多发病作斗争，搞好工矿的医疗工作，并有步骤地根据现有的条件（人力、物力）积极研究防治职业病，并采取必要和可能的措施。

为了搞好工业卫生工作，必须在广大干部与工人群众中进行工业卫生重要意义的教育，使大家从思想上明确认识工业卫生是服务我们国家“命根子”的工作，统一意志、集中力量来搞好这一工作；同时也应该认识到农村卫生工作也是为了保障农民健康，提高农业的生产量，适应国家工业化。在具体工作的进行中，必须从服务生产出发，在党委统一领导下，密切配合有关部门特别是工会劳保部门。在省、专、市卫生行政部门指定专人负责管理工业卫生，市卫生防疫站工作重点应摆在工业卫生方面，厂矿内部要建立和健全基层卫生组织。今后省、市方面，注意有计划地从各方面培养工业卫生干部，不仅培养相当数量中级卫生技术干部，同时还得培养高级的工业卫生技术干部。在开展工业卫生的同时，注意开展工人家属的卫生工作，动员她们对工人做到“三好”（吃好、喝好、休息好），并搞好妇幼卫生。

此外，为了交流经验，提高工作效率，省准备在本年内召开一次工业卫生会议，召开时间，待中央工业卫生会议举行后再行确定。

### （二）医疗预防工作

应明确这是卫生工作中的一项重要工作，直接关系群众的眼前利益。习仲勋副主任说：“医疗工作做不好，就是卫生工作脱离群众。”因此，我们必须以认真负责的态度来对待这一工作。

当前医疗预防工作的重点是加强城市医院和县卫生院的整顿提高工作。

城市医疗预防工作的重点，首先是保证国家机关工作人员和与生产建设直接有关人员的健康，并适当地照顾群众的门诊和急重病、流行病的住院治疗；使省、市医院能有力地为工业发展服务，专区医院能成为各县的医疗中心。在学术、制度、业务上实行大医院领导小医院。

目前我们医院普遍存在的情况是：门诊拥挤，病房混乱，急重病人住不上院，工作人员服务态度不够好，工休关系不太融洽，工作人员职责不够明确，在人力物力上还有些浪费现象。为了解决这些问题，城市医院在1953年整院的基础上继续进行整顿与提高；整顿不采取运动的方式，而是积极地通过学习特别是进一步学习党在过渡时期的总路线，传达第三届全国卫生行政会议及本省第四届卫生行政会议的精神和决议，提高医院工作人员的社会主义思想认识，明确卫生工作责任的重大，逐步克服目前卫生部门存在的“三少”（社会主义少、马列主义少、政治工作少），从改进工作出发，推动干部去自觉地批判各种类型的资产阶级思想，并在思想发动的基础上，从以下各方面提出改进办法：（1）首先从制度上来改进，建立并整顿科主任负责制（没有科主任的医院应建立病室负责制），学习苏联先进经验，逐步推行保护性医疗制度和三级护理制。（2）从工作方法上来改进，找窍门，挖潜力，研究各种有利于病人的工作方法，如采用门诊预约、协定处方、简化手续、集体医疗等，来改良技术操作，克服门诊拥挤现象。（3）注意在日常的医疗工作中，贯彻“预防为主”的精神，各医疗单位应根据条件建立保健室或保健科，并应把保健范围扩大到医院之外，主动与建立治疗关系的机关和企业单位密切合作，帮助他们建立机关休养室，搞好机关卫生，把医疗与保健工作紧密结合起来。（4）城市医疗预防机构应该模范地去执行团结中西医的工作，注意吸收中医经验，必要时可请中医会诊。并提高学术研究空气，适当地展开科学工作中不同意见的争论。（5）加强医院财务管理，建立收支预决算制度，量入为出，并教育全体工作人员厉行节约、爱护公物，及时清理积压物资。

县卫生院的整顿，由于目前任务复杂，职责分工不够明确，忙闲不均，表现混乱状态，因而应该从以下几方面进行整顿与提高：（1）整顿组织，有领导的进行整编，可随着整个行政机构的整编，对水平低和不适当的人员采取适当的紧缩、与积极的组织学习，逐步做到定员定额。适当的调整妇幼保健组织，把妇幼保健站和领导不强、设备差、干部不全的妇幼保健所并入县卫生院设妇幼保健股，由卫生院统一领导其工作。（2）明确分工，分层负责，可吸收城市医院整顿经验，根据主客观条件建立简而易行的工作制度，发掘潜力，克服混乱现象，逐步提高工作效率，以完成为解决县、区、乡各级享受和参加公费医疗的主要任务。（3）整顿财务，加强财务管理，做到量入为出，收支有计划。（4）在党委统一领导下，从多方面努力为农村生产合作社及水利工程防汛护堤等集体生产活动中的群众服务。

区卫生所的整顿：应在县卫生院整顿提高的基础上，进行有领导的重点整顿；今年决定不发展新的区卫生所，为了解决公费医疗与防疫工作及群众的医疗需要，各县必须加强对联合诊所的领导。关于区乡卫生行政工作，省府已明文规定区政府设卫生干事一人，乡政府成立文教卫生委员会负责领导。我们应抓紧对这些卫生行政干部的业务水平的提高与领导，发挥其力量，使卫生保健工作能深入到群众中去。

在公费医疗预防方面，要加强公费医疗预防工作的管理，首先应加强机关干部的保健工作，开展机关的爱国卫生运动，提倡体育活动，改善营养，并教育医务人员正确使用药品和对国家工作人员负责，同时教育国家工作人员正确认识公费医疗的意义及目前存在的困难，以克服公费医疗中的混乱与浪费现象。区乡公教人员的公费医疗，可采用经费分级包干掌握等办法，重点试行公教人员组织起来自己管理，取得经验再行推广，今年公费医疗经费较去年又行减少，各县必须善于掌握，把工作搞得更好。

**（三）爱国卫生运动与卫生防疫工作**

根据中央指示，进一步开展爱国卫生运动，我们应明确认识它的目的在于增进人民的健康，保证国家的生产建设，并防止敌人继续进行细菌战，因而它是生产性的、国防性的卫生运动。

今年爱国卫生运动的重点，仍然以城市、交通要道为主，并适当地开展农村卫生运动。各地区必须结合生产、因地制宜、进行卫生宣传教育，在群众自觉自愿的基础上进行。要防止强迫命令的做法，并反对不积极领导无人负责的消极倾向。

根据中央指示，停止突击运动，可在春夏之交和夏秋之交，选择适当时间进行1~2周的全面宣传运动。在组织方面，省以下不设专门机构，具体工作由卫生部门负责，在各级政府领导下进行。

运动要求是：在城市方面，以工矿、学校、机关、饮食卫生行业为重点，做好“六净”、“三改”和“五灭一捕”工作；特别对防蚊灭蚊防蝇灭蝇为更重要，养成经常讲究卫生的习惯；并对卫生饮食行业人员及工矿、机关、学校中炊事人员进行有计划的训练与教育。在乡村方面，以集镇学校、生产合作社及集体农民活动场所为重点。在农业生产合作社中，今年重点培养具有一定卫生常识的卫生员及新法接生员，其他地区则作一般的宣传教育。

关于急性传染病的防治，应严格控制天花，防制伤寒、痢疾、霍乱及流行性乙型脑炎的流行；开展对农民危害最大的血吸虫病的防治。在种痘方面，今年春季种痘任务为四百万人份，各县必须掌握补种精神，对种痘员采取地区负责制，要求今年达到普种牛痘，不再发生天花。在血吸虫病的防治方面，今年成立一个防治站、十个防治组（包括去年提前成立的四个组），各防治组由县领导，业务上受摄口血吸虫病防治所的指导。

**（四）医学教育与在职干部的培养和学习**

为了适应国家在过渡时期的经济建设与广大人民的需要，必须大力培养与提高卫生技术干部，重视高级医学教育的领导。从本省目前培养卫生技术干部的情况来看，是数量少、质量差，教学方面还缺乏一套完整的经验，潜力也没有得到很好的发挥，因而必须从整顿提高出发。

今年具体要求是：在正规教育方面，（1）继续调整组织机构，对中级卫生技术学校将通过教育专业会议的研究，适当地调整合并，逐步使其专业化。（2）加强学校政治思想领导，继续进行爱国教育、生产教育、劳动教育和纪律教育，继续进行教学方法的研究与提高，开展学校保健工作，以培养德、才、体兼备的干部。（3）过去在我们医学教育中联系实际不够，因而在今后的教学中应提倡联系实际，教学工作也可与有关的卫生事业单位联系起来。（4）为了使毕业学生能安心工作，充分发挥积极作用，除了加强在校教育外，各业务单位对于学生干部应本着学什么、作什么的精神来分配工作，并注意对他们的继续教育提高。

关于在职卫生技术干部的进修，今年计划，高级进修有内科、外科、耳鼻喉科及X光诊断（眼科及城市医院院长进修尚待研究）；中级进修，决定在中级卫生技术学校中准备10%的名额，作为在职干部进修；各单位选送进修干部时的条件，必须是积极而安心工作的同志。

关于在职干部的学习，应遵照省委宣传部1953年10月17日关于“各地卫生技术人员学习问题”的指示加强业务学习；省、专、市卫生工作人员今年应有计划、有组织、有系统地开展巴甫洛夫学说的学习，以提高认识，改进工作。各单位行政工作人员的业务学习应着重研究有关卫生工作的政策法令，要求能够掌握工作的精神、实质。关于业务学习材料的供给问题，各单位可在学习费中购置些必要的书籍，省方准备通过《湖北卫生通讯》作有计划的介绍，健康报是不可缺少的指导刊物，各单位应订阅。

**（五）妇幼卫生工作**

我们应认识这一工作关系我国半数以上人口的健康问题，因而必须进一步做好。今年本省妇幼卫生工作的任务是继续大力推行新法接生与新法育儿。

在新法接生方面要求是：（1）继续整顿提高自己训练的接生员，并增训新法接生员2000名，争取年底达到在每个乡和每个农业生产合作社有一个新法接生员。为了不影响农村生产，训练时间可摆在冬季。（2）重点提高助产士处理难产的技术，各专区应根据条件抽调县卫生院助产士到专区医院给予难产知识和技术操作的训练。（3）各地区在新法接生的推行中应注意进行科学与迷信思想斗争的教育，以提高认识，加强信心。接生员在工作中遇到困难时，助产士应赴前线作有力的支援。（4）无痛分娩法可在城市医院推广，乡村医院由于目前条件尚未成熟，暂缓实施。（5）为加强城市、农村妇幼卫生工作，拟于今年内召开妇幼卫生专业会议，以交流经验。

在新法育儿方面要求是：（1）着重宣传教育，在“六一”儿童节大力开展新法育儿知识的宣传，内容以培养卫生习惯，预防多发病为重点，在卫生院所在地并重点进行儿童健康检查、缺点矫治。（2）配合妇联及生产组织和女工部等有关部门，在工厂和农村生产合作互助组的基础上，举办托儿所或抱娃娃组，并给予卫生指导和必要的医药照顾。

### （六）关于团结中西医、充分发挥其力量问题

大家已经明确认识，在总路线的光辉照耀下，卫生工作的任务是庞大而艰难的，因而今后卫生工作的开展就必须团结一切可能团结的力量。由于中西医是站在一条战线上与疾病作斗争，这就决定了我们必须紧密地团结起来，朝着一个共同的目标而奋斗。团结就是力量，只有真诚的团结，并在团结的基础上逐步通过政治学习特别是总路线的学习与业务学习，才能得到改造和提高，进一步发挥积极性、创造性和加强责任心。

怎样进行团结呢？从西医方面来说，由于多数西医已参加政府机关工作，成为国家的干部，因此就必须从加强对干部的教育提高方面着手，并根据中央团结知识分子的政策来进行对西医的团结。从中医方面来说，首先必须在卫生人员和广大干部中进行团结中医的政策教育，明确认识：（1）中医学术是祖国文化宝贵遗产之一，我们必须很好地加以接受、研究、提高与发扬。（2）中医在广大农村中仍然是一支为人民群众解决医疗问题的巨大力量，我们必须充分发挥其力量，为群众服务。（3）农村中的中医多数是半农半医，与广大群众及农业生产有着密切联系，我们如果团结得不好，就会脱离群众，对巩固工农联盟也有影响。因此，团结中医是一项重要政策，我们必须重视起来，并从以下各方面去进行团结：（1）在政治上重视中医的地位，各级卫生医疗机构定期召开会议，吸收意见，并可酌情吸收思想进步、对中医学术有研究有经验、热心为人民服务的中医参加事业单位的工作。（2）保证中医的正常作业，在委托其担任防疫和公费医疗工作时应给予合理的生活费用。（3）按计划组织中医参加进修，许可中医带徒弟。（4）对有效的秘方和成药应注意搜集整理、研究推

广，对贡献秘方的中医应予以奖励。（5）各县市可于本年内召开中医代表会，听取意见，交流经验，改进工作。

为了正确地贯彻团结中西医的政策，各地区对于未参加工作的中西医的团结，必须加强对卫协会的领导，并明确认识新、旧医联合诊所是在自愿互利的基础上联合起来的，是属于社会福利事业性质，因而就应该适当的予以扶植，按照规定免税，并不断地进行社会主义前途教育，以发挥其力量，适应人民需要；由于目前农村人口分散，为便于群众就诊，决定在乡村不发展联合诊所。关于中药铺的性质肯定为商业性的，应从加强教育领导着手，并限制其暴利与掺假等危害人民健康的行为。

## 三、领导问题

为了保证上述工作任务的正确执行，必须努力学习党在过渡时期的总路线，不断地改进领导思想、领导方法和领导作风。

1. 必须坚持党的统一领导。过去我们工作中之所以产生某些错误，主要原因是由于没有很好地贯彻党的统一领导，因而往往把好事办成坏事。现在我们必须明确认识坚持党的统一领导是克服分散主义、防止和纠正错误的有力保证；党委掌握了马列主义、政策、方针和全面情况，只有党才能体现全体人民的长远利益和根本利益；总路线是党提出的，党领导的，脱离了党的领导就会迷失方向。因此，卫生工作应切实地在党和政府的统一领导与监督下进行。贯彻党的统一领导应该是：（1）在组织上要定期地向各级党委、政府报告工作，系统的反映情况，重要问题应首先向上级党委、政府请示，并以负责的态度提出自己的意见，取得同意再行处理。（2）在思想上要认真地学习研究党的各项政策和指示。（3）业务部门党内外负责干部在工作处理上，应采取互相协商精神，并通过会议解决，发生有不同意见时，也应尽量采取联系、交谈、开会等办法解决，如仍不能解决可请示上级领导解决。

2. 贯彻集体领导。过去由于我们存在有资产阶级思想，不习惯于发挥集体领导作用，常常喜欢单干，因而产生了主观主义不结合实际的错误与缺点。这种思想和无产阶级的集体主义是对立的。斯大林同志教导我们说：“一个人的决定，从来是或者几乎是片面的决定……在一百个未经过集体审查和集体修改的个人决定中，差不多有九十个是片面的。”因此，我们必须特别强调和认真实行集体领导原则，保证领导的正确性，及加强革命队伍的团结和统一。同时还应该认识到，实行集体领导可以从实际工作中培养锻炼出大批的优秀的、德才兼备的领导干部。所谓集体领导的并不是每一事件的处理都召集所有的工作人员来开会，而是每个单位要组织领导核心，重大问题、工作计划、各个时期的任务，需经过党组织及行政领导核心讨论研究，作出决定。要走群众路线，充分发扬民主，开展批评与自我批评。

3. 加强学习。首先要加强政治学习，这是搞好一切工作的关键问题，政治学习的目的在于逐步克服各种类型的资产阶级思想影响，积极地树立工人阶级思想，社会主义思想；没有社会主义的觉悟，便谈不上为社会主义建设事业服务，这是很显然的道理。总路线是照耀着各项工作的灯塔，因此，各单位必须认真、深入地学习，加强卫生部门中的政治思想领导，以扩大巩固卫生部门中的社会主义思想阵地。

各单位在加强政治学习的同时，还必须开展有计划、有系统的业务学习和政策方针的学习，特别是学习苏联先进医学经验，以提高业务技术水平，适应客观形势发展的需要。

4. 继续反对领导工作中的官僚主义、主观主义的脱离群众的作风。必须注意：（1）加强工作计划性，按计划办事。（2）密切联系群众，加强调查研究工作，深入下层，掌握情况，一切从实际出发，坚持反对写假报告。（3）今后工作中必须贯彻抓重点，抓中心，并及时地总结和交流经验。

同志们：这次会议由于有了总路线的照耀和第三届全国卫生行政会议的决议，在省委、省府的直接领导下，通过预备会议发挥了统一领导与集体领导的作用，因而开得好，收获大。这次会议的精神和决议，将指导着本省卫生工作在总路线的光辉照耀下前进，各单位负责同志必须认真地在全体干部中进行广泛而深入的传达，发动全体工作人员为正确贯彻这次会议的精神而努力，为加速社会主义社会的到来而贡献出我们的一切力量。

# 动员起来与洪水灾害可能伴来的疫病作斗争*

（1954年7月7日）

我省五六月来，连降暴雨。半年来所降雨量，超过湖北历年来全年平均雨量。由于雨量大，时间长，山洪暴发，江汉及滨湖地区渍水，造成严重灾害。现时江河水位仍不断上涨。因此，防汛救灾成为当前压倒一切的中心任务。由于灾害严重，群众生活“吃、喝、住”处于非正常状态。环境卫生方面，垃圾粪便不易处理，顺水漂流，渗透水源，对饮用水的清洁难以保障。目前又值夏季，气候炎热，有害病菌及带菌昆虫特别是蚊、蝇等易于繁殖。参加防汛抢险护堤的数十万民工，夜以继日地劳动着，风吹雨打，日晒夜露，身体的抗病力必然减退。因此，随着自然灾害——洪水的袭击，夏季传染病如伤寒、痢疾、霍乱、疟疾等病发生与流行的可能性是大的。对此严重情况，我们必须有充分的估计与警惕，稍有疏忽，就必然会从灾害中发生新的灾害——疫病，威胁人民的健康和生命。

情况的严重是肯定的。但在中国共产党和毛泽东主席领导下的今天，我们也具备了很多有利的条件，有信心战胜这新的灾害。几年来我省全体卫生工作者，在各级党委、政府领导下，进行了各种政治的、业务的学习，思想得到改造，技术业务水平有所提高，为人民服务的观点确立了。几年来在各种工作及群众运动中，出现了不少忠实地、诚恳地、勤劳地为人民服务的模范工作者。在配合中心为生产服务、抗旱、救灾、防汛、兴修水利等工作中，取得了很大成绩及比较丰富的工作经验。例如在荆江分洪巨大的工程建设时，处在春季多雨季节，在地区狭窄、人口高度密集的恶劣环境中，由于卫生工作人员的努力，保证了堤工95%以上的出勤率。虽有个别的传染病例发生，都能即时扑灭。在总结分洪工程工作时，卫生工作被称誉为大奇迹中的小奇迹。又如1952年湖北发生严重旱灾，在抗旱工作、旱后救灾和广大农村兴修水利工程中，没有发生传染病的流行。特

* 这是作者为刊物写的一篇文章。原载《湖北卫生通讯》1954年7月15日第三期。

别是给予堤工卫生医药工作的保证，对于堤防近期完成，起了很大的作用。今天我们从卫生工作力量方面来看，原有力量的质量在逐渐加强提高，新生的力量也在一天一天的增长。从医药供应物质的保证上，我们已将大批的预防及治疗药品分发各灾区，同时又在积极的筹划，准备根据需要，再作一次补充。再从广大的群众来看，经过几年轰轰烈烈的爱国卫生运动，卫生水平提高了，城市及部分农村出现了清洁卫生的新面貌，环境卫生较前改善，对传染病预防的知识有了认识，这些均是我们战胜疫病的有利条件。只要我们充分发动，加以组织，积极地行动起来，战胜疫病，制止其流行还是有把握的。

近日来，省委、省府发布了防汛抢险救灾生产等紧急命令与指示，明确了斗争方针，提出了具体的任务与要求：在防汛方面，要求做到全面防守，重点加强，力争水涨堤高，保证不溃口，不扩大灾情。在救灾方面，要保证不饿死一人，保证粮食的供应，力争不逃荒，不误生产；对非灾区提出力争增产丰收，以便更有力地支援国家工业建设，支援灾区群众。同时省府张体学副主席在防汛救灾紧急会议上指示，卫生工作在配合防汛救灾中作好卫生防疫工作，力争堤工灾民，少生病、少死人。

同志们，上级党委、政府向我们提出任务与要求，卫生工作本身的基本任务也就是“增进人民健康，为经济建设、国防建设服务”，因此我们要担负起这个任务来。为了胜利地完成上述繁重的任务：

1. 要求全体卫生人员在各级党委与政府领导下积极地行动起来，主动地去结合中心，研究情况，分析问题。根据需要，组织固定的、流动的医疗防疫队、组、站，到防汛重点、重灾区进行医疗防疫卫生工作。这些组织的形式和编制人数，因地制宜。人员的调配，首先由公立机构内抽调，再是私人开业的中西医。动员他们参加时，工作期间应给予必要的生活补助，对家庭困难的，可多照顾一些。各队、组、站的医药由公家负担供应。必须教育参加临时突击工作的工作人员，发挥高度的积极性，加强责任心，开动脑筋，多想办法，克服困难，为堤工灾民服务。留在原岗位的工作者，由于人员减少事未减少，同样地要积极地研究工作，改善制度，简化手续，把单位正常工作任务担负起来，并争取做得更好。只有在全体工作人员的高度积极努力下，胜利完成这一紧急任务才有可能。

2. 在进行医疗防疫工作中，必须贯彻“预防为主”的方针。只有掌握紧这一方针，才能达到制止传染病的发生与流行。应教育卫生人员必须采取无病早防、有病早治、及时隔离消毒的原则。利用各种机会，采取多种多样的宣传方式，教给群众防病知识。争取在堤工及灾民中挑选积极分子略具卫生常识的人员，分别把临时性的、长期性的卫生组织建立起来，使卫生工作在群众中生根，变成群众自己的事。为能有效地制止传染病发生与流行，对饮水消毒、粪便管理、饮食行业及摊贩的管理等工作，无论在灾区或非灾区，在堤上特别是人口集中地带，均必须抓紧进行，这是断绝肠胃传染病的重要措施。对防范消灭蚊蝇亦应重视，根据防灭蚊蝇的原则，因地制宜地提出简而易行的办法。各灾区专、市和部分县所存的杀虫灭菌药品,可在人口密度及发生传染病的地区，重点使用。使用杀虫灭菌药品时，注意学会使用的方法并检查其效果。为使少数药品发生更大的效果，还应发动群众采用一些土办法消灭这些病媒昆虫。对固定医疗床位的使用，在近两个月内须首先为传染病、急重病使用。严格掌握疫情，健全报告制度，以达到早期治疗与隔离的要求。

3. 由于多雨成灾，气候潮湿，洪水退后，潮湿环境，亦难一时改变。应动员工作人员特别是管理药品器材的负责人，对易受潮发霉生锈的药品被服器械等，须专人负责，善加保管，分别置放在适当位置，该晒的晒，该上油的上油，发扬高度爱护国家财产的公德。对不负责任或管理不善致使财产遭到损失者，须追查责任，给予应得的处分。

4. 广泛的教育群众在渍水退后，对传染病的预防仍不能疏忽。对恶劣的环境应积极处理，整理厕所与水源。室内特别是住房更须打扫清洁，如用切碎的柴草铺在地上，用微弱火力熏烤一次，熏烤时要有专人照料，防止不慎致酿成火灾。在石灰价廉易买地区，室内可用石灰撒布，达到去潮消毒之目的。

今冬明春，灾区群众主粮减少，必然辅以杂粮和其他代食品。为使灾民保持一定营养，应根据当地条件与情况，如提出改进烹调方法等，使不破坏营养成分。注意选择代食品，防备因饮食不慎引起食物中毒等现象。

5. 各级卫生行政与业务单位，为了肯定成绩，找出经验，发现问题，纠正缺点，提高工作效率，应定时地把防汛救灾工作加以总结，向上级党委、政府和业务领导部门作报告。结合总结对好人好事加以表扬鼓励，对坏人坏事给予教育批评。

站在卫生战线上的同志们，我们国家已进入到有计划经济建设的第二年，党在过渡时期总路线总任务的灯塔照耀着我们前进的道路。卫生工作应为总路线服务，为生产服务，为劳动人民工、农、兵服务。当前农业生产遭到严重灾害，农民群众遭受着灾害威胁，现时的防汛救灾生产和保护劳动人民健康的急迫繁重任务，是我们刻不容缓的责任，让我们全体同志来担起这个重担，胜利前进。

# 五年来的湖北卫生工作*

（1954 年 10 月 10 日）

5 年来，湖北卫生工作在中国共产党和中央、中南、省人民政府的领导下，遵循着“面向工农兵、预防为主、团结中西医、卫生工作与群众运动相结合”的原则与“整顿巩固、重点发展、提高质量、稳步前进”的方针，依靠广大人民群众的发动和支持，依靠全体卫生工作者的积极努力，使我们卫生工作在服务生产和增进人民健康上，获得了一定的成就。

随着国民经济的迅速恢复和发展，人民的物质文化生活逐渐地提高，全省各级公立卫生事业机构、人员和病床等相应地发展起来：以 1949 年数字为 100，1953 年的机构为 2647；人员为 1946；病床为 1181。

在城市、工矿和农村中进行着卫生防疫工作，1952 年起又开展了爱国卫生运动。由于提倡个人卫生、改善环境卫生和实施预防接种、消毒、杀虫灭菌等工作，基本控制了烈性传染病的发生和流行，如鼠疫、霍乱没有发现一个病例，天花在 1953 年全省范围只有极个别的患者，因而增进了工人、农民和全体人民的健康。在直接服务生产和结合群众运动上，各地区创造了一些经验，如农村中改善环境卫生与生产积肥相结合，就是一个突出和普遍的例子。

为了解决人民有病求治的迫切需要，我们不断地整顿医疗预防机构，提高工作效率，团结中西医，发掘社会潜力。在 1953 年底全省达 20 万国家工作人员享受公费医疗。革命老根据地的烈军属、复员革命军人和少数民族等，也逐步受到免费医疗的照顾。大、中型工矿中都已建立了卫生基层组织，在农业生产合作社经常性的卫生医疗工作，有的单位已经摸出经验。在配合兴修水利、抗旱抗涝、生产救灾等工作中，卫生医疗工作都起了它的作用。特别在今年防汛救灾的紧张战斗行列中，卫生部门几乎动员了全部力量，为堤工和灾民服务，充分地发挥了

---

* 这是作者为庆祝新中国成立五周年写的一篇文章。原载《湖北卫生通讯》1954 年 10 月 12 日第七期。

卫生人员救死扶伤的革命人道主义精神，表达了卫生人员全心全意为人民服务的坚决意志。

在保护母亲和儿童健康上，我们建立了妇幼保健机构，训练了万余个新法接生员，改造了很多旧产婆，推行新法接生。在城市中新法接生达到80%以上，使无数妇女婴儿得到生命安全的保障。

在干部培养方面，各医学院校五年来为国家培养并输送了1911个高、中级卫生技术人员。各级卫生技术人员参加进修名额也逐年增加。通过各种政治和社会改革运动特别是总路线和第三届全国卫生行政会议决议的学习，通过对苏联先进科学技术特别是巴甫洛夫学说的学习，卫生部门和卫生人员的政治思想、业务水平和领导工作，普遍地得到了提高和改进。

5年来，我们虽然做了不少的工作，但按人民的需要来讲那就做得非常不够：我们的工作在服务祖国经济和国防的建设和发展方面，远远落在生产和劳动人民对我们的需要的后面。我们工作中还有严重的缺点：缺少有重点有系统地研究与指导工业卫生与农村卫生工作的开展；对“预防为主”的原则是社会主义保健事业的基本方针，认识不深，因而提出的具体措施不力；在贯彻“团结中西医”的原则上，进行党对知识分子的政策教育还很不够，对研究继承祖国医学遗产和发挥中医力量，作得更差；在贯彻“卫生工作与群众运动相结合”的原则上也掌握不紧，做得不够；对于苏联先进经验，还缺乏深入的、系统的学习。这些缺点的产生，主要是由于我们卫生部门缺乏强的政治思想领导，技术为政治服务的思想树立得不强。为了纠正这些缺点，今后必须坚决地在党委统一领导下，认真学习党在过渡时期的总路线及党在各个时期的具体方针政策，提高卫生人员社会主义思想觉悟；遵照宪法规定，使各项卫生工作按照国家计划所规定的任务相适应地发展和提高，更好地增进人民健康，为国家的经济建设和国防建设而服务。

# 迅速战胜当前灾区群众的严重疾病*

（1954 年 10 月 16 日）

这次灾区卫生工作会议在省委、省府领导之下，在防汛救灾取得伟大胜利的基础上，卫生工作在防汛救灾作了艰苦努力，并已获得很大胜利之后召开的。因此，会议的目的就是：总结以往的成绩和经验，克服过往的缺点和错误，有力地保证灾区各项重要任务的完成，进一步地贯彻省委关于灾区卫生工作的指示。讨论的中心在于如何迅速地改变当前灾区疾病的严重情况，积极预防疾病的发生与流行。

## 一、防汛救灾中卫生工作过往的基本情况（从略）

## 二、对今后工作的意见

我们必须总结过去的经验，克服缺点，做好今后的工作。

省委确定的灾区工作方针是“在党和政府的领导下，组织起来，生产自救，节约度荒，争取明年丰收”。

按照省委这个方针，从防汛起我们的卫生工作，要为“六个过程”“七大”任务服务。即：防汛为堤工服务；水淹内涝为救灾服务；灾民转移为挽救灾民服务；水退为灾民返乡服务；灾民返乡为安家重建家园服务；全面地为生产自救和复堤堵口服务；几个月的艰苦工作，我们才服务了三个过程和三大任务，才是全部艰苦工作的开始，今后要做的事情还很多，任务还很繁重：有 110 多万人要从远路转回家乡，有 449 多万人需要重建家园，要组织 987 多万灾民进行生产自救，要组织百多万民工和服务人员，展开大规模的复堤堵口及重点加固工程，为

* 这是作者于 1954 年 10 月 16 日在湖北省灾区卫生工作会议上的报告。

数很大的大小水利工程也要在今冬明春兴修。

卫生工作必须为这些任务服务，而且要服务好，我们就必须确定这样的一个任务与要求：服从党的统一领导，贯彻“预防为主”的原则，依靠互助合作的群众基础，发挥卫生队伍的更高积极性和广泛的医药社会潜力，发动群众为迅速地改变当前灾区疾病的严重情况和积极预防新的疾病发生，为保证灾区一系列的艰巨任务的顺利进行而努力。

“一人生病全家不安”。如果发病率持续在20%，几乎家家有病人，如果发病在10%也要半数的人家有病人，这样会严重损坏人民的健康，增加人民的贫困疾苦，使全部和大部人民处于不安状态，结果必然会使各项工作蒙受严重的威胁，按荆门后港检查，疟疾发病中15岁以上占81%，25～49岁占44%，痢疾发病中15岁以上占64%，25～49岁占22%，这足以证明疾病对劳动力创伤的惊人情况。省委指示：保持生产元气，恢复生产争取丰收的中心，在于保护人的生命，保卫劳动力的健康。因此，采取一切必要措施，迅速降低当前灾区疾病的发病率，和积极预防新的疾病发生，乃是我们卫生工作当前应紧急抓起来，今后坚持贯彻的中心问题，也是我们光荣的政治任务。

为有力地服务灾区各项任务的进行，我们要求于11月份轻灾区把发病率降到正常的状态，重灾区也要降到10%以下，达到接近正常的状态，要迅速停止小儿的大量死亡，要保证今冬明春不发生传染病大的流行，要保证工厂不发生传染病。

实现这个要求的中心环节，在于继续开展全面、深入、保持经常的卫生防疫运动，当前运动没开展、不全面、不深入、一阵风过去的情况必须改变。运动的内容必须是三个方面的统一进行。即：

**（一）以最大的努力改善灾民的环境卫生**

1. 粪便处理和饮水管理，当前及灾民返乡后仍是个重要的问题，水退水小水源易于污染，灾民分散饮水消毒就有困难，因此，提倡喝开水、加强水源管理就更重要；粪便处理主要处理传染病人的粪便、做到家家户户懂得处理办法，组织群众和基层干部监督检查处理。

2. 按着灾民的分布，经过调查，分片分段，搭好适当的病人棚，把所有传染病人分类集中隔离，可用以工代赈的办法或组织轮流照护，既方便治疗又防传染。

3. 要深入指导灾民重建家园，注意防潮、安全、号召盖房留窗子讲求卫生，在互助合作的基础上可以号召合厩合厕，只要我们做得好，可收一劳永逸之效，可改变旧社会遗留下来的恶习。

4. 结合抢种发动群众，排除小的积水，以防蚊子孳生，减少疟疾发生。

5. 在城市和集镇，要结合清理街道，组织填坑注排积水，开展群众性的消毒运动，在重点和工厂可大量使用消毒杀虫药物，迅速修复各项卫生设施，特别是下水道和公共厕所以及垃圾的处理，为保证工人健康，进行生产，可以服用预防药品。

6. 教育群众注意防虱灭虱和防受寒冷，以防斑疹伤寒、回归热、肺炎等疾病之发生和发展。

**（二）以最大可能改善灾民和病人的生活营养**

1. 各地可以参照监利县的方法，把急性传染病人隔离起来，生活补助提高到3000元，由救济费开支，住医院、伙食费还由医药免费经费内开支。

2. 特别注意改善小儿的生活营养，根据我省灾区条件可给以豆浆、米汤、白菜、红萝卜、鸡蛋、鱼等食物适当地加以烹调，既有营养尤易消化。

3. 领导改善灾民生活的最基本办法是生产，多种青菜，有水靠水，组织群众捕鱼，只要与群众的生产自救相结合，对群众的生活改善就有可能。

**（三）发挥社会医药潜力，开展群众性的医疗**

1. 要使各级公立卫生机构，不仅模范地完成自己的医疗任务，更要做好发动社会医药力量的工作，真正成为团结社会医药力量的核心。

2. 全国发动中医中药的力量，要求中医人人都能以不同的形式参加救灾，给他们工作任务，协助他们解决困难，通过他们把只要是有效地如经验方、单方、土方都使之发生效果，大大表扬奖励他们贡献密方，密方只要贡献出来，表扬奖励就要兑现，对克服其保守观念可起推动作用，由于中药供应暂有困难，可以组织中医，使用治疗灾区几种多发疾病的几种特效西药。

3. 把经过训练的不脱产的卫生人员的大部发动起来，教给他们使用成药，每个医疗站选择几个点，发给他们成药，具体协助他们学习使用成药。

4. 普遍推广成药下乡，要求县区卫生院所、中西药铺、中西诊所、各级贸易合作组织都要推售成药，卫生、商业、合作部门，由省到专、县都要进行具体指示和检查。

5. 组织妇幼工作人员下乡发动新法接生员，要求他们积极发挥作用，划分地区负责，指定区乡干部协助他们进行工作，动员接生员脱产工作，可按补助开业医生办法酌情补助，接生补助费保证发给，对成绩优良者注意表扬奖励，以求迅速消灭产妇分娩时的恶劣情况，在移民区要设接生站，并组织孕妇互助，进行反封建教育，党政领导都责成一切有组织的群众，对产妇婴儿给予适当的照顾，应视为一个政治任务去执行。

6. 为使医疗工作的效能再提高一步，必须做好两项检查：

(1) 各灾区医疗组织，在县区领导下，对过去一段防汛救灾中医疗工作做一次总结。

目的：在于通过这次总结，肯定成绩，找出模范事迹与模范人物，并研究如何掌握灾区疾病的特点，与群众力量相结合的，把当前疾病，因营养缺乏转为的慢性病，预防秋冬疾病的工作提高一步，通过群众性的创造，克服困难想出办法扭转某些消极情绪，认识当前及今后工作的艰巨性，改变某些疲沓撤兵情绪，达到人人满怀信心，团结互勉互助。

方法：不能关门停诊，不能拖长时间，基层站、组、挤时间搞两三天，按照县的领导及工作情况，可以分区或集中召开代表及模范会议，进行评功表模，总结工作，时间三五天，县委指定负责同志具体领导，如有的地方卫生人员已参加了统一的评功表模即不举行，只召开代表会议总结工作，使各级领导各个领导骨干，都能领导大家前进。

注意：参加会议的代表人物，要包括各类、公私、群众及群众中不脱产之卫生工作者及模范人物，召开时间以灾民返乡基本结束，返乡后大体就绪为宜；可包括欢迎与欢送外援卫生人员，及布置当前与今冬明春工作。一举几得之效，会议要开好。经费开支可向专署报预算核批。

(2) 必须把药物用之得当，用之有力。“用药如用兵”，因此，必须加强对医药免费工作的管理，意见为：保证供应，防止浪费。对现存药品要摸底，对需要药品要有计划，迅速克服某些盲目混乱现象，指定专人11月底结清上报。

集中主要药品战胜主要疾病。必须保证几种主要疾病的治疗需要，对一般非治疗性的补药不购不发；必须认真诊断照医疗原则用药，克服某些违背医疗原则的坏现象。

集中主要力量用在重灾区重灾民的主要方面。为此，免费面要逐步收缩，要有免、有减、有收，由免到减、到收，克服当前某些无原则的扩大免费范围，不应享受免费也免费的。必须制定一个减免办法，其原则：

与救济工作相结合，灾区凡享受政府口粮救济及急救期间（如灾民返乡等）的灾民一律免费。非享受口粮救济者，按不同地区处理。山洪区除享受口粮救济者外，一般均实行收费。

积水区：除享受口粮救济者外，对贫农实行减免费，其他一般实行收费。

分洪溃口区：除享受口粮救济者外，对贫农实行全免，对中农实行半免，其他一般实行收费。凡非依靠农业收入为生者，一般实行收费。在灾区农业生产未恢复前，一般均照成本收费。

个别实在缴费不起者，可经乡政府证明，酌予半免或全免。

执行以上办法，应依据：灾民返乡已经安定，生产已有一定恢复，疾病已接近常态，经过说服教育工作，在原免费的基础上逐步地去实现。但山洪与积水区11月即开始实行，分洪与溃口区由县按照情况，提出方案，经专署批准实行。

手续要简便，可采取两个办法：一是印发免费和半免费证，发至农民基层组织，如互助合作选民组等掌握，得病即领证到指定的医疗组织去诊。二是由乡政府将享受免费半免费的名册造送负责的医疗组织，借以查对诊病。或使两个办法相结合。但必须把免费办法经过广泛宣传，达到群众自觉并监督实行，不与群众相结合是实行不好的。

中药免费供应，要有限度性地供应，适当保证脱产中医之需用，重点使用，因中药货源与免费经费均有困难，但也须纠正经过西医批准，才可吃中药的毛病，中药使用与管理同样要遵照以上原则。

7. 为改善灾民的环境卫生，生活营养，和医疗工作三者统一起来，组成对疾病斗争的伟大力量，各级领导应经常全面地从上到下地贯彻和由下到上地检查总结，经常以过去的和今后的从实践中涌现出的许多经验，去进行教育广大干部和群众，使他们认识到与疾病进行斗争是个复杂的组织工作，是个发动群众与科学相结合的艰巨任务，是技术与客观实际相结合，是技术服务政治，政治指导技术的具体行动，因此，它不仅考验我们的技术水平，也考验了我们的马列主义政治水平，我们要求各级卫生领导部门并教育自己的干部，提出问题布置工作都全面的从这三个方面的统一出发，根据这些经验：从组织上把医疗与预防结合起来，就必须实行地区负责制，即把医疗任务与预防任务统交予这个卫生组织负责，从布置到检查都作这样的统一要求，过去兴修水利工程也证明这样做是对的，因此，在今冬明春完成艰巨的复堤堵口任务也须遵循。

卫生工作在复堤堵口中，怎样做呢？由于我们暂还未能掌握具体任务，只能提出以下意见，希研究：

(1) 今年工地的特点是。灾民在灾区工作，是堤工过了灾民的生活，生过病（还有带菌者），身体弱，在刚刚水退后不卫生的环境里进行着强度的劳动，因此，要比往年生病多，我们必须掌握这个特点，作好充分准备，要求“少生病”，保证90%以上的出勤率。

(2) 抓住几个主要工作环节。使“吃”“喝”“住”“拉”可能地讲究卫生，四项生活要素，堤工队伍中都指定专人负责，“吃”吃青菜，“喝”喝开水，“住”防潮湿，“拉”快运走，为此，必须与周围群众组织起来互助互利，从现在起就应在将来施工地区，排除积水多种青菜。

每个队百人左右，应搭盖一小棚作洗澡用，内衣常换洗，以防生虱流行斑疹伤寒和回归热疾病。

血吸虫病已证明有很大的蔓延，因此，于施工前应检查钉螺情况，如有钉螺应设法避免感染，早作检查，早把积水排除，俟水泥干后取土，或避开水泥地方取土，各地血吸虫防治机构，应对施工地区，尽力预作检查写出报告。

作好医疗工作，每千人一个脱产医务人员，每百人一个不脱产卫生员，设医疗站及中心医疗站，中心站可附设收容所，每个大的工区可设工地医院，集中较高医生解决疑难问题，在收容所和工地医院，可用以工代赈的办法，吸收青年妇女作护理员，保证重病人离开工棚治疗，以免影响和传染健康人，此项医药费及非在职的医务人员开支，均在水利部门报销。

（3）在统一领导组织里，应有卫生领导组织，每个指挥部设卫生科或股，中层及基层堤工组织，设卫生委员会或小组与卫生员，建立系统领导负责，每个指挥单位，最好设一或两个卫生巡回检查组，以便发现问题，及时解决。

（4）因规模巨大，须按工程大小分级负责，一般复堤堵口工程，由专、县组织力量解决，重点工程，非专县力所能及者，由省组织力量协助，各地如需外援，必须经过自己最大努力之后再提出。

## 三、领导好、发动好、组织好各项工作

省委指示：从现在到明年5月，灾区卫生队伍只能壮大不许削弱，始终保持1000～1500灾民一个卫生人员的力量，每个区要设立三四个卫生医疗站，把工作做到最后胜利，使疾病巩固的恢复到常态。为作好这个伟大光荣艰巨的任务，就必须领导好，把力量发动好与组织好。

救灾和复堤堵口，我们面临着两面作战，我们不能长期依靠外援力量，有的外援力量很快就要陆续抽回。因此，如何把卫生队伍领导得更好，积极性发挥得更高，社会潜力发动得更广泛有力，已成为我们急待解决的中心议题。提出以下意见：

**（一）在党的统一领导下加强组织领导**

1. 已建立起来的各级卫生防疫委员会（有的乡叫卫生防疫小组），从过去工作证明它是一个有力的组织，今后必须使这一组织经常发挥作用，卫生部门的责任：在于集中群众智慧，适时地向这个组织提出工作建议，以便在党政领导下，发动各方面力量去推行。

2. 各级卫生机构应经常在工作中整顿提高，特别注意改进领导，因水冲毁的机构，应迅速按照省拨下经费的使用原则，把它大体修复起来，在重点建设的卫生院和区卫生所，一定要保证质量，精打细算，防止浪费，必须认识经过破坏后，建设有一个艰苦的过程。

在紧张情况下，各级领导必须以战斗姿态出现，加强上下联系，服从高度的集中统一，不报告情况与不掌握情况的现象，必须立即克服。

3. 荆州和孝感专区的重灾县，没有区卫生所的区，今冬明春都要建立起来。干部来源主要是省专组织在现有干部中进行调整，注意把拥挤在上边的助产士派下去，防止乱吸收人员，由县提出计划报专署。经费来源：由专署从省拨下的灾区修复和工资补助经费内解决，因陋就简地进行建设，房子由县统一设法解决，以不重建为宜，不足部分报省研究。只有每区都有了卫生所，才能更好地领导每区设三五个卫生医疗站，在没有区卫生所的区，可依靠联合诊所设临时中心医疗站，起领导核心的作用。

**（二）必须作好发动中医的工作**

中医在灾区医生中占有85%的比例，他们有战胜疾病的历史经验，他们和灾民一同生活，从而容易从灾民的生活实际出发，在过往的防汛救灾中已证明了这一点，不能允许漠视轻视歧视中医的情况继续存在，要在卫生队伍中深刻进行团结中医的教育，要号召西医学习中医的长处，号召中西医合作，应以千万灾民的利益为重，一切对人民利益有害的言论和行动都应受到批判与反对。此外还有三点要解决：

1. 关于动员开业医生要注意的几个问题。必须保证及时供应，按月发钱，说的多少就给多少。必须注意合理补助，要做到技术高的多补助，纠正平均主义。动员联合诊所的医生，一般补助联合诊所的组织，医生照常从联合诊所中支原薪。最好不动员完全脱产，给他免费医疗任务，按看病多少给他补助，吃他药按成本给他钱，不给利润多给生活补助，这样既能发挥他们人力的积极性，又能发挥他们物力的积极性，还要注意为他们结算中药免费时，勿给人家许多困难，应认识违法从中搞鬼者总是个别的，有的地方已产生为了麻烦干脆不报赈的情况。

2. 面对着广大农村和分散的农民，基本办法是扶植中医迅速地复业，并注意逐步解决中药的供应问题。采取召开中医代表会，座谈会，鼓励他们复业，贯彻免税政策，协助克服困难，打破灾荒看病要不到钱的顾虑。中医诊所确无力复业者，可由银行给予贷款协助。中药供应问题，省商业合作部门正研究建立供应机构，各地私营药店，有的自愿经批准可以改为公私合营，加强管理，发挥供应更大的作用。现在卫生部门领导的中药供应组织，不管什么形式都应领导办好，组织诊所联购的办法还是有效的。公家管理的中药供应组织，必须注意社会政策和税收政策，价钱只能稍低于当地私人一般出售价格，应纳税就保证纳税。

3. 发动中医要成为中医自己的行动，因此，必须把县、区卫协会建立健全起来，对他们加强领导，在灾荒期间，如会费不能维持脱产人员，政府按开业医生补助之，使县区卫协会要经常有一人作具体工作，县区卫生领导干部要参加卫协委员会，经常与他们协商工作。

**（三）大量训练不脱产的卫生人员**

这对把卫生工作变为群众的事变为群众自己的组织行动，均起保证作用，当着外援力量还在的时候，抓紧培养一大批基层不脱产的卫生人员，是非常必要的，也是有利的条件。

具体要求：为堤工服务需要的1万人，11月完成训练，每个合作社训练1人。

训练时间及内容：5～7天，教给他们懂得集体生活必需的卫生知识，学会必要的急救措施，并能用几种主要成药。经费：吃饭一人一天按5000元预算，县报计划给专署，由专署统一报省拨款。组成训练组，有条件可分期集中训练，或训练组就各地区训练。训练后分给任务，把他们有计划地组织到民工中，不脱产人员必须要有群众监督，和群众相结合，才能发挥作用。

接生员训练，灾区明年再计划。训练对象：未升学的高小学生，乡村干部，卫生运动中的积极分子，进步妇女。

**（四）我们卫生工作的开展，必须依靠互助合作的组织基础，并为互助合作服务**

互组合作的发动，就很自然地带来对文化卫生的要求，和为文化卫生的发展提供有利条件，如互助合作组织起来的地方，妇女就有参加劳动的要求，因此，妇幼卫生工作就须进行，在卫生防疫运动中，有互助合作的组织也易发动，武昌县已有农民自动联合成立“农民联合诊所，孝感萧家岗联合诊所设有病床，农民非常欢迎。安陆县解放农业生产合作社已建立起卫生室这些都证明：农民将按着他自己的组织与生活改变的情况，将以不同形式建立便于自己的卫生医疗组织。我们须加以领导，注意总结群众的创举，进行有力的提倡还是必要的，我们光考虑县卫生院区卫生所，而不研究如何发动群众，是很难适当满足群众对医药的需要”。

特别注意与妇联相结合发动妇女，与妇女解放运动相结合，开展妇幼卫生工作，在广大群众中要教育保护母亲和婴儿，这是宪法的规定。

## （五）要把工作安排妥当

组织灾民返乡，10月底可基本完成，卫生工作为灾民返乡中的健康服务，卫生人员（除移民县属外）须全部跟随灾民走，留下的少数灾民，由移民县负责途经路线上由路经县建站。灾区县应有计划地按着灾民的分布情况设站，并将设站地点告诉灾民，组织本县卫生人员协助外援同志熟习情况，热情关照。

要迅速随着灾民的安定情况，把各级卫生组织建立起来，县卫生领导干部也应分班：一班可以县卫生科长为主的负责领导灾民的卫生工作，一班可以县卫生院长为主的负责领导为复堤堵口训练卫生人员的任务，分工负责，完成任务。

为胜利完成光荣的政治任务，必须加强卫生队伍的政治思想领导工作，要做好在总结工作基础上的评功表模，大大进行鼓励，关心解决他们的生活问题，特别对外援同志要做到尽美尽善，经常用生动的范例教育他们，抓住每一个机会进行加强团结，加强群众观点的教育，要使卫生队伍具有团结友爱的气氛。对“好人好事”要大加宣传，对缺点错误也须认真批评和严肃处理，但要掌握知识分子和技术人员的特点，防止急躁情绪，避免生硬做法，因此，着重表扬，以积极的影响去克服消极的因素，这是我们领导卫生队伍所应注意的。最近省委统一布置的评功表模，整顿作风，已经省委同意卫生队伍只评功表模，但应于工作告一个段落时，进行一般性的鉴定，鉴定也须在肯定成绩的基础上，对缺点以自我批评为主地进行。

同志们！灾区的实际情况，对每一个人都起着深刻的影响与教育，我们要时刻注意巩固这些影响与教育，认识到我们在灾区的艰苦工作，正是支持工业化的光荣行动，从而鼓舞他们更奋发地战斗到最后胜利！

# 积极开展工业卫生工作
# 为国家经济建设服务*

（1954年12月6日）

全省工业卫生会议于11月27日开始，12月6日结束，进行了8天，完成了预期的目的与要求：大家对中央制定的工业卫生方针有了进一步的认识，统一了思想，明确了作好工业卫生工作是保护工人健康、提高劳动生产率，顺利完成国家经济建设的重要措施，也就是卫生工作者在国家过渡时期的工作方向和首要任务。同时通过这次会议，互相交流了经验，在提高认识的基础上根据方针任务，对5年来的工作进行了检查，肯定了成绩，检讨了存在的问题，提出了今后工作的意见。这些给今后积极开展工业卫生工作开辟了道路，奠定了基础。

## 一、5年来工业卫生工作的基本总结

5年来本省工业卫生工作，在各级党委和人民政府领导下，工业部门、劳动部门、工会和厂矿的配合与重视，及广大工人群众和卫生人员共同努力，已使旧社会遗留下来的旧厂矿企业中极恶劣的不卫生状况，不断地得到了改善，取得了很大的成绩。

本省厂矿在重工业方面有钢厂、煤矿、水泥厂、电厂、膏矿、硫黄矿、新式农具制造厂等，在轻工业方面有纱厂、造纸、制油、茶厂、染坊、面粉厂、小型烟厂等，这些厂矿及大部分都是从旧社会接受下来的烂摊子，根本没有什么劳动保护和卫生设施。新中国成立后在共产党和中央人民政府对工人的关怀下，制订和推行保护工人健康与各种福利的法令和措施。我省较大的厂矿工地，在不同的情况下先后建立了医疗室、门诊部、卫生所、保健站、员工医院、卫生科及疗养院等

---

* 这是作者于1954年12月6日在湖北省第一届工业卫生会议上的总结报告，原载《湖北卫生通讯》1955年1月15日第十期。

卫生机构，如大冶钢厂已有卫生科、医院、门诊部及车间保健站等；有些厂矿已有工人休养所。各厂矿的卫生人员也有很大的增长，以某厂为例，1949 年的卫生人员只有中级 9 人，初级 1 人，而今年已发展到高级 20 人，中级 65 人，初级 55 人，共计 140 人。从 1953 年起，重点地加强黄石市卫生工作的力量，建立卫生医疗机构，配备卫生干部，加强领导，协助各厂矿开展爱国卫生运动，并结合劳保部门在较大厂矿举行了安全卫生大检查。1953 年卫生厅与有关部门合办本省第一届厂矿卫生人员训练班，学员 35 人，学习 3 个月，毕业回厂后对厂矿卫生工作的改进起了一定的作用。各厂矿卫生人员，几年来经过学习，特别是通过总路线及苏联先进医学思想与经验的学习，在认识上得到了提高，主动地结合厂矿的中心工作，逐步改进了工作方法与工作制度，收到很大的效果。如应城膏矿实行了车间医师责任制，使病伤缺勤率从 1953 年1 ~8 月的 8.4% 降到 1954 年同时期的4.76%，沙市打包厂爱国卫生运动开展得好，厂内基本上控制了多发病的流行。大冶钢厂在开展技术革新运动中，改善了炼铁车间煤气地道的冲洗，防止了煤气中毒的危害；创制喷砂机，代替危害较重的酸洗工序；创制反立围盘，解除了轧钢工人在高温下的紧张劳动；实施热源外移及其他设备改革，降低了电炉车间的高温状况。大冶电厂创制烟囱吸尘器，减低了大气中的煤尘飞扬。华新水泥公司改善了公共食堂，增进了工人的健康。其他较大厂矿通过开展爱国卫生运动，进行安全卫生宣传教育，一般地改进了安全卫生设施，建立了制度，提高了职工卫生常识水平，改善了环境卫生，养成了个人卫生习惯，因而使多发病的防治有了收获，职工发病率与缺勤率降低，对于鼓舞劳动热情与提高劳动生产率上，起了一定的作用。

但是，我们的工作中还存在着严重的缺点和问题，厂矿工人的病伤缺勤率还相当的高，黄石市全市各厂矿工人按本年 1 ~5 月的病伤缺勤统计，每天还有很多人不能劳动，其中由于疾病而缺勤的占 65% ~80%，说明工业卫生工作还远远赶不上生产发展形势的需要，我们必须急起直追。过去我们对于开展工业卫生工作关系国家经济建设的重大意义认识不足，因此对工业卫生工作重视不够，缺乏积极性、主动性。甚至存在着保守思想，强调工业卫生工作困难多、难于贯彻和业务不熟，因而没有去具体领导和及时的总结经验，特别是对黄石市重点的工业卫生工作，没有认真地、有计划地、有系统地研究与领导。各厂矿中，医务机构的领导关系不统一，医务人员争取党和行政的领导不够，预防为主的方针没有认真贯彻，为生产服务、为工人健康服务的观点未普遍地树立起来。地方卫生领导机构对怎样为厂矿服务的思想还未认真的建立，对于组织厂矿医务人员系统的学习业务还未展开，各厂之间的工作经验没有及时总结交流与推广。这些问题都必须在今后工作中积极加以解决。

## 二、今后工业卫生的方针、任务与要求

根据总路线总任务的要求而制定的第一届全国工业卫生会议的决议中，已经确定工业卫生工作的具体方针是“积极领导，稳步前进，面向生产，依靠工人，贯彻预防为主”。目前主要的任务是：“各级卫生行政部门必须把工业卫生工作逐步统一领导起来；继续开展爱国卫生运动，积极防治多发病、职业病；培养工业卫生工作干部；建立与调整组织机构和逐步开展卫生监督工作。”工业卫生工作具体要求是使1955年各厂矿平均发病率较1954年降低30%以上，提高工人健康水平，降低缺勤率，提高劳动生产率，保证国家经济建设的顺利前进。

**（一）要求地方卫生部门把厂矿企业卫生业务逐步地领导起来**

地区统一领导的目的是为了加强工业卫生，发挥各方面的力量，为厂矿服务。其领导范围应按厂矿所属的党委级来决定，如省委领导的厂矿由省级卫生部门负责；但厂矿的爱国卫生运动，病人收容，干部业务学习等，仍由所在地卫生部门负责。有厂矿的各专市县卫生行政部门，应在当地党委的统一领导下，密切与有关部门配合联系，以便统一步调，集中力量，进行厂矿安全卫生工作的具体领导。为加强对厂矿卫生工作的领导，首先应对厂矿的工业卫生工作进行了解，摸清情况，协助厂矿结合生产计划及安全技术措施计划，制订1955年全年和第一季度的计划，使在厂“三级一长”负责制的责任领导下，有计划有检查有总结地开展工作。在具体业务方面，加强医疗预防和卫生防疫工作的领导，举办短期不脱产的卫生人员训练班。组织厂矿卫生干部的业务学习，学习巴甫洛夫学说，保护性医疗制度及车间医师责任制等先进医学经验，最近两个月学习工业卫生会议的文件，条件较好的厂矿应实行车间医师责任制，条件较差的厂矿可先组织医务人员深入车间，开展预防保健工作，或实行车间巡回诊疗的办法，建立分工责任制，作为医务人员面向生产、面向车间的开端，逐步克服过去整天坐在门诊部等待病人的严重缺点，为建立车间医师责任制打下基础。此外对于厂矿现有卫生干部，亦应摸清情况，考虑给予适当的配合与调剂。对于厂矿卫生经费应监督是否使用合理。地方卫生防疫、医疗预防及妇幼保健机构，应重点地以订合同或其他联系方式，组织力量为厂矿服务，并通过会议、座谈及参观等方式总结经验，交流经验。

为了统一和加强工业卫生工作的领导，加强省安全卫生委员会，与有关部门建立联合办公制度。重点市县亦可根据情况成立安全卫生委员会。省仍以黄石

市为重点，着重协助大冶钢厂、源华煤矿的卫生机构改进工作。另外对沙市纱厂加强具体领导。

**（二）继续贯彻预防为主，开展爱国卫生运动，积极防治多发病与职业病**

第一届全国工业卫生会议决议中指出："在厂矿工地中开展爱国卫生运动，是发动工人群众贯彻预防为主，防止多发病、职业病的最有效的办法"；"各级卫生行政部门应积极协助厂矿工会组织群众性的卫生保健组织，并在不妨碍生产的原则下，训练不脱离生产的积极分子，通过厂矿爱国卫生运动委员会、安全卫生小组等组织进行工作"。根据以上决议内容，结合本省情况，要求各地大小厂矿当前的卫生工作以开展爱国卫生运动为重点。与工会结合贯彻防病防伤的工作。健全群众性的卫生基层组织，如车间卫生委员、保健员、急救员及卫生小组长等。建立经常进行卫生安全宣传的制度，根据具体情况推行"卫生日"和"预防日"制，使突出的宣传号召与经常的、系统的卫生教育相结合，使工人掌握卫生常识，自觉地行动起来。在对卫生工作要求上由群众最迫切需要解决的问题着手，提高群众的信心。必须克服单纯为卫生而搞卫生的做法，而应该围绕生产，着重实际效果，厂矿的爱国卫生运动，不仅解决一般的环境卫生问题，要进一步与疟疾、肠胃传染病、感冒、支气管炎、外伤、高温、高压、粉尘、钩虫病、风湿病等多发病和职业病作斗争。女工多的厂矿，进行经期卫生、产前产后卫生及妇科病的防治等预防措施，保障女工健康，降低发病率与缺勤率，提高劳动生产率。在基建工地方面仍以改善"吃、喝、拉、住"及一般环境卫生问题为主，建立安全卫生责任制，预防季节性疾病，目前应该积极预防冻疮、煤气中毒和回归热等。

爱国卫生运动应推行到家属中去。忽视了工人家庭的生活和卫生工作，他们的吃、喝、拉、睡就不能得到彻底的改善，发病的因素也就不能根绝。而且不单是工人，工人的家属有病，也会直接影响着工人的生产情绪。大冶电厂及大冶钢厂在这一方面创造了一些成熟的经验，各地厂矿、工地的卫生医疗部门必须加以重视，有计划地结合工会及厂矿家属委员会开展工作：进行家属卫生训练，建立或健全家属的卫生组织与制度，发挥家属间的互助作用，大力推行新法接生、新法育儿，教育工属带好孩子、管好家务、搞好清洁卫生，保证职工回家后有良好的生活卫生条件。

**（三）建立与整顿工业卫生组织机构**

按照第一届全国工业卫生会议的决议，卫生部门各项业务均应加强工业卫生的前提下，省卫生防疫站将成立工业卫生科，统一策划工业卫生工作。市卫生防疫站成立劳动卫生组或科，加强对当地厂矿劳动卫生业务的研究与具体领导。有厂矿的各专、县及襄樊市卫生科要有专人负责工业卫生，黄石市卫生部门各项业务主要应为厂矿服务；在目前地方卫生力量尚未健全的情况下，可在市委的领导下，成立工业卫生委员会，发挥互助合作的精神，对厂矿卫生业务实行集体的领导。

工矿企业内部的卫生行政，与医疗卫生组织机构，其领导关系应与厂矿其他业务部门一样，直接受厂长、经理的领导。组织机构的建立，应逐步符合于第一届全国工业卫生会议的决议：5000人以上大型厂矿（偏僻地区3000人以上），可设卫生处（科）及医院，下设厂矿保健站（或门诊部）、车间保健站、妇幼保健机构。2000~5000人的较大厂矿可设卫生科，下设厂矿保健站、车间保健站。500~2000人的中型厂矿，可设厂矿保健站，有需要时亦可成立卫生科。500人以下的小型厂矿，设厂矿保健站，或联合数厂组织工厂联合保健站。各地卫生部门应重点为厂矿配备与调整必需的卫生医疗人员，逐步健全厂矿医疗卫生组织，使能更有力地为工人服务。

**（四）逐步进行职业病防治研究及卫生监督工作**

关于厂矿职业病防治的研究工作，省卫生厅已联系中南同济医学院、湖北医学院及中南卫生干部进修学校，组织职业病防治研究组，进行研究大冶钢厂的高温、华新水泥厂的粉尘及源华煤矿的钩虫病的预防工作，以期吸收经验，交流推广。各地医院、卫生防疫站的医疗卫生人员，应积极协助厂矿进行职业病的调查研究和防治工作。

黄石市及沙市卫生部门，对于市区新建及基建工程，可与有关部门联系，开始提供较大方面的预防性卫生监督意见。省、市卫生防疫站应在厂矿工地卫生防疫工作的基础上，有计划地进行经常性的卫生监督检查工作，但应考虑到必须与可能，能实际解决问题，避免提出脱离生产、脱离实际状况的过高要求。

为保证上述工业卫生方针任务的有效完成，关键在于提高卫生人员的思想认识，加强政治思想领导。目前国家正大进行伟大的社会主义工业化建设，将逐步建设成为一个伟大的社会主义国家，这对于卫生工作者也和全国人民一样，是一个伟大光荣的任务。所有卫生人员必须努力提高社会主义思想觉悟，加强为国家经济建设服务的政治责任心。

工业卫生是一项繁复复杂的工作必须在党委统一领导下，与各方面的工作密切配合进行，才能更加发挥它的积极作用。

工业卫生必须面向生产为生产服务，在工业企业中要起增加生产的作用。保证生产计划的完成，是一个中心任务，一切工作都须围绕着它去进行。工业卫生工作是保证完成生产任务的重要组成部分，同样必须树立为生产服务的方针，把卫生工作和生产脱节或对立起来的想法和做法是错误的。厂矿中的生产任务是十分艰巨的，尤其是在旧式厂矿中，工人的劳动条件较差，迫切需要卫生人员深入车间、深入工地学习生产知识，了解生产过程，迅速地改善生产条件、劳动条件，并和工人的合理化建议、技术革新、劳动竞赛相结合起来进行。工业卫生如果脱离了生产就会失掉了工作方向，卫生人员如果不熟悉生产知识，不了解工人的作业环境、劳动条件，即不可能开展工业卫生工作，所以卫生人员要有高度的为国家经济建设服务的政治责任心，要有明确的为生产服务的方针，是开展工业卫生工作的重要条件。

工业卫生工作，必须贯彻预防为主和依靠工人的方针，在广泛发动工人的基础上进行。首先须在卫生人员中克服忽视预防工作和治疗与预防对立的错误思想。其次要在医疗预防、卫生防疫和妇幼卫生等各项工作中切实贯彻预防为主方针，同时必须依靠工人群众来进行。必须树立群众观点，相信工人的智慧和创造，相信工人在改善环境卫生、个人卫生以及改善生产条件、劳动条件上的无穷力量。要学习和总结工人群众和疾病斗争的经验，要向工人群众经常作卫生宣传教育工作，不断提高工人的卫生知识水平。

开展工业卫生工作，还必须不断地克服官僚主义。领导干部要亲自动手，重点做起，推及一般。必须经常地开展批评与自我批评，防止一有成绩即沾沾自喜的骄傲自满情绪。此外，还要努力学习业务，改进工作。

工业卫生对于我们是一项新工作，许多工业生产的情况我们还是生疏的，许多工业卫生业务知识我们还是缺乏的，工作开展中还有困难的，但是我们必须下最大的决心，以最大的努力来解决这一问题。毛主席告诫我们“我们熟悉的东西有些快要闲起来了，我们不熟悉的东西正在强迫我们去做”，所以我们必须刻苦学习由外行转到内行。如果我们依靠党的领导和正确的方针政策，依靠工人群众的智慧与力量，加强与有关部门的密切配合，学习苏联先进经验，紧密地团结全体卫生人员，努力工作，我们就能逐渐克服困难，不断前进。让我们满怀信心地来做好这光荣的艰巨的工业卫生工作，更好地为工人阶级服务，为国家工业化服务！

# 充分发挥中医的作用*

（1954 年 12 月 17 日）

我们的会议从 12 月 10～17 日紧张地开了 8 天，今天就要结束了。这次会议虽然时间不长，但由于有省委、省府直接领导，刘子厚主席、省委宣传部许道琦部长和统战部沈德纯副部长以及有关部门负责同志亲自到会给我们作了指示性的报告，对我们有很大启发，加之到会代表同志们的认真热情，因而会议能顺利地进行。达到了预期的要求，主要表现在：

提高和统一了代表们对祖国医学遗产的认识。许多中医代表在讨论中明确认识了党对中医政策的正确性，由过去的想改行转业自卑情绪，而转变为兴奋愉快，感到自己在继承和发扬祖国医学遗产中负有重大责任；同时也扭转了与会的卫生行政干部和西医代表对祖国医学遗产认识不足的片面观点，并表示虚心向中医学习，和中医团结在一起，为整理和发扬祖国医学遗产而共同努力。

会议中充分发扬民主。开展了批评与自我批评，揭发了过去几年来本省各级卫生行政部门首先是卫生厅在执行中医政策上的缺点和错误，并提供了许多有价值的意见；这就有力地帮助了我们改进领导工作，对今后进一步贯彻党对中医的正确政策，团结中西医，充分发挥中医力量，更好地为社会主义建设事业服务，有着很大的意义，因此我们说这次会议在思想建设上是获得了一个很大的胜利。它给到会的卫生行政干部、中西医代表，在今后整理和发扬祖国医学遗产中打下了健康的思想基础和开辟了广阔的道路。

对目前中医中药工作中亟待解决的几个具体问题：如诊所的免税和中药供应问题与有关部门进行了研究，确定了解决的办法，这对扶植中医和发挥中医积极性显然是十分有利的。

虽然这次有了不少的收获，但也存在一些缺点，主要是对于某些牵涉面比较

* 这是作者于 1954 年 12 月 17 日在湖北省第一届中医代表会议上的总结，原载《湖北卫生通讯》1955 年 6 月 5 日第十二期。

广的问题，还没有讨论出完整的解决办法。另外，由于会议时间短，未能更广泛地交流经验，这些问题均有待于会后继续研究解决，卫生厅将以最大的努力担负起这次会议尚未彻底完成的任务，并力求其逐步的实现。

根据这次会议的目的与要求及同志们在讨论中所提出来的意见，分做以下两个部分来进行会议总结：

## 一、根据党对待中医的正确政策和“团结中西医”的卫生工作原则，进一步检查我们过去的中医工作情况

我们过去的中医工作，正如人民日报社论“贯彻对待中医的正确政策”中所指出的“做了一些工作；取得一些成绩，但这些工作并没有从根本上解决发挥中医的作用的问题，更没有在发动和组织中、西医共同研究和发扬祖国医学遗产，丰富现代医学内容方面采取有效的办法，卫生行政领导部门甚至往往违反党和人民政府的政策，对中医采取轻视、歧视和排斥的态度，采取各种限制办法，这就打击了中医的工作积极性，助长了卫生工作干部和西医轻视中医中药的错误心理，严重地影响了中医业务的发展和提高，其他有关的工作部门和社会舆论方面对中医也重视不够、关心不够。”由于我们对政策方针体会不足，因而在具体的工作的执行上就往往犯下原则性的错误，使中医学术得不到应有的整理和发扬，广大中医的力量还没有充分的发挥。我们可以从以下几个方面来看：

首先从中医反映的思想情绪来看：虽然我们现有的卫生人员还远不能适应国家经济建设发展的需要，但是有不少的中医却抱消极自卑情绪，认为中医无前途，想转业，在农村的半农半医的中医想转农业生产，在中小城市的中医想转业教书，年轻的中医想转西医，年老的中医不愿带徒弟，认为“自己已经走错了路，不能再叫别人走错”。这些消极情绪的产生，虽然有其历史根源，但也说明了我们没有完整地把党对待中医的正确政策深入贯彻下去，因而使广大的中医对前途悲观，产生自卑感。在这次会议中，有些中医代表又暴露了一种新的思想情况，他们认为党及毛主席对待中医的政策是正确的，是好的，但是怀疑不能贯彻下去，担心层层打折扣，到区就完了；由于我们过去在贯彻政策上存有毛病，这种顾虑是很自然的。为了解除这种思想顾虑，这就要求到会代表特别是卫生行政部门领导干部，必须自上而下认真地贯彻党的正确政策，做好传达工作，并大张旗鼓地扩大社会影响，扭转轻视中医的思想，要对中医有新的认识，以保证党的政策得以圆满实现。

再从中西医团结方面来看：新中国成立后，虽然我们做了一些工作，中西医

之间的关系在某些方面有了一定程度的好转，但是由于对中医学术是祖国文化遗产，必须认真地加以整理和发扬光大认识的不足，因而并未彻底消除门户之见、派别之分，中西医还是互相瞧不起。特别是西医瞧不起中医，西医说中医是树皮草根，过时了，落后了。中医则说西医是红汞、碘酒、盘尼西林。有的西医认为提高中医鼓励中医是打击西医情绪。有的医院内设有中医科，中西医互不联系，大医院内中医独立看病受限制、受歧视。有的医疗机构虽然也邀请中医会诊，但是形式的推脱责任的，不是真诚地从交流经验虚心学习出发。有些西医对中医经验技术抱着怀疑的态度，对疗效认为是偶尔碰上的，这样就严重影响了中医的积极性。省及专署虽办过多次中医进修班，进修中医近2000人，然由于观点不明确，进修临床内多系西医教材，缺乏中医学术的内容，因而也障碍了中医学术的整理和发扬。

再从扶植和使用中医方面来看：几年来中医在抗旱、防汛救灾和卫生防疫运动各种中心工作中和西医在一起作出了巨大的贡献，但是我们的卫生行政部门过去对中医是使用多，扶植与照顾少。虽然有些问题牵涉面广，但是我们卫生行政部门并没有积极地根据政策去设法帮助解决，如税收问题中央早有明文规定，省里也不只一次地向各专、市、县发出指示，然到现在税收方面还未能照中央的指示贯彻。指示的内容是一样的，但是下面执行情况就不同了，有的地区由于与有关部门联系得好就贯彻得较好，有的地区由于主动努力不够，就做得差。又如各地区参加卫生防疫和中心工作的中医，在生活补助方面有的就得不到应有的补助，参加工作需自己带费用，某些地区使用的药品还欠着款未给，平时诊病也不易收到诊金。在今年的防汛救灾中，各地对于参加灾区卫生工作的中医待遇也不一致，有的地区对于中医的多方面负担，也未能很好地与有关部门研究解决，例如医生除负担防疫保健义务外，还要负农业生产方面的义务。对于中、西医所发生的医疗事故，未能一视同仁地予以处理，往往对中医严、西医宽。对参加工作的中医，个别医疗机构没有很好地发挥其医疗作用，而是分配他们作会计、挂号或卫生员，其待遇较西医也相差悬殊。此外在中药供应问题上，除黄冈专区所属各县及其他专区之少数县已初步给予解决外，多数地区未能解决。这一系列的问题是严重的，必须坚决地加以纠正，否则对人民保健事业将是个违犯党的政策与人民利益的犯罪行为。

党和毛主席对中医的政策向来是明确的，为什么我们不能认真地贯彻呢？追查其主要原因正如人民日报社论“贯彻对待中医的正确政策”中所指出：“是因为我们中了资产阶级思想的遗毒，看不起祖国的医学遗产的缘故。”其次是由于我们的群众观点薄弱，对党的每一政策都代表着人民的切身利益体会不足，因而也就看不见中医学术是几千年来我国劳动人民与疾病作斗争所积累的宝贵经验，是广大人民群众过去现在以及今后所需要的，发扬祖国医学遗产，不但解决现时人民群众的痛苦，丰富现代中国医学内容，同时能使世界医学更加丰富起来。再次是我们的官僚主义作风较严重，对情况了解不深入，解决问题不及时，某些县卫生行政领导干部由于缺乏经验、工作调动频繁或长期的担任中心工作，对业务不熟悉；或对业务不学习与研究，因而业务水平低，不能深刻地领会上级指示精神也是不能贯彻党的政策的一个原因。

## 二、今后如何切实改进我们的中医工作，真正地贯彻党的正确政策

首先应从卫生行政部门着手，深入检查本部门过去执行党和人民政府对中医政策的情况，坚持纠正过去轻视、歧视、排斥中医的错误心理和态度，并积极地号召和组织西医对中医、中药的学习与研究。周恩来总理在全国人民代表大会“政府工作报告”中指示我们：“我国有几十万中医散布在全国广大的农村和城市，各级卫生部门应当认真地团结教育和使用他们，并且同他们合作来把中国医药中有用的知识和经验加以整理和发扬。”周总理给我们明确地指出了今后的任务和方向，结合湖北的情况我们应积极地从以下几个方面来改进中医工作：

### （一）从统一思想提高认识着手

使卫生人员清楚地认识到祖国医学有数千年的历史，有丰富的内容和宝贵的临床经验，在历代人民对疾病作斗争中发挥了巨大的作用，现在和将来都有实用价值和研究价值。团结中医和正确地对待祖国医学遗产乃是人民卫生工作中的一项重要政策，必须坚决地完整地执行，只有思想认识统一了，行动才能一致，否则政策就难以贯彻下去。如何贯彻，这就得通过各级代表会议、干部会议，通过学习在提高认识的基础上来检查和总结我们的工作，制订可行的计划，各地区要开好中医代表会，通过代表联系全体中医人员，通过报纸把党的正确政策贯彻下去；各级卫生部门在学习党的政策中，必须联系实际，认真地检查本部门的中医工作并作出专案总结上报。由于中医中药工作牵涉的面广，因而必须在各地党委领导与支持下，在医学教育机构、医务团体以及商业、税收、社会舆论等各方面来共同努力，才能收到良好的效果。在中医方面也应清楚地看到，新中国成立后由于中国共产党和毛主席的正确领导与关怀，中医工作已获得空前未有的被重视，这就为发扬祖国医学遗产提供了极为有利的条件，因此中医责任也更加重大，应该做进一步的努力，端正态度，搞好自己的业务，充分发挥积极性，全心全意为人民服务。过去有不

少的事实证明了只要对人民群众有贡献就会受到人民群众的爱戴和尊重，在参加中心工作时很多中医被评为功臣与模范，受到政府与人民的奖励。因此不能骄傲自满，更不能故步自封，应该根据人民日报社论“贯彻对待中医的正确政策”中所指出的：“为了在西医的合作下加强研究工作，中医不但要经常钻研中医理论，掌握临床经验，而且要学习必要的基础科学知识，以便在整理和总结中医理论和实践中发挥更大的作用。”不断地努力前进。

## （二）要团结中、西医

为什么要强调西医学习中医呢？这是因为：在祖国医学遗产不被一般西医所重视和理解的今天，强调西医学习和研究中医的重要性，更有特别重大的意义，西医只有通过祖国医学遗产的学习和研究，才能发挥现代医学科学知识整理和发扬这份遗产的作用。也只有通过中西医的紧密合作，才能达到相辅相成，殊途同归的目的。

在整理和发扬祖国医学遗产中，我们应该掌握从实际出发。为解决实际问题而有计划、有重点、有目的、有组织领导地来进行，我们反对停止不前的态度，然又要防止急躁冒进，应该根据当时当地的条件，群众迫切需要什么，我们就研究什么，那个医生长什么就研究什么。例如血吸虫病是危害本省人民群众健康最大的地方病，因此西医就应该开始研究中医对血吸虫病的防治方法，互相交流经验，以提高防治的效果。

为了顺利地推动这一工作，经研究决定采取下列几项具体措施来进行。

1. 在行政机构上卫生厅准备成立中医科，负责掌管中医工作，各专、市、县卫生科（局）应指定专人作中医工作，扭转过去无人管的现象。

2. 在组织领导上加强扩大省中医委员会，改为中医工作委员会，吸收有关部门参加，使成为全省研究整理中医学术和总结交流经验并解决中医工作中存在问题的核心领导组织，各专、市、县亦应成立中医工作委员会，有领导地发动中、西医共同研究整理中医学术，交流经验，促进团结。卫生行政部门除加强对中医工作委员会的领导外并应加强对卫协会的领导。我们应该明确认识，卫协会是在政府领导下以团结全县卫生人员协助政府推行医药卫生工作，以提高人民健康为宗旨。卫协会的组织过去几年来，在协助政府开展群众性的卫生工作中发挥了很大的作用，今后在整理和发扬祖国医学遗产中，卫协会仍然是不可缺少的组织力量，过去我们对卫协会帮助不够，今后必须大力帮助解决他们的实际困难，如会址、经费等。卫生行政负责人应参加卫协会并动员政府机关卫生技术人员参加这一组织。为了照顾机关卫生技术人员在时间上的困难，可考虑作为团体会员，派代表出席卫协会议，卫协负责人应该是热心为群众办事有一定能力的人。

3. 在业务机构上，充实中医进修学校的高级中医师资，为今后中医学术研究提高创造条件。今后进修学校课程，应以中医课程为主，再加一些必要的生理卫生、传染病、流行病、地方病等基础科学知识课程和适当分量的政治课。省拟以中医进修学校为基础，举办函授班，以解决提高散布在广大农村的中医之需要。此外，拟在各医学院、校邀请著名中医定期作中医学术报告。在湖北医院增设中医科。各医院在没有设中医科以前可采用与中医订合同的方式，约请中医会诊，或聘请中医作顾问，无论采取何种方式，必须本着中、西医密切合作的精神，交流经验，互相取长补短，提高医疗效能。

4. 为了深入地发掘祖国医学宝藏，我们提倡中医贡献秘方并从多方面收集民间有效单方加以研究和推广，各地对于贡献有效秘方的中医应给予政治上或经济上的奖励，对分散在广大农村的中医难于组织集中学习，除积极筹办中医函授班外，应以自学方式为主，逐步提高业务水平。关于中医带徒弟问题，不单是数量，亦要注意提高质量，但应明确诊所所带徒弟是师徒关系，而不是劳资关系。各县并应提倡年轻中医向老年中医学习。

5. 关于吸收中医参加政府部门和事业单位工作问题，各级卫生部门应根据需要，编制及吸收干部条件手续进行。

**（三）扩大和改进中医业务，解决现时存在的若干问题**

现在的情况：一般的中医是负担重，为了帮助解决这些问题，各级卫生行政部门首先要了解情况，分清哪些问题需要及时解决或逐步解决；哪些问题必须请求上级解决，一件一件予以解决。会议中反映的情况分下面几个问题加以肯定。

1. 加强对联合诊所的领导，几年来联合诊所在协助政府担任防疫保健医疗工作方面起了很大作用，这种联合的私营医疗组织形式，它的好处在于能够发挥集体力量，分工合作，各有所长，互相提高。并可以解决某些设备上的困难，集中人力物力更大的发挥医疗预防的效能。但联合所内存在着一些即待明确与解决的问题：我们应该明确联合诊所的性质是医生在自愿互利的基础上组织起来的社会福利事业，（私人诊所也是福利事业）不属于工商业范围，不参加工商联，内部无劳资关系。可以附设药柜，在城市只限于对就诊病人售药，在农村可对非就诊病人售药，然不许批发。联合诊所的服务对象，在城市除居民外，并很好地为工业，在农村为农业生产服务，在无公立卫生机关者也可为国家机关工作人员服务，目前可以用集体订合同的方式，将来可成为集体农庄的卫生医疗机构或卫生集体所有制。联合诊所的管理应该是民主管理的精神，根据诊所的条件，建立一定的简而易行的会议制度和工作制度。内部工作人员一定按劳取酬，待遇可根据业务发展情况逐步提高，反对平均主义。每月业务收入除维持工资和必要的开支外，应提出一定数量的公积金，以扩大业务，充实设备，可以增设病床，股金可根据银行利润适当分红。至于联合诊所的组织形式是多种多样的，为了便利分散的农民就诊，在农村不提倡组织联合诊所，但是已经成立的应加强领导和帮助，浠水县农村联合诊所是按人口分布情况，医生分布情况，实行分片负责，固定与分散相结合的形式而组织起来的，这种组织形式既适合于分散的农村，又达到团结互助的目的，可供各地参考。

随着农业生产互助合作运动的大发展，农村中医参加农业生产合作社会农业生产服务，是一条光明而广阔的道路，我们应该向这方向发展，对现在已参加供销合作社的中医同志，也要动员他们担负一定的地方性防疫保健任务。

2. 中药生产供应与管理问题。这一问题密切地关系着中医工作的开展，目前的情况是中药缺货，价贵、货劣、采购困难。也可以说产供销均存在问题，群众请得起中医，但吃不起中药，这样就直接影响了中医业务。为了解决这一问题，省正在筹备成立省药材分公司，担任收购批发，稳定中药价格，各县也要成立供应机构，区合作社已经营中药供应者，应加强领导，尚未成立的暂不成立，待取得经验后再行推广。湖北地区出产中药种类近百种，产量亦大，在出产药品地区，应许可群众就地挖采使用。为解决药品缺乏，提高中药生产量，卫生厅将与有关部门进行研究，希各县卫生科作产、销情况的调查报告以供研究参考。

关于中药的提炼加工及研究，卫生厅将分别与武汉市卫生局、中华医药学会武汉分会、湖北医学院共同研究进行。

3. 税收问题。在目前来看，还是未能真正地贯彻中央关于扶植诊所发展的税收政策，该免的未免，时免时不免，因一些小问题遭到罚款而借贷还税致闭门停止等。省税务局陈副局长已经作过详细的解释，各地必须根据省税局和卫生厅联合转发的免税指示坚决贯彻执行。为了正确地贯彻免税政策，卫生行政部门要和税务、工商财务等有关部门多加联系，反映情况，分析研究，统一认识，划清界限，明确联合诊所、私人诊所附设药柜均为社会福利事业性质，药店属于工商业范围。省将派人到县检查执行情况。

4. 中医待遇问题。对于参加防疫医疗工作的开业医生，应由政府给予适当的生活补助费用，工作期间所用之药品、办公费应由公家负责，对参加政府工作的中医应按才使用，不应分配作其他工作，如会计，挂号等，其工资应按才德评定，与西医一视同仁。对于年老的中医（60 岁以上）应给予照顾，分配固定的工作，如需远路出诊，应教育群众设法解决交通工具。开业中医看病应给诊金，这是合理合法的，各县应根据当地生活水平和医生条件确定诊金标准，订出办法，报厅备案，以求得逐步统一，消除现存在的过高过低的不合理的现象。为了适应农业生产的需要，农村中医可参加互助组和农业生产合作社，在社里生产，行医都记分，各地可与党委和农业生产部门进行研究。对地主富农成分的医生只要不是现行反革命分子，应准其继续行医，并给予诊金。现在劳动改造中的地主富农出身的中医，应让他们继续行医，可酌情不再进行劳动改造，他们在行医时应得的报酬，应给予保障。

此外，关于熬膏药的油料问题，应根据实际需要作出计划报市、县府解决。

总之，我们应该以十分关心的态度，重视广大中医在工作上、生活上的困难，帮助他们解决，以充分发挥他们的力量，做好关系全省人民生老病死的重大工作。

为了切实贯彻党和人民政府对待中医的正确政策，首先必须做好这次会议的传达工作。我们这次会议是在省委、省府的直接领导和各个有关部门紧密配合下召开的，各地也应采取这样的方式进行贯彻。我们应该明确认识：我们工作像其他部门工作一样，只要获得党的领导，就有胜利的保证，过去几年来我们在卫生事业上的成就充分地证明了这一点。关于这次会议如何传达，我们的意见，已出席的专、市、县卫生科长应向各级党委政府汇报并提出有效的贯彻办法。为了有效地贯彻，由专署召集各县区卫生所长统一到专署进行传达与学习；没有县卫生科长出席的县份希望中医代表首先向本县卫生科传达，由卫生科向县的领导汇报，并研究在全县传达的办法。在未布置全面传达以前，各地应首先在卫生科卫生院进行传达并展开学习。我们要求各县至迟在明年3月底以前必须将党对待中医的正确政策，深入地贯彻下去，并提出改进今后中医工作的具体方案报省。

各位代表同志：我们的会议胜利的结束了。这次会议的召开，在湖北来说是史无前例的，它标志着我们的中医工作已获得新的发展，同时也显示出：只有在共产党和毛主席领导下的国家里，才能如此地重视祖国的文化遗产，现在摆在我们面前的是如何继承和发扬这份文化遗产，使它通过科学整理，逐步与现代医学合流，成为一个丰富的、科学的、统一的中国人民医学，更有效地为人民服务。让我们亲密的团结在毛泽东的旗帜下为实现一项十分光荣而又艰巨的历史任务贡献出所有的力量。

# 更好地开展今年春季爱国卫生运动*

（1955年2月17日）

同志们，省人民委员会在本月10号发布了关于开展春季爱国卫生运动的指示，全省卫生工作人员必须为贯彻和实现这一号召而努力。

几年来，在各级党委、人民政府的正确领导下，我省城乡的卫生情况有了很大改变，传染病已经逐年减少。去年，我省遭受了百年来所未有的大水灾，但是由于我们坚持贯彻了“预防为主”的方针，开展了全面性的卫生防疫运动，我们在灾区防止了烈性传染病的发生，一般季节性流行疫病也都及时扑灭，对于保卫灾区人民的健康和战胜灾荒起了保证作用。我们现在开展爱国卫生运动不仅具有预防疾病、保护人民健康的作用，同时对于增加生产、战胜灾荒和保证完成国家社会主义建设事业也有重要的意义。目前春季已经到来，气候逐渐温暖，病媒昆虫如苍蝇蚊子即将孳生，加上气候易变，忽冷忽热，特别是去年遭受水灾地区，地区潮湿，灾民还乡以后，房屋修得简陋，卫生条件差。如果不加注意，就容易流行传染病。非灾区的情况虽然好一点，但是由于群众缺乏卫生常识，地方卫生力量还很薄弱，倘不及早采取有效措施，也可能引起疫病的流行。这一点，我们卫生工作人员和全体干部必须要有足够的认识。同时，我们还应该认识到：春季爱国卫生运动的目的，一方面是预防春季可能发生的传染病；同时也为防止夏季传染病打下基础。为了早期预防疾病，减少和控制疾病的传染，保障人民健康，争取今年农业丰收，使国家社会主义建设得以顺利进行。所以各级卫生部门和卫生工作人员，应该结合当前的生产和其他工作，把开展春季爱国卫生运动当做一项重要工作去进行。

在开展爱国卫生运动中，各个不同地区应该有不同的要求；在农村结合春耕生产和积肥运动，打扫室内室外，防止蚊蝇的孳生，把厕所粪缸周围的泥土挖起

---

* 这是作者于1955年2月17日在湖北省人民广播电台对全省卫生人员的讲话。原载《湖北卫生通讯》1955年3月1日第十一期。

来作肥料，结合泥土打紧法消灭冬眠蝇蛹，规定出简而易行的保护水源的制度。个人卫生也要尽可能地加以注意。卫生部门对于传染病应当及时采取有效的防治措施，保证人民的健康，使春耕生产顺利进行。在厂矿和基本建设工地开展爱国卫生运动，应当和经常性的防病、防伤工作结合起来。厂矿和基本建设工地的卫生部门，应该根据具体情况，订立切实可行的计划，开展卫生运动。堵口复堤与其他水利工程工地的卫生运动，首先要注意民工住处清洁、干燥，能避风雨，同时注意民工的饮食卫生。在城市要求做到室内外清洁，疏通沟渠，排除污水。在中小城镇可以组织送肥下乡，帮助农民开辟肥源，或者和农业生产合作社订立合同，定期清除粪便。机关、学校、人民团体，特别是卫生部门，在卫生运动中，要起模范带头作用。

为了保证春季爱国卫生运动胜利开展，我们还应该注意以下几个问题。

首先，必须明确认识春季爱国卫生运动是一项群众性的运动，必须在广大群众自觉自愿积极参加的基础上开展起来，这就要求我们在群众中进行广泛的宣传动员，鼓舞群众的积极性，防止强迫命令和形式主义的做法。在开展爱国卫生运动活动中，卫生部门应当和有关部门密切配合，特别是要和文化馆、文化站、学校和妇联等部门配合起来，形成一支强大的宣传力量。

其次，要注意依靠历次爱国卫生运动中成长起来的积极分子和骨干。充分发挥他们的积极性，在运动当中不断地提高他们。对于几年来短期训练出来的几万个接生员和卫生员。也要发挥他们的积极性，用他们的模范行动，去影响和带动群众。广大农村中的中医和妇女也是开展和推动爱国卫生运动的可靠力量，也应当把他们充分发动起来。

第三，卫生工作必须与生产紧密结合，围绕生产进行，面向生产去开展卫生运动，各地应当在总的精神下面，因地制宜，根据不同情况不同的地方和特点，采取不同的办法，提出不同的要求。

当前农村卫生工作，重点应摆在灾区，特别是重灾区，要求通过春季爱国卫生运动，控制传染病的发生的流行。在城市，重点应摆在工厂矿山、基本建设工地和机关、学校以及饮食业方面，为了有效地控制伤寒、白喉等传染病的发生，今年应该结合春季爱国卫生运动的开展，各级卫生领导部门应该及早研究，订出具体的计划，以保证预防注射的完成。

第四，必须注意克服卫生工作干部中的骄傲自满和放任自流情绪。我们必须看到，群众的健康水平还很差，卫生习惯还没有普遍养成，这就要求我们百倍的努力，积极领导，深入发动群众，提高群众的卫生水平。在这次春季爱国卫生运动中，还要注意克服脱离实际的形式主义和强迫命令的作风，同时，也要克服单纯任务观点和好大喜功的漂浮作风，现在还有些卫生部门，对于反“五多”和开展爱国卫生运动的界限认识不清，对爱国卫生运动采取放任自流态度，这是不对的，我们的正确态度是：戒骄戒躁，积极地认真地在党委和人民政府的领导下，深入地发动群众，来做好这一项具有重大政治意义的工作，以保障广大人民的身体健康，保证国家社会主义建设事业的顺利进行。

# 全国除“四害”为中心的爱国卫生运动空前高涨的主要原因和特点*

(1957年3月17日)

党与政府关心人民健康，制定了“预防为主”的卫生工作方针，这是我国保健工作史上划时代的决定。1952年春，为了有效地粉碎美帝国主义在我国东北及沿海地区，投掷带菌的毒虫、毒物、兽类，进行万恶滔天的细菌战，在党与政府的领导下，展开了轰轰烈烈的全民性反帝爱国卫生运动。经过数个月的运动，使敌人的阴谋未能得逞。伟大的爱国卫生运动，提高了人民卫生水平，许多城市、农村清除了多年遗留下来堆积如山的垃圾，疏通了臭水沟渠，填垫污水坑洼，扑灭了大量病媒昆虫，室内外打扫得清洁整齐，改变了城市原来的卫生面貌，起了移风易俗的作用。通过运动，取得了开展群众性卫生工作的丰富经验。从而又肯定了社会主义保健事业，贯彻预防为主的卫生工作方针，还必须使卫生工作与群众运动相结合。经验证明，由于卫生工作，关系到每个人；保卫人民的健康，是每个人均要参与的工作，因此，只有把卫生知识普及到各个角落，动员群众积极地参加，才能发挥它应有的效能。

几年来，爱国卫生运动在各级党委，政府的直接领导下，根据各地区，单位群众的生产，生活的特点，制定了行动计划，使卫生工作逐步深入人心，成为群众生活中不可缺少的部分，从而减少了疾病的发生与流行，在社会主义卫生事业建设上起了有力的促进作用。例如，南京市的五老村，新中国成立前，每逢阴雨，村里污水到处泛滥，居民只有搭起门板，铺上稻草睡觉，小孩就睡在脚盆里，阵风阵雨时，粪便四溢，臭气熏天；夏天苍蝇、蚊子成群，一碗饭上往往密密地叮着一层苍蝇。流行病严重地侵袭着五老村的居民，在1945年9月，五老

* 这是作者在卫生部卫生防疫司工作时为刊物写的文章。原载1957年3月苏联《医学文摘》杂志，1958年第一号《医学史与保健组织》转载。

村患病的人占全村1000多人的80%。新中国成立后，南京市人民政府为该村居民兴建了下水道，装了自来水管、电灯等。1952年展开全民性爱国卫生运动时，五老村的群众用自己的智慧和双手把堆积几十年的垃圾，进行了清除，填平了污水塘、沟和洼地，开辟了新的道路，改良了厕所，栽种了树苗、花卉；建立了卫生组织，订出了卫生清洁制度；不断地进行卫生宣传教育，把原来又脏又臭的五老村，变成为清洁整齐的五老村。过去群众把五老村呼为苦恼村，而现在称为欢乐村，流行病也不再能危害这个村的居民了。又如，陕西省长安县五四农业生产合作社，由于从1952年开展了爱国卫生运动，并能坚持做到经常化，从而彻底改变了原来的不卫生面貌，发病率由1952年前的30%多，1955年降低到0.2%。在群众卫生知识提高的情况下，妇女百分之百实行了新法接生，消灭了新生儿破伤风，使劳动出勤率提高到98%，保证了农业生产的顺利进行。由于清洁扫除又与积肥密切结合，1952年以来，五四农业社连年增产，小麦由1952年亩产180斤，1955年则增到325斤。群众反映说，尚村是搞卫生发家的。这些模范单位，成为现在开展除“四害”，讲卫生运动中的旗帜与榜样。

1957年冬，党的八届三中全会再次提出除“四害”、消灭严重危害人民健康的疾病的指示。农业发展纲要修正草案的公布，以除“四害”为中心的爱国卫生运动，在全国各地轰轰烈烈地开展起来。中共中央于1958年1月8日发出关于开展以除“四害”为中心的冬季爱国卫生运动的通知，提出了1958年的具体要求。毛主席于1月上旬，亲自检查了杭州市小营巷的卫生情况。这一振奋人心的消息，不仅鼓舞了杭州市人民“除‘四害’，讲卫生的革命干劲，他们决心要在两年内变杭州为又清洁又美丽的七无城市”，“无老鼠、麻雀、苍蝇、蚊子、臭虫、蟑螂、钉螺”，而且鼓舞了全国广大群众的积极性，积极地参加到这个战斗行列，向四害进行全面战斗。到目前为止，在27个省（自治区）、市基本上行动起来了，从城市到农村，从平原到山区，千军万马，排山倒海，到处热火朝天地与“四害”战斗。据新华社1958年2月16日报道，据25个省（自治区）、市不完全材料的统计，消灭老鼠、麻雀共计3亿多只，消灭蚊蝇12.3万多公斤和454万多盆，挖蝇蛹169.6万多公斤，清除了数以千万吨计的垃圾，改善了城乡卫生状况。出现了大批一无到四无的县、市、区、乡、街道。因此，我们可以说，除“四害”，讲卫生，消灭疾病，移风易俗，征服自然的大战是可以实现的。

除“四害”为中心的爱国卫生运动空前高潮与深入的主要特点：

1. 各级领导的重视。党中央、毛主席对人民健康的无限关怀，多次地提出除“四害”、讲卫生，消灭严重危害人民健康的疾病的指示与号召，毛主席说，爱国卫生运动是“征服自然的大战，‘文化革命’的壮举”。各省市领导也均亲自挂帅，亲自动手，建立与整顿爱国卫生运动委员会的组织，向干部与群众进行动员。据中央爱国卫生运动委员会办公室1958年1月27日统计，吉林、安徽、山西、河北、浙江、河南、四川、北京、上海九省、市，由省、市负责同志亲自主持召开了全民性誓师动员大会。辽宁、黑龙江、山东、安徽、江苏、山西、河南、福建、北京九省、市，由负责人向群众进行广播动员，收听广播的均在百万人以上。为了使运动迅速开展，吉林、山东、黑龙江、安徽、山西、河北、浙江、甘肃等省召开了电话会议，其他省也通过负责干部会议、先进积极分子代表会议、评比奖模等会议进行动员。有的负责同志和群众一起进行清洁扫除，除“四害”的活动，并及时解决运动中存在问题，大大地鼓舞了群众革命热情，推动运动的展开与深入。

2. 充分地发动了广大群众，使运动规模大、干劲大、速度快。如安徽省委在1958年1月14日召开了誓师大会，参加会议的有全省各专、市、县委书记、直属单位负责人，会后全省平均每日参加运动的人数达1000多万人，最高达1600多万人。各专、市、县纷纷提出挑战书，表示彻底消灭“四害”的决心，提出各地区的奋斗目标。广大干部与群众连夜行动，组织捕鼠，捕麻雀，灭蚊灭蝇队和各种突击小组，不分昼夜，不顾严寒，对“四害”展开了猛攻。从1958年1月14日到2月4日20天的初步统计，灭麻雀3210多万只，灭鼠4900多万只，挖蛹120多万斤，清除垃圾4亿多担，平均全省每人已捕鼠雀两只多。又如吉林省长春市，经动员后，在1月10天内即动员了300万人次冒着-30℃~-25℃严寒，清除街道积雪。仅在1958年1月11日一天内就动员了40万人，汽车354辆，马车1696辆，手推车3592辆，水爬犁1.1万个，把273条马路上半尺厚的积雪全部清扫成堆。到1月25日止，全市训练了3028名灭鼠投药员，有六条街道做到无鼠。再如河北省的蠡县，发动了五万党团员，青少年和近十万群众投入运动，以青年为骨干组织了218个战斗兵团，1054个突出组，2340个侦察组，156个火枪队，动员起59种10万多套捕打“四害”的工具，并成立20个联防司令部，划分战区向四害展开猛攻猛打。从1957年12月中旬到1958年1月中旬，基本消灭了老鼠和麻雀，在两万多个菜窖，暗室中消灭了越冬蚊蝇。在北京、上海、河南、山东及其他省、市也同样提出响亮行动口号，组织群众，投入战斗，战绩辉煌。

3. 密切结合生产，结合业务，统一安排，齐头并进。各地把清洁扫除、处理垃圾粪便与农业积肥增产相结合，使千百万吨的垃圾变为农业生产的财富。很多地方为了清洁、积肥，提出五有（人有厕，牛有栏，猪有圈，野粪有人拾，队队有粪窖），清洁扫除与消灭越冬蚊、蝇、挖蛹灭蛆相结合。兴修水利，疏通沟渠与铲除蚊子孳生条件相结合；清洁扫除又与群众固有习惯，清清洁洁过春节相结合；灭鼠灭雀与防病保粮相结合；使群众劳动一举数得，收事半功倍的效果。在劳动力的组织与时间安排上，许多地方也有妥善的安排，如贵州省金沙县把除“四害”，兴修水利，积肥，植树绿化四大任务，妥为安排，如早饭前积肥，早饭后兴修水利，休息和赶集天造林和除“四害”。安徽省许多地方白天兴修水利、积肥，晚上除“四害”。合肥市郊区金斗乡社员，白天拾粪，补田埂，同时检查鼠洞和麻雀活动的情况，晚上则分头出动，仅11个突击队两夜就歼灭老鼠1000多只，麻雀245只。

4. 领导采取抓两头，带中间，一道前进的领导方法。如北京市在运动开始时，针对着许多领导干部对“四害”能不能消灭缺乏信心与办法，市爱国卫生运动委员会即着手帮助福绥境街道办事处对该管界内群众除“四害”，讲卫生保持经常化的经验进行研究总结，向其他地区单位推广。而福绥境街道办事处又向其他地区提出挑战，推动了全市范围的大竞赛。许多省、市对落后地区与单位进行具体帮助，使之能急起直追，迎头赶上。也有的采取先进单位向落后单位进行挑战，北京市区内居住的黑色冶金设计院原来卫生很不好，经邻居食品工业部向他们挑战后，积极行动起来。如上海市委、市人委等领导同志在1957年12月时，亲自带头，组成100个突击队，深入38个一向不重视卫生的单位进行突出活动，促使单位搞好卫生。在山西、广东、山东、河南等省还采取了到先进地区、模范单位参观，学习的办法推动运动，如山西省组织干部到稷山县太阳村参观学习，广东省在乐昌县歧乐社召开全省的爱国卫生会议，浙江省在吴兴县南浔镇召开除“四害”灭钉螺积极分子座谈会，山东组织干部到阳信县，河南省组织干部到登封县，林县参观，推动运动走向高潮。

5. 领导抓规划，抓评比，抓检查，抓关键性的问题。如上海市制定了大检查大评比的办法，目的是使运动能够深入与坚持。安徽省界首县玉烈桥乡订出十查十比，①查发动，比人数，推向高潮，②查组织，比制度，推动包干，③查领导，比决心，推动带头，④查行动，比战果，推动速度，⑤查街头，比清洁，推动积肥，⑥查工具，比创造，推广经验，⑦查室内，比六净，推动卫生，⑧查“四害”，比四无，推动人人动手，⑨查厕所，比规格，推动灭蛆挖蛹，⑩查办法，比成绩，推动竞赛。在检查方面，除由省、市组织大规模检查外还采取了层层负责检查及竞赛挑战单位的相互检查评比的办法。使运动进一步地深入发展。

另外各地采取了抓典型，树立旗帜；创造经验，即时总结与推广；对先进的表扬、奖励，落后的帮助、批评等。深入地采取多种多样式的宣传动员，均是推动运动走向深入，走向高潮的有效武器。

全民性的除“四害”，讲卫生运动，虽然在短时期内收到了巨大的战绩，今后仍会结合各项工作继续前进，但是运动中也存在着发展不平衡的问题。各地还有死角，部分地区的领导对除“四害”，讲卫生消灭疾病缺乏信心，对除“四害”，讲卫生的伟大的政治意义“征服自然的大战，‘文化革命’的壮举”，“卫生运动是田增产，人增寿一举数得”认识不够，因此，领导无力，行动迟缓。也有群众热情高，行动积极，但技术指导跟不上，运动的经验与创造未能及时总结与推广。更值得特别提出的是部分卫生部门行动落后于群众，未能起促进的作用。

中央与国务院于2月12日发布了关于除“四害”，讲卫生的指示，将会在各地结合春季气候，“四害”及其他病媒昆虫的生态特性展开一个新的更大规模的战斗，全体卫生人员应积极地，主动地参加这一运动的前列，成为运动的宣传者、组织者、执行者，在群众中起带头和核心作用。卫生机关，卫生防疫机构，应抽调干部成为当地爱国卫生运动委员会办公室的主要成员，掌握当地“四害”生态习性，运动情况，给予技术指导，解决运动中存在的问题。卫生宣传部门应掌握运动的中心内容制定宣传计划，组织宣传力量进行卫生常识的宣传教育，做到家喻户晓，人人皆知。卫生科学研究机构也应深入现场，总结群众经验加以研究提高，指导群众活动。医疗预防机构也应根据中央三中全会、周总理对卫生工作的指示“扩大预防，以医院为中心指导地方和工厂的卫生预防工作”的精神，积极地参与当地爱国卫生运动。

在各级党委与政府的领导下，用愚公移山、精卫填海的决心，除“四害”，讲卫生，消灭疾病，人人健康，保证社会主义建设事业胜利完成。

# 把妇幼卫生工作推向新阶段*

（1960 年 5 月 13 日）

会议已经开了三天。这个会议是一个交流、总结经验、检阅我们成绩的会议，也是一个进一步调动全体妇幼卫生工作者的革命积极性，提高妇产科学术水平，更好地为政治、为生产、为群众服务，促进社会主义建设的会议。这个会议的召开，正处在全国大办城市人民公社，广泛地组织人民经济生活，大办公共福利事业，全国开展技术革新、技术革命运动，以及掀起全民性学习毛泽东著作的形势下召开的，具有重大的历史意义。现从两个方面来谈些意见：一是对过去工作的回顾，二是对今后工作的意见。

## 一、回　　顾

几年来的妇幼保健工作，在党中央和各级党委的正确领导下，在有关部门的密切协作下和全体妇幼卫生工作者的积极努力下，取得了巨大成就。在短短的几年中，我们建立和健全了全国的妇幼保健网，团结与培训了数百万高、中、初级脱产、半脱产、不脱产的全心全意为妇女儿童服务的妇幼卫生队伍，积极地与危害妇女儿童健康的主要疾病作斗争。

1. 在推行新法接生方面，据 1959 年几个地区的统计，新法接生率大大提高。如辽宁省已达 91.12%，上海市达 90.0%，陕西省 89.77%，贵州省 88.97%，河北省四个县 87.2%，北京市 84.79%，其他地区的比例也较前提高。

2. 随着人民公社的建立，生产大跃进，生活集体化，家务劳动社会化，使成千上万的妇女参加了工农业生产建设。她们成为社会主义建设的生力军和主要力量。妇幼卫生工作者为保护她们的健康，使她们保持旺盛的革命干劲，根据她们的生理特点和工作性质，在农村、城市和工厂普遍制定了妇女劳动保护制度，改

* 本文是作者在全国妇产科学术会议上的讲话。

善劳动条件和增添必要的卫生设备，如建立了女工卫生室和月经卡、月经期挂牌，使经期妇女及时得到照顾，深受妇女群众的欢迎。通过月经卡、和“四期”（经、孕、产、哺乳四期）保护挂牌及孕妇预产期一览表的公布，对早期发现孕妇，防止流产、早产、难产以及子痫起到了积极的作用；并且使车间和农村生产队安排劳动更为合理，实行了“三调三不调”或“六调六不调”的办法，进一步加强了劳动保护。

对妇科疾病也积极进行了防治，特别是对子宫脱垂、子宫颈癌、子宫颈炎、滴虫性阴道炎等进行了普查普治和防治观察，均取得了很大成就。还组织了满八个月孕妇到产院待产，或组织她们参加副业生产，既保护了孕妇健康，又增加了社内收入，大受社干部和群众的好评。目前，有的农村简易产院的接生员，会检查血压和尿蛋白，会缝会阴。由于她们工作质量的提高，会阴破裂率有所降低。

科学研究工作方面，重视了研究子宫脱垂、子宫颈癌、盆腔炎、妊娠中毒症的发病机制以及妇女内分泌等，并已取得显著成就。

3. 妇幼卫生工作所以取得巨大成就。

(1) 认真执行党制定的方针政策和要求，是做好妇幼卫生工作的根本保证。党中央、毛主席对妇女儿童的健康，从来就是非常关心的。回忆在十年内战、抗日战争和解放战争的艰苦日子里，党对妇女儿童都有特殊的照顾。中华人民共和国成立以来，在共同纲领、劳动保护条例，婚姻法和宪法中，对保护妇女儿童都有明文的规定，妇女儿童的健康有法律为保障。全国农业发展纲要第29条又规定：“对于妇女的生产劳动，坚持实行同工同酬的原则。农业合作社在必要和可能的条件下，可以成立适合需要的临时简便的农忙托儿组织。在分配工作的时候，对于女社员的生理特点应当予以照顾。对于农村儿童参加农忙时期的辅助劳动，应当根据他们的年龄和体力，做出适当的规定。”“卫生部门应当为农村训练助产员，积极推广新法接生，保护产妇和婴儿，降低产妇的染病率和婴儿的死亡率”。中共八届六中全会关于人民公社若干问题的决议中又进一步作了明确而具体的指示：“一定要保证妇女在产前产后的充分休息，不做重活，不下冷水，不熬夜”；“对老人、小孩、病人、孕产妇和哺乳的母亲，在伙食上要给予必要和可能的照顾”；“要办好托儿所和幼儿园，使每一个孩子比在家里生活得好，教育得好，使孩子愿意留在那里，父母也愿意把孩子放在那里。父母可以决定孩子是否需要寄宿，并且可以随时把孩子领回。为了办好托儿所和幼儿园，公社必须大量培养托儿所和幼儿园的合格的保育员和教师”等。

根据中央指示，各级党委把妇幼卫生工作列入了党的议事日程，统一安排，统一检查和评比，适时地予以指示，使妇幼卫生工作做到了年有计划，季有计划，月有安排，迅速改变了几千年来留下的“任其生，任其死”“生的多，死的多”“只见娘怀胎，不见儿走路”的悲惨情景，出现了母健儿壮的愉快欢乐的新气象。

（2）贯彻群众路线，是做好工作的关键。妇幼卫生工作是全民性的工作，与广大群众息息相关。它不但关系到目前的生产，也关系到将来社会主义的发展、人民体质的增强和民族繁荣富强，特别是为建设社会主义准备接班人打下基础。

几年来，由于发动群众和与有关部门密切联系，互相协作，特别是1958年以来，在妇联、工会和教育部门的支持下，以及广大群众的积极参加下，妇幼保健组织随着人民公社化而蓬勃发展起来，出现了公社办、个人办、大家办的新局面。“一家一个鸡蛋，大家办起产院”“你出房，我出家具，大办起托儿所、幼儿园”。据1959年统计，全国有托儿组织310多万，收托儿童4000多万；农村产院有9.9万多个，产床20万多张，并且训练了大批基层妇幼卫生人员，包括保育员600多万，接生员70多万。1959年以来，不少地方对严重危害妇女健康、影响劳动的子宫脱垂病进行了防治。在防治过程中，发动广大群众，认真贯彻了党的中医政策，发扬中医中药的作用，大量收集了民间单方、验方。如广东省梁三女药方和福建省的阴挺丸，以及其他如中药针灸等，使过去要开刀才能治好的疾病，现在不用开刀也可以治好了，大大减轻了患者经济上、精神上的负担和痛苦。由于发动群众、依靠群众，在不到一年的时间，全国各地对子宫脱垂进行了普查普治，收到了巨大的效果。

随着技术革新、技术革命群众运动的迭起，广大妇幼卫生干部结合其他技术人员，创造了很多新的医疗、诊断工具，如子宫收缩描绘仪等。这次会议，许多代表也介绍了很多发明创造的成果，如自动喂奶架、万能椅、土暖气、土风扇、超声波治妇科病、会阴保护带等。

经验证明，妇幼卫生工作与其他工作一样，只要把知识交给群众，被群众所掌握，就能变成物质力量，工作就事半功倍。遇着困难与群众商量，困难就迎刃而解。“千计百计，群众路线是第一计。”这是一个普遍的真理。哪里贯彻了党的群众路线，哪里工作就必然会胜利。

（3）妇幼卫生工作贯彻从生产出发、为生产服务的方针。社会主义卫生工作的目的，是为了保障人民健康，保护劳动生产力，提高劳动生产率，促进生产的发展。因此，大力做好妇幼卫生工作就是为生产服务。党教导我们：“人是生产力最积极的因素”，“人民群众是历史的创造者”。因此，保护劳动人民的健康与生产有着极为密切的关系，是不可分割相辅相成互相促进的。卫生为生产，生产讲卫生；生产越紧张，卫生工作必须进一步跟上。全国在这方面有很多生动的例子。天津国棉六厂实行女工劳动保护以来，流产率大大下降，从1956

年的10.92%下降到1959年的4.76%；而生产总值1959年比1957年增长142.13%。天津市中心妇产科医院认真贯彻周总理在八届三中全会对卫生工作的指示，以医院为中心，扩大预防，将妇女保健工作实行三级分工制，深入基层，深入车间，深入工厂，真正做好服务生产，便利群众，从而大大减少了妇科疾病。总之，哪里的卫生工作与生产结合得好，哪里就促进了生产的发展。

妇幼卫生工作在结合生产的同时，还要结合卫生工作的中心任务，即与除"四害"讲卫生消灭疾病结合起来，使发病率大大下降。不少托儿所实行了五早一好（早预防，早发现，早报告，早隔离，早治疗，护理好）的措施，控制了传染病的发生与流行。

以上三点是我们取得成就的带根本性的经验，也是今后工作获得更大成就的关键。

## 二、今后的工作

卫生部指示我们，会议要结合当前卫生工作的形势，在百家争鸣、百花齐放的基础上，以虚管实，统一思想认识，充分交流经验，把妇幼卫生和科学研究工作向前推进一步，刘达迎厅长根据卫生部的指示和省委、省人委的指示，对如何开好这个会议作了全面而具体的发言，我们坚决贯彻执行。我现在利用大会发言的机会，从妇幼卫生司的角度，谈几点意见，供小组讨论时参考。

1. 对当前形势的看法。我们是处在无限美好的形势下。毛主席在5月8号接见拉丁美洲八个国家的外宾时说："全世界人民都是中国人民的朋友，帝国主义以及他们的走狗则是我们共同的敌人，但他们的人数很少""世界和平的取得，主要依靠各国人民的斗争。人民是决定的因素。依靠人民的团结和斗争，必能战胜帝国主义和他们的走狗，取得世界的持久和平"。社会主义经济建设是一日千里。1959年社会主义体系工业增长速度比资本主义体系快一倍，主要农产品在世界总产量中的比重进一步提高。各方面都充分证明，毛主席对国际形势的分析论断的英明正确。

国内形势是高速度的社会主义建设，各行各业出现了开门红、月月红、满堂红的跃进局面，提出了要提前三年完成第二个五年计划，提前三年实现农业发展纲要40条。农业发展纲要第27条是除"四害"，第28条是努力消灭危害人民最严重的疾病，第29条是保护妇女儿童，这均是卫生部门的任务。

农村人民公社进一步巩固和提高，城市人民公社也在迅速地建立起来。随着人民公社的建立，生产的发展，妇女在社会主义高潮中广泛地参加了社会劳动，参加工农业生产建设，成为农业战线上的主力军。“妇女力量大无边，顶住生产半边天”。山西省万荣县城关公社妇女参加生产占全体劳动力的60%左右。城市妇女参加了社办街道工业。重庆市就有20多万家庭妇女参加了社会性生产。因此，注意保护劳动妇女的健康与安全，具有极其重要的政治意义。同时，为了进一步解放妇女劳动力，搞好集体福利机构，办好公共食堂和托儿所、幼儿园、妇产院，使家务劳动社会化，就成为当前迫切的政治任务。

卫生工作形势同样无限美好。十年来，特别是1957年、1958年以来，农村卫生工作树立了鲜明的红旗，即稷山卫生模范县。城市卫生也有广东佛山市、四川重庆市两面红旗。当然，全国还有其他很多县、市，卫生工作做得好。钱信忠副部长在全国城市卫生工作重庆现场会议上讲“让标兵成列，红旗成林”。这个号召只要卫生战线认真抓是可以实现的。特别重要的是今年3月18日党中央对卫生工作向全党发出了重要的指示。指示中要我们“应该立即抓紧布置，抓紧总结经验，抓紧检查，抓紧竞赛，抓紧评比”；“并且一定要在1960年、1961年、1962年这3年内做出显著的成绩，首先要抓紧1960年的卫生运动”。又指出“事在人为，一定争取在3年内做出大成绩，今年要轰轰烈烈地行动起来”；“一切卫生医药人员都要振作起来，与群众相结合，显示自己的能力，批判右倾思想”；“一定要使人民养成卫生习惯，以卫生为荣，以不卫生为耻辱”；“卫生工作之所以重要，是因为有利于生产，有利于工作，有利于学习，有利于改造我国人民低弱的体质，使身体健强”；“卫生工作具有移风易俗、改造世界的意义”等等。卫生部认真研究了中央的指示。徐运北副部长在一次会议上指出：全体卫生人员对中央的指示应有正确的认识，领会指示极端重要的意义，应认识到中央的指示是在社会主义建设时期党对卫生工作的全面指示，是社会主义建设时期卫生工作的纲领，是开展各项卫生工作的动力与灵魂，将使卫生工作在过去的基础上推向一个划时代的新阶段。各级党委根据中央的指示，结全地方具体情况均作了决定和指示。这是卫生工作无限美好的新形势。

2. 根据中央的指示，结合目前的形势，我们妇幼卫生工作人员要振作起来，在今年内做出成绩来。要大力普及提高幼儿的保健、保育工作，大力普及与提高新法接生与妇女劳动保护、保健工作。为此，要大抓卫生宣传，普及卫生知识。大抓干部培训，提高业务水平。大抓科学研究、技术革新技术革命和发明创造。总结经验，推广经验。大抓竞赛评比，掀起一个学先进、赶先进、帮后进的群众运动。

1960年的任务：

（1）在妇女保健方面。全国普及新法接生（西藏除外），到年底消灭新生儿破伤风和产妇产褥热。

建立和整顿农村和街道产院，保护妇女产前、产时健康，要求提高住院分娩率。

积极开展妇女劳动保护工作，认真贯彻经期、孕期、哺乳期的“三调三不调”制度，宣传妇幼卫生知识，建立妇女卫生室、田间厕所。根据生产条件的不同，提出保护妇女的措施。

基本消灭子宫脱垂，控制新病例的发生。对其他妇科疾病，根据危害情况，进行普查普治，如癌症、炎症、月经紊乱等。对于因参加劳动而引起的妇女职业病、职业中毒，应进行观察和研究。

加强干部和骨干的训练。要求今年每个公社或卫生院（所）内有一名会处理难产的医师、助产士或医士；每个管理区（生产大队）有一名能进行异常胎位鉴别诊断、有难产急救知识、懂得劳动保护的助产员。根据居住分散或集中的情况，每300～1000居民中有一名能处理正常产、懂得劳动保护知识的助产员。

(2) 在儿童保健方面。要大力普及与提高婴幼儿的保育、保健工作，以培养教育身心健康的共产主义接班人。对3岁以下的儿童，要建立哺乳室和托儿所，并加强领导。儿童教养集体化，也是一项政治思想工作，必须加强党的领导，做好保健工作。

需入托、应入托的婴幼儿争取全部入所入园。形式可因地致宜，主要是使得群众，便于管理。可以考虑根据群众需要与可能办全托。

加强室、所、园的保育保健工作，使婴幼儿在受托时能吃好、玩好、睡好、保健好、教育好。“五好”托儿所要求无传染病发生，或者一发生即能消灭控制不致流行。一般托儿所也要没有传染病流行。培养婴幼儿卫生习惯，如一人一巾一碗一匙，饭前便后流水洗手，不随地大小便、吐痰和扔碎东西，定时饮食、睡眠、活动等。

干部及基层骨干的训练要求：每县（区）有1～2名保育护士（中级），30%的县有小儿科医生，每个人民公社（区）有1～2名受过训练的保育员，所有的保育员均经过5～7天的训练。

以上工作任务是艰巨的，必须在党的绝对领导下，听党的话，党指向哪里，我们就奔向哪里。要认真学习毛主席著作，提高认识水平。毛主席教导我们：“思想工作，政治工作，永远是一切工作的灵魂与统帅。”我们要牢牢记住，时时政治挂帅，解放思想，破除迷信，树雄心，立大志。要发动群众，使妇幼卫生与群众运动相结合。把科学知识交给群众，并从群众中总结经验，进一步丰富科学内容。必须采取中西医结合，预防与医疗结合、工作与学习结合等一整套两条腿走路的方针，使妇幼卫生工作，科学研究工作，高速度、高标准、高质量的发展，以适应工农业生产发展形势的需要。

# 计划生育工作的情况汇报*

（1962 年 12 月 22 日）

自今年2月中共中央工作会议及第二届第三次全国人代会上，周总理在总结报告中作了“在城镇和人口密度大的农村要认真地提倡节制生育”的指示后，我们做了如下几项工作。

1. 于4月4日向各省、市、区卫生厅、局发出了“继续开展避孕知识的宣传与技术指导工作的通知”。6月开始同妇联草拟向中共中央写了联合请示报告。并在6月22日至7月14日的全国卫生厅、局长会议上作了安排。为进一步贯彻中共中央、国务院《关于认真提倡计划生育》的指示，结合当前的情况提出了几项具体措施，拟在1963年1月初全国卫生厅、局长会议及全国妇幼卫生工作会议上再行讨论。

2. 对现有的避孕方法进行了总结，先后四次召集节育技术指导委员会在京委员。包括妇产、外科（泌尿科）、药物、生理等科的有关专家研究各种避孕方法的效果问题。专家们一致认为，目前采用的阴茎套、阴道隔膜、宫内避孕器、避孕药膏、避孕药片等，只要认真坚持使用都是有效的。关于宫内避孕器的问题，1958年卫生部曾向各省、市发出扩大试用的通知，并责成北京、上海、天津、沈阳、武汉、广州、重庆、西安八个城市进行了总结，妇产科学会对八个市的总结又作了综合分析。看来宫内避孕器的效果是比较高的（八个市的平均成功率为81%），但也有一定的不良反应。专家们认为，在没有更理想的方法以前，此法可以进一步的试用。因此，我们也拟适当扩大至有条件县级医院。

3. 调查了解各省、市的活动情况。

（1）八九月间妇幼司组织工作组，去上海、江苏等地进行调查了解。从调查的情况来看，上海市的工作做得较好，市委重视，市委文教书记亲自抓汇报，研究解决问题。9月5日，市委还召集各级党委、厂矿负责人、卫生行政、各医院

* 此汇报稿是卫生部妇幼卫生司集体讨论的向国务院有关部门的汇报。

院长、各级妇联、工会参加的2000人左右党员干部大会。卫生局长王聿先、妇联关键同志均在会上发了言，市委候补书记石西民作了指示。各级党委已将开展计划生育工作列为关心群众生活的内容之一。为更加深入广泛地向群众进行宣传，训练基层妇女代表、居民小组长、工会劳保福利干部等积极分子约21万余了。作为开展计划生育工作的宣传骨干。上海市从领导到基层，都认真贯彻中央关于节育工作的指示。

江苏省在各级人代会上已作了贯彻，卫生系统转发了卫生部关于人工流产及绝育手术的通知，各级医疗机构对人工流产、绝育手术的条件有所放宽，南京市及市妇幼保健院在一个工厂居民区进行了重点调查，全省未作具体的布置。

(2) 妇幼司还派人参加全国妇联去长沙的调查组，对计划生育工作进行了解。湖南省委的决定，只是在城市开展，在农村暂不开展。

(3) 河北、天津等地来京汇报。天津市的工作已开始抓起来了，市委、政府召开了有关部门参加的节育工作委员会，对计划生育工作做了研究、部署，并决定对人工流产及绝育手术实行免费。河北省的保定、石家庄、唐山、宣化、束鹿、定县等市县开展得较好，其他地区正在逐步开展起来。

目前，上海、河北、湖北、天津等省市开展得较好，广东、湖南、浙江、云南、山东、广西、黑龙江、吉林、陕西、北京、内蒙古等省市结合当地情况，转发了卫生部的通知，或在会上作了布置，有的制定了1963年的计划。

总的来看，计划生育工作的开展情况不平衡，有的抓得较紧，摆到了议事日程，有的地区行动比较迟缓，甚至有的地区至今未引起重视。

4. 避孕知识的宣传。卫生部主要通过健康报进行宣传，着重发表各种避孕方法及有关技术指导性的文章，自1962年7月18日至11月7日共登载了9篇文章。

(1)《积极提倡计划生育》傅连璋；

(2)《多产对妇女健康的影响》张丽珠；

(3)《患有哪些疾病的人需要避孕》舒明炎；

(4)《略谈计划生育》严仁英；

(5)《宫内避孕器》姜梅；

(6)《介绍几种常用的避孕方法》施雨民；

(7)《有关绝育的几个问题》王力耕；

(8)《点穴避孕法》沈绍基；

(9)《对人工流产的一些看法》王淑贞。

其次，还将“计划生育”图画2000套，小型展品“避孕”挂图210套，发给各省市，并编写了避孕方法宣传小册子及计划生育宣传挂图，供各省市开展计划生育宣传时参考。宣传小册子和计划生育挂图已交科普出版社出版发行。

5. 关于人工流产及绝育手术问题，卫生部于1957年曾发过通知，我部于今年7月2日又发了“关于人工流产及绝育手术的通知”，要求各省市教育医务干部，在目前避孕知识尚未普及，药品、用具数量质量尚不能满足群众需要的情况下，认真钻研业务，提高技术水平，过细地施行手术。工作组去上海，发现上海采用真空吸引术进行人工流产，不仅手术时间短，出血量少，且可在门诊进行，这样既减轻了群众的经济负担，也解决了医院床位拥挤的矛盾，因此，在1963年内拟在各省市区级医院进行重点临床实验，总结推广。

关于北京市门头沟联合医院进行人工流产的问题，据北京市卫生局调查，该院自1958年以来，采用插管人工流产术后，作了4000余例，病人来源85%是本市的，其中机关干部占74%，工人占22%。通过调查帮助他们建立和健全了制度，要求他们严格执行操作规程，并抽调人员轮流至市妇产科医院进修，提高技术水平。

6. 避孕药品、用具的生产与供应的问题。化工部、商业部已开始抓这一工作。但化工部反映感到安排生产有困难，怕积压报废，生产单位的生产积极性不高。据了解，1962年只安排6000万个阴茎套的生产，其他药品、用具未作安排。据商业部介绍，1962年阴茎套的销售量约6500余万个，估计年底库存尚有6400余万个。1963年商业部意见安排1亿个，化工部意见安排8000万个，最后协商同意9000万个，避孕药膏30万支，避孕药片50万支，子宫帽2万个。

关于生产地点问题，化工部认为，为保证产品质量，阴茎套只能在上海、广州、青岛三地生产，其中以上海的质量较好，但上海有出口任务，国内任务较少。避孕药品也只在上海、广州、天津三地生产。化工部医药司认为，除避孕药膏外，其他药片可以在一些省市自行安排生产。

供应的网点还不够普遍，有的不公开出售，有的地方时续时断，有的长期脱销，营业员业务不熟，缺乏避孕用品的使用、保管等方面的知识。为此，12月14日卫生部、化工部、商业部联合通知各省市加强避孕用品的供应工作。

7. 避孕方法的科学研究问题，除通过各级节育技术指导委员会组织有关专家和医疗单位进行临床研究外，卫生部初步拟定了“计划生育十年研究计划”，准备在全国厅局长会议上进行讨论和修改。

8. 现在存在的突出问题。

(1) 各地对开展计划生育工作的认识尚不一致，有的怕开展了计划生育犯政策性错误；有的认为计划生育是群众自己的事别人不必过问；有的认为只在城市和多子女父母进行宣传教育。这些思想情况影响了当前计划生育工作的广泛开展。为此，建议中央、国务院能尽快下达关于认真提倡计划生育的指示，便于提高思想，统一认识，开展工作。

(2) 群众反映，避孕药品，用具的质量不高，阴茎套厚薄不匀，规格不全，砂眼漏气，容易破裂；避孕药膏有效期短；避孕药片崩解度不准等，亟待研究改进。

# 在全国卫生厅局长会议上关于计划生育问题的情况汇报

（1963 年 2 月 15 日）

这次全国卫生厅局长会议和妇幼卫生工作会议，学习了中央、国务院《关于认真提倡计划生育的指标》和中央宣传部在会议期间对这一问题的若干指示，并根据这些指示精神，进行了认真讨论。

现将讨论反映的情况和有关材料，综合如下。

## 一、计划生育工作开展的情况

计划生育工作，在 1957 年、1958 年曾一度开展，但 1959 年以来，由于对这一问题认识不够及天灾、妇女疾病多等原因没有坚持下来。1962 年周总理再次提出这一问题后，各地又开始抓起来。去年 12 月 28 日中共中央、国务院下达了《关于认真提倡计划生育的指示》后，各地进一步重视了这一工作。广东、湖北、浙江、河北、山东、安徽、黑龙江、吉林、山西、陕西、江苏、北京、上海、天津等省市的党政领导同志亲自召集有关部门进行了研究、布置。北京、湖北、安徽成立了计划生育领导小组，湖北、安徽并设立了办公机构；河北、山东、广东、湖南、河南以及天津市成立了计划生育委员会；有些省市还根据当地情况提出了出生率内部控制指标，河北提出经过几年努力，控制到 2%，天津市控制到 1.7% ~2%，上海市控制在 2% 以下，山东逐步控制到 2.0% ~2.5%，云南控制在 2.5%。河北除在唐山、张家口等大城市开展外，并在 41 个县进行了试点工作。福建除侨区外，在较大的城市和晋江、龙溪两个专区普遍开展。内蒙古、新疆、宁夏、广西等少数民族地区也都作了专门研究，根据当地特点，提出在人口稠密的城镇可以开展这一工作。在少数民族聚居区、牧区不开展计划生育工作。

当前计划生育工作总的情况是：城市比较容易开展，但也不够平衡；广大农村基本上没有开展。

城市开展计划生育工作较好的有上海、天津、南京等城市。上海自1961年年底以来，一直把这一工作列入党委的工作日程，训练了22万名计划生育群众宣传骨干，还采取了一些具体措施，因此，1962年婴儿出生率仍稳定在2.37%。天津市自中央、国务院指示下达后，立即采取了具体措施，加强了避孕宣传和技术指导工作（按生育年龄男女的2%～4%的比例训练了宣传骨干1.8万余名），对人工流产、绝育手术也简化了手续，实行了减费免费等，群众反映很好。北京等城市搞得不好，原因是有关部门重视不够，卫生干部和医务人员思想有些顾虑，怕提倡计划生育与"马尔萨斯人口论"混同起来，怕违背"三面红旗"的精神等。

农村开展计划生育工作存在的主要问题，是各地领导上未加重视与安排，另外也由于：（1）避孕药品、工具不受农民欢迎；使用阴茎套、阴道隔膜等农民嫌麻烦，不易接受；避孕药膏、药片因有效期过短，不能下放到农村；给妇女放避孕环，技术力量跟不上。（2）农民科学文化水平低。封建迷信思想较重，对开展计划生育工作阻力很大。

## 二、婴儿出生率的一些情况

随着经济形势的好转，城乡人民生活的改善，城市、农村婴儿出生率显著上升。北京市1961年出生率为2.56%，1962年上升到3.5%；天津市1961年出生率为2.3%，1962年为3.5%（1962年天津市精简职工7.2万人，同年即出生了13.5万个婴儿）；湖南省株洲市1962年压缩城市人口4000余人，同年出生了9000余人。农村出生率的增长更为突出，河北兴隆县1961年为1.2%，1962年升至4%；湖北公安县重点调查了三个生产大队，其中有一个大队出生率高达8.2%。像这样的情况，已不是个别现象。

由于子女过多带来了许多困难，群众也不愿意多生孩子，只是苦于不懂科学的避孕方法。据安徽调查，工人中要求避孕的占80%，机关干部占60%，农民占20%。据湖北公安县对308个已婚妇女调查，237个有生育能力的妇女中有避孕要求的84人，占35.5%。

## 三、目前常用的几种避孕方法

目前常用的避孕方法，男用的有阴茎套、体外排精、尿道压迫法（点穴法）等，以阴茎套使用最多。女用的有阴道隔膜、避孕药片、避孕栓、避孕胶冻、宫内节育器（此法需由医务人员放置，安放一次可以避孕2～3年）等。据专家说，上述方法可根据个人情况选用，只要持之以恒，都能有效。

1962年全国销售阴茎套6000多万个。1963年拟生产阴茎套9000万个，阴道隔膜2万个。避孕药品用具目前存在的主要问题是：质量不好，数量也不足。如阴茎套质厚易破，规格不全；阴道隔膜缺货；避孕药膏有效期短（半年），很多地区不组织货源供应，市场缺货，供应网点也不够普遍。

关于男女绝育手术（输卵管结扎，输精管结扎），林巧稚、王历耕教授讲，只要手术做得好，是没有什么副作用或后遗症的。

## 四、关于晚婚的问题

这次会上召集了几个省市的同志对晚婚问题进行了座谈，一致认为提倡晚婚很重要。有人建议修改婚姻法关于结婚年龄的规定，改为女子20～22岁，男子22岁；或女子22岁，男子24～25岁。有人不同意修改，怕有副作用，敌人乘机造谣，群众可能发生误解。有的同志提出，提倡晚婚除加强宣传教育外，有关部门还应制定一些内部限制的办法，如在学习期间不要结婚；怀孕要休学；大专学校不招收已婚学生；工厂学徒学习期间不要结婚。对于某些农村中不到结婚年龄而早婚的，更要严加禁止。

## 五、卫生部门应做的主要工作

1. 开展避孕知识的宣传和技术指导。配合妇联、工会、青年团等有关部门，培训工、青、妇、卫生等方面的基层干部和积极分子，使之成为开展计划生育工作的宣传骨干。县以上各级医疗保健机构中的妇产科、外科（泌尿科）在1963年内均应恢复和建立避孕指导门诊，有条件的地区医院也应担负避孕知识的传授工作。

2. 培训医务干部，提高节育、绝育技术水平。以省、市、自治区医院和妇幼保健院为基地，对县以上医疗保健机构中的妇产科、外科医生进行一次短期轮训，使他们能掌握人工流产、绝育手术和放置宫内节育器的操作，以利开展工作。

3. 配合化工、商业等有关部门作好避孕药品用具的生产供应工作。主要应作好避孕药品用具的质量监督、检查工作。各级医疗保健机构，也可以代售避孕药品用具。

4. 加强避孕方法、人工流产、绝育手术的研究工作。目前急需研究的是：现有各种避孕方法、药品用具的效果及其优缺点的比较；宫内节育器、民间避孕土方草药的实验研究等，力求找出更加简便易行、安全有效的避孕方法。

5. 加强妇幼卫生专业机构，充实骨干，提高质量。首先要把省、专区两级和重点县的妇幼卫生机构充实起来，以利开展计划生育和其他妇幼卫生工作。

## 六、几点建议

1. 建议中央和省、专、市、县各级，在党委领导下成立计划生育委员会或领导小组，由有关部门负责人组成，并设立办公室，负责组织领导，制订计划，调查研究，督促检查，协助有关部门解决计划生育工作中的重大问题。

2. 建立中央颁发计划生育的政策性宣传提纲，以统一口径，防止偏差。

3. 建议调拨节育经费，以便印刷宣传品、教材、培训干部，对经济有困难的人做人工流产和绝育手术实行减免费补助，以及对集体举办的医疗卫生机构因进行计划生育工作影响收入时，给予补助。

4. 建议成立节育研究机构，进行节育方法，药品用具等理论与实际问题的研究，以及发掘、鉴定、研究民间验方等。

5. 建议进口一部分避孕药品用具，主要是阴茎套，因国产质量不好，并可进口一些避孕新药物，以供研究。

6. 建议修改某些实际上是鼓励生育的规定或作法。

# 认真总结经验做好妇幼卫生工作*

（1963年3月7日）

今天我谈两个问题：几年来妇幼卫生工作的成绩、缺点和存在的问题，妇幼卫生工作今后的任务。

## 一、几年来妇幼卫生工作的成绩、缺点和存在的问题

几年来妇幼卫生工作在各级党政领导下。在全体卫生人员及妇幼卫生人员的努力以及各方面的协作下，取得了巨大的成绩。这些成绩表现在：

妇幼卫生随着整个卫生工作跟上了形势的发展。为了适应生产大跃进和生活集体化的要求，我们提出了“以集体儿童保健为主”“以产院为中心”开展妇幼保健工作的工作任务。全国各地举办了大量的农村产院和托幼机构，对当时妇女积极献身于社会劳动，促进工农业生产的跃进，都起到了巨大的作用。各地培训了大量的妇幼卫生干部和群众中的积极分子。1959年全国保育人员将近700万人，接生员达81万余人。据21个省、市、自治区的统计，受过训练的保育员占51%，而助产员（接生员）全部受过不同形式的短期训练。此外，还培训了不少妇幼保健员、儿童保健员等，使妇幼卫生知识的普及工作得到空前的发展。新法接生工作也得到进一步的推进，据16个省市的资料，1959年新法接生平均达到85%左右，其中八个省市在90%以上。从而降低了妇女、儿童的发病与死亡。

开展了大规模的防病治病工作。1960年以来，随着整个卫生部门大抓防病、治病，开展了妇女子宫脱垂、闭经、小儿营养不良等危害妇女、儿童健康的主要疾病的防治。据不完全统计，到1961年止，共治疗子宫脱垂240余万人，闭经580余万人，小儿营养不良180余万人。成千上万的医务人、妇幼保健人员上山下乡把医药送上门，使妇女摆脱“隐疾”投入劳动生产，病儿恢复健康，得到群

---

* 这是作者在全国妇幼卫生工作座谈会上讲话。

众衷心的拥护，从而密切了党和群众的关系。城市、工矿区在普及新法接生的基础上广泛地开展了预防妊娠中毒症和妇科癌肿的普查早治工作。防治儿童麻疹也取得了巨大的成绩，积累了经验。此外，试制成功了脊髓灰质炎减毒活疫苗，1960 年已在 11 个城市中进行试用，证明安全有效，并能控制疾病流行，明显地降低了发病率。麻疹自动免疫疫苗也已经试制成功，正在北京、上海试用。

妇幼专业机构有了进一步的发展，专业队伍不断扩大。据 1961 年统计，全国妇儿专科医院（不包括农村产院）由 1957 年的 112 个增加到 195 个，床位由 9089 张增加到 1.35 万张，增长了 66.4%。综合医院妇产科、小儿科床位也有相应的增加。近一年来，由于医院内部贯彻执行了党中央提出的八字方针，妇产科、小儿科的工作质量也有了一定的提高。随着机构的发展，妇幼专业队伍不断扩大。全国妇产科医师由 1957 年的 4194 人，增加到 1961 年的 5194 人，小儿科医师由 4539 人增加到 6263 人；助产士由 3.58 万人增加到 4.02 万人。由高、中、初级卫生人员组成的妇幼卫生专业队伍正在逐步成长。在开展妇、儿科学研究工作方面，1960 年中国医学科学院下建立了儿科研究所。全国各大、中城市的医疗、教学机构根据自己的条件，也开展了妇儿保健或防治疾病的研究工作，进一步提高了防治疾病的质量。

妇幼卫生干部和全国卫生干部一起，在党所领导的各次政治运动中，思想觉悟和精神面貌有了显著的改变和提高。“一切为了病人”，“一切为了妇女、儿童的健康”已成为广大妇幼卫生干部行动的准则。妇幼卫生队伍中出现了像广西环江县妇幼保健员陆振英同志那样舍己救病人的光辉事迹。

但是，在肯定成绩的同时，必须认真检查我们工作中的缺点和问题，并从中吸取教训。这几年来主要的缺点和问题是：在农村产院、托儿组织的发展，要求过高过急，以致一些地区在推行住院分娩、儿童入托等实际工作中，出现了追求形式和违反自愿原则的现象。在选择基层妇幼卫生人员（助产员—接生员、保育员）上过多地占用了青壮年劳动力。在大办产院和托幼组织时也参与了刮“五风”。由于革命热情和科学分析精神结合不够，提出了一些过高的工作指标。如要求“1960 年全国普及新法接生（除西藏外），消灭新生儿破伤风及产妇产褥热”、“基本消灭子宫脱垂”。在儿童保健方面，要求“需入托、应入托的婴幼儿全部入所、入园”等。

在大办托儿所初期，我们工作跟不上发展的需要。不少园所曾发生过眼结膜炎、痢疾、麻疹、流感等传染病的流行。而在农村人民公社体制调整，农村产院和托幼组织也进行调整时，工作未能跟上，以致造成不该撤的产院也撤，需办的农忙托儿所也不办了。在撤销产院后又未及时抓紧接生组织的恢复和建立、健全。在解散托儿组织后，未及时抓各种小型的农忙托儿组织、抱娃娃组、亲邻相帮、散居儿童等的保健工作，特别是连续几年的严重自然灾害的影响，以致出现了这几年的旧法接生回升，儿童疾病增多的现象。

在工作方法上，由于我们不善于安排，对于“要抓紧中心工作，又要围绕中心工作而同时开展其他方面的工作”的方法掌握不好，因此，近两年来对妇女、儿童保健的经常工作，如农村新法接生、城市厂矿妇女卫生、散居儿童保健等有所放松。

在组织力量上，片面的理解“综合为主”，而忽视办好和发挥妇幼专业机构的作用，甚至不适当的撤销、编并专业机构，过多地精减妇幼卫生人员。同时，对发挥综合医疗机构内妇产科、小儿科的力量，推动妇幼保健工作，也做得不够。另一方面由于缺乏群众工作经验，不善于与有关方面协作，把妇幼卫生知识和方法，交给群众掌握，也影响工作的开展。

以上这些缺点的产生，主要是因为我们对党的方针、政策学习不够，领会不深不透；缺乏调查研究，对实际情况掌握不够，思想主观片面所致。这些缺点给予我们的教益是深刻的，我们应牢牢记取。

当前我们工作中存在的主要问题。首先是治病防病任务还很大，随着农村形势的好转，妇女子宫脱垂、小儿营养不良较前大有好转，但已查出的患者还有210万以上未治愈，有些地区还有新病例发生。小儿营养不良有多少病人，底子不清，根据各地典型材料来推算，二度以上的重症患者可能还有三四百万。其他多发病，如妇女月经病、儿童佝偻病、蛔虫病等仍然威胁着妇女、儿童的健康，需积极进行防治。其次，旧法接生回升现象1962年虽比1961年好转，但仍很严重。这个问题必须引起重视。第三，在学龄前儿童教养以家庭抚养为主、群众举办为辅、国家举办为补充的方针指导下，散居儿童保健工作还待迅速加强。第四，几年来节制生育和厂矿妇幼卫生工作有所放松，亟待开展。

此外，近几年来，一些地区的妇幼保健所、站等机构变动过多，力量配备薄弱，人员调动频繁，或长期做其他工作（不管本行），难于发挥专业机构的作用，在部分妇幼人员中由于一些思想问题和实际问题长期得不到解决，如业务提高，晋升、晋级，福利待遇等，从而滋生不安心工作的情绪，影响工作的积极性。

县以下的基层卫生组织亦不健全。不少地区的区和公社卫生院妇幼卫生工作无人负责，或虽然安排了专（兼）职人员，但由于多重搞收入、多分红，而放松保健工作。以上这种情况与支援农业，保障农业劳动力的健康的迫切任务是不相适应的。

## 二、关于今后妇幼卫生工作的意见

根据党的八届十中全会的精神和中共中央、国务院《关于认真提倡计划生育的指示》，及1963年卫生事业计划总的安排，今后数年内城乡妇幼卫生工作均应以支援农业，以农村工作为重点，同时做好城市及厂矿区的工作。具体任务为：在城镇及人口稠密的农村积极开展节制生育的工作；进一步防治危害妇女、儿童健康的主要疾病；迅速普及新法接生，提高接生技术质量。在少数民族地区，还要着重治疗危害妇女、儿童健康的地方病。为了完成上述任务，必须调动妇幼卫生人员的积极性；进一步整顿、提高妇幼专业机构，尤其是充实、加强县级机构。对各项工作的安排提出如下意见：

**（一）积极开展节育、避孕工作**

各级卫生部门，特别是妇幼卫生部门，要认真贯彻中共中央、国务院《关于认真提倡计划生育的指示》。具体任务详见卫生部关于贯彻中共中央、国务院《关于认真提倡计划生育指示》的意见。

**（二）加强孕、产妇的保健，迅速普及新法接生，提高接生质量**

根据全国农业发展纲要28条的规定，从1956年起在12年内在一切可能的地方，基本上消灭危害人民最严重的疾病，如新生儿破伤风的要求，根据各地的情况，我们拟争取在1965年基本上达到消灭新生儿破伤风。

根据目前我国经济发展水平及医务技术人员的力量。新法接生的普及，在今后若干年内，在农村主要还是依靠不脱产的助产员（接生员），因此各地急需进一步整顿恢复和建立健全基层接生组织。各地经验证明，新法接生能否巩固，质量能否提高，关键在于助产员的组织管理工作。这方面的经验，可以总结归纳为如下四句话："慎于选择，反复训练，组织辅导，合理报酬"。其中尤其是建立组织，抓紧辅导更为重要。接生员的辅导管理，是一项细致的艰苦的群众性工作。江苏省昆山县在辅导接生员时，运用了如下的多种方法：巡回辅导把技术送上门，临床示教，边做边教，定期召开会议，汇报工作与业务学习、交流经验相结合；重点帮助，对技术差的助产员采取住下来实际帮助的办法；访问产妇，检查接生工作，发现问题及时解决。

接生员的巩固除抓紧辅导外再就是要协助合理解决他们的报酬和生活待遇，以及配备产包、药品及其他必要的物品。

1963年新法新生的要求是：在农村地区除个别大山区外，达到70%以上。

目前新法接生已在90%以上的农村及县以上城市要求基本上普及新法接生，并推行产前检查，产后访视，消灭新生儿破伤风和胎位性难产死亡。在新法接生已经普及的大中城市，要继续推行产科分级分工，提高住院分娩率，并积极开展地段妇女保健工作，加强孕产妇和新生儿保健。降低子痫、产后大出血等产科疾病的发生，不断提高工作质量。

对群众拥护的农村产院，要积极办法。办得好的农村产院既有利于农业生产，又有利于保护妇婴健康。因此，我们认为，凡群众要求办、且自愿办的仍可以举办，妇幼部门还应该积极协助办好，建立健全工作制度，提高工作质量。凡有产院的地方应以产院为中心开展妇幼卫生工作。

**（三）继续大力防治严重危害妇女、儿童健康的疾病**

深入开展子宫脱垂的防治工作。当前推动这项工作的关键在于认真总结过去防治工作的成绩和经验，提出切合实际的有效的方法，以进一步做好治疗和巩固疗效的工作，为农业生产战线输送劳动力。今后子宫脱垂的治疗方法，仍以非手术综合疗法为主并推广使用子宫托，同时辅以营养及滋补药物，以促进机体健康状况的全面改善。手术治疗对某些经过非手术综合疗法确定无效的严重患者可用。为了解决这一部分病人的痛苦，各省、市卫生厅、局应有计划地对县级及县以上医疗机构的妇产科医师加以训练，创造良好的手术条件，对久治不愈、且自愿要求手术的患者进行手术治疗，满足群众的要求。对于过去因治疗不当而引起并发症的患者，要采取负责到底的态度积极治疗，以解除患者的痛苦，有利于今后防治工作的开展。

1963年，我们争取50%以上患者继续得到治疗并巩固疗效。为了减轻病人痛苦及支援农业劳动，应首先治疗二、三度病人，对于症状明显，本人要求治疗的一度病人也要积极治疗，防止病情转重。在治疗现有病人的同时，要做好农村妇女四期劳动保护、新法接生等工作，以防止新病例的发生。

此外，遗留下来的闭经病人，多是夹杂着有其他病的严重患者，治疗困难，但闭经病带给患者身心方面的痛苦以及对其生活的影响往往是巨大的，因此我们应发扬高度的同情心和革命人道主义的精神，严肃对待，积极治疗。在灾区除应及早提出严防发病外，要积极治疗已出现的病人。

防治小儿营养不良、佝偻病。目前农村的生活情况已有好转，除灾区外，发病的主要原因是喂养不当和慢性病的结果。因此，普及婴儿的正确喂养知识，正确诊断及治疗原发病、肠寄生虫等夹杂症，便成为进一步开展小儿营养不良的关键问题。为此，必须提高基层医务人员的业务技术水平，同时广泛开展以合理喂养为主要内容的育儿知识宣传。各级卫生部门要编写适宜的教材和宣传资料，并配合有关部门积极培训助产人员、保育员、妇联、工会基层干部及小学教师、农村知识青年等，使他们掌握这些知识，然后教给群众，首先是教给家长。

各省、市卫生厅（局）要督促有关部门生产符合婴儿需要的代乳品并增加生产，扩大供应，降低价格，保证质量。此外，各级妇幼卫生部门要积极配合防疫部门，做好麻疹、白喉、痢疾等传染病的防治。在疾病防治工作中，要做好资料保存和统计工作。

1963年要求抓紧对二、三度营养不良患儿的治疗。对于有生命危险的严重患儿要积极抢救。治疗方法仍应贯彻治疗、营养、保育三结合并以治本为主结合治标。

**（四）城乡妇女四期劳动保护**

劳动保护是维护妇女健康，预防妇女主要疾病，如子宫脱垂、闭经、流产、早产等的关键问题，因此必须十分重视。目前农村的具体情况是，虽然大多数地区的队干部已重视妇女劳动保护并能够执行妇女劳动保护的制度，但还有一些地区的干部对此仍缺乏足够的认识。特别是由于广大妇女生产劳动积极性空前高涨，同时又缺乏必要的知识，致使有些妇女在队里的劳动，特别是在自留地及家务劳动中，担任了力所不及或不适当的工作，造成早产、流产事故的增加，子宫脱垂病新发或复发等。针对这种情况，必须加强宣传工作，除向干部特别是队干部宣传外，还必须向群众本身宣传妇女生理特点，妇女劳动保护的重要性，尤其是劳动体势，负荷量、腹压等对妇女身体各部的影响及体育锻炼等知识，使他们自已能主动、自觉地注意劳动保护。过去行之有效的保护制度如“三调三不调”及合理的男女分工的习惯等，仍应加以肯定和采用。同时还希望各地围绕家务劳动中的妇女劳动保护，提出一些切实可行的办法，加以宣传推广。

城市厂矿女职工的劳动保护工作，这几年同样有所放松，应在1963年抓起来，继续推行女工卫生室，管理经期卫生，孕妇工间休息等有效保护措施。作好城乡妇女劳动保护工作，必须依靠和有关部门的协作、配合，如妇联、工会、政府劳动部门等，但妇幼卫生部门必须担当起自已的义务，进行业务指导。为此，1963年应当进行重点问题的调查研究。各省、市妇幼卫生部门都要亲自抓一个点的工作，从中寻找改进妇女劳动保护工作的办法。

在加强妇女劳动保护的同时，亦应注意少年儿童的劳动保护问题。目前城乡少年儿童均有一定时间的劳动，这对于少年儿童的体力增长本应有促进作用，但劳动持续时间和负荷量都必须适当，否则反而会引起疾病的发生。

**（五）开展儿童保健工作**

卫生部门对各类型托儿组织的业务，仍要积极领导。要有计划地培训保育人员，提高他们的业务水平，提高保健工作质量。特别要加强农忙托儿组织和厂矿中小型托儿组织的业务领导。对于亲邻相帮、家庭寄养等组织形式，也要配合妇联等有关部门进行重点调查，发现问题，共同研究解决。根据目前学龄前儿童中80%以上为散居儿童，因此在做好集体儿童保健工作的同时，应加强散居儿童保健工作。对于散居儿童保健工作，可以分别提出一般工作要求和试点工作要求。一般工作要求目前宜少而精，即抓对儿童健康关系最大、效果最显著的项目，比如：新法育儿知识宣传（重点在于喂养）；传染病预防（主要抓预防接种和控制蔓延流行）；防治危害儿童健康的主要疾病，如当前的小儿营养不良、佝偻病、肠寄生虫病等。试点工作应遵照1961年8月在哈尔滨召开的儿童保健学术会议拟订，并由卫生部修订转发全国各省市卫生厅局的“关于目前开展城乡儿童保健工作的建议”，结合实际情况，选择重点街道或生产队，进行试点，找出一套适合的工作方法，指导全面。

**（六）加强妇幼卫生干部的培养提高工作**

妇幼卫生干部应当保持一定的稳定性，以利熟习业务并提高业务水平。凡改行或调作其他工作的业务骨干，应尽可能归队。

培养提高妇幼卫生干部首先应加强思想教育。教育他们认识到妇幼卫生工作关系到整个国家、民族的繁衍强盛，是一项光荣的任务。同时妇幼卫生工作又是一项经常性的、需要持之以恒的工作，必须发扬埋头苦干、任劳任怨的精神才能把工作做好。要经常组织妇幼卫生人员学习政策、时事，认清形势，提高思想，鼓舞干劲。目前主要应树立以农业为基础，为农业生产服务的观点。

认真组织在职的高中初级妇幼卫生人员的业务学习，是培养提高妇幼干部的重要措施，也是进一步做好妇幼卫生工作的关键。妇幼卫生干部进修提高的主要科目，应当是妇产科和小儿科学以及与保健有密切关系的卫生统计学、流行病学等，并应认真学习实际工作经验以及关的方针、政策。提高的方式主要应当通过工作实践和业余学习。鼓励钻研业务、勤学好问互教互学。同时，也必须根据需要和可能组织轮训提高或参观实习，参加学术活动等。

1963年要求每县有一个妇幼卫生行政干部得到进修提高，同时每县要培训一名妇产科医师和一名小儿医师。每个公社医疗机构培训一名助产士或妇幼保健员，以提高公社妇幼卫生工作质量。

小儿科、妇产科医师是妇幼保健工作的技术骨干，但目前甚感不足，因此，除儿科系毕业生分配补充外，每年医疗系毕业生中也要分拨一定比例去妇产科和小儿科。为了使他们熟习这方面的专业，应尽可能在参加工作前给予短期进修。各高中级医学院校（尤其是助产专业）在教学及实习中，应适当充实妇幼保健内容，使学生获得开展妇女、儿童保健的知识和能力。

对于妇幼保健人员的晋升晋级问题，卫生部正在草拟卫生人员的晋升晋级条例，将来可根据统一的规定办理。妇幼保健人员由于工作性质不同，因此在临床技术上不应像医疗工作人员同样要求。对于经过长期工作锻炼，在实际中表现已具备中级人员水平的妇幼保健员，应根据规定注意解决他们的晋升问题。

妇幼卫生人员是卫生技术人员，在生活上应同其他医务人员一样，享受国家的照顾。农村工作人员需要经常外出和夜间接生，工作条件比较艰苦，体力消耗较大，要特别关心解决他们工作上、生活上存在的实际问题。对于目前条件下能够解决的问题要尽快地帮助解决，暂时解决不了的，也要向他们说清楚，积极创造条件逐步解决。

**（七）认真地进行妇幼卫生专业机构的调整充实提高工作**

调整的原则按1962年国务院批转卫生部《关于全国卫生事业机构调整精简的意见》的规定，即“加强领导，充实技术骨干，精减冗员，提高质量”，以充分发挥专业机构的作用。对目前没有妇幼专业机构的地区，“可指定相应的（省、市、专、县）医疗机构设置专职人员，担负卫生防疫、妇幼保健工作和进行技术指导”。

调整提高妇幼卫生专业机构，首先要加强县级妇幼卫生专业机构。因为这是妇幼卫生干部支援农业的基地，直接关系到保护农业妇女劳动力，促进农业生产的发展。

加强县级妇幼保健所、站，可以从以下四方面做起，即配备得力的领导干部，充实技术骨干，建立经常性业务工作，增添必要的仪器设备。

配备称职的妇幼保健所（站）长，必须与精减属于安插性质的人员的工作同时进行。目前有不少县的妇幼保健机构或尚未配备领导干部，或长期由职称不明确的“负责人”领导，影响工作的开展，须迅速改变这种情况，充实县级妇幼保健所（站）的技术力量。在今后1～2年内主要是充实、培训提高现有中级卫生人员，有重点地补充一些高等医学院校毕业生，逐步使高中初级人员达到合理的比例。县级妇幼保健机构建立与恢复经常业务工作的具体作法可因地制宜，有条件的所（站）可根据需要设门诊、地段工作并设立少数床位开展住院或家庭接生，产前后检查，访视，避孕技术指导，简易妇科治疗以及儿童健康检查，缺点矫治等。条件不足的可逐步开展。开展经常性业务的好处很多。首先，是防治结合，便利群众；第二，建立了基地，便于培训提高基层人员；第三，减轻县医院的压力，减少产妇、婴儿感染疾病的机会；第四，有利于妇幼保健所、站工作人员熟习提高技术，积累系统的保健资料与经验，并从工作中发现问题；第五，便于照顾安排工作人员中的孕产妇、哺乳母亲等。

加强县级妇幼保健机构应首先考虑粮棉高产地区，或妇女儿童疾病严重以及国境沿线等地区。要求在1963年内，各省市的每个专区有一个县搞试点，以便取得经验后逐步推开。

为了提高妇幼保健工作质量，必须充实基层卫生组织。县以下的医疗机构，地段医院、区卫生所、公社卫生院、联合诊所等，应设置专职妇幼卫生干部，负责该地区的妇幼卫生工作的组织领导和具体业务。暂时没有专职人员的，应指定一名女医务人员担任这项工作。为了照顾联合医疗机构的特点，妇幼卫生干部在进行巡回辅导工作同时，也可以根据需要进行一些其他医疗工作，以增加收入。在评定妇幼卫生人员级别时，应根据工作能力、成绩、服务态度，而不要只重业务收入计算。为进行妇幼卫生工作减少联合机构经济收入时，可由国家卫生经费中给予必要的补助。

城市专业机构的调整，主要在于加强领导及充实技术骨干，提高质量，进一步发挥专业机构的作用，并为支援农业贡献出最大的力量。支援农业是城市妇幼保健机构的光荣任务，为农村培养人才又是支援农业的重要措施。因此，凡有条件的城市妇幼保健机构均应根据卫生行政部门的统一安排举办各种短期训练班，培训县妇幼保健干部；或采取人员对口交换的办法，接受县妇幼保健干部实习进修；或抽调人员组织技术指导组进行现场指导，如对疑难病的会诊，手术操作及新技术传授和举办专题学术讲座等。技术指导组必须由有经验的医师带领，以达到真正帮助县妇幼保健机构解决技术上的实际问题，提高他们的业务技术水平。

### （八）提高政策水平，改进领导作风和工作方法

妇幼卫生工作必须坚决依靠党的领导，为生产服务，广泛地依靠有关部门的协作，才能蓬勃地开展起来。妇幼卫生干部必须经常地深入群众，深入实际，结合具体情况，提出切实可行的增进妇女、儿童健康的措施和意见，做好党的参谋和助手。必须不断提高自己的业务水平，积极发挥业务指导作用，促进工作的顺利开展。各级医疗及卫生防疫机构，分别在不同的方面担负一定的保护妇女、儿童健康的任务，尤其是综合医疗机构，由于机构建立和发展历史较久，技术力量、设备、制度、经验等方面都具有优越的条件，专业机构要善于组织动员和依靠这一方面力量。

必须重视宣传工作。妇幼卫生不仅和群众的疾病有关，而且和群众的生产、生活等方面密切有关，所以，宣传便成为不可缺少的工作方法。只有把必要的知识和技术交给群众，才能动员群众自觉参加和支持，保护妇女、儿童健康的措施也才能顺利实现。

要善于抓工作关键和深入地进行调查研究。妇幼卫生是一件面广量大的工作，我们必须在每个时期都善于从繁杂的工作任务中，寻找出主要问题和解决办法，这就是工作的关键。抓住了关键，也就会推动整个工作的顺利开展。但是，关键的确定要依靠自己对工作进行全面深入的调查研究和细致的分析比较。

必须进行“试点”和“培点”工作。通过“培点”可以使我们深入实践直接接触具体的事物，这样才有可能按照事物的本来面目认识和解释它，避免在工作中犯主观片面的错误。从另一方面讲，在“培点”的过程中可以为一些地区做出“样板”，便于经验的推广。而“试点”则符合于“一切经过试验而后推广的原则”，因此它是既稳妥又积极的工作方法。

# 关于计划生育技术工作会议的报告*

（1964 年 3 月 13 日）

我们于 1 月 6～16 日召开了全国计划生育技术工作会议。参加会议的有省（市、自治区）、专、县各级卫生行政干部、各级医院的妇产科、泌尿科、外科等专家和中央各有关部门、团体的代表共 257 人（内列席 48 人）。会议首先学习了党中央和国务院对计划生育的有关政策和指示，传达了大庆油田的先进经验等文件。通过学习与讨论大家提高了认识，交流了经验，明确了工作方向，鼓起了革命干劲，在此基础上总结了 1963 年的工作，安排了 1964 年的计划生育技术工作。会议开得是成功的，对今后进一步开展计划生育技术工作将起积极的推动作用。现将会议讨论的几个主要问题报告如下：

## 一、一年来计划生育技术工作概况

自从中共中央、国务院于 1962 年 12 月发布《关于认真提倡计划生育的指示》以来，尤其在中央第二次城市工作会议之后，各省、市，特别是城市，将此工作列为主要任务之一。卫生部门在各级党政领导和有关部门、团体密切配合下，在计划生育技术指导及节育手术方面，做了不少工作，取得了一定的成绩。

目前计划生育技术工作，大中城市已较普遍开展。上海、天津等大城市开展得较好，并取得了一定的经验，收到了一定的效果。河北、黑龙江、浙江、湖北、湖南等省抓得较紧。农村搞了试点，正在总结经验，向面推广。

卫生部门除积极参加各级计划生育委员会办公室的工作，配合有关部门、团体开展宣传教育，培养群众宣传骨干，进行调查研究和试点等工作外，一年来，着重抓了节育技术指导工作。至 1963 年 11 月底各省市已培训高、中级医务技术人员 4900 余人。在县以上的医疗、妇幼保健机构中成立了节育门诊，并根据技

* 这是作者 1964 年 3 月 13 日以卫生部党组的名义向中央写的报告。

术、设备等条件开展了各种节育手术。随着计划生育政策的深入宣传和节育技术科学知识的传播，群众要求节育手术的人数日益增多。据27个省、市、自治区不完全统计开展各种节育手术的单位约有4000余处。共做各种节育手术69.9万余人次，其中放置节育环15万余人，人工流产37.1万余人次，男女结扎手术17.7万余人（男女结扎手术之比约为1:3）。尤其在各地传达中央第二次城市工作会议精神，改变节育手术休假待遇和节育手术各项费用减免后，手术人数剧增。上海在10月实行免费后，12月所做各种节育手术比1~9月月平均手术人数为：人工流产增加58.7%，输精管结扎术增加527.3%，输卵管结扎术增加94.7%，放置节育环增加301.7%。该市自1957年以来男女结扎累计数已达17万余人，接近全市育龄妇女的10%，对控制人口出生及自然增长起了一定的作用。

在避孕药品、用具、器械的生产与供应方面，一年来，有不少改进，并试制了几种新品种，供应数量亦有很大增长。化工部门对避孕药品、用具的生产追加了任务，制订了产品质量检验标准，提高了质量。目前上海已能小量生产薄膜透明避孕套。商业部门普遍增设了销售点，并积极组织货源，扩大供应。

在科学研究方面，卫生部、科委成立了计划生育专题研究委员会。各地在节育方法的研究方面有些成就，并出现些新苗头。如上海用免疫学进行早孕诊断，准确率达99.3%，对早期进行人工流产提供了有利的条件。该市还研究试制了几种不同原料和不同形状的金属节育环，其中镍铬80原料所做的双环，从临床观察说明，其脱落率和出血现象较单环为少。口服避孕药也正在研究试制和临床观察中。中药方面，南京正在研究苦丁茶（构骨）、生棉籽油、复方紫草口服避孕法。山西晋南专区襄汾等县采用枕头草进行人工流产方法的观察。各省、市还组织老中医介绍避孕、流产的药方、偏方等。目前中医研究院收集整理有数百张民间药方，准备重点进行动物试验或临床观察。

综上所述一年来的计划生育技术工作成绩很大，经验不少，但也存在不少问题，突出的感到技术指导工作跟不上客观形势发展的需要，具体表现在以下几个方面：

思想认识方面：部分卫生行政干部，认为计划生育是妇幼部门、妇幼保健机构的事，医院领导认为这是妇产科、外科的事，没有把计划生育技术工作列入重要的议事日程。部分医务人员，对如何满足群众的要求尚有距离，认为节育手术“不是尖端，无术可学”，是当“扎匠”和“刮匠”。手术质量方面：由于培训工作抓得不紧，编制问题没有解决，医务技术人员从数量到质量都远不能满足需求，尚有事故发生。在物资供应方面：仍存在避孕药品、用具的品种、规格不全，质量不高，节育手术器械、手术用布不足，从而影响着当前计划生育技术工作的开展。妇幼保健机构原编制很少，一年来，妇幼卫生行政部门和妇幼保健站的妇幼干部几乎全力投入了计划生育工作，从而无力顾及日常的妇幼保健工作，致使不少地区的新法接生有所放松，群众怕生少了不保险，对节育工作有顾虑。

## 二、对今后工作的意见

为进一步贯彻中共中央、国务院《关于认真提倡计划生育的指示》和中央第二次城市工作会议的精神（降低城市人口自然增长率的指标，农村人口自然增长率相应降低），1964年，要求在城镇普遍深入地开展，在农村积极搞好试点，点面结合，迅速开展。

卫生部门必须抓好以下几个工作

**（一）加强政策思想教育，提高认识**

组织全体医药卫生人员认真学习党的计划生育政策和有关指示，深刻了解计划生育工作深远的政治意义和经济意义。解决好政治与业务的关系，摆对红专的关系，使节育技术更好地为政治服务，为社会主义建设服务。积极认真地做好节育技术指导，并带头实行晚婚和计划生育，在群众中起模范作用。

**（二）建立节育门诊开展节育手术**

县以上各级医疗、妇幼保健机构，根据任务大小和人力、设备等条件，单独设立或在妇产科、外科、泌尿科分别设立节育门诊。节育门诊的主要任务是：积极开展晚婚、避孕方法和节育技术科学知识的宣传教育和技术指导，在保证质量，保证受术者健康的前提下，积极开展节育手术；进行术后随访、观察、研究改进节育技术；注意观察各种避孕方法的避孕效果。为使门诊受术者术后在院休息短时观察，节育门诊应增设一些观察床位。其他科室、全体医护人员，也都要向就诊者宣传计划生育。集体医疗机构和个体开业医务人员，未经县以上卫生行政部门批准，除开展避孕方法的宣传指导外，不开展节育手术。

男女结扎手术的施行，一般要由夫妇双方的同意。一方不同意，而另一方坚决要求的，也可施行。男子结扎手术，较为简便、安全，无须住院，应该提倡。

人工流产手术只要孕妇要求，且无手术禁忌证的，即可施行。吸引式人工流产，方法比较简单，群众欢迎，应不断改进，提高质量，逐步推广。

**（三）培训扩大技术干部队伍，提高手术质量**

技术干部不足，节育手术质量不高是目前节育技术工作中一个很突出的问题。1964年内，要求县以上的医院、妇幼保健院均能熟练掌握男女结扎、人工流产、放、取节育环等几项手术；妇幼保健所（站）、城乡地区医院要学会放、取节育环，有条件的要学会做人工流产手术；农村妇幼保健员，有经验的助产员要学会作选配阴道隔膜。为此，在1963年培训干部的基础上，必须加强技术练兵，一个个地教，一个个地练。经过主任医师以上的技术鉴定合格，才能担负各种节育手术，并使男女节育手术分别由男女医务人员施行。力争在1964年内建立起一支政治思想好，技术质量高的节育手术专业队伍。

为了使节育手术安全，统一操作规程，制订了输精管结扎术、输卵管结扎术、人工流产、节育环取放术等手术操作常规，发至各地参考执行。

在节育手术过程中强调质量第一，严防医疗事故，对已发生的医疗事故要慎重处理。处理原则：要严肃进行教育，既反对姑息迁就，也反对单纯惩办，主要以吸取经验教训，达到改进工作为目的。

**（四）努力提高节育手术器械的质量，增加数量，并配合有关部门做好避孕药品、用具质量的鉴定与监督，保证安全有效，方便群众购买**

**（五）积极开展科学研究**

计划生育的科学研究，既要不断研究改进现有节育技术方法，使之更加完善，又要努力寻找新的方法。既要吸收国外的经验，又要大力发掘整理和提高中医中药的经验与群众中的土方土法。对广大医务人员在工作中积累的实际经验也要加以总结研究和提高，热情对待。

当前要抓紧口服避孕药，改进现有避孕药品和用具；中医中药、针灸避孕、绝育法，寻找不作手术的节育法等的研究。并集中精力，打歼灭战，力争在短期内作出成果。

**（六）加强妇幼保健**

鉴于目前妇幼保健工作有所放松，且会影响计划生育工作的开展，有必要强调，在积极开展计划生育工作的同时，必须加强妇幼保健工作。严防歧视多子女母亲、多孕产妇等倾向，全面贯彻党的保护妇女、儿童的政策。

为完成上述任务，在党委的统一领导下，还必须加强与有关部门、团体的密切配合，通力协作，积极行动，才能使计划生育工作更有成效地迅速开展。

计划生育是关系到广大群众的切身利益和切身要求，因而要广泛地发动群众，使之成为群众的自觉行动。在运动中做好深入细致的思想教育工作，严防乱提口号，强迫命令，搞竞赛等做法。

## 三、目前有待中央解决的几个问题

**（一）工作指标问题**

会上普遍反映，城市有控制人口自然增长率的指标，开展工作有方向、有目标。建议中央对农村也应提个指标。指标究竟如何落实？各地掌握不一。河北、山西等地指标落实到个人，个人订晚婚或计划生育计划，有的还建立档案，作为考察干部的依据。上海等地则强调把思想工作做深、做透。指标落实到基层支部，个人不订计划，不订指标。

**（二）编制问题**

目前不少省、市的计划生育办公室，普遍设在省、市卫生厅（局），由厅（局）妇幼干部，担负日常工作，从而影响了妇幼保健工作的开展，反过来又影响到计划生育工作的开展，况且这种组织形式，更难以全面推动计划生育工作。建议中央对各级计划生育办公室的设置、编制，作统一规定，下达各省市执行。

卫生医疗、妇幼保健机构的编制，自大量开展节育手术后，深感不足，以致影响到医疗质量和医务人员的健康。我认为，除充分挖掘潜力外，确实需要增加一些编制。建议由省、市、区计划生育委员会及编委会研究解决。

**（三）成立节育技术指导所的问题**

目前节育技术指导和进行节育手术，主要依靠各级医疗机构中的妇产科、外科、泌尿科以及妇幼保健机构的力量。但由于人力所限，科研和巡回指导工作难以兼顾。会上代表普遍反映：要求成立节育技术指导所，作为节育技术指导的中心。我们的意见：在1964年内拟在北京、上海、沈阳、天津、西安、重庆、武汉、广州八大城市成立节育技术指导所各一所，作为试点，摸索经验。节育技术指导所的中心任务是：研究和提高节育手术技术水平，并以一定比例的技术人员，到城乡基层进行巡回辅导和技术推广工作。每所编制60～70人，每所基建面积需3100多平方米。

**（四）经费问题**

我们建议中央调拨的计划生育经费，专款专用，并盼早日下拨，由各省、市、区计划生育委员会办公室掌管。使用范围包括：城乡居民施行节育手术减免费，节育手术器械的购置费，宣传、训练费，科研费，联合医疗、保健机构补助费以及节育技术指导所经常费等项。

以上意见当否，请批示。

# 把医疗卫生工作的重点放到农村去*

（1967 年 8 月 18 日）

1965 年 6 月 26 日，传达了伟大领袖毛主席提出“把医疗卫生工作的重点放到农村去”的指示后，全国广大卫生人员热烈响应，积极行动起来，掀起了向农村大进军的高潮。卫生部湖北农村卫生工作队于 8 月底组成。根据湖北省委的意见，选择麻城为试点县，我们于 9 月初到麻城县工作。

## 一、概　况

麻城县的基本情况。地处大别山南麓，与河南、安徽两省接壤。全县有 12 个区、3 个镇、97 个公社、723 个大队、7000 个生产队，18 万户，近 77 万人。全县约 2/3 为山区。“四清”运动分别于 1965 年秋至 1966 年年底结束。农业生产建设水平较高。解放 17 年来，医药卫生事业有很大的发展，县、区、社的医药卫生机构已建立起来。1965 年年底统计，全县有脱产卫生人员 1210 人，其中在国家机构的有 326 人，每个大队有不脱产的接生员，从 1958 年人民公社化后，农民即先后实行了合作医疗（每人每年交 1.5 ~ 2 元人民币为合作基金），农村的医疗机构由原来医生集体主办的联合诊所转为公社社员集体所有的卫生所，是人民公社的组成部分。

湖北农村卫生工作队的组成，是由卫生部、省、专、县四级卫生行政及事业单位抽调人员共同组成的一支综合性队伍，设有队党委、队部，下设若干个中队与专业组，在县、区、社党委领导下进行工作。两年来的工作分为三个阶段：

1965 年 9 月 ~ 1966 年 1 月，队员 113 人，为调查摸底试点阶段（以乘马区为试点）；1966 年 3 ~ 8 月，队员 389 人，工作全面铺开阶段（大量时间防治脑膜炎）；1966 年 10 ~ 12 月、1967 年 3 ~ 6 月，在部分区社普及，大部分区社会巩固

* 这是作者于 1967 年 8 月 18 日向卫生部党组写的《卫生工作队麻城县试点工作汇报》。

提高阶段。由于麻城地广人多，工作队员时多时少的特点，从全队讲，在麻城工作时间15个月，但从每个公社开展工作的时间只有5个月左右。

## 二、工作内容

一年多来，工作队在省、地、县委的领导下，在当地卫生人员及贫下中农的配合与支持下，做了以下一些工作：

1. 提高认识，整顿组织。农村基层卫生人员的思想建设，是在县、区、社党委直接领导下进行的，采取就地分散与短期集中相结合的学习办法。集中学习是以区为单位（集中时，工作由工作队代理），学习毛主席著作，卫生工作方针、政策，先进单位、先进人物事迹。学习理论联系各单位实际，批判资产阶级的医疗思想与作风，清理混进卫生队伍内的坏人，提拔充实政治领导骨干，加强领导班子。整顿后，学习毛主席著作的积极性大有提高，工作面貌有所转变。

2. 培训农村卫生人员。毛主席说："政治路线确定之后，干部就是决定的因素。"因此，有计划地培养充实，提高农村卫生队伍是解决缺医少药的重要措施。我们采取一手抓区、社在职卫生干部的培训提高，一手抓不脱产新生力量的选拔培养。培养的方法，采取专业带与集中学并举。培养内容，突击重点，少而精，因地制宜，以本地常见病、多发病为主。通过一年多的工作，目前11个区卫生院，已建立了具有一定水平的外科手术班子，能作下腹部手术；半数区院还能作中等以上手术。公社卫生所在诊断、合理用药，外科消毒，推广针灸等方面，均有提高与改进。

生产大队的半农半医，生产队的卫生员，是农村卫生网的基础，是直接为贫下中农服务，为生产服务，农民就地就医的组织保证。一年多来，我们协助当地卫生院所培训了半农半医732名（每个大队均有1名，大山区个别队有2~3名）。学员全部来自劳动人民的子弟，党团员占55%。文化程度，高小占57%。培训以区或社为单位，以区卫生院、公社卫生所为基地，采取半农半读，分段培训，三年毕业的办法。目前，学员已分别集中学习8~10个月，完成第二年的教学计划，回队能防治50种左右的常见病，会使用60多种常用药，掌握40个左右针灸穴位，还会使用一些土方土法，并能进行一般的卫生、计划生育的宣传与技术指导。女学员学了新法接生。此外，还进行了阶级教育与半农半医方向的教育。让学员回队后，既能参加集体生产劳动，又能开展防病治病工作，坚持送医送药上门，特别在山区学员发挥的作用更大，深受广大贫下中农的欢迎。由于半农半医多是基干民兵，又学了战地救护，在战时则可成为民兵连的小医生。

生产队卫生员，是在半农半医培训已有一定基础时，才结合半农半医逐步培训的（半农半医在培训时作辅导员，建立关系，便于工作中联系）。目前，全县半数以上的生产队已有了卫生员4108名，训练后，他们在防治脑膜炎、农药中毒、计划生育，卫生知识的宣传，推广新法接生等工作中已起了一些作用。

由于半农半医及卫生员，多是生产队里的政治进步的男女青年，他们还兼任队里的宣传员。随着半农半医、卫生员的培训，麻城县的基层卫生组织网已初步建立与健全起来，这是解决农民缺医少药的一件大事。

3. 改善环境卫生。根据麻城环境卫生的现状，我们提出以“管水、管粪，改建烟囱灶”为中心的群众卫生运动。工作过程中，旧习惯势力阻力很大。因此，还是要先向群众进行宣传，说明利弊关系，发动群众，贯彻领导、群众、技术人员相结合，因地制宜，自力更生，勤俭办事业，结合生产，防治结合等原则，先树样板，以点带面。目前，县、区、社层层有样板。近一年多来，共新建水井3063口，公共厕所7079座，改建烟囱灶3万多个。使生产队增加了肥料，群众喝到了清水，灶房里无烟又省柴火，疾病减少了。群众已感到改良的好处，为今后全面改变农村卫生面貌打下了良好的基础。

4. 积极预防和医治群众的疾病。麻城全县已实行合作医疗，群众有病无论大小，只交挂号费5分钱，即可看病、拿药。卫生工作队到农村后，医疗任务重，加之1966～1967年连续发生脑膜炎流行。据不完全统计，经卫生队门诊，出诊巡回的共治疗病人76万多人次，住院（包括家庭病房）1.5万多人次，大中小手术2.1万多人次。通过治疗，抢救活了大量的危重病人，恢复了大批劳动力，使不少盲人重见光明，多年难治的重病得到治愈，群众感激的心情，非文字所能形容，归纳一句话，就是“感谢共产党”，“感谢恩人毛主席”！

在实践工作中，还摸索了开展农村医疗工作的具体经验，如定点与巡回的安排，专业组与一般医疗组的结合，医疗与培干的结合等。

5. 关于解决农民少药的问题。首先采取蹲点调查摸底，针对药品在使用、管理、供应等方面存在的问题，狠抓药剂人员的思想教育及技术的提高（全县药剂人员均经过短期学习），抓管理提高药品质量，增设农村供应点，方便卫生院所就地购药，提倡医生正确诊断，节约用药，推广土方土法，提倡卫生所就地自种自采自制一些中草药品，节约用敷料，回收旧料等，减轻合作医疗的负担。通过大量工作，目前卫生院所的处方价格比过去均有降低。

6. 开展农村的计划生育工作，是卫生工作队的任务之一。除作全面的宣传外，重点抓区、社、大队技术指导干部、生产队计划生育宣传员的培养，和充实节育手术用具、避孕药具。卫生工作队离县时，基本做到四种手术不出区，上取节育环不出社（原来只有3个社），部分接生员会使用阴道隔膜。一年多来，结合县、区、社卫生人员共做节育手术6207例，末期对上节育环的妇女进行随访，对有不适感觉的则采取针对性的治疗，群众反映很好。

7. 总结试点工作经验。在工作最后阶段（1967年5月中到6月底），发动全县卫生人员及工作队员，自下而上的，向贫下中农、生产队干部征求意见，对各项工作进行总结（边检查、边总结、边提高），经过反复研究讨论，草拟12项各专业工作总结，在6月21～25日有260多人参加的全县政治工作会议上，又进行讨论，修改制定有关管理办法，工作规划与意见，7月初将文稿交县卫生局领导保管，供参考。

## 三、体会和建议

近两年的农村实践，使我们更明确了一些问题。对今后工作有以下几点体会和建议。

1. 深入农村实际，深深体会毛主席对卫生工作批评的正确性。毛主席与贫下中农心连心。贫下中农说："毛主席住在北京，想着我们，处处关心我们。"也体会到把医疗卫生工作的重点放到农村去的伟大战略意义，是加速社会主义建设，缩小城乡差别的重大措施。麻城县的卫生水平，在湖北全省属于中等或中上等，具有一定的基础，但距农民的要求，还有很大距离，许多疾病严重地威胁着农民的健康，影响生产。由此推及其他中下等水平的地区，群众对卫生工作的迫切要求是可想而知的。

2. 如何解决农村缺医的问题。实践证明，还是必须贯彻执行毛主席的指示，把医疗卫生工作的重点放到农村去，技术高明的医生下农村，在农村安家落户。如系短期支援，工作时间也不宜太短（在一个地区，半年以上），帮助培养提高基层卫生人员的技术水平，培养大队的半农半医，生产队的卫生员（包括接生员），把农村的医疗卫生网建立健全起来。使群众有小病不出队，大病不出社、区，就地医疗，节约费用，减少负担。

3. 如何解决农民治得起病的问题。新中国成立后，我国对工人实行的是劳保制度，不但本人可以免费医疗，家属还有照顾。军队指战员也是免费医疗。国家机关、事业单位的职工，是实行公费医疗。而广大农民则是自费，谁有病，谁出钱。因此许多贫下中农因经济困难，有病无钱治不起病的现象还很普遍。麻城全县农民在人民公社化后实行合作医疗制度，坚持到今，历时9年，为贫下中农解决了很大问题，现已在全专区推广，是目前农村农民依靠自力更生、互济互助的一个好的医疗制度。

除有一个好的医疗制度外，还必须贯彻预防为主的方针，大力开展农村群众性的预防工作，结合群众生产、生活、宣传卫生知识，管好饮水、粪便，环境卫生，消灭“四害”，降低发病率，减少死亡率，提高农民健康水平，也是一个积极的根本措施。

4. 让农民有病吃到药、吃到质量好的药。目前，农村药少也很突出。分析其原因：一是生产供应不足，二是在使用管理方面存在严重浪费。因此解决的办法，要贯彻“开源节流”的方针，一方面农业、化工部门应积极地扩大药品的生产，商业部门搞好药品的运转、供应。另一方面，卫生部门要提高医务人员的政治技术水平，力求诊断正确，合理用药，节约用药，推广针灸，土方土法，减少药品消耗，加强药品管理，避免霉烂变质，鼠咬虫吃，过期失效，提高药品的加工炮制，保证药效。区社卫生院、所提倡自种、自采、自制一些药品，降低药品价格，减轻群众负担，在多方共同协作下来解决缺药的矛盾。

5. 计划生育。农村由于几千年来封建统治，文化落后，封建迷信旧的生育习惯影响，对目前的一些节育方法有多种顾虑，广泛推行节育阻力很大。如果经过宣传，深入摸底，确有部分妇女群众有少生、有计划生孩子的迫切要求，降低农民人口生育率，对保护妇女、儿童健康，农村社会主义建设具有重大意义。因此在农村积极地开展计划生育也是群众所需。在工作中，首先应加强领导，层层有人负责，广泛宣传，解除顾虑，把节育的多种方法教给群众，自己选择，自觉自愿，千万不能强迫命令。卫生部门应积极创造技术条件，方便群众，送技术上门，作好随访，关心群众，保证健康，农村还是可以逐步推行计划生育的。

6. 关于城市下乡短期卫生工作队的工作方法问题。实践告诉我们，农村对卫生工作队的要求是多方面的。因此工作队应是一支综合的队伍，既是卫生医疗队，又是党的政策宣传队。工作队员一专多能。工作方法，必须从实际出发，先调查，摸情况、制定规划，有计划、有步骤地进行工作。工作部署，先搞试点，点面结合。通过试点，培养干部，摸索经验。在整个工作中，必须在各级党委领导下，同当地卫生人员结合为一个整体，互教互学，团结一致，共同行动、防止、克服包办代替，或互相脱节、产生矛盾。通过短期工作，达到初步改变农村卫生面貌的目的。

# 附：对乘马区妇幼卫生工作现状的调查

## 一、妇幼工作

1. 妇幼卫生工作队伍基本形成。区卫生院有助产士1名。公社卫生所有妇幼保健员14名，生产大队有接生员124名。但绝大多数妇幼保健员不安心本职工作，技术水平低，专业工作做得少，对本公社的妇幼卫生情况心中无底，成了卫生所做饭、打杂的人。有的妇幼保健员和助产员，还没有掌握新法接生技术，装备也很简陋，普遍没有产包，甚至有的助产员连剪刀、镊子都没有，接生时根本谈不上“三消毒”（助产员手消毒，产妇会阴消毒，婴儿脐带消毒）。

2. 新法接生未普及，发展不平衡。王福店三大队近几年来，新法接生率已达70%左右，而垸店公社一大队还不到20%。自生自接的产妇，在分娩时多是坐着生，个别有站着生。新生儿破伤风引起死亡的，仅最近4个月经医疗队抢救的就有28例。因分娩处理不当，造成膀胱阴道瘘、产褥热及产妇死亡的病例也屡见不鲜。究其原因：一是由于对广大农村妇女卫生知识宣传做得不够，加之受封建迷信、旧习惯的影响较深，一般认为“生孩子是丑事，见不得人”！“如果在临产时多有一人在场，就会使生产延迟一个小时，或造成难产”。二是接生收费较高，每次1~2元，经济困难的社员请不起接生员来接生。三是山区居住分散，产妇分娩又多在夜间，接生员常常不能及时赶到。年老体弱的接生员，天冷下雨又不便出门。四是有的接生员责任心不强，技术不高，消毒设备差，群众也不信任。

3. 妇女劳动保护方面。大队干部、生产队长、劳动妇女对妇女“四期”（月经期、孕期、产期、哺乳期）保护，“三调三不调”（经期调干不调湿、孕期调轻不调重、哺乳期调近不调远），产假45天都有认识，并在贯彻执行。但也有部分妇女怕丑，经期不愿讲的，就得不到照顾。妇女病中以子宫脱垂、滴虫性阴道炎多见。王福店三大队，115名已婚妇女中，子宫脱垂有10例，占8.7%。垸店公社一、四大队，241名妇女有13例，占5.4%。傅家垸18名妇女中有14例患滴虫性阴道炎，占80%。其他如子宫颈癌、子宫肌癌、膀胱阴道瘘、卵巢囊肿，每个公社都有散发病例。

4. 早婚及生育过多的现象比较普遍。据垸店公社一、四两个大队241名妇女调查，月经初潮年龄在18岁以上的占40.5%，其中20~25岁的占10.7%。而18

岁以下（12～18岁）结婚的人占42.5%，20岁以内结婚的占73.7%。说明这里的妇女发育迟、而结婚早，对妇女本身的健康及后代的成长都是不利的。王福店三大队已婚妇女115人，生产四胎以上的占56%，生产六胎以上的占40%。虽然妇女生的孩子多，但干部、群众说“不够本”。他们说，“乘马区在大革命时的人口近20万，现在只有9万，不需要计划生育”。因此，他们指责宣传计划的人是“缺德”。但深入到群众中了解，得到的情况又不同。在多子女的青年妇女中，有避孕要求的还不少。但由于老年人或丈夫的阻力较大，又缺乏避孕的具体指导，顾虑重重，她们中采取避孕措施的人不多。

5. 儿童健康状况。新中国成立后，随着社会主义经济、文化卫生事业的建设发展，较新中国成立前大有好转。如王福店三大队调查，一岁以内儿童死亡率，新中国成立前为40.02%，新中国成立后，1949～1955年为27.7%，1956～1960年为18.3%，1961年以来已降至6.8%。但目前儿童中患沙眼、头癣、寄生虫病比较普遍。王福店一大队六岁以下儿童的蛔虫发病率为88.8%，钩虫阳性率为38%，白喉、百日咳、麻疹、痢疾常散在流行。另外由传染病导致的聋哑及甲状腺肿引起的克汀病，对儿童的健康危害也很大。据乘马岗公社三大队对1246人的调查，患克汀病的儿童就有22人，占人口的1.8%，聋哑14人，占1.1%强。由于喂养失调而引起的发育不良，佝偻病也较普遍，原因是群众对卫生知识懂得太少，对上述疾病，往往抱着习以为常或“命中注定”的漠视态度。

## 二、医疗工作

四个月来，卫生工作队的妇产科医生，采取划片分工，定点医疗与巡回相结合的办法，对妇儿疾病进行防治，以防治妇女疾病为重点。自1965年9月至12月底，共收治妇科病人961人。做的手术有：子宫脱垂修补术、肌瘤切除术、膀胱阴道瘘修补、卵巢囊肿切除术、剖腹取胎和人工流产、刮宫、上节育环等，手术效果良好，抢救了一些母子性命，解除了一些妇女几年、甚至几十年的悲惨病痛，从而进一步密切了党和群众的关系。群众感谢党、感谢毛主席派来的“高医生”。决心听党的话，以搞好生产的实际行动来报答党的关怀。

## 三、培训提高

迅速地提高农村妇儿健康水平，关键在于加强对基层卫生工作的领导，不断提高农村妇幼卫生人员的政治、业务水平。具体办法是：

1. 复训了138名妇幼卫生人员，其中妇幼保健员14名，大队助产员124名。公社妇幼保健员的训练分片进行。采用不同的培训方法：集中脱产学习3～4周；带徒弟的办法，边学习、边工作。在学习期间，学习毛主席著作，学习先进人物的英雄事迹，使学员明确了为革命而学习，为革命而工作。业务学习，从学员现有业务水平及实际工作需要出发，按照少而精、精讲多练的原则，通过边讲、边看、边作的方式训练，使公社妇幼保健员，学会了调查疾病的方法，处理平产与难产，以及妇产科常见疾病的诊断、治疗原则。同时组织她们集体备课、试讲，为增训大队助产员做好准备。

各大队助产员，采取以公社为单位，集中脱产培训，时间7～10天，由各公社妇幼保健员负责主讲，医疗队的医师协助。教学内容为产前检查、新法接生、计划生育、避孕方法、子宫脱垂的防治等知识。

2. 为了进一步提高妇幼卫生工作质量，于1965年12月4～10日召开了全区妇幼卫生工作会议。着重学习了毛主席著作，和王杰、石兰峰（山西省妇产科医生）、袁凤琴（河南省密县助产员）的模范事迹，采取边学习、边讨论，边对照自己的思想与工作实际。通过学习，认识到不安心工作是辜负了党中央和毛主席的希望；对不起贫下中农。在提高认识的基础上，又结合乘马区的工作实际情况，作了新法接生、妇产科常见疾病、计划生育的专题技术报告。讨论了全区妇幼卫生工作的具体任务，提出了妇幼保健员、助产员的五好条件。到会同志纷纷反映：“从来没开过这样好的会、政治、业务双丰收”。表示今后要全心全意为乘马老苏区的妇女儿童健康服务，为农业生产服务。

3. 解决了助产员的医疗装备和工作报酬。全区接生用的接生箱、产包用布，都由各公社、生产大队统一解决，缺乏的医疗器械由卫生部门拨款补充。助产员的工作报酬，确定接生和产后访视，每一产妇收费1～2元。产前检查，采取误工记分（每月约记1～2个工），由大队公益金中解决。

妇幼保健员、助产（接生）员的五好条件是：

妇幼保健员五好条件：

（1）政治思想好（包括学习毛主席著作好，有明确的阶级立场，热爱集体、热爱本职工作，团结互助好）。

（2）妇幼卫生情况掌握好（本公社有关妇幼卫生工作的基本情况，如育龄妇女数、未婚青年男女数、孕妇数、出生婴儿数、七岁以下儿童数、妇女病发病情况，助产（接生）员工作情况等）。

（3）对助产员组织管理好（坚持月会制度，组织助产员学习政治、业务，辅导助产员开展工作等）。

(4) 妇幼卫生宣传好（妇女儿童的卫生保健知识，计划生育的技术指导以及有关妇幼卫生工作方面党的政策方针的宣传等）。

(5) 钻研技术，业务学习好（虚心学习，逐步地能解决相当于助产士所处理的一般技术等）。

助产（接生）员五好条件：

(1) 政治思想好（学习毛主席著作好，有明确的阶级立场，热爱集体、热爱本职工作、团结互助好等）。

(2) 接生质量好（做到接生“三消毒”助产员的手、器械、产妇外阴部，保证母子安全等）。

(3) 对孕妇情况掌握好（要求产前检查四次以上等）。

(4) 妇幼卫生宣传好（妇女儿童的有关卫生知识，计划生育，避孕方法的宣传等）。

(5) 用具保管好（爱护接生用具，节约使用药械，不丢失，不损坏，接生箱内整齐清洁等）。

# 学习毛主席的指示<br>在城乡广泛开展计划生育工作*

（1970 年 11 月 1 日）

卫生部军管会业务组派我们来参加这次会议，有机会向同志们学习，并受到省、地区、东莞县领导和全体与会代表的热情接待，让我致以衷心的感谢！

通过几天的学习，我们学到了干部、群众许多好思想、好作风、好经验，鼓舞了我们进一步做好工作的信心、决心。结合会议的感受，我想向同志们汇报一下学习体会，并介绍全国有关计划生育工作的概况。

## 一、学习体会

1. 认真学习毛泽东思想是搞好计划生育工作的根本。伟大领袖毛主席历来对人民群众的健康就十分关怀，对妇女的健康十分关怀。早在 1934 年 1 月 27 日《关心群众生活，注意工作方法》一文中指出："解决群众的生产和生活的问题，……生小孩子的问题，解决群众的一切问题。"新中国成立后，从"共同纲领"到第一个"宪法"，其中对保护母亲、儿童均有明文规定。这次宪法草案中也提出"母亲和儿童受国家保护"。毛主席对计划生育工作有多次的指示。过去全国在保护妇女、儿童健康和计划生育工作方面有一定的成绩，对我国社会主义革命和建设起了一定的促进作用。但是，由于受各种因素的干扰，几千年旧习惯势力的影响，使计划生育工作，保护妇女、儿童健康的工作受到阻碍，工作出现反复。我们党的全部历史，证明了一条真理：离开了毛主席的领导，离开了毛泽东思想，我们的党就会挫折，就失败；照毛泽东思想办事，我们的党就前进，就胜利。东莞县及其他地区的经验充分证明了这一真理。

2. 加强领导，是搞好计划生育工作的关键。伟大领袖毛主席教导我们："政

* 这是作者在广东省计划生育工作东莞现场会议上的讲话。

治路线确定之后，干部就是决定的因素。”“领导一定要走在运动的前面，不要落在后面。”东莞县的各先进单位，在宣传和落实毛主席关于计划生育的指示中，首先解决带头人的思想认识问题，提高各级领导成员的思想觉悟，把抓不抓计划生育工作，看做是落实毛主席的指示的问题。因此，各级领导把计划生育工作列入议事日程，言传身教，县革委会有生育能力的党委23人全部实行了计划生育，全县35个公社的革命会主任全部带头，有生育能力的公社常委235人，有223人落实了计划生育措施，占总数的95%。“火车跑得快，全靠车头带。”搞好计划生育工作，关键在于领导。领导重视了，工作就能够迅速开展。

3. 狠抓宣传教育，是搞好计划生育工作的重要一环。东莞县在开展计划生育工作中，狠抓意识形态领域里的破旧立新教育。东莞县附城公社在计划生育工作开始时，就有些人说什么“生男育女命注定，一人自有一人粮”，“上环会发黄肿”，“多儿多福”等，影响人们的思想。公社、大队革委会遵照毛主席关于相信群众，教育群众，启发群众自己同旧的习惯作斗争的教导，引导贫下中农用亲身的经历忆苦思甜，忆苦思权，今昔对比，批判了“多儿多福”、“人多房强”、“重男轻女”等旧思想，深深体会到在旧社会贫下中农养儿只能是多儿多累，多儿多灾，多儿多苦，多儿多死的悲惨历史。并认识到现在的福不是“多儿”得来的，是毛主席、共产党给的。

4. 坚持群众路线是搞好计划生育工作的根本路线。毛主席教导我们：从群众中来，到群众中去的群众路线是我们党一切工作的根本路线。在计划生育工作中必须坚持群众路线，坚持用毛泽东思想宣传群众、武装群众、组织群众，放手发动群众，使毛主席对计划生育工作的指示家喻户晓，深入人心，不断提高广大贫下中农对毛主席有关计划生育指示的重大政治意义的认识，提高计划生育的自觉性。石碣公社通过充分的思想发动，干部带头，很快在群众中出现了婆媳相劝，母女相帮，亲人互勉，夫妻争做节育手术的动人场面，掀起了比学赶帮的群众运动的热潮。为革命实行晚婚、实行计划生育的社会主义新风尚已基本形成，为今后计划生育工作的深入开展奠定了良好的基础。

5. 抓典型，树榜样，是搞好计划生育工作的好方法。广东省的领导遵照伟大领袖毛主席关于“一定要抓好典型”的教导，抓了东莞县的先进典型，总结了东莞县用毛泽东思想统帅计划生育工作的好经验。东莞县坚持大抓典型的工作方法，不断总结典型经验，以点带面，把面上的问题，带到点上去解决，把点上的经验，拿到面上去推广，做到“点上下工夫，面上出成果”，促使后进赶先进，先进更先进，推动全县计划生育工作的迅速开展。

6. 做好技术指导，是开展计划生育工作的有力保证。东莞县遵照伟大领袖毛主席关于“把医疗卫生工作的重点放到农村去”、“自力更生”等教导，培养了一批以预防为主、防治结合、适应农村需要的多面手的女赤脚医生队伍，把妇幼卫生、计划生育、疾病防治几项工作同时担当起来，从而消灭了新生儿破伤风，保障了妇女、儿童的健康。周总理多次指出：“生产队要有女卫生员，大队有‘女赤脚医生’，她们要会新法接生。”目前东莞培训的方法是很好的方法。

计划生育和妇幼保健是一个统一的整体，不能分隔开来。一方面是保护妇女、儿童的健康，保护劳动力，解放生产力，更好地为社会主义革命和建设服务，另一方面由于计划生育开展起来，广大群众就更迫切要求加强妇幼保健工作。这从东莞的经验介绍中就可以看出来。所以，妇幼保健和防病治病的工作要迎头跟上去，防病治病的工作做好了，反过来又会推动计划生育工作的开展，使合作医疗得到进一步的发展与巩固。妇幼保健机构不但现在要加强，今后还要加强，有人类就有这项工作。要培养妇产科医生、助产人员，以保护母亲婴儿的健康。

## 二、计划生育工作的形势

从这次现场会议来看，广东省计划生育工作的形势是大好的，是鼓舞人心的。东莞县工作做得好，其他地区、市、县的工作同样也很有成绩，都有好的典型，很好的经验。广大贫下中农说：“计划生育是毛主席提出的伟大号召，反映了我们贫下中农的迫切要求。我们贫下中农对毛主席的指示，坚持照办，坚决执行。”计划生育工作做得较好的，从城市来讲，如上海、天津。从省来讲，山东、江苏、黑龙江、广东、湖南、河北等省。其中以山东的文登县、江苏的兴化县、黑龙江的肇州县更突出。山东文登县人口自然增长率在1969年就已控制在1.8%左右，上海的严桥公社人口的出生率已下降到1.2%。全国其他省、市、自治区都有自己的先进典型，积累了经验。

在节育措施的研究方面，广大医务人员遵照毛主席关于“最好能制造一种简便的口服避孕药品”的教导，他们把避孕药的研究看做是一项光荣的政治任务。他们走出大楼，走出实验室，到农村、到山区，和当地的贫下中农在一起，一方面接受贫下中农的再教育，一方面共同研究中草药避孕和节育的民间验方和秘方，开展群众性的科学试验，目前已出现了一些可喜的苗头。

参加避孕药研究工作的同志们，遵照毛主席关于“中国人民有志气，有能力，一定要在不远的将来赶上和超过世界先进水平”的教导。树雄心，立壮志，敢字当头，破除迷信，已试制了女用长效口服避孕药，目前正在临床试用观察。

## 三、对计划生育工作中几个问题的看法

计划生育工作是一项政治性、思想性、群众性很强的工作，同时也是一项科学技术性很强的工作。综合几年来各地区开展计划生育工作的经验，谈以下几点意见：

1. 加强宣传，普及科学节育知识。毛主席教导我们：我们必须告诉群众，自己起来同自己的文盲、迷信和不卫生的习惯作斗争。广大革命人民尤其是妇女是有节育要求的。由于缺乏节育的科学知识，加上长期受封建思想的影响，以致陷入无计划生育，或背地里采取一些危害身体健康的节育方法，造成妇女长年体弱，甚至因此而丧命。这样的不幸事例，过去是屡见不鲜的。目前也有许多革命群众有节育要求，但对现有的节育方法，缺乏全面的认识，担心影响身体，影响生产而顾虑重重。因此，对不同的矛盾，应用不同的方法加以解决。在思想发动的同时，必须大力普及生理卫生、科学知识、节育方法的宣传，把科学知识交给群众。可举办小型展览会，分别组织男女群众参观。另外，还要做细致地个别技术指导。介绍不同节育方法的典型人物，进行巡回讲用，现身说法，使群众看有标兵，访有对象，解除顾虑，轻装前进，力戒强迫命令。

2. 提倡晚婚。毛主席对青年寄托了很大的希望："世界是属于你们的。中国的前途是属于你们的。""青年们要学习，要工作，但青年时期是长身体的时期。"究竟什么时期结婚好呢？婚姻法规定男满20岁，女满18岁可以结婚。这个年龄的规定有它的历史背景，是解放初期针对当时早婚、买卖婚姻、一夫多妻等严重现象，以及当时群众的觉悟水平制定的，它已起到了历史作用。周总理也曾说过："男子20岁，女子18岁，这就是说结婚不能比这再早了。"那是个最低限度，并不是说到那个年龄就都应该结婚。

青年要抓住青年时期生理上的有利条件，努力学习毛主席著作，学习过硬本领，不应过早地受家庭牵累。从生理上讲，男、女本身的生长发育，一般地要到二十四五岁才能成熟。根据革命的需要，本身的健康，下一代的健康，民族的繁荣，我认为妇女25岁左右结婚为好。25岁左右结婚，推迟约五年的时间，缩短了妇女的生育年限，对降低人口出生率也会起一定的作用。

3. 有关节育的一些问题。妇女结婚后生育期，一般可到45岁左右，在此期间如不采取节育措施，2～3年可生一胎。按原婚姻法规定女子18岁结婚，以18岁到45岁计算，一对夫妇可生8～13胎，个别的还要多。如按25岁结婚到45岁，也可生7～10胎。因此，婚后采取节育措施是十分必要的，这样才能达到人

口有计划的增长。目前我们国家人口出生属高标准，如果使我国人口自然增长率控制在1%以下的水平，全国一年也要增加几百万人口，等于欧洲、非洲或拉丁美洲的几个小国家或一个中等国家。如果维持自然增长率在1%以下，则平均每对夫妇平均生两个孩子，也就是一般生两个，个别的生一个或三个。如按每对夫妇平均生三个计算。自然增长率就要达1.5%左右。关于生育间隔的年限，几年生一个好？从妇女及儿童的健康着想，我认为间隔四五年为好。

目前世界人口增长的情况，大概可分几种类型：

一是生的少，死的少，自然增长少。如欧洲一些国家，人民文化水平比较高，另外他们也有个人生活及社会因素，又是人口稠密的地区，他们的人口自然增长率是低标准。

二是出生率高，死亡率高，人口自然增长率中等。如非洲一些处于殖民地、半殖民地的国家。我国在新中国成立前也是如此，新中国成立前群众中流传“只见娘生儿，不见儿走路”“只见娘背儿，不见儿背娘”。新中国成立后这种悲惨情景已根本改变。

三是生的多，死的少，自然增长率高。日本原来人口增长也是高的，1945年战败后，狠抓节制生育，大约用十来年的时间把人口自然增长率降低到1%左右。我们是社会主义国家。人民觉悟高，更有条件做到，事在人为。

4. 对几种节育措施的看法。目前推行的几种避孕节育方法，已经过大量的实践证明，是比较完全有效的方法。但任何事物都不会是绝对的。因人的体质、生活、卫生习惯、劳动条件、精神状态等不同，每种避孕节育方法都会有一些副作用或失效。卫生科研技术工作者应继续努力，精益求精，最大限度地满足人民群众的要求。在此同时，应如实地把每种节育措施的优缺点，向群众谈清楚，相信群众会正确对待，选择适合自己的节育方法，因人因时制宜。

（1）口服避孕药。60年代初就开始试制，经过几年的研究，广大科学技术人员、工人、干部本着全心全意为人民服务的精神，在研究过程中，在自己身上试服，经过多次反复观察，证明药物安全有效，1967年秋才推广试用。只要按规定服药，副作用并不大，而且还能治疗几种妇科病。目前存在的问题是服药比较麻烦，个别服药者有些恶心、头晕等反应。从几个地方推广的经验看，只要给群众讲清情况、服药方法，按规定使用，群众还是欢迎的。一号、二号口服避孕药国家投入生产。年产数千万人份，无偿发给群众服务。

（2）节育环。有金属、塑料或混合制成的多种成品。一般认为是宫腔内由于机械性的作用，或因有异物而造成宫内膜分泌物的改变，孕卵不易着床，而达到避孕的目的。节育环已在全国推广使用，避孕效果达85%以上，其中10%左右有脱落现象，也有个别发生带环怀孕。如果需要生育即将环取出，不需要生育的妇女可定期换新环。金属环可维持五年以上，塑料环可维持四五年。放置节育环技术操作容易掌握，安全、有效，副作用少，价格便宜，是可推广的一种节育方法。所谓“上环会发黄肿”，纯系谣传，必须应向群众讲说清楚。

(3) 男子输精管结扎。即经常说的“男结扎”。是把输送精子的通道切断，达到避孕的目的，是一个小手术。只要受术者有正确的认识，思想通（因性功能，思想因素影响大），手术中细心认真，不出差错，是个简便又长效的好的节育措施，比妇女输卵管结扎好得多。此种手术简便，切口小而浅，休息时间短，不需要住院，又经济节约。目前男性输精管结扎手术在一些地区比女结扎为少，主要原因是群众缺乏生理知识。

(4) 人工流产。是在避孕失败或节育知识未普及而受孕后采取的补救办法，要满足群众要求，并保证安全。做人工流产越早为好，避免手术事故。

为了满足广大群众实行节育手术的需要，卫生部门要培养一支技术精益求精，又红又专的卫生队伍，并与有关部门密切配合，做到方便群众，保证手术质量。术后定期访问、观察，有病早发现，早治疗，负责到底。对疑难并发症的治疗，可指定专人负责，及时予以治疗。

# 积极工作 努力完成“四五”人口规划任务*

（1972年1月25日）

河北省计划生育工作会议今天要胜利结束了。会议开得好，开得及时，开得成功。

我们是来学习同志们的好思想、好作风、好经验的。在短短的几天中，我们学到了很多好经验，了解了一些新的情况，收获很大。在毛主席无产阶级革命路线的指引下，河北省抓革命、促生产的形势一片大好，计划生育工作也取得了显著成绩。毛主席有关计划生育的指示日益深入人心，为革命坚持晚婚、有计划地生育子女逐步成为广大群众的自觉行动，人口自然增长率逐年下降，1970年河北省人口自然增长率为2.03%，1971年预计为1.8%左右，是全国先进的省、市之一。以全国26个省、自治区来比较，河北的人口自然增长指标（1970年、1971年）为最低。乐亭、玉田、固安等县和其他地区的不少公社、市区的人口自然增长率1971年已下降到1.5%以下，提前四五年达到了国务院〔71〕51号文件要求的指标，获鹿县也降到1.5%，还有些县接近1.5%，成绩都是显著的。通过大量的工作实践，并积累总结了开展工作的丰富经验，为今后工作提供了良好的条件。乐亭县贾政委及其他地区共17个同志在大会上介绍了他们的经验，又到赵滩大队、车门大队、向阳大队进行现场参观、座谈，社队基层干部和贫下中农又向我们介绍了他们的具体做法与亲身体会，特别是贫下中农深厚的无产阶级感情，对我们的教育、启发很大，是我们学习的榜样。这些成绩的取得，是同志们积极努力工作的成果。

在1972年新的一年刚开始的时候，河北省革命委员会生产指挥部又主持召开了全省计划生育工作会议，省革委会王路明副主任亲自到会指示，生产指挥部的李文学部长亲自主持这次会议。卫生局3个局长，还有省各有关部门负责同志均从头到尾参加了会议，与会同志集中精力认真学习，交流经验，这些行动充分说

---

* 这是作者在河北省乐亭县召开的全省计划生育工作会议上的讲话。

明了河北省委及同志们对伟大领袖毛主席有关计划生育的指示、国务院〔71〕51号文件是认真对待、坚决贯彻落实。领导重视，决心大，抓得紧，河北省计划生育工作，在新的一年内定会取得更大成绩。在这次会议期间，其他17个省、市、自治区的代表，除学习河北省的经验外，也互相交流了工作情况和经验，互相学习，互相促进，共同提高，将对全国计划生育的开展起极大的促进与推动作用。也为今年预计召开全国计划生育工作会议作了良好的会前准备。

1972年伟大领袖毛主席和党中央已向我们发出了新的号召，元旦社论中指出："在新的一年里，全党、全军、全国人民要继续深入进行思想和政治路线方面的教育，加强党的领导，把各条战线的斗、批、改深入下去，推动社会主义革命和社会主义建设的更大发展，'团结起来，争取更大的胜利'。"今年是第四个五年计划的第二年。毛主席在《工作方法六十条》中指出："五年看三年，三年看头年，每年看前冬。这是一个掌握时机的方法，时机上有所侧重，把握就更大了。"1971年已经过去了。要真正落实人口自然增长"四五"规划要求达到的指标，尤其是计划生育工作，工作要做在头年，1972年是关键的一年，必须认真抓好。我们总结分析了1971年的工作实践，对1972年计划生育工作曾考虑了个初步意见，趁此机会谈谈供参考。

## 一、在新的一年里，要继续深入进行思想和政治路线方面的教育

遵照毛主席"路线是个纲，纲举目张"的教导，深入开展学习马、列主义，毛泽东思想的群众运动，认真看书学习，提高识别真假马、列主义的能力，继续深入广泛宣传毛主席有关计划生育的教导："人类在生育上完全无政府主义是不行的，也要有计划生育。""人类要控制自己，做到有计划地增长。""重男轻女，这个风俗要改。"学习贯彻国务院51号文件的精神。要使计划生育的重要意义，节育的科学知识，做到家喻户晓，深入人心，提高为革命实行晚婚和计划生育的自觉性，逐步形成以晚婚和计划生育为荣的社会新风尚。

## 二、建立、健全机构

建立、健全各级、各单位的计划生育领导组织、办事机构，做到层层有领导，层层有人抓。抓好典型，总结经验，全面推广经验，抓面上的1/3。各级党委要加强领导，卫生部门、计划生育办事机构要做好各级党委的参谋助手。

## 三、具体指标

要求全国有生育能力的夫妇节育率达到50%左右；人口自然增长率全国降为1.9%左右；全国约有10%的市、县人口自然增长率分别达到城市1%以下，农村达到1.5%以下。希望根据当地情况，订出规划。在开展计划生育工作的同时，要做好妇幼卫生工作，继续推广新法接生，在20%的市、县消灭新生儿破伤风，做好妇女“四期”劳动保护。防治儿童常见病、多发病，提高妇女和儿童的健康水平。推广江苏省如东县检查治疗妇女病及举办幼儿班的经验。建议各省、市、区今年内在各县以公社为单位，结合本地情况先搞试点，总结经验，再行推广。

有关计划生育工作的几个问题，谈一点自己的看法：

1. 自然增长率究竟降到什么指标？是否越低越好？毛主席教导我们：“按照实际情况决定工作方针，这是一切共产党员必须牢牢记住的最基本的工作方法。”我国人口自然增长率降低的幅度，国务院批转的51号文件中已明确了要求。各地可根据具体情况，研究制定。国务院要求农村在1.5%以下，城市1%左右，这就是我们目前奋斗的目标。从我国目前的情况，自然增长率能稳定在1%左右就要做很多艰苦细致的工作。按1%的指标算，大概平均每对夫妇有两个孩子，当然有的一个，有的三个，个别的四个，也有不生育的（不孕症约占育龄夫妇8%）。我国人口死亡率低。个别地区群众在完全自觉自愿的基础上不愿多生，出生率低也没有什么问题，有时在一个地区人口自然增长率比较低，除出生率低是一个因素外，还有因人口组成的关系。假定说全国人口自然增长率在正常死亡情况下降到0.5%的话，全国每年还要增加500万人口，不影响劳动力及兵役的来源。欧洲一些国家人口自然增长率多年来就是维持在很低水平，有的根本不增长，还有负数。美国、苏联自然增长率约在0.9%~1%的样子。

2. 关于晚婚年龄的问题。我们大力提倡晚婚，从计划生育降低人口出生率来讲是有一定的意义。晚婚可缩短生育的年限，如以20岁结婚，一个世纪可有五代人，25岁结婚，100年只能有四代。但我们不是单从缩短生育年龄来提的，更重要的是从青年男女对革命的贡献，从德育、智育、体育全面发展的角度来看的。另一方面是以女18岁男20岁的基础来提出晚婚的，婚姻法是1950年制定的，那是解放初期，旧风俗习惯还比较浓的社会背景提出的。规定的结婚年龄是起码的年龄，并不是到18岁都要结婚，根据目前群众的觉悟，现在提倡在农村女23岁、男25岁，城市女25岁，男27岁或28岁。这是提倡的年龄，特殊情况，需要略提前，可以主动照顾。有的愿意推迟，有的终身不结婚的也无不可。总之，要从群众的觉悟来决定方针政策。

3. 一对夫妇生几个好，每个孩子的间隔几年好？上面谈了，如果自然增长率保持在1%的水平，就是平均每对夫妇有两个小孩。每个孩子的间隔，从母亲和孩子的健康来讲，我们认为间隔4～5年为好。因怀孕、喂奶需两年，均要从母亲身上吸收营养，三岁以内孩子容易得病，需要更多的精力来照顾，孩子三岁多再怀孕，母亲体力恢复，孩子也大些，各方面均好。假定25岁、29岁、33岁各生一个，母亲50岁，孩子已成人了。父母亲就没有孩子过小需要照顾的负担。

4. 关于节育措施的选择。计划生育，婚后节育，是很重要的一个环节。目前节育的方法很多，只要用得适当，均可达到节育的目的。我们提倡向群众全面介绍，因人制宜帮助群众选择，最后，由群众自己决定，不强求一致。我们的政策是提倡避孕。人工流产是一个补救办法，但群众需要也应满足。随着工作的深入，人工流产应逐年减少。节育措施的选择：初婚，以用口服避孕药或其他工具好。生育间隔期中以口服避孕药、节育环或工具为好。多子女不再生了，可用节育环或绝育手术。绝育手术，我们要宣传男子绝育比妇女绝育好。曲阳县南留营公社在做绝育手术时推广男子绝育，就是个好经验。卫生人员要做好技术指导，手术要精益求精，保证质量，不要出事故，加强随访工作。节育环是群众欢迎的一个方法，由于我们没有做好工作，节育环缺货，可暂用口服避孕药或其他方法代替。满足供应，可能要到下半年，希望同志们主动地多做些工作。

5. 对实行计划生育的群众，从政策上应有所奖励。免费做节育手术，免费供应口服避孕药。节育手术后有一定的假期，工资照发，农村社队补助工分等，均体现党对人民群众生活的关怀。对不孕症的群众，要根据现有医疗水平给以积极治疗。

同志们！会议结束后，我们即将分赴各地，回到自己的工作岗位。希望把学到的先进经验带回去，结合当地的实际加以推广，在工作中不断地总结经验，有所发现，有所发明，有所创造，有所前进，做出新的成绩。

# 在计划生育技术措施学习班上的讲话

（1972年5月12日）

上海市受卫生部委托，举办了计划生育技术措施学习班。来自全国29个省、市、自治区的49名同志，聚集一堂，学习交流开展计划生育工作的经验。上海市卫生局、除害灭病办公室承担了这项任务，具体承办的是国际妇幼保健院、上一医妇产科医院、上二医第三医院、上海市第一人民医院和20多个协作单位的同志，做了大量的工作，给学习班提供了良好的学习条件，为进一步贯彻落实毛主席对计划生育的指示，国务院国发〔71〕51号文件的指示和满足广大人民的要求，做出了贡献。我代表卫生部向同志们表示感谢。

计划生育的重要意义，同志们在实际工作中已有体会，它是广大群众特别是妇女的迫切要求，是伟大领袖毛主席多年倡导的，是社会主义建设事业的既定政策，是保护妇女儿童、解放妇女劳动力、加速社会主义建设，培养好接班人的大事。

1. 现在，各省、市、自治区党委已开始重视、加强了对计划生育工作的领导，把它列入了议事日程，并有负责同志分工管理。卫生部门也有专人具体负责计划生育的领导工作。有20个省、市、自治区在党委统一领导下，成立了计划生育领导小组或委员会，设有办公室，工作人员2～15人不等。许多省、地区、县、公社到大队、生产队，城市街道和企事业单位，都设有领导机构或专人负责，做到了层层有人抓。关于全国性的领导组织，最近中央领导已口头同意，成立由国务院各有关部门领导参加的计划生育领导小组，下设一个办公室。

2. 通过大量的宣传、组织发动，青年晚婚、已婚夫妇有计划地生育和以计划生育为荣的新风尚，在一些地区已经出现或形成。通过技术指导和各种节育措施的推广，人口自然增长率1971年与1970年比，在20个省、市有不同程度的下降。提前达到“四五计划”要求的有上海。下降幅度较大的有湖南、山东、江苏。人口自然增长率在2%以内的有河北、江苏、浙江。江苏、天津等可以提前达到“四五计划”要求指标。但全国发展很不平衡，有四五个省、自治区不但没有下降，反而有所上升。

3. 各省、市、自治区都有不少典型。通过典型，总结了开展工作的经验。去年11月在江苏省如东县召开的计划生育经验交流学习班上，总结了6条经验，即：要加强党的领导；要充分宣传发动群众；要有典型引路；要有一支技术队伍；要与有关部门密切协作；同时要做好妇幼卫生工作。这个经验已发至全国各省、市、自治区，不少省、市又转发到了基层。半年来，各地在工作中又有新的体会，如要有个规划，并要经常检查落实的情况，防止规划落空。

4. 计划生育工作经费从全国来讲又比去年有所增加。避孕药品已可保证供应，同时口服避孕药也不断进行剂型改革，计划下半年可增加Ⅰ、Ⅱ号口服避孕药及长效口服避孕药的生产量。宫内节育器1972年生产1300万个，年底也可完成任务。

5. 中央很重视计划生育工作，同意在今年召开全国计划生育工作会议，这次组织调查组也是为会议做准备工作。通过会议，检查贯彻落实国发〔71〕51号文件的情况，总结交流开展计划生育工作的好经验，讨论研究有关计划生育政策等。这对全国计划生育工作，将会有个大的促进。

6. 为保证受术者的健康和生命安全，1964年3月23日卫生部曾发过一个节育手术常规修改稿。通过几年来的工作实践，趁这次学习班的好机会，对1964年发的节育手术常规修改稿再进行修改，使它更加完善。常规是保证手术质量的基本要求，而不是束缚群众手脚的条条框框。现在每年要有1300万左右人次接受计划生育手术，手术质量的好坏是个政治问题，群众观点问题。但是，几年来，手术中的责任事故还不少，有的还很严重。这些事故的发生，从领导角度，我有责任，宣传教育培训干部抓得不够，抓质量抓得不狠。委托你们讨论修改手术常规，要以毛主席全心全意为人民服务、对技术精益求精的指示为指导思想，要从安全、有效、简便等要求出发，照顾基层的条件。除对手术常规进行讨论修改外，对手术中的假期、手术经费等也要讨论，提出修改意见。

同志们回去后，要向领导汇报，以取得领导上更加重视，在计划生育工作中做出贡献。

# 计划生育工作的调查报告

（1972 年 8 月 21 日）

国务院：

为筹备今年 9 月召开全国计划生育工作会议，我们与商业部的同志组织了学习调查组，到江苏、上海等八个省、市的 23 个县、市的基层单位进行了调查，现将目前计划生育工作开展情况，汇报如下：

## 一、经验总结

各地在执行毛主席关于计划生育的指示，贯彻国务院〔71〕51 号文件中，总的形势是好的。各级领导逐步重视，加强了组织领导。在推广如东、乐亭、文登等先进经验的过程中，又涌现出了新的先进单位，老的先进典型有了新发展，节育和晚婚逐步成为群众的自觉行动，人口增长率较 1971 年普遍下降，江苏省预计全省 1972 年降到 1.5% 以下。共同的经验：

**（一）抓组织落实**

“政治路线确定之后，干部就是决定的因素。”有的同志说：“工作好不好，关键在领导，重视不重视，关键在认识。”有了健全的计划生育组织，毛主席指示有人宣传，工作有人抓。衡阳市计划生育工作，党委亲自抓，分管部门具体抓，有关部门配合抓。主管部门积极当好参谋，培养各种先进典型 50 多个，今年召开了五次全市性计划生育大会。商业部门、学校、街道委员会、派出所、火车站、医院、影剧院、宣传部门等结合本单位的中心任务和业务工作互相配合，做好计划生育的物资供应、宣传教育、组织发动工作。遵照毛主席的教导在中学增设了一门节育课，与思想教育和社会主义道德教育相结合，师生反映很好。

各地还总结干部在开展计划生育工作中做到学习、宣传、节育“三带头”的经验。河南省辉县西四庄公社西四庄大队的支部书记，有四个女孩，一个男孩，男孩又患心脏病，爱人已怀孕，全家想再生一个男孩。计划生育工作开展后，他想到自己和爱人都是共产党员，应积极带头响应毛主席的伟大号召，主动办家庭学习班，说服了母亲，动员爱人做了人工流产，自己做了结扎。有人说他是傻瓜，不该动员爱人流产，他坚定地说："执行毛主席指示不能打折扣。"他的母亲又动员了两个女儿、两个儿子落实了节育措施，还教育自己的小儿子、小女儿落实了晚婚。在这一家人带动下，该大队75对育龄夫妇，80%落实了节育措施。

**（二）抓思想落实**

计划生育，是人类在生育上由必然王国到自由王国的一个社会革命过程，必须要大造革命舆论，反复、深入地宣传毛主席的有关指示和计划生育的伟大意义。破"重男轻女"的封建思想，立"时代不同了，男女都一样"的新思想；破"生儿育女命中注定"的唯心论，立人类生育自己掌握，有计划生育的唯物论；破"早结婚、早生儿、早享福"的旧风俗，立为革命学本领，多作贡献，实行晚婚的新风尚。使广大群众树立无产阶级生育观。不少干部、群众深有体会地说："计划生育不单是个人家庭私事，而是执行毛主席革命路线，关系到为人类多作贡献的大事。"

要做反复细致的思想工作。浙江省消山县瓜沥镇在做节育者思想工作中，坚持用毛泽东思想教育群众，对习惯势力不迁就，碰到钉子不回头，做到执行毛主席指示有决心，帮助同志节育有耐心，使节育者本人、家庭、爱人思想通。计划生育在这个镇，已做到家喻户晓，应节育者均受到教育，落实了节育措施，预计1972年人口自然增长率为0.1%左右。

**（三）抓政策落实**

政策是路线的具体体现。正确执行党的政策，就会变成大家的自觉行动。

湖南省衡阳市培养了1.28万多名基层骨干，通过演出、展览等形式宣传毛主席、党中央对计划生育工作的指示，使党的政策深入人心。他们坚持说服教育，不搞强迫命令；坚持向人民负责，关心群众生活；坚持因人制宜，采取综合措施。

浙江省吴兴县，湖北省黄冈地区，认真执行党的方针政策，改变重男轻女旧思想，做到了男女同工酬，招女婿不再受歧视；执行粮食按人分级的分配方法，避免了过去"肚子鼓一鼓，秋后三百五"的变相鼓励盲目生育的现象；开展查治妇女病，治疗不孕症，解决部分人误认为计划生育是生育越少越好的倾向，对节育手术者生活上给予照顾，防止因为节育而影响社员收入和身体健康；办好托儿所，保护儿童健康，减少父母怕子女死亡的顾虑；加强"五保户"的工作，进一步巩固计划生育成果。

政策落实了，计划生育实现了，革命生产双飞跃。吴兴县新溪公社执行毛主席的指示，认真落实党的政策，狠抓计划生育工作，解放了妇女劳动力，推动了农业生产。全公社2419对育龄夫妇99%实行了计划生育，采取了各项措施。624对青年落实了晚婚计划。全公社粮食年年增产，收入不断增加。1971年每人平均（除购口粮外）收入148元，卖国家6000多头猪。一年平均公养自养每人一头猪，每户两至三头羊。

**（四）抓规划落实**

制定人口规划要充分发动群众，在提高认识的基础上，坚持从群众中来到群众中去，上下结合的原则。提倡“晚、稀、少、好”（即晚婚：一般男女双方在25岁以上，婚后生育隔长一些；一对夫妇生育两个；生育少培养教育好）。定出个人、单位生育规划，做到群众、领导心中有数。

制定规划的过程，是对广大群众进行思想教育的过程。规划制定后还要反复抓，定期检查。如黄岁县淋山河区有的地方建立了每月一次的“三查”制度，即查思想有没有反复，查分管的同志是否落实，查晚婚计划和避孕措施是否坚决执行。这个区的眠龙公社七大队九小队贫农社员童兰姣自定1973年后生育，自选措施是服避孕药，在“三查”中，发现因服药失败而受孕，主动带上计划生育卡片，到公社卫生所进行了人工流产。

**（五）抓措施落实**

计划生育工作好的地方，都有一支计划生育宣传、技术指导队伍，深入基层，宣传群众，落实各项措施。江苏、浙江、湖南、湖北、山西等省都有这样的小分队，深入农村、基层宣传计划生育，作技术指导，同时推广新法接生、查治妇女病。广大干部反映说：“还是这样好，群众发动起来了，技术措施跟上了，规划落实了。”山西省昔阳县介都公社梡栳会大队，在党支部的领导下，宣传队与赤脚医生相结合，全队80名育龄妇女，因人制宜，全部落实了节育措施。

## 二、存在的主要问题

**（一）部分地区领导认识不足，组织机构不健全**

有的把计划生育工作同国民经济计划对立起来，认为“生产是硬任务，计划生育是软任务”“计划生育工作再重要，代替不了粮食上纲要”，“革命生产忙，计划生育顾不上”。把计划生育片面看成是部门的业务，没有列入党委工作议事日程。

一些地区虽然成立了计划生育领导小组，但未开过会议研究、检查、安排工作，有计划生育办事机构，但编制不落实，有名无实。

**（二）节育宣传、技术指导、药品器械不适应计划生育工作开展的需要**

有的地方报纸、广播、学校、影剧院等宣传教育部门，没有把宣传计划生育、晚婚作为一项任务来抓。或者认为作计划生育工作是为某一部门服务的。

目前还没有一种长效、简便、安全的口服避孕药。避孕环缺乏，医疗手术器械紧张。

**（三）有待研究的一些政策性问题**

1. 提倡晚婚的年龄。农村：男25岁，女23岁。城市：男28岁，女25岁。现在各地宣传提倡的结婚年龄与婚姻法规定结婚年龄相差较大，执行还不统一。

2. 男女同工同酬在一些地区未认真贯彻。买卖和变相买卖婚姻的现象仍存在。

3. 临时工、合同工实行节育手术后假期、工资发放、后遗症处理的经费问题均无统一规定。

4. 个别地区有“土”政策（自行规定），生两个以上小孩和招女婿，不予报户口。也有变相鼓励生育的规定，如有的工厂还发生育补助费。

5. 对人口稀少的少数民族地区和其他（疾病多）地区如何开展计划生育工作，认识不一致。

## 三、几点建议

1. 把人口规划列入国民经济发展规则。今年召开全国计划会议时应进行讨论。

2. 随着计划生育工作的深入发展，计划生育经费应适当增加，据调查1973年预计全国约需1.2亿元（今年8500万元），充实节育手术器械，1/3公社卫生院能配齐二套四项手术（结扎、放置宫内节育器、人工流产）器械。条件较差的公社有上、取节育环、人工流产器械，1/10的大队配齐一套上、取节育环的器械。对现有的器械，加强管理，作好组织供应。节育环1973年应生产2000万个，以解决急需。

3. 加强计划生育基础理论与避孕药品用具的科研领导，纳入国家科研计划，力争早日作出成绩，提前实现“四五规划”的指标。

# 计划生育工作要狠抓“五落实”*

（1972年11月6日）

山东省计划生育、妇幼卫生工作经验交流会议，今天已进入第六天，再有两天就将结束。这次我们借山东召开会议的好机会，得到省革委的同意和大力支持，请了全国27个省、市、自治区负责计划生育工作的同志到这里来，学习山东省的好经验，同时了解一些各省、市、自治区开展计划生育工作的情况，研究讨论有关问题，为全国计划生育工作会议的召开做好筹备。

五天来，我们听了周水朵部长的报告；听了24个先进典型经验交流和昌邑县龙池公社郭疃大队贫下中农在实行计划生育、晚婚，破旧俗、立新风现身体会的介绍及文艺演出；观摩了计划生育技术操作。会议开得好，是一个现场会，对我们的教育深，启发大。下面我讲几点意见供参考。

## 一、计划生育、妇幼卫生工作的形势

在党的“九大”团结胜利路线的指导下，特别是深入进行思想和政治路线方面的教育，开展批林整风以来，全国革命和生产形势一片大好。计划生育和妇幼卫生工作也同样大好。从山东来说，毛主席关于“人类要控制自己，做到有计划地增长”的指示，更加深入人心，为革命实行晚婚和计划生育的社会新风尚正在逐步形成，“重男轻女”的旧风俗开始在改变。落实节育措施的人越来越多。仅今年上半年做四种节育手术的人数，即为去年同期的一倍，而且手术质量也有所提高。全省有生育条件妇女的节育率预计到年底可达到60%左右。人口自然增长率1970年起两年的时间，下降了0.8%左右，这个幅度是很大的。去年已有青岛市区和文登、荣成、掖县、长岛、烟台、潍坊、济宁市共七个市、县已提前四年达到〔71〕国发文51号文件提出的“四五”期末要求的指标。预计今年又有

* 这是作者在山东省计划生育妇幼卫生工作经验交流会议上的讲话。

昌邑、乳山、福山、惠民等近20个市、县提前达到这个要求。在6000万人口的大省，提前两年达到〔71〕国发文51号文件要求的指标，对全国来说，影响是很大的。在开展计划生育工作的同时，还重视和加强了对妇幼卫生工作的领导。各地、市、县妇幼保健站（所）已大部恢复。为大队培训接生员和女赤脚医生6万余人。大力推广新法接生，全省新法接生已达70%以上。各地还进行了妇女病的普查普治和举办幼儿班的试点，全省已普查妇女93万余人。肥城、五莲、长清、荣城等县，把计划生育和妇女病普查结合起来进行，大多普查了一遍。对查出的妇女病，各地都采用中西医结合的方法，及时进行治疗。通过妇女病普查普治和举办幼儿班的试点，为今后开展妇幼卫生工作打下了基础，积累了丰富的经验。山东省的好经验，值得全国各地学习。

从到会的27个省、市、自治区同志们介绍的情况看，各地在执行毛主席关于计划生育的指示和贯彻落实国务院〔71〕国发文51号文件中，又涌现出一些新的先进地区和单位，老的典型又有新的发展。由于各级领导的重视，加强了组织领导，目前共有23个省、市、自治区建立了计划生育的领导组织，下设办事机构。其他省、市、自治区虽然尚未成立领导组织，但也有专人来抓这项工作。不少地区把计划生育工作列入了党委和革委会的议事日程，做到工作有计划、有部署、有检查。通过思想和政治路线方面的教育，使毛主席有关计划生育的指示及计划生育工作的意义，做到家喻户晓，深入人心，成为群众的自觉行动。结婚年龄有所推迟，节育率也不断提高。据28个省、市、自治区的统计，1971年人口自然增长率比1970年有所降低。有的省、市降低的幅度很大。如湖南省降低0.62%；山东0.54%；江苏0.48%。上海市在实现〔71〕国发文51号文件要求指标的基础上又下降0.21%。1971年全国有12个市，78个县的人口自然增长率分别下降到1%及1.5%以下。根据目前掌握的情况，1972年全国人口自然增长率将继续下降。上海市上半年人口出生率比去年同期又下降17%。天津市及江苏省今年也可以达到〔71〕国发文51号文件要求的指标。

根据《1972年卫生工作计划纲要》中提出的“力争全国有十分之一的市、县人口自然增长率分别下降到1%、1.5%以下”的要求，目前不完全统计，全国有8.4%的市、县可达到要求。如按省、市计算，有上海、天津、江苏三个省、市已达到国务院要求指标，占全国29个省市的10%。各地在取得成绩的基础上，以“一分为二”的观点进行调查，总结经验，找差距，摸规律，做到情况明，决心大，使晚婚和计划生育工作不断巩固和提高。

在妇幼卫生工作方面，〔71〕国发文51号文件中指出：“在开展计划生育工作的同时，还应积极推广新法接生，做好妇幼卫生工作。”一年多来，推广江苏省如东县普查普治妇女病、举办幼儿班的经验后，不少地区以省、县、公社、大队为单位开展了妇幼卫生工作。1971年江苏省共普查妇女591万余人，查出各种妇女病患者286万余人，对72%的患者进行了治疗。凡是计划生育工作开展好的地方，也同时抓了这项工作，积累了经验，认识到两项工作是互相促进，互为因果的关系。如山西省高平县运用唯物辩证法认真搞好计划生育和妇幼卫生工作。浙江省吴兴县新溪公社认识到，要巩固提高计划生育工作的成果，必须进行妇女病的普查普治和办好幼儿班，提高妇女儿童的健康水平。

一来多来，总的形势是好的，但还存在不少问题，如节育环奇缺，手术器械供不应求，各地的先进经验交流也不够，各地的工作发展不平衡。

## 二、对今后工作的一些看法

毛主席在《工作方法六十条》中指出："五年看三年"。明年是落实人口增长"四五"规划的第三年，也就是关键的一年。如果明年工作抓不好，会影响"四五"规划的全面实现。要实现"四五"规划的落实，明年全国就要有1/3以上的地区或人口，达到"四五"规划要求的指标。因此，我们的工作任务是很艰巨的，必须认真抓好。抓些什么？

1. 要抓路线教育，做到思想落实。思想上政治上的路线正确与否是决定一切的。计划生育是人为在生育上由必然王国到自由王国的一场深刻的思想革命。要革几千年来残留在人们头脑中封建的旧思想、旧风俗、旧习惯的命。因此，必须反复宣传，大造革命舆论。发挥各有关部门，各条战线的作用，运用各种形式，反复深入地宣传毛主席对计划生育、保护妇女儿童有关指示，结合各地实际情况，进行计划生育工作前后对比，算好政治、经济、健康三笔账，广大干部、群众提高认识，辨别是非。认识计划生育不是个人、家庭的私事，而是国家的大事；不是哪个部门的事，而是全党全民的事；不是用不着管的小事，而是关系到国民经济建设为人类多作贡献的大事。关系到妇女儿童健康民族繁荣的大事，关系到妇女在政治上、经济上能否得到彻底解放。计划生育工作面广量大，涉及各个方面每一个人，如果思想认识提高了，其他问题也就好办了。

2. 抓组织落实，部门配合。政治路线确定之后，干部就是决定的因素。组织是完成政治任务的保证。在座的同志都有体会，工作好不好，关键在领导。有了组织领导，毛主席指示有人宣传，工作有人抓，成绩就显著。因此希望各地在党委的领导下，继续抓好组织机构的建立和健全工作，使其发挥作用。不少地方，特别在城市充分发挥各有关部门的积极作用。采取条条贯彻，块块领导，以块为主，条块结合的办法推动工作。辽宁、吉林、黑龙江、天津等许多省市，今年以来在各级党组织的统一领导下，在全省、市范围内组织了市与市，县与县，驻军部队与驻军部队之间计划生育、晚婚工作的大检查、大评比，促进了工作的深入开展。

3. 要抓政策落实。政策是路线的具体体现。正确执行党的政策，就会使广大群众深深体会到开展计划生育是毛主席、党中央对广大群众的关怀，是社会主义制度优越性的具体体现。许多地区通过不同形式，坚持说服教育，不搞强迫命令；坚持因人制宜，采取综合措施。遵照毛主席"重男轻女。这个风俗要改"的教导，正确执行党的方针政策，改变重男轻女旧观念。实行男女同工同酬，提倡结婚男到女家落户。口粮分配按人分等定量。避免了"肚子鼓一鼓，秋后三百五"，"一千分、两千分、不如生个小肉墩"的变相鼓励盲目生育的现象。在农村对实行节育手术者，给予必要的休息时间和生活上的照顾，防止因做手术影响社员收入和身体健康。加强妇幼卫生工作和对"五保户"的照顾，进一步巩固计划生育的成果。在人口稀少的少数民族地区，计划生育工作不提指标要求。对有节育要求者，也要做好节育知识的宣传和技术指导工作，满足节育者的要求。

4. 抓规划落实。由于社会主义社会是计划经济，决定了人口发展应该有计划。毛主席说过，经济建设有计划，人口发展无计划，必然冲击计划经济。人类在生育上完全无政府主义是不行的，也要有计划生育。我们应当很好领会毛主席这些教导，制定好我们的生育规划。规定生育规划，要深入调查研究，充分发动群众，作过细的思想工作。在提高认识的基础上，采取从群众中来到群众中去，自上而下，上下结合的方法。坚持实事求是和自觉自愿的原则，由群众自己定出晚婚和生育规划，做到领导胸中有数，群众心里有底。实践证明，制定规划的过程也是对群众进行思想路线教育的过程。规划制定后还要定期检查，检查落实规划中不落实的地方。找出问题，加以解决，使其落实。河北的乐亭、江苏的如东、山东的文登、浙江的吴兴、湖北的黄冈等先进地区，计划落实得好的，都有这样反复抓的过程。

5. 抓措施落实。措施的落实，是实现计划生育的技术保证。做到措施落实，必须有一批革命化的宣传和技术的骨干，深入基层，边宣传，边培训社队卫生人员，边作技术指导，落实节育措施和推广新法接生，查治妇女病等。在开展节育手术时，教育医务人员有高度的责任心，树立全心全意为人民服务的思想。在技术上要精益求精，不断提高手术质量，严格执行节育手术常规，严防事故发生，确保受术者健康和安全。对服药或采取其他方法避孕者，也要加强有关知识的宣传和技术指导工作。目前在开展节育手术和服药方面，确实出现了一些问题，带来不应有的损失，也直接影响计划生育工作的开展。这一问题各地应特别引起注意，不能掉以轻心。对已发生的问题要认真调查，妥善处理。

关于妇幼卫生工作问题。毛主席早在1934年《关心群众生活，注意工作方法》一文中指出："要得到群众的拥护么？要群众拿出他们的全力放到战线上去么？那么，就得和群众在一起，就得去发动群众的积极性，就得关心群众的痛痒，就得真心实意地为群众谋利益，解决群众的生产和生活的问题，盐的问题，米的问题，房子的问题，衣的问题，生小孩子的问题，解决群众的一切问题"。1956年公布的《全国农业发展纲要》第二十八条中指出"努力消灭危害人民最严重的疾病"，其中就有新生儿破伤风。第二十九条题目就是"保护妇女儿童"。周总理对妇女儿童的健康特别关心，去年在中西医结合会议接见赤脚医生时，差不多对每个赤脚医生均了解了该大队生孩子的习惯，是否新法接生，母亲营养等问题。最近在接见出国医学代表团时，又提到山西省妇女生孩子时，只许喝米汤，坐着生的陋习。新中国成立后，在保护妇女儿童方面也作了不少的工作，培养了不少基层妇幼卫生人员。由于受国内政治运动的影响，各级妇幼卫生组织几起几落，变动大，使妇幼卫生工作的开展受到很大影响。随着计划生育工作的深入开展，妇幼卫生工作也逐步提到议事日程上来了。会议中同志们对这项工作很关心，也交流了经验，希望各地要加强这方面的工作。在实现计划生育指标要求的同时，普及新法接生，消灭新生儿破伤风。

# 做好节育器械生产、供应工作*

（1973 年 5 月 27 日）

全国节育器械生产、供应座谈会，从 5 月 22 日开始，历时 6 天。参加这次座谈会的代表共 107 名。

会议期间，首先学习了马、恩、列、斯和毛主席有关计划生育的语录，国务院〔71〕51 号文件和季龙同志在亚远会上的讲话，以及全国计划会议传达要点有关计划生育部分。代表们用三天半的时间畅谈了计划生育战线的大好形势，交流了经验；加深了对毛主席关于“人类在生育上完全无政府主义是不行的，也要有计划生育”教导的理解，提高了对计划生育工作重要意义的认识。又用一天的时间，落实了节育器械的生产、供应计划，为今后进一步开展计划生育工作，提供了物质保证。

这次座谈会，是工、商、卫生三个部门具体贯彻落实国务院〔71〕51 号文件精神的会议，在节育器械的产、供、需协作方面是一个良好的开端，经同志们的共同努力，达到了预期的目的。

会议的主要收获：

## 一、通过学习，提高了认识

计划生育，是伟大领袖毛主席提倡多年的一件大事，周总理对计划生育工作也作过多次指示。计划生育是我国的既定政策。开展计划生育工作是社会主义经济建设有计划按比例发展的需要，是关系到妇女的彻底解放，保护母性和妇女、儿童健康，培养和造就无产阶级革命事业接班人，增进人民健康和民族繁荣的大事。因此，做好计划生育工作，不是一个部门的任务，是全党的工作，是各行各业都要认真抓好的工作。在宣传、政策、技术指导，药品、器械、用具生产

* 这是作者在全国节育器械生产供应座谈会上的小结。

供应的数量、质量等，哪一个环节跟不上，都会影响计划生育工作的开展。

会议期间，同志们通过学习，提高了对计划生育工作重要意义的认识，也加深了对节育器械、用具生产、供应工作重要性的认识。同志们对节育器械用具过去曾出现的所谓“运动性产品”、“运动性商品”的现象与提法，进行了分析。过去，所以出现“运动性”产品、商品，是因为我们对计划生育工作的规律性还没有掌握，对工业生产、商业供应等各方面的规律性摸得不透，因此，才出现所谓“运动性”。当我们掌握了计划生育工作的规律，工业、商业互通了情报，统计上做到准确，就可以使节育器械的生产、供应工作做到统筹安排，合理调整，就可以避免再出现奇缺与积压。同志们在交流经验中，介绍了各地在抓数量的同时，也注意了狠抓产品质量的提高。数量和质量问题，不仅在工、商部门有，在卫生部门进行手术的单位，也同样存在这个问题。有的单位由于追求手术数量，忽视手术质量和必要的术后随访与宣传解释工作，因而也出现一些事故，影响群众的健康与工作的开展。节育器械、用具的产品和商品，是直接用于人体，有的长期放在体内（如宫内节育器），而且手术数量相当多。因此，无论在哪一环节，数量、质量上脱节，都会影响计划生育工作的开展和“四五”规划的落实。节育器械的生产、供应关系着“四五”规划中关于降低人口出生率的落实。五年看三年，今年是“四五”规划的第三年，正如同志们说的现在开这个会是必要的，及时的。国务院〔71〕51号文件中指出：“加强避孕药品和器械的研究、生产和供应工作。对现有的避孕药品和用具，要提高质量，减少副作用，改进剂型，改革包装。”“积极组织口服避孕药和避孕用具的供应，重点放到农村，落实到人，方便群众。计划生育的手术器械要增加生产，满足需要”的指示，经过学习和讨论，同志们扭转了那种认为生产宫内节育器产品小、利润小，没前途的说法，并表示有决心和信心搞好节育器械的生产和供应工作。

## 二、互通情况，密切协作

国务院〔71〕51号文件中指出：“建议省、市、自治区党委和革委会认真抓好计划生育工作。卫生部门要在现有编制内设一个小的办事机构。各部门都要互相配合，密切协作……”医疗器械的生产、供应，在江苏省是卫生部门统管，协作得好，其他省、市、区是分管的。在交流经验中，广东省代表介绍了工作部门主动找商业部门和计划生育部门座谈，沟通情况，加强协作的经验；河南省商业部门介绍了主动找计划生育部门配合的经验。辽宁省的同志说：过去，生产节育器械的原材料都被挤掉了，现在，省里把这部分原材料纳入了计划，保证了生产上的需要，特别是生产节育环的材料。湖北省、河南省在生产、原料上都得到有关部门的大力支持。会上、会下，省与省之间，大区与大区之间互通了情况，交换了意见。有的还进行了产品互相调剂。

目前，节育器械的生产、供应情况虽比过去有改进，但还不能完全满足工作的需要。通过这次会议，今后应有所改善。但矛盾总是存在的，有矛盾是绝对的，是正常的，我们要通过协作，不断协商解决工作中存在的矛盾，把计划生育工作深入开展下去，尽早实现“四五”规划中提出的人口增长指标。

## 三、交流经验，取长补短

会议期间，江苏省介绍了开展计划生育的经验。他们的人口自然增长率1972年已下降到1.59%，提前3年达到“四五”规划要求的指标。江苏的经验，已印发供各地参考。我们还参观了苏州市的东方红丝织厂和向东机床电机厂。这两个单位的计划生育人数都达到了育龄夫妇的90%以上。电机厂的同志把盲人、聋哑人都发动起来了。说明工作做得细，做得深。

在大会上，交流提高节育器械的产品质量经验有：上海医用缝合针厂、天津东方红医疗器械厂、湖南长沙北区机械厂。江西假肢厂和其他生产单位分别在小组会上介绍了投产、增加产量与提高质量的经验。代表们还参观了苏州市医疗器械厂和医疗用品厂。会上，陈列了各地生产的器械和用具的样品，对今后提高产品质量与降低成本，将起到促进作用。

## 四、落实了计划

这个问题，汪建时、吴德明两位同志已讲了，我不重复，具体数字调整另附。

总的来说，会议收获是主要的，但也存在问题。问题的产生是我们工作不深入，通知开会的时间比较仓促，因此，许多单位的好经验没写成文字带来。

## 五、今后希望

1. 力争完成1973年在计划生育工作方面提出的任务。毛主席在工作方法六十条中指出：“五年看三年，三年看头年。”今年是第四个五年计划的第三年，也是关键的一年。现在已是5月底了，还有半年时间，因此，必须重视这半年的宝贵时间。1973年的任务，要求全国有60%左右的育龄夫妇采取节育措施，人口自然增长率下降到1.9%左右。要达到这一指标，必须全国各地都有所下降，还必须有1/3人口地区实现城市在1%以下，农村在1.5%以下。对人口稠密、工作有基础的地区要求要高，下降的数字要多些。要实现这一任务是艰巨的，但也是可能的。如江苏省是一个5000多万人口的地区，人口自然增长率1969年为2.57%，1970年2.38%，1971年1.9%，1972年1.51%，四年时间下降一个百分点。目前，有利条件是多的，党委重视，已列入国民经济建设规划，各地均有了丰富的经验，物质方面也进一步有了保证。因此，我们要在各级党委领导下，大家共同努力，力争完成任务。

2. 积极做好节育器械、用具的生产供应工作。关于生产调整、抓产品质量与调整供应的问题，汪建时、吴德明同志已详细谈了，我再补充几句。对节育器械的生产、供应各地党委与单位领导都比较重视，希望到会的工业、商业部门的代表回去后，一方面要向党委、领导汇报，争取党委更多地加强对这一工作的领导；另一方面代表本身也要继续重视积极参与这一工作，不要会后不了了之。要多作调查研究，做到有情况，有经验，有办法，做好党委和领导的参谋，切实把已承担的任务完成好，并力争提前完成。另外，同志们也要做一名计划生育工作的宣传员，把经验带回去，传下去，使自己所在的单位、地区，成为计划生育工作的先进单位和地区。

3. 继续加强联系，密切配合。这次会议是工、商、卫生三个部门代表会集一堂，共同研究贯彻落实毛主席、党中央、国务院指示的一次会议，会后希望为了一个共同的革命目标经常保持联系，主动联系，互通情况，交换意见，互相支援。

目前，全国已有24个省、市、自治区成立了计划生育领导小组或委员会，由有关方面的负责同志组成，共同领导这项工作。有了这一组织形式，是我们保持联系、密切配合的组织保证。我们要定期汇报工作，研究问题，解决一个部门不能解决的一些问题。

由于我们国家各地工业发展不平衡，工业发展快的地区也不可能样样东西都有，因此，省、市、区之间互相支援也是必要的，但要通过一定的渠道，发扬社会主义大协作的精神，充分发挥社会主义制度的优越性。

# 列入党委议事日程
# 认真做好计划生育工作*

（1973 年 7 月 20 日）

甘肃省卫生工作会议在省委、省革委的关怀和领导下胜利召开。会议传达1973 年2～4 月在京召开的全国卫生工作会议，4 月在辽宁沈阳召开的中央北方 15 省、市、自治区防治地方病工作会议，5 月在江苏苏州召开的全国节育器械生产、供应座谈会的精神；总结交流甘肃省卫生工作、防治地方病、计划生育各方面的工作经验，并进一步研究贯彻的方案与意见。我有机会参加学习，感到高兴，收获很大。

毛主席教导我们：一切真知都是从直接经验发源的。经验来自实践，实践出真知，你们是战斗在第一线，有直接的经验，我是来学习你们的经验。结合我的实践，谈几点意见。

## 一、关于计划生育问题

计划生育是伟大领袖毛主席提倡多年的大事。它关系到国民经济有计划的发展，关系到促进妇女的彻底解放，关系到保护母性和妇女儿童，教养后代，关系到增进我国人民的健康和民族的繁荣。毛主席对计划生育工作，从原则方针到具体做法有过多次指示，党中央、国务院从 1956 年起也曾多次作决定、发文件，周总理对提倡晚婚和计划生育工作也非常关怀，作指示提要求，中央其他领导同志也是非常关心的。

**（一）目前工作概况**

各地在贯彻落实国务院〔71〕51 号文件的过程中，取得很大成绩。表现在：加强了对此项工作的领导。各省、市、自治区都有领导同志分管此项工作，列入

---

* 这是作者在甘肃省卫生工作会议上的讲话。

议事日程，列入国民经济建设计划。河北、山东、江苏、北京、浙江、湖南、广东、四川、吉林、福建、黑龙江等省先后召开了会议，专题进行讨论，交流经验，制定规划。有的逢会结合讲，如湖北省1972年在农村政治工作会议、1973年五级干部会议中，均有计划生育工作的专题发言，提高与会代表对计划生育工作的认识，调动各方面的积极因素，共同贯彻落实党的政策。各级办事机构已逐步充实加强。结合政治路线教育，广泛宣传计划生育的意义，晚婚、节育的科学知识。在工作开展好的地区，做到家喻户晓，深入人心。江苏省不少地区的干部和贫下中农，为革命实行晚婚、计划生育已成为自觉行动。各省、市、自治区通过典型、大面积开展工作的实践，积累和总结了丰富经验，并摸索了人口增长的规律。由于大量的工作，不少地区青年结婚年龄有所推迟，如河北乐亭县1971年全县青年结婚年龄平均男25岁、女23.7岁；山东文登县1972年全县新婚夫妇4104对，平均男25.3岁，女23.1岁。人口出生率、人口自然增长率有所下降，上海、天津、北京、江苏等省市提前达到国务院“四五”规划提出的要求指标。1972年下降到2%以下的还有浙江、河北、辽宁、湖北、山东五个省。

## （二）主要经验

综合各地区的主要经验为：

1. 加强党委的领导。计划生育使我国人民群众在生育上由无计划的状态，逐步走向有计划，这是我国社会主义建设中的既定政策，是一场破旧俗立新风、破私立公的革命。党委必须重视这项工作。发动有关部门，结合不同业务的特点，贯彻落实，并以身作则，带头宣传、落实晚婚、节育措施。

2. 要设办事机构，有专职干部具体抓。省、市、区、地、市、县，及各基层单位均要指定专人负责抓，做到层层处处有人管。各级办公室要做好党的参谋助手作用，调查研究，掌握情况，培养典型，总结推广经验。组织物质供应，配合有关部门，协助解决工作中存在的一些具体问题。基层干部不单应广泛深入宣传，作过细的思想发动，还要把避孕药具送上门，计划、措施落实到人。

3. 狠抓宣传教育，普及卫生科学知识。提倡晚婚，有计划地生育子女。各地采取多种形式，通过多条渠道进行宣传，普及卫生科学知识解除群众的思想顾虑。湖南湘潭县举办学习班学习毛主席关于“时代不同了，男女都一样”的教导，批“重男轻女”，立“妇女半边天，革命要争先”的思想；学习毛主席关于“人类在生育上完全无政府主义是不行的，也要有计划生育”的教导，批“儿多福多”、“早婚不算啥”，立“计划生育为革命”的思想。江苏兴化县严家公社开展了“是盲目生育，还是计划生育？是重男轻女，还是男女一样？是早婚迷恋个人小家庭，还是坚持晚婚为革命作贡献”的大讨论。从而提高了广大人民群众的认识水平，增强为革命实行晚婚和计划生育的自觉性。

4. 制定人口出生、增长规划。我国是社会主义经济，社会生产是有计划进行的，经济建设有计划地增长，要求人口增长也要有计划。国务院发的51号文件要求，力争在1975年第四个五年计划期间内做出显著成绩，“一般城市降到1%左右，农村降到1.5%以下。”许多地方为了逐步降低人口增长率，做到领导、群众心中有底，各级对人口增长都作了规划，并反复进行检查、调整与落实。河北省固安县在深入发动群众的基础上，领导提出晚婚年龄，一对夫妇生几个，每胎间隔多长时间为好，由生产队群众自己讨论，自报公议，因地制宜地制订计划。公社在确定规划时留有余地，对因发生意外或其他特殊情况时，进行调整平衡，这样由下而上、上下结合的办法，群众满意，领导心中有数，避免层层下指标，该生的无指标，不该生的多安排，或为压指标，动员妇女做人工流产等脱离群众的做法。根据生育规律，每年的人口出生、增长规划，要在头年的3月份前制定。

5. 因人制宜，推广综合节育措施。为降低人口出生率，我们提倡晚婚和婚后节育。晚婚对缩短生育年龄有一定的作用，但晚婚更重要的意义是使男女青年有充沛的精力学本领、长知识，更好地为社会主义建设作出贡献。婚后节育和间隔一定的时间再生育很重要。在节育方面，我们主张以避孕为主，人工流产是补救措施，今后应逐年减少。目前，节育方法有多种，不管哪种方法，只要群众思想通了，有节育的要求，按照规定使用，效果都是比较好。各种避孕方法各有特点，每对夫妇由于年龄大小、子女多少、身体健康状况、劳动条件、生活习惯等不同，因此，必须因人制宜，采取适宜的节育办法，不能“一刀切”。山东青岛纺织厂一位医生介绍他们的作法是，把节育方法全面介绍给群众，医生结合节育对象的具体情况，帮助选择推荐，采取何种办法，最后由群众自己决定。

关于中草药避孕、绝育的问题，既要积极收集整理，又要持科学态度，进行研究。确系安全、有效再临床试用。

对节育手术，卫生人员必须具有高度的政治责任感及科学的态度，手术虽小，影响却大，要求参加手术的全体工作人员认真负责，一丝不苟，严格按节育手术常规办事，技术上要精益求精，确保受术者的健康、安全与效果。术后应定期随访，发现问题及早解决，不断总结经验，提高技术质量。对发生并发症、后遗症患者，应指定医疗单位，成立协作组，负责进行治疗，使受术者早日恢复健康。

6. 抓政策落实。“政策和策略是党的生命”。计划生育是关系到千家万户的大事，必须认真对待。提倡晚婚、有计划地生育子女，是毛主席、党中央对人民群众的关怀。为此，国家拨有专款；免费供应避孕药品，送药上门，便利群众；免费施行节育手术；并给必要的休息假日，职工照发工资，社员补助工分、营养品等。同时制定了在人口稠密、出生率高的地区，提倡晚婚和节制生育，在人口稀少的少数民族地区和其他地区，采取有利于人口增长和生产发展的适当措施，对有节育要求，也要做好技术指导工作。我们要广泛深入地做宣传，做过细地思想工作，不要搞强迫命令。既要节育，对不孕症的夫妇也要进行治疗，同时要做好妇幼保健工作，争取做到生一个，活一个，健康一个。浙江省吴兴县在抓降低人口增长率的同时，又着重抓男女同工同酬；男女婚姻自主；可以选择一方居住，都有继承权；落实对“五保户”政治上、生活上的照顾，使其幸福地度过晚年；对节育手术后超过休息时间，劳动尚有困难时，生产队酌情给以工分补助。对患不孕症有生育要求的夫妇予以治疗。在基本普及新法接生的基础上，对妇女病进行普查普治，对儿童进行健康检查，按时预防接种。农忙期间，普遍举办幼儿班、托儿所，有的已转为常年办，使幼儿健康成长，从小受到教育。

7. 调查研究，掌握人口增长规律。如何使人口增长与国民经济建设相适应，是一个新问题，我们没有经验。在河北乐亭县、江苏如东县，上海市、湖北黄冈等地都做了调查研究工作，初步摸出人口增长的规律，为制定年度人口增长规划提供依据。由于各地人口性别、年龄组成不同，应选择些典型地区进行调查，做到心中有数。情况明，行动有方向。

8. 在领导方法上，一些先进地区的做法，开始发动时，一般采取抓点带面。运动深入开展后，出现发展不平衡，差距悬殊的局面，此时则采取集中精力帮助后进地区，促平衡。江苏、山东在这方面做了不少工作，将会看到成效。在城市的人口组成，除居民外，有机关、学校、厂矿、企业等单位，又有中央、省、市、区领导关系不同的特点，上海、济南、沈阳、北京、天津等城市通过几年来的实践，总结出“块块领导，条条贯彻，以块为主，条块结合，单位负责”的领导方法。这些经验在中小城市也是适用的。

上述几条，只是概括地谈了一下，甘肃省的经验也是丰富的，希望同志们在工作的过程中，继续总结提高。

## 二、关于妇幼卫生工作问题

### （一）提高对妇幼卫生工作的认识

妇幼卫生是整个卫生工作的组成部分。卫生工作的普及与改善，医疗质量的提高，妇女儿童的健康水平也相应地得到提高。但妇女儿童由于生理上的特点，除一般医疗保护外，还要根据其特点加以特殊的照顾。由于2000多年来封建迷信、重男轻女等旧思想的影响，因此加强对妇女、儿童的保护就显得更为重要。毛主席、党中央对妇女的彻底解放，对母亲和儿童的健康特别关怀，有一系列指示和要求。人民日报1973年“三八”国际劳动妇女节社论中指出：为了保证妇女更好地参加政治活动，参加生产，工作和学习，要教育她们用无产阶级观点对待恋爱、婚姻、家庭、子女教育等问题，抵制在这些问题上的资产阶级思想和封建主义思想。要注意妇女的特点，关心和解决她们的特殊困难。利用一切可能的条件，办好托儿所、幼儿园、哺乳室，做好妇幼保健工作。提倡男女晚婚和计划生育。提倡男女分担家务劳动。要像列宁教导的那样：“让妇女参加社会生产劳动，使她们不要做‘家庭奴隶’，不要永远把自己仅仅限制在做饭和照料小孩的圈子里。”在国际上，人口死亡率、产妇死亡率、婴儿死亡率是衡量各国卫生水平的依据。妇女、儿童约占全国人口的2/3，是最大的群众工作，因此推广新法接生和儿童保健工作是事在必为，是衡量我们群众观点的问题。

**（二）目前主要工作内容**

1. 普及新法接生，在两三年内消灭新生儿破伤风，降低产妇、新生儿的染病率和死亡率。新中国成立后，各省、市、自治区即开始组织妇幼卫生工作队，建立基层卫生组织，大力培训新法接生员，改造旧式接产，配备接生装备。目前各地响应毛主席“六二六”指示，把医疗卫生工作的重点放到农村去，公社卫生院比过去加强了，大队培养有女“赤脚医生”，生产队有卫生员，还有不少已经训练过的接生员。同时，也有先进典型引路，如平凉县白水公社星光大队接生站，20年如一日，坚持自力更生，勤俭办站，为革命坚持推广新法接生。从1952年到现在，接生1480个婴儿中，除因畸形、难产死亡12名外，其余全部成活，健康成长，消灭了产褥热和新生儿破伤风。只要加强领导，妥善安排，与开展计划生育工作有机地结合起来，对接生员的装备给予补充，特别困难的地区国家给予适当补助，对现有接生员应有计划地加以培训提高，早日消灭新生儿破伤风，提高母亲和婴幼儿的健康水平，是可以做到的。

2. 关于对妇女多发病、常见病进行普查普治的问题。1971年3月推广了江苏如东县普查普治妇女病的经验后，江苏在全省范围进行了妇女病普查普治，1971年普查1676万人，占成年妇女总数的62.8%，发病率占49.6%，治疗了232.9万人，占查出病人数的70%。1972年又补查补治、复查复治167万人，同时还采取一些预防措施，如改革月经带、改良厕所、由坐位改蹲位，一人一盆一巾洗下身等。其他各省、市、自治区，也先后以公社、县为单位进行试点。湖南长沙县1971年8月后，组织7000多名医务人员、妇女干部、“赤脚医生”和卫生员，先后普查近12万人，其中患妇科病者占受检人数的57.5%。他们对患病妇女全部进行了治疗，有3.3万人治愈，2.7万多人明显好转，二者共占89%。同时结合普查普治，大力普及妇幼卫生知识的宣传，建立妇女劳动保护登记卡，增办卫生草纸厂，设立田间厕所等。由于普查普治妇女病，提高了妇女健康水平，妇女群众干劲倍增，朝气蓬勃地投入农业生产。

从甘肃省典型调查资料看，妇女病还要严重。1972年在敦煌、安西、玉门等地共检查3261名妇女，患各种妇科病的有2643人，发病率占80%。兰州化学工业公司普查了396名女职工，发现317人患有妇科病，发病率占85.5%。对此必须引起重视。

在普查普治妇女疾病工作中，一定要贯彻领导、卫生人员与群众相结合；宣传、检查、治疗、预防相结合；中西医、中草药治疗相对合，并以“土”为主；查治妇科病，推广新法接生，与开展计划生育工作相结合。要坚持自力更生、勤俭办事业的精神。

甘肃省武威地区有北京医疗队的力量，能否多开展一些？建议对甘肃妇女的多发病、常见病的防治方法多出主意，提供办法，并协助基层总结适合农村的防治措施。

3. 儿童保健工作。根据1964年6月底全国人口统计，7岁以下的儿童约占总人口的22.33%。从甘肃省近年来人口增长情况看，估计还要超过这个数字。婴幼儿正在迅速成长，抵抗疾病的能力弱，自立生活能力差，是一生中在德、智、体方面打基础的阶段。因此，对婴幼儿的特殊保护非常重要。我们虽然作了不少工作，婴幼儿发病率、死亡率比新中国成立前大为降低，健康水平有所提高，但也存在不少问题。从全国来看，突出的是现有力量没有组织起来，形成一个有机整体，对托幼组织保健人员的培训、业务指导有所放松。在农村，1971年冬推广江苏省如东县举办托儿组、幼儿班的经验以后，各省、市、自治区结合当地情况，总结本地区的经验，对农村托儿组织的领导有所加强，城市也逐步抓起来。江苏如东县从1967年以来，由点到面，举办农村幼儿班，全县有78%的生产队，以队或联队为单位举办了480个幼儿班，入班幼儿是5.5万多名，占幼儿总数的69%。他们体会到，办幼儿班的好处是：（1）使幼儿从小即受到毛泽东思想的哺育。（2）提高了幼儿的健康水平，减少了事故的发生。幼儿懂得一些卫生知识，培养了较好的卫生习惯，使幼儿发病率比办班前减少一半左右。（3）解放了妇女劳动力，更好地投入农业生产，并加强了家庭亲邻之间的团结。（4）有利于巩固和促进计划生育工作。1972年全县节育率达75%，人口自然增长率为5.27‰。

# 在巴基斯坦计划生育协会成立20周年大会上的发言

（1973年10月26日）

尊敬的主席　曼苏尔·卡迪尔夫人，

尊敬的大会主席　阿蒂亚·伊约亚杜拉夫人，

执行主席　伊朗哈里利夫人：

首先，请允许我以中国代表团的名义，热烈祝贺巴基斯坦计划生育协会成立20周年，衷心感谢友好邻邦巴基斯坦政府和人民对我们的热情欢迎和款待。我愿借此机会，向依拉希总统阁下、布托总理阁下和勤劳勇敢的巴基斯坦人民致以亲切的问候和崇高的敬意。

中国代表团荣幸地被邀请参加这次会议，有机会向到会的各国代表们学习，感到十分高兴。

实行计划生育问题，已被许多国家所重视。但各个国家的情况不同，采取的政策和措施也不同，都有自己的经验。因此，各国之间相互交流经验，交换意见，是有益的。我想利用这个机会，谈谈我国的一些情况。

大家知道，中国是一个人口众多的国家。旧中国，工农业非常落后，失业现象严重，人民生活极端贫困，他们的健康和卫生状况每况愈下，人口死亡率很高。造成这种悲惨状况的原因，不是由于什么“人口过剩”，“土地受到不堪负担的压力”，而是长期遭受帝国主义、封建主义、官僚资本主义的残酷压迫和剥削的结果。一百多年来，帝国主义对中国发动了多次侵略战争，从中国掠夺了大量的财富，使中国人民的生活长期陷入极端贫困的境地。中国人民在以毛泽东为首的中国共产党的英明领导下，经过长期英勇的斗争，推翻了帝国主义及其走狗的反动统治，当家做了主人。中华人民共和国成立以后，我们在全国范围内进行了一系列的社会改革，为生产力的迅速发展创造了条件，独立自主，自力更生，有计划地进行社会主义经济建设，逐步改变贫困面貌。新中国成立以来，由于工农业生产和医疗卫生事业的发展，人民生活的改善，健康水平的逐步提高，人口死亡率显著降低，我国人口的增长是比较快的。但是，我国生产的增长比人口的增长更快。我国人民的生活水平虽然还不高，但是已经消灭了饥饿现象和失业现象。人民有饭吃，有衣穿，有工作。曾经有些人说什么中国人多，解决不了吃饭问题。这些言论早已被事实驳倒。

我们认为，世间一切事物中，人是第一个可宝贵的。人是社会生产力中的决定因素。人首先是生产者，其次才是消费者。人民群众有无穷无尽的创造力。人类历史证明，生产和科学技术是在不断发展的，人类对自然资源的开发、利用也是不断发展的。随着科学技术的发展，人类不断地向生产的广度和深度进军，能够生产出比自身消费所需要的更多的产品。在社会发展的一定历史阶段，伴随着人口的增长也会出现一些问题，这是社会生产力的发展受到种种阻碍造成的。但从历史发展的整个进程看，人民总是能够扫除前进中的障碍，促进社会生产力不断发展，创造越来越多的社会财富。那种把人看成是一种消费因素和单纯的消费者，是不符合人类发展的历史事实的。

中国是一个发展中的国家，中国人民和亚非拉大多数国家和人民有着共同的历史遭遇，我们认为，当前亚非拉地区许多发展中国家所以贫困落后，其根本原因是帝国主义、新老殖民主义，特别是超级大国执行侵略政策、掠夺和战争。摆脱帝国主义和新老殖民主义的侵略和压迫，反对大国霸权主义和强权政治，争取和维护民族独立，自主地发展民族经济，才是改变贫困落后状况的决定性条件。这是中国人民从自己的长期斗争中得出的结论。

我国是一个社会主义制度的国家，经济建设和各项事业都是有计划按比例发展的。这就要求生育也要有计划，使人口的增长同国民经济有计划地发展相适应。

有计划增长人口，有利于国民经济的发展和社会主义建设，在积极发展的基础上，为全国人民创造日益增长的福利事业，不断提高人民的生活水平，实行有计划地增长人口的政策，是符合我国广大人民群众利益的，受到广大人民群众欢迎。

实行计划生育，有利于我国妇女的彻底解放。中国民主革命和社会主义革命的胜利，为妇女解放开辟了宽广的道路。中国政府十分重视发挥妇女在革命和建设中的作用，从各方面注意对妇女的培养和关怀。我国宪法规定："妇女在政治的经济的文化的社会的和家庭的生活各方面享有同男子平等的权利。"我国广大妇女，在中国共产党、中国政府关怀下，积极参加社会劳动，她们在工业、农业、商业、文化、教育、卫生等各条战线上，努力为国家创造物质和精神财富，在社会主义革命和社会主义建设中作出卓越的贡献。她们从亲身经历中体会到，实行计划生育，有利于减轻家务负担，能够有更多的精力参加各项建设事业，从而为妇女彻底解放提供了有利条件。

实行计划生育，有利于保护妇女和儿童，增进人民的健康和民族的繁荣。在人口出生率过高的地区，我们提倡孩子生得晚一点，稀一点，少一点，使父母能够有更多的精力照顾和教养子女，使后一代在德育、智育、体育几个方面得到健康的发展。

中国实行有计划的增长人口的政策，是在积极发展生产，改善人民的生活，提高人民健康水平的基础上进行的。我们一方面发展城乡医疗卫生事业，做好妇幼保健工作，降低人口死亡率，一方面实行计划生育，调节人口出生率。我国实行计划生育是区别不同地区、不同情况，采取不同的方针和政策。在人口稠密、出生率高的地区，提倡晚婚和节制生育，而在人口稀少的少数民族地区和其他地区，则采取有利于人口增长和发展生产的适当措施。对有节育要求的也给予指导和帮助。例如1939～1940年我国定居的蒙古族人口出生率为3.03%，死亡率为4.42%，自然增长率为负数，人口年年减少。新中国成立后，在我国政府的关怀下，对于该地区采取有利于人口增长的政策和措施，积极发展生产和医疗卫生事业，改善人民生活，提高人民健康水平，人口不断增长，1972年该地区人口出生率为2.87%，死亡率为0.66%，人口自然增长率为2.2%。有些少数民族地区人口自然增长率还要高些，从而促进了这些地区的生产发展，人丁兴旺，民族繁荣。

我们提倡晚婚，是针对过去早婚而言的，在旧中国，早婚现象比较普遍，影响妇女和儿童的健康发育。新中国成立以后，随着我国社会主义经济建设事业的发展，青年一代普遍得到学习、工作和生产劳动的机会。青年时期精力充沛，记忆力强，正是求知识、学本领的大好时光。中国广大青年为了集中精力搞好学习、工作和劳动，为社会主义革命和社会主义建设作出更大贡献，纷纷推迟结婚年龄，已在越来越多的地区形成一种社会新风尚。

主席先生：

我国计划生育工作，是按照国家指导和群众自愿相结合的原则进行的。我们的工作是依靠群众，启发群众自觉地实行计划生育。

大家知道，实行计划生育关系到千家万户，是一件广泛的群众性的思想工作，也是一场移风易俗的社会改革，这就要求我们必须做好广泛而深入的宣传教育工作。我们的作法是：通过各种会议、学习班、展览、广播、报刊、幻灯、电影、文艺演出、个别交谈，因地制宜，因人制宜地进行宣传教育。把计划生育的意义和节育知识告诉群众，提高广大群众实行计划生育的自觉性和卫生科学知识水平。节育方法由群众根据自己的健康水平，年龄情况，生活习惯和子女多少，自己选择。

我们体会到，开展群众性的宣传教育工作，只靠专门机构、少数人是不行的，要在各级党委和政府领导下，把有关部门和社会团体的力量动员起来，大家动手，分工负责，密切配合，才能做好这项工作。我国在开展计划生育工作的地区，省、市、县、公社、生产队一般均有专人或兼职人员负责此项工作，妇女联合会、工会、共青团等群众团体，结合本职工作，配合进行宣传发动群众。城市、农村公社生产队以上的医疗机构，一般设有男女节育指导门诊。不少的农村生产队、城市街道、厂矿车间的妇女干部、赤脚医生、卫生员、接生员，向群众宣传节育知识，把避孕药和用具送到有节育要求的群众手里，受到群众的欢迎。科学研究部门也积极进行配合，除提高现有各种避孕方法的效能外，正在寻找新的简便有效、无不良反应的避孕药物。对宫内节育器的改进，男女绝育手术的改进等，也在进行研究。

根据我们的经验，训练一支全心全意为人民服务的技术人员队伍，是开展计划生育的一项重要工作。各地卫生部门根据不同情况，采取“请上来学，派下去带”，以老带新，边学边实践等办法，不断提高基层卫生人员的技术质量，扩大技术队伍。譬如，把公社、大队的医务人员调上来到县医院轮训进修，或者城市医院、县医院的医生组织医疗队下去到公社、大队巡回辅导，传授技术。对于施行节育手术的医务人员，要求他们在工作上有高度的责任感，在技术上精益求精，确保受术者的健康和安全。

我国对实行节育的群众免费提供避孕药品、用具和有关的医疗服务。实行节育手术的医疗、手术、住院、检查等一律免费。为了保护施行过节育手术的人的健康，根据手术种类的不同，给以一定的假期，在休假期间，国家干部和厂矿、企业职工的工资照发，农村人民公社社员有工分补助。

我国除对要求节育的群众给予避孕技术指导外，对个别患有不孕症的夫妇，医疗机构积极给予治疗。

计划生育和妇幼卫生工作是相辅相成的。各地在开展计划生育工作的同时，注意把计划生育和妇幼保健工作结合起来。通过城乡综合医疗机构，专门的妇幼保健机构，农村、城市街道的基层卫生人员，广泛宣传妇幼卫生知识，推广新法接生（包括产前检查，产后访视），对妇女儿童的多发病、常见病进行防治，提高妇女和儿童的健康水平。

在我国由于人民生活条件的改善，城乡医疗保健事业的发展和计划生育工作的开展，广大人民群众的健康水平有了提高。目前，我国在降低人口死亡率等方面取得比较显著的效果。在人口稠密的地区，降低人口出生率方面，也初步收到成效。例如江苏省1954年，人口死亡率为1.21%，1972年下降到0.68%，人口自然增长率1954年为2.47%，1972年下降为1.51%。我们虽然取得了一些成效，但由于我国各地条件不同，重男轻女和希望“儿女双全”的旧习惯在群众中还有较深的影响，计划生育工作的进展还不平衡。有的地区好一些，有的地区差一些。今后还需要继续努力。我们学习各国的好经验。我们相信，只要我们在工作中相信群众，依靠人民群众，充分发动人民群众，在我们的国家，是能够逐步做到人口有计划地增长。

谢谢主席先生。

# 提高节育手术质量<br>保证群众身体健康（摘录）*

（1973年12月5日）

## 一、计划生育工作的形势（略）

## 二、加强技术指导，努力提高手术质量，确保手术效果

我们知道，广大群众对节育在思想认识问题解决之后，还有些顾虑，怕出事故。目前我们推行的避孕、节育方法，只要指导清楚，按规定使用，手术按操作常规进行，是行之有效的，而且是安全的。现在的问题是，我们应向群众宣传计划生育的意义，普及科学知识，讲清道理，更重要的是用事实证明节育手术是安全有效的。特别是对进行绝育手术的群众要注意做到本人、家属都懂得并且同意，否则会出现一些假象（如这里上节育环，那里取节育环）或引起家庭纠纷。在向群众介绍节育措施时，要介绍它的适应证，由群众根据自己的年龄大小，健康状况，子女多少，夫妻关系等不同情况，选择节育措施，要反对硬性规定和“一刀切”的做法。

还要教育受术者在休假期间保证休息，保护伤口清洁，使伤口早愈。目前术后出现的一些血肿感染均与术后休息不注意卫生有密切联系。术后要定期随访，有问题早治。建议市、区、县建立技术指导站及事故报告制度，定期召开会议，交流总结经验，吸取教训，改进工作。

关于人工流产。同志们提到的人工流产是补救措施，在一定时间内对降低人口出生是起了一些作用，但是我们不提倡，特别是中期引产。中期引产目前的方

---

* 这是作者在北京市计划生育工作会议上的讲话。

法还不太理想，影响妇女健康的机会较多，要力求少做，必要做时要有抢救技术条件的医疗单位进行。随着科学知识的普及、节育率的提高，今后人工流产的数字，应该是越来越少，做时也要早。进行各种节育手术时，在保证质量、安全的条件下，好中求快（不单纯去追求时间短），同时要节约用药。

## 三、做好妇幼保健，保证计划生育工作顺利开展

计划生育的意义之一，就是有利于保护妇女儿童的健康。实践证明，加强妇女儿童的保健工作，更有利于计划生育工作的开展。两者是相辅相成，互相促进的关系，反之则会互相影响，阻碍前进。毛主席、周总理及党中央其他领导同志特别关心妇女的身体健康和在政治上彻底的解放，以及儿童的健康成长。今年春，周总理在审查修改季龙同志在联合国亚远经社委员会议上的讲话稿时，在保护妇女儿童的一句话中，又增强“母性”二字。在接见知识青年上山下乡时，又指出“对女知识青年在月经期不要下冷水，只做轻活”。为什么中央领导同志特别强调对妇女儿童的保护呢？因为妇女儿童有其生理特点，妇女除与男子有一样的共同生理、从事工作之外，还多一个额外任务——生育子女。儿童出生后正在生长过程，需要营养多，而自己又无生活能力，又是各种疾病容易感染的时期，需要父母、国家更多的照顾。在长期封建迷信思想统治下，“重男轻女”，妇女受压迫深重，这就需要我们更多的做工作。计划生育就是为妇女在政治上、经济上的解放提供更好的条件，促进妇女彻底解放。所以做好妇幼卫生工作是极为重要的。希望各地同志在开展计划生育工作中，把妇幼卫生工作提到议事日程上来，妥善安排，有机结合，在完成计划生育、降低人口增长的同时，早日实现农业发展纲要提出的消灭疾病的各项要求，提高人民的健康水平和平均寿命。

# 接待联合国世界人口会议秘书长弗洛里斯及联合国秘书处人口司司长塔巴的谈话

（1974 年 2 月 6 日）

欢迎弗洛里斯秘书长先生、塔巴司长先生到我国访问。我国人口政策和对人口问题的观点，国家计委顾明副主任已介绍了。

今天，我利用这个时间，介绍一下我国计划生育工作开展的概况。

## 一、我国实行计划生育有个过程，在新中国成立初期，政府没有提出这个问题

由于解放前旧中国广大劳动人民受帝国主义、封建主义、官僚资本主义三座大山的压迫，工农业生产非常落后，卫生条件很差，广大人民群众处于贫穷、疾病交加的悲惨境地。为了根本改变这种状况，我国人民在中国共产党、毛主席的领导下，进行了长期的艰苦斗争，终于在 1949 年推翻了帝国主义及其走狗的反动统治，取得了民族的独立，建立了人民的国家——中华人民共和国。广大劳动人民得到了解放，成为国家的主人。新中国成立初期，我们在全国范围内进行了一系列的社会改革，为生产力的迅速发展创造了条件，并有计划地进行社会主义经济建设。同时，人民政府的卫生工作，根据“面向工农兵、预防为主、团结中西医、卫生工作与群众运动相结合”的方针，在广大工农兵群众中开展爱国卫生群众运动；积极防治危害人民群众健康最严重的疾病，如霍乱、鼠疫、天花等，在很短的时间内，基本消灭了。其他传染病和多发病、常见病。也都有减少，广大劳动人民的健康水平有所提高。由于工农业生产和医疗卫生事业的发展，人民生活水平和健康水平逐步提高，人口死亡率迅速降低，特别在少数民族地区，扭转了过去群众中流传着的“只见娘生儿，不见儿走路”的悲惨状况。广大群众，特别是妇女，由于政治上、经济上得到了解放，普遍参加学习、工作和生产劳动，她们希望有计划地生育子女。我国是一个社会主义制度的国家，为了妇女更

快地得到彻底解放，更好地保护妇女、儿童的健康，培养好后一代，为了人民的健康与民族的繁荣，为了有利于社会主义经济有计划地发展，国家是提倡计划生育的。在1956年制定的《全国农业发展纲要》第二十九条中规定有：除了少数民族的地区外，在一切人口稠密的地方，宣传和推广节制生育，提倡有计划地生育子女。

## 二、我国计划生育工作的开展，是按照国家指导和群众自愿相结合的原则进行的

根据不同情况，采取不同做法。在人口稠密、出生率高的地区，提倡晚婚和节制生育；在人口稀少的少数民族地区和其他地区，采取有利于人口增长和生产发展的适当措施。对于个别子女过多有节育要求的，也给予指导和帮助。我们的工作是依靠群众，发动群众，启发群众自觉地实行计划生育。在人口稠密，出生率高的地方实行计划生育，工作内容为：一是提倡晚婚；一是婚后提倡节制生育。所谓晚婚，是针对过去早婚而言。在旧中国，早婚现象比较普遍，影响妇女和儿童的健康发育。新中国成立后，随着我国社会主义革命和建设事业的发展，青年一代普遍得到学习、工作和参加生产劳动的机会。我国青年为了集中精力搞好学习、工作和生产，纷纷推迟结婚年龄，已在越来越多的地区形成一种社会风尚。有计划的生育，虽为群众所要求，但由于我国经历了2000多年的封建社会，特别是中国古代孔孟之道“男尊女卑”“不孝有三，无后为大”等旧思想，在群众中还有影响。有些群众对目前的节育方法还不够了解、习惯。因此，要破除旧思想，树立新思想，普及科学知识，提高认识水平，要靠做大量的宣传教育和思想发动工作，使群众自觉自愿地采取节育措施。我们的做法是：利用各种会议、学习班、展览、广播、报刊、宣传小册子、文艺演出、个别交谈、幻灯、电影等，因地制宜、因人制宜地进行宣传教育，把计划生育的意义和节育知识告诉群众，做到家喻户晓，深入人心，提高广大群众实行计划生育的自觉性和卫生科学知识水平。经过宣传教育，群众了解了计划生育的意义，广大未婚青年自觉地推迟结婚年龄，已婚夫妇自觉地实行计划生育。节育方法，也由群众根据自己的健康条件、年龄大小、子女多少、生活习惯，自由选择。各地采取的各种节育方法比例也不一致。一般来说，农村妇女比较喜欢采用节育环，城市妇女服避孕药的较多。

我们从工作中体会到，开展群众性的宣传教育活动，只靠专门机构少数人是不行的。还要在各地党委、政府领导下把政府各部门和各社会团体的力量动员起

来，大家动手，分工负责，密切配合，才能做好这项工作。我国在人口稠密、出生率高的地区，从省、市、县各级政府到公社、生产大队，成立由有关方面负责人参加的计划生育领导组织，日常工作有专人或兼职人员负责。有关部门和群众团体，如商业、工会、文化、教育、共青团、妇联、民兵组织等，结合各部门的业务对群众进行宣传发动。

训练一支全心全意为人民服务的技术队伍，是开展计划生育的一项重要工作。解放前，我国很多县没有县医院。现在，不仅县有县医院，而且公社都有卫生院，大队有赤脚医生，生产队有卫生员。为方便群众，我们要求公社卫生院能做节育手术（包括结扎输精管，结扎输卵管，放、取宫内节育器）。各地卫生部门根据不同情况，采取“请上来学，派下去带”，以老带新，边学边实践等办法，把公社、大队的医务人员调上来到县医院轮流进修；城市医院、县医院的医务人员组织医疗队到公社、大队巡回辅导，传授技术，不断提高基层卫生人员的技术质量，扩大技术队伍。目前，部分地区生产大队的女赤脚医生能做放、取宫内节育器的手术，这样就方便了农村广大群众。

城、镇的医疗机构，一般设有男、女节育技术指导门诊。农村生产队、城市街道、厂矿车间，由妇女干部、赤脚医生、卫生员、接生员，把避孕药和用具送到有节育要求的群众手里，受到群众的欢迎。

医药、科学研究部门也积极进行配合，除提高现有各种避孕方法的效能外，正在研究新的简便、有效、无不良反应的避孕药物。

卫生部门在开展计划生育工作的同时，加强对妇女、儿童的保健工作。在农村、厂矿，培养女赤脚医生、接生员，广泛宣传妇幼卫生知识，推广新法接生，开展对妇女、儿童多发病、常见病的防治工作，保障妇女的健康，使儿童健康地成长，达到“生的少一些，长的更好些”的要求。

采取有利于群众实行计划生育的措施。我国对实行计划生育的群众免费提供避孕药和避孕用具。施行节育手术的医药、手术、住院、检验，一律免费。为了保护施行节育手术的人的健康，根据手术种类的不同，给予一定的假期，在休假期间，国家干部和厂矿企业职工的工资照发，农村人民公社社员有劳动工分补助。

我国除对要求节育的群众给予避孕技术指导外，对个别患有不孕症的夫妇，医疗机构也积极给予治疗。对已绝育者，如孩子发生意外，要求做输卵管或输精管吻合术者，也给予满足。

在农村，我们遵照毛主席“时代不同了，男女都一样”的教导，提倡结婚后男到女家落户，解除只有女孩没有男孩的群众的思想顾虑。

## 三、几年来，我们做了一些工作，在一些地区收到初步的成效

江苏省的人口自然增长率1956年为2.41%，1972年降为1.51%；上海市的人口自然增长率1956年为3.29%，1972年降为0.53%。

由于我国幅员辽阔，各地条件不同，工作进展还不平衡，有的地区好一些，有的地区差一些。我们在计划生育工作方面的经验还不多，需要继续努力。我们相信，只要我们在工作中相信人民群众，依靠人民群众，充分发动人民群众，人类要控制自己，做到有计划地增长，在我们的国家是能够逐步做到的。

# 提高认识　为妇女儿童的健康服务*

（1974 年 6 月 6 日）

广东省妇幼卫生工作座谈会，是一次专业会议。会议通过汇报情况，交流经验，讨论研究今后工作的安排，又到了广州市几个单位参观学习。

今天，我想通过几天来的学习，结合自己接触到的一些情况，谈点看法和体会。

## 一、妇幼卫生工作的形势

妇幼卫生工作的形势是好的，表现为：

1. 各省、市、自治区的卫生部门，认真贯彻落实毛主席“六·二六”光辉指示，全国约有 14 万多的城市医务人员，上山下乡，到农村、厂矿安家落户。各省、市、区每年还组织大批医疗队，深入农村，开展巡回医疗，防病治病，宣传卫生知识，为农村培养赤脚医生，接生员和生产队的卫生员。在城市为工矿培养红医工，为居民培养红医员。这些基层卫生人员，在农村生产大队建立了卫生室或合作医疗站；在工厂、车间建立了保健站或保健室以及女工卫生室，在城市居民中间建立群防群治站。全国约有 70% 的生产大队实行了合作医疗，城市也有合作医疗的试点。这些新生事物的出现，为开展城市妇幼保健工作，提供了良好的技术和物质条件。

2. 全国提倡晚婚，提倡有计划的生育，使青年夫妇孩子生得晚一些，稀一些，少一些，有利于保护妇女儿童的健康。1971 年国务院发的 51 号文件中指出：“在开展计划生育工作的同时，还应积极推广新法接生，做好妇幼卫生工作。”各级卫生部门结合开展计划生育工作，逐步加强了对妇幼卫生工作的领导，并有专人管理这项工作。市、县妇幼卫生专业机构也在调整、充实提高，未

---

* 这是作者 1974 年在广东省妇幼卫生工作座谈会上的讲话。

建立专业机构的县、区也有专职人员负责这项工作。今年5月以来，陕西、湖南也召开了省妇幼卫生工作会议或座谈会。还有几个省也准备开会，交流经验，研究和讨论今后更好地开展工作。通过实践，不少地方总结了两项工作互相结合的经验。如山西省高平县总结了计划生育与妇幼卫生工作五个结合的经验。即：宣传计划生育的同时，宣传妇幼卫生知识；培训计划生育基层工作人员的同时，培训妇幼卫生队伍（赤脚医生、接生员）；制订计划生育工作的计划和检查、总结时，都有妇幼卫生工作的内容等。

3. 对妇女儿童常见病、多发病进行了防治，特别是妇女病的普查普治列入了各地妇幼卫生工作的内容，并积累了经验。江苏省如东县普查普治妇女病已形成制度，每年普查普治一次。有些公社还要多几次。通过普查普治，无病早防，有病早治，保护了妇女的健康，减轻了妇女的痛苦，解放了妇女的劳动力，密切了党群关系。普及新法接生，消灭新生儿破伤风，降低产妇、新生儿的染病率，也引起了各地的重视。新法接生的比例在一些地区也有所增加。儿童保健方面，在城市、农村比较普遍地进行了预防接种和多发病、常见病的防治。在城乡因地制宜地举办了托儿所（组）、幼儿园（班），对集体儿童进行体格检查，使孩子从小得到比较好的教养，成为德育、智育、体育全面发展的革命事业的接班人。儿童的健康水平，婴儿死亡率是衡量一个国家人民健康水平的重要标志。新中国成立前，广大劳动人民处于贫病交加的境地，婴儿死亡率是很高的，农村婴儿死亡率高达20%左右，少数民族、偏僻山区则更高，人民群众中流传着“只见娘怀胎，不见儿走路”的悲惨谚语。就是医疗条件比较好的城市，婴儿死亡率一般的均在10%以上。新中国成立后，随着社会经济和卫生事业的发展，广大劳动人民生活和健康水平的提高，婴儿死亡率也逐年下降。以1973年广东省抽查统计为例，广州市东山区婴儿死亡率为1.18%，增城县为2.51%。我国人口的死亡率与世界各国比较都较低，苏联、美国人口死亡率都比我们国高。许多来我国访问的外宾，都非常注意婴儿健康情况。他们对我国儿童的健康，婴儿死亡率低，感到惊奇和赞扬。

我国产妇死亡率，也在逐年降低。以北京为例，新中国成立前，据统计是0.7%，现在降为0.02%，有时还要低一些。1964年上海某一职工医院有2万多产妇住院分娩，无一例产妇死亡。农村产院也有十多年接生数千、无产妇死亡、母子平安的先进单位。

在医疗技术方面，也有很大的提高。团结中西医，走中西医结合的道路，在医疗技术方面也有突破，针刺治聋哑、小儿麻痹症后遗症收到了一定的效果，在国际上引起重视。随着全国卫生工作的开展，妇幼卫生工作的加强，在保护妇女儿童的健康，降低产妇、婴幼儿的死亡率、患病率方面收到了很好的效果。

但事物都是一分为二的。根据人民群众的要求，根据全国《农业发展纲要》中提出要消灭的疾病的目标，还存在一定的差距。这些差距，是前进中的矛盾。伟大领袖毛主席的“六·二六”指示，要求把医疗卫生工作的重点放到农村去，为广大贫下中农服务。因此通过这次会议，同志们既看到成绩，又看到差距，明确今后的努力方向，妇幼卫生工作的形势，将会越来越好。

## 二、对妇幼卫生工作几个问题的认识

1. 妇幼卫生工作的重要性。毛主席、党中央非常关心妇女儿童的健康。保护妇女儿童的健康，是毛主席革命路线的组成部分，是卫生工作的重要方面。妇幼卫生工作的服务对象占人口2/3，又是针对生理特点给予必要的服务，因此，哪里有妇女、儿童，哪里就有这项工作。它具有长期性、普遍性的特点。另外，由于几千年来受封建社会“男尊女卑”思想长期的毒害，使妇女无论在政治、经济、文化、家庭生活各个方面都受到歧视，要做好妇幼卫生工作，还要与残留的旧习惯势力、迷信作斗争，工作更为艰巨，需要我们做更多深入细致的工作，才能收到效果。

2. 防与治的关系。卫生工作的方针之一，是预防为主。从积极预防方面入手，使人民的健康得到保证。一旦发病，又要早治。对传染病来说，早治也是防止或减少疾病扩散的一个方面。治的过程要求技术精益求精，药到病除，早日恢复健康。防与治的目的是一致的。过去和现在工作中出现的一些只治不防或只防不治，防治脱节的现象，应予以解决。防治密切配合，需要专业机构与综合医院一起共同努力。对于做妇幼卫生工作中有的同志说，我干了十几年，变成了“一张嘴，两条腿”的干部，什么技术也没有。这种看法要加以分析，如果我们真正发挥一张嘴，两条腿的作用，用一张嘴宣传毛主席革命卫生路线，宣传卫生科学知识，用两条腿深入基层，到农村工厂，去为群众服务，这样的干部应受到尊重，是大家学习的榜样。过去这样做是对的，今后还要发挥一张嘴，两条腿的作用，把卫生知识交给群众，把群众发动起来，依靠群众，让群众自己起来和疾病作斗争，提高健康水平。担负预防保健工作的同志，为了更好地为妇女儿童的保健事业服务，在工作中，也要妥善安排时间学习技术，要防治结合。医院如果只治不防，工作就会越来越被动，要贯彻以医院为中心，扩大预防，走出医院大门，与专业机构、专业人员配合，发动群众，防治结合，就会变被动为主动。江苏南京市儿童医院，走出大门与基层结合，儿童搞统筹医疗，小病控制在基层治疗，到医院看病的少了，医院拥挤现象也就改变了。这次会议上，综合医院介绍了防治结合的经验，卫生局领导同志也特别指出要发挥综合医院的妇产科、小儿科的作用，希望同志们继续总结经验，加以推广，做出更大成绩。

3. 计划生育与妇幼卫生工作的关系。这两者是密切结合，相辅相成，互相促进的关系。提倡晚婚，提倡有计划地生育子女，有利于保护妇女儿童的健康；妇女生长发育成熟一些，可以母强子壮。生育晚一些，少一些，可以减少体力消耗，减少产后生殖系统器质性疾病。我们在防治子宫脱垂调查时，发现子宫脱垂重要原因之一就是因多胎产后休息不好，劳动保护不好引起的。儿童健康工作的加强，孩子健康，就会减少父母实行计划生育的后顾之忧。因此要求妇幼卫生工作跟上去。在做计划生育时，要求提高技术质量，避免事故发生，切忌不能因计划生育手术质量不高，增加妇女疾病，甚至死亡。计划生育与妇幼卫生两者虽要密切配合，但各有其内容。所以说组织上、人力上都应该有所加强，工作各有所侧重。目前多数省、市、区妇幼卫生与计划生育行政机构采取合署办公的形式，也有好处，既有结合又有分工。有的地区是分设，何种形式好，因地制宜。

顺便谈一下计划生育问题。提倡晚婚，实行计划生育，是毛主席提倡多年的一项重要工作，也是世界上议论较多的大事。我们对人口问题的方针政策，在几次国际会议上已加以阐述。一方面看到人的积极因素，另外也采取有计划生育，有计划增长。季龙同志在亚远经委会上的讲话，是经周总理修改，毛主席圈阅的。去年毛主席又指示：避孕药和避孕工具光不要钱还不行，还要送货上门。不然，人们不好意思去拿。今年元月，计划生育领导小组、商业、财政、卫生、燃化四个部联合发了一个通知，避孕用具免费供应，送货上门。这是贯彻毛主席指示的大事。今年春，毛主席与赞比亚的卡翁达总统讲，你们应该发展人口，中国人口太多，非洲人口不够。毛主席对中国人口的增长，对计划生育是非常关心的，希望同志们对计划生育工作，要在毛主席革命路线的指引下，抓紧抓好，力争实现1975年国务院提出的人口规划的要求。在工作中，医务人员要有高度的政治责任感，关心群众，力争节育手术不要出差错，一旦发生手术差错，要及时处理抢救，避免事故发生。避孕方法，要因人制宜，相信群众，让群众选择适合的办法，不要强求一致，搞硬性的规定。抓好宣传思想发动工作，提高群众的自觉性，防止强迫命令或采取物质刺激，使计划生育工作沿着毛主席指引的路线健康地前进。

## 三、关于今后任务

妇幼卫生工作，要在各级党委一元化领导下，抓革命，促工作。我们的妇幼卫生工作，要认真贯彻全国农业发展纲要四十条，其中有三条是关于卫生部门的工作。第28、29条与妇幼卫生工作的关系更直接。纲要第28条中指出：努力消灭危害人民最严重的疾病。从1956年起在12年内，在一切可能的地方，基本上消灭危害人民最严重的疾病。例如：血吸虫病、天花、鼠疫、疟疾、黑热病、钩虫病、血丝虫病、新生儿破伤风和性病。这几种病里有一些就是儿童独有的疾病，如黑热病、新生儿破伤风。按纲要的要求，1968年就应该基本消灭。实际情况是，黑热病已基本消灭，但消灭新生儿破伤风的差距还很大，特别是偏僻地区，这个问题更严重。广东省的妇幼卫生工作基础比较好，如徐闻、揭阳、潮安、中山等县，该病已基本消灭。希望1975年无论是城市或农村，普及新法接生，消灭新生儿破伤风。其他疾病如麻疹、痢疾、乙脑、小儿麻痹症、白喉、肺结核、砂眼等病，也要根据农业发展纲要的要求，积极进行防治，降低发病率和死亡率。其中，有些病只要我们加强领导，全面规划，有计划地进行防治，近期内也可争取基本消灭。纲要第29条，保护妇女儿童。其内容：对于妇女的生产劳动，坚决实行同工同酬的原则。农业合作社在必要和可能的条件下，可以成立适合需要的临时简便的农忙托儿组织。在分配工作的时候，对于女社员的生理特点应当予以照顾。对于农村儿童参加农忙时期的辅助劳动，应当根据他们的年龄和体力，做出适当的规定。卫生部门应当为农村训练助产员，积极推广新法接生，保护产妇和婴儿，降低产妇的染病率和婴儿的死亡率。农村纲要规定得很详尽，纲要公布已经18年，我们可以与实际情况对照一下，哪些已经实现？还有哪些差距？哪些根据现有条件经过努力很快可以实现？要认真研究规划一下。目前国家各部门均在考虑制定长远规划，我们是其中的组成部分，要跟上去。

1975年是国民经济建设第四个五年计划的最后一年，也是伟大领袖毛主席对卫生工作发出光辉“六·二六”指示的十周年。让我们在毛主席革命路线的引导下，团结起来，下定决心，克服困难，在保护妇女儿童的健康方面，做出更多的贡献，争取更大的胜利！

# 在广东汕头市检查工作时的谈话

（1974年6月11日）

这次来广东参加妇幼工作座谈会，会后来汕头、揭阳、潮安、潮阳四个县市学习。看到的情况是鼓舞人心的。今年汕头地区的人口自然增长率要下降至1.7%，节育率已达到70%，明年的人口自然增长率可以降至1.5%以下。

计划生育工作要抓思想落实、组织落实、规划落实、政策落实和技术措施落实。这是全国各地共同的基本经验。这里各级党委对计划生育工作都很重视，书记亲自抓，建立了机构，配备了干部，领导情况明，层层有人抓，做好计划生育工作有了组织保证。

当前全国计划生育工作的形势大好，各地党委都在认真抓，人口出生率有较大的下降。1971年，当中央卫生部、商业部、燃化部联合向国务院打报告，提出第四个五年计划的人口控制指标时（即城市的人口自然增长率控制在1%左右，农村控制在1.5%以下），是根据上海市（1971年已降到0.9%）、河北省的乐亭县和广东的石人嶂煤矿三个先进典型而提出的，到了去年，全国已有5个省、市达到国务院“四五”人口规划的要求。上海市是一个有1000万人口的大城市（有10个郊区县），现在全市人口增长率已降至0.4%多，市区人口增长率已降至0.12%。北京也有10个县，1973年人口增长率降至0.9%。天津市本来是在1%以下，但因新划入5个县，而达到1.05%。江苏省人口5000多万，去年全省降至1.2%，南通地区1972年就降至0.8%，苏州地区也降至1%以下。河北省降至1.4%。估计今年还有辽宁、山东、湖北、浙江4个省可提前达到“四五”人口规划的要求。广东这两年的人口也有大幅度的下降。

中央对计划生育工作是非常重视的，中央各个部门也大力支持和配合。如全国开粮食会议、商业会议，都请计划生育办公室同志去参加，真正把计划生育变成全党的任务。以前认为计划生育是卫生部门和妇联的事情，现在已完全不同了。

但是计划生育工作也存在一些问题，比较普遍的是：（1）党委重视，但还未达到各级、各部门、各单位都重视。这里的机构比较健全，一个公社配有三四个干部专抓，其他一些地区就没有。(2) 一些地方在群众发动起来之后，出现一些急躁情绪和强迫命令的现象。中央领导同志多次讲这个问题。抓计划生育是执行毛主席的革命路线，工作方法也要按毛主席的教导办事，要多做耐心、细致的思想教育工作，启发群众的觉悟。群众一时还不通的，不要太勉强，要反复教育。我们做计划生育工作，是从关心爱护群众出发，完全符合国家和群众的切身利益，如要求过急，强迫命令，就违背了这个原则。要防止脱离群众。(3) 一定要努力提高手术质量，防止出事故。

我国的人口政策是提倡出生率低，死亡率低，自然增长率低，在保障人民健康的基础上，控制人口的增长。这是社会主义制度优越性的体现。

要认真做好妇幼卫生工作。妇女和儿童占全国人口的2/3，关系到下一代的成长问题。毛主席、党中央和周总理一贯非常关心保护妇女和儿童的健康，全国农业发展纲要第二十八条二十九条也专门作了规定。实行计划生育的好处，其中一条就是有利于保护妇女和儿童的健康。我们要注意搞好儿童保健工作，做到生一个，养好一个，使儿童长得又高又大又胖。办幼儿园、托儿所的好处很多，可以使儿童受到教育，又可以避免疾病、溺水。儿童教养得好，落实节育措施的人就会放心，否则，只抓了计划生育，妇幼保健跟不上，计划生育工作的成果也不易巩固。为了搞好计划生育和妇幼卫生工作，每个大队要有一名女赤脚医生，可以从本大队已婚妇女中挑选培养。全国要求在明年消灭新生儿破伤风，汕头地区妇幼保健工作基础较好，要做个榜样。

关于制定人口规划和推广综合措施问题。要使人口自然增长率控制在1.5%以下，一是提倡一对夫妇生两个孩子，个别特殊情况的，经群众讨论，可以生三个孩子，但平均要控制生两个。二是节育率要达到80%以上。人口规划要自下而上发动群众制订，使规划有群众基础。要推行综合节育措施，因人制宜。节育方法多种，我们介绍，由群众选择。关于生两个孩子后进行结扎手术问题，要考虑到卫生条件。思想通，愿意结扎的，我们欢迎；思想不通，可先采取其他避孕措施，等孩子长大后再做结扎。中央提出第五个五年计划要把人口自然增长率控制在1%以下。

# 认真学大寨 把国民经济搞上去 把人口增长速度降下来*

(1975 年 7 月 19～22 日)

全国农业学大寨会议，在毛主席、党中央的亲切关怀下，已经开了二十多天了。我有机会在会上发言，感到非常高兴。根据中央领导同志的指示，我向到会的各级领导和代表们汇报一下全国计划生育工作的情况。

毛主席认为，要把国民经济搞上去。人口非控制不行。实行计划生育，这是毛主席倡导多年的一件大事。早在 1956 年毛主席亲自主持制订的《全国农业发展纲要》第 29 条中就提出了计划生育问题："除了少数民族的地区以外，在一切人口稠密的地方，宣传和推广节制生育，提倡有计划地生育子女。"1962 年、1963 年、1965 年、1966 年，中央又多次指示，要认真开展计划生育工作。但是，由于反革命修正主义路线的干扰，计划生育工作进展不快。1965 年全国人口自然增长率高达 28.5‰，一年净增人口 2026 万。

1971 年国务院 51 号文件，转发了卫生部、商业部、燃料化学工业部"关于做好计划生育工作的报告"，其中提出了全国"四五"期间人口增长指标，要求"力争到 1975 年，一般城市降到 10‰左右，农村降到 15‰以下"。为实现"四五"人口增长规划，各级党委组织广大群众，认真学习毛主席关于计划生育的教导，贯彻党中央、国务院有关指示，开展革命大批判。狠批了孔孟在妇女、婚姻、生育方面散布的反动谬论，使毛主席、党中央有关计划生育的指示日益深入人心。特别是贯彻毛主席关于学习理论反修防修，安定团结，把国民经济搞上去的三项重要指示，和"人口非控制不行"的指示以及毛主席亲自圈阅的中央 1974 年 32 号文件以来，计划生育工作的形势越来越好。许多地方党委进一步认识到计划生育同巩固无产阶级专政、发展国民经济和深入开展农业学大寨运动的密切关系，加强了对计划生育工作的领导，出现了书记动手，全党抓计划生育工作，

---

* 这是作者在 1975 年 7 月 19～22 日参观大寨、了解生产、计划生育情况时，在全国农业学大寨会议上的发言。

青年男女推迟结婚年龄，育龄夫妇落实节育措施越来越多的新局面。全国人口自然增长率逐年下降。1971年人口自然增长率为23.4‰，净增人口1954万人；1972年为22.3‰，净增人口1909万人；1973年为21‰，净增人口1841万人；1974年为17.6‰，净增人口1574万人。上海、北京、天津、江苏、河北、湖北、辽宁、浙江、山东、吉林10个省市分别提前4年、3年、2年、1年达到了“四五”人口规划指标。全国在2137个县中，有521个县的人口自然增长率已降到15‰以下，占24%。全国181个城市中，有65个市已经降到10‰以下，占36%。1974年全国城市人口10 300万，自然增长率平均已降到9.6‰，提前一年实现了“四五”人口增长规划。全国涌现出一批先进地区，如上海的人口自然增长率，1974年已降到3.44‰；北京降到5.8‰；河北降到10.38‰；江苏降到10.73‰。

1975年除已提前实现“四五”规划指标的10个省、市还有不同程度下降外，预计广东、陕西、湖南、甘肃、安徽可能达到或接近达到“四五”人口规划指标。全国人口自然增长率预计可能降到16‰左右，或接近完成“四五”期间人口规划指标的要求。但是，我国的人口自然增长率还是比较高的，工作发展不平衡，除人口稀少的少数民族自治区外，还有8个省，人口约占全国总人口的25%的地区不能按期实现“四五”人口规划。

各地搞好计划生育工作的主要经验是：

## 一、加强党的领导

这次会议上代表都说：“要实现大寨县，领导是关键。”计划生育工作也不例外。一些同志总结说：“工作搞得好不好，路线是根本，关键是领导。”凡是计划生育搞得比较好的地方，都是党委加强了对这项工作的领导。抓好这项工作的关键，首先又是解决党委一班人的思想路线认识问题。认识到计划生育是毛主席无产阶级革命路线的组成部分，是实行两个“彻底决裂”的一场深刻革命，具有深远的政治意义和经济意义。认识到抓不抓这项工作，也是对待毛主席无产阶级革命路线的态度问题，从而把计划生育作为社会主义革命和社会主义建设的一项重要工作来抓。加强了对计划生育工作的领导，列入了重要议事日程。不少地区都是书记动手，全党抓，而且是第一书记挂帅，干部带头，以身作则。建立健全领导组织，做到各级有人管，层层有人抓。充分发挥各有关部门和群众组织的作用。并把计划生育与党的中心工作相结合。如广东省揭阳县把计划生育工作与党的基本路线教育结合起来同时抓。河北省南宫县把计划生育工作与农业学大寨结合起来抓，计划生育搞上去了，解放了妇女劳动力，促进了农业生产的发展。1972年人口自然增长率为15.66‰，1974年降到3.83‰。1972年妇女出勤率占妇女劳动力的60.17%，1974年为93%。1972年亩产180斤，1974年亩产380斤，1975年亩产385斤。1972年吃国家供应粮2800多万斤，1974年向国家贡献2400多万斤。河南省辉县各级党委把计划生育工作列入议事日程，第一书记挂帅，副书记专抓，做到上下一条线，层层有人抓。1972年人口自然增长率为18.2‰，1974年下降到9.64‰，解放了大批妇女劳动力，投入了农业学大寨运动。人变、地变、产量变，1974年亩产604斤，今年在大旱情况下，小麦单产500多斤，一季过了“黄河”。做到了生产搞上去，人口降下来。

## 二、加强宣传教育　充分发动群众

计划生育工作，涉及千家万户，是一场破旧立新、移风易俗的深刻革命。进行这场革命，要大力加强宣传教育工作，利用各种宣传形式，大造革命舆论，使毛主席、党中央有关计划生育的指示家喻户晓，深入人心。把党的政策交给群众，使晚婚和计划生育成为群众的自觉行动。不搞强迫命令。

一些地区和单位在开展计划生育宣传工作时，狠抓了宣传骨干队伍的建设，培养积极分子。农村生产队，设有计划生育宣传员。辽宁黑山县农村生产队，设有大嫂子队长抓计划生育工作。河南辉县在生产队组织育龄夫妇计划生育宣传活动小组。

各地在宣传计划生育工作中，以党的基本路线为纲，狠抓计划生育领域的两种思想、两条路线的斗争。狠批孔孟散布的“死生有命”、“男尊女卑”、“不孝有三，无后为大”、“多儿多福”等反动谬论。进一步提高广大群众阶级斗争和路线斗争觉悟。同时还宣传生的晚一些、少一些、稀一些的好处。在农村大力提倡有女无儿户结婚后男到女家落户。使计划生育形成社会主义的新风气，实行晚婚和落实节育措施的越来越多。

## 三、加强节育技术指导　建设好一支计划生育技术队伍

各地经验证明，搞好计划生育工作，在加强领导、大力进行宣传教育工作的同时，还要建立一支计划生育技术队伍，广泛宣传节育科学知识，做好技术指导工作。如果在计划生育手术上发生问题，不仅给群众造成痛苦，而且直接影响到计划生育工作的开展。因此，各地党委都非常重视加强这支队伍的政治路线教

育，提高他们的阶级觉悟和路线觉悟，解决好为什么人的问题，树立全心全意为人民服务的思想，技术上精益求精，又红又专，认真做好每例手术，保证受术者的安全和健康。几年来，涌现了不少千例、万例手术无事故的先进单位和个人。

各地在县以上医疗机构中，一般均设有男女计划生育指导门诊。组织计划生育工作小分队深入到农村基层，宣传计划生育意义，普及节育科学知识，培训公社、大队的基层卫生技术人员，赤脚医生、接生员、卫生员、计划生育宣传员，建立一支基层计划生育技术队伍。这支队伍送避孕药具上门，送手术到队，既方便了群众，又节省了劳力，有利于生产。

全国计划生育工作虽然取得了一定的成绩和经验，但是还存在一些问题，需要今后认真地加以解决。

国务院1975年121号文件已经批转了“五五”人口增长指标，要求力争在“五五”期间，人口自然增长率农村降到10‰左右，城市降到6‰左右。根据这个要求，我们正会同各省、市、自治区在调查研究的基础上，结合各地区的不同情况拟订分省、市、区、分年度的人口增长规划和实现的措施，准备提交即将召开的全国计划会议。

从几年来的实践看，实现上述指标是可能的。但由于几千年来旧习惯势力的影响，资产阶级法权的存在，以及阶级敌人的干扰破坏，实现这个任务也是很艰巨的，需要做大量的思想工作和组织工作。我们希望，目前已达到“五五”指标要求的省、市，在规划指标内，根据本地情况，适当调整，把工作做得更深更细更踏实；没有达到的，特别是自然增长率很高的地方，更要加强领导，争取如期或提前达到指标要求。

“五年看三年，三年看头年，每年看前冬”，计划生育工作更需要抓紧时机，抓早抓好。第二年的生育规划，要在头一年3月前落实到人。当前首先要下大力量把今冬明春的工作切实抓好。

我们相信，在全国大好形势下，在农业学大寨群众运动的鼓舞下，在各级党委的领导和广大群众的支持下，计划生育工作一定会发展更快，取得更大的成绩。农业生产搞上去，人口增长速度降下来的县，一定会越来越多。

同志们！让我们在以毛主席为首的党中央的领导下，认真贯彻这次会议精神。团结起来，争取更大的胜利！

# 分析形势　力争上游*

（1975 年 8 月 2 日）

省委在抗旱紧急时刻，决定召开这次全省计划生育工作会议，充分体现省委对计划生育工作的重视，对扭转人口增长率仍处在高水平状况的决心。我们学习调查组的同志与到会同志一起学习、研究，力争制定一个切实可行的规划与实现规划的措施。省委常委张明同志已就全省的“五五”规划具体要求及措施作了发言。利用这个机会，我讲两点：

## 一、计划生育工作的形势

提倡晚婚、计划生育，是毛主席、党中央提倡多年的一件大事。1971 年国发 51 号文件中提出了“四五”期间人口增长规划的指标，即城市人口增长率降到 1%左右，农村降到 1.5%以下。文件中引用了毛主席关于“人类在生育上完全无政府主义是不行的，也要有计划生育”，“人类要控制自己，做到有计划地增长”的指示。1974 年底也发出经毛主席圈阅的中发〔74〕32 号文件，毛主席提出“人口非控制不行”等指示，现在各地党委加强了这项工作的领导，列入了重要议事日程，各省、市、自治区均成立了计划生育领导组织，逐步做到各级有人管，层层有人抓。采取多种形式，广泛、深入地宣传毛主席的指示，宣传计划生育的意义，宣传党对人民群众的关怀，宣传节育科学知识。广大群众执行毛主席革命路线的自觉性不断提高，实行晚婚和计划生育的越来越多。1974 年底，据不完全统计，全国育龄夫妇节育率达到 60%以上，开展好的地区达到 80%以上。人口自然增长率由 1973 年的 2.1%下降到 1974 年的 1.76%。上海、北京、天津、河北、江苏、湖北、辽宁、浙江、山东、吉林 10 个省、市分别提前 4 年、3 年、2 年或 1 年达到“四五”人口规划要求的指标，约占全国人口的 37%。全国

* 这是作者在贵州省计划生育工作会议上的讲话。

181 个市，人口自然增长率已降到 1.1% 以下的共有 65 个，占总数的 36%，全国城市平均人口自然增长率已实现了“四五”规划的指标。全国农村，2137 个县，有 521 个县降到 1.5% 以下，为总数的 24%。

总的来说，各地传达贯彻中央 32 号文件的行动很快，广大干部、群众落实文件精神的干劲很大。1975 年除已提前完成“四五”人口规划指标的 10 个省、市都有不同程度的下降外，预计广东、陕西、湖南、甘肃有可能达到“四五”人口规划指标。全国人口自然自然增长率可能降到 16‰左右，或接近完成“四五”期间人口规划指标的要求。但是，我们的人口自然增长率还是比较高的，需要继续努力，使人口出生率、死亡率、人口自然增长率逐年下降，达到一个比较理想的水平。

## 二、谈几点意见

1. 学理论，提高干部、群众对计划生育工作的重要性、可能性、艰巨性、长期性的认识。毛主席对计划生育工作有很多指示，从路线、政策，到具体措施，均给我们指明了方向。党中央其他领导同志也有很多指示和要求。提倡晚婚和实行计划生育，有利于社会主义革命和社会主义建设，有利于抓革命、促生产、促工作、促战备，有利于培养无产阶级革命事业的接班人，有利于保护妇女、儿童健康，民族繁荣，有利于妇女的彻底解放，有利于缩小在物质分配方面的差别，提高人民群众的物质生活水平。要通过学习，加深对计划生育工作重要性的理解，提高执行的自觉性。

从先进地区的经验看，提倡晚婚，实行有计划地生育子女，使人口自然增长率降到比较理想的水平，是有可能的。因为多数群众对节制生育有要求。只要党委重视，书记动手，全党动员，列入议事日程，一年大抓几次，各有关部门结合自己的业务充分发挥其作用，专职人员作好党委的参谋和助手，充分发动群众，在群众中培养一批积极分子，有一支全心全意为人民服务的技术力量，把避孕药、具送上门，节育手术送到队，在短期内是可以把人口出生率、自然增长率降下来的。河北南宫县就是这个经验。从一个省来看，也是可能的。如吉林省，1971 年人口自然增长率是 2.93%，1974 年下降到 1.5%，1975 年这个省还会继续下降。贵州现在情况与吉林省 1971 年相类似，他们经过 3 年的工作，达到规划要求。从目前情况看，只要同志们抓紧工作，贵州提前或到期实现“五五”人口规划也是可能的。

2. 做好思想发动，防止强迫命令。这是中央〔1974〕32 号文件批语上的要求，也是中央领导同志多次指出的，要坚决贯彻落实。实行计划生育是一场深刻的思想革命，必须大造舆论，深入、持久地破除旧的传统观念，树立“人类可以控制自己，做到有计划地生育”，“时代不同了，男女都一样”的新风尚。同时，还要普及节育科学知识，提高群众的认识水平，解除思想顾虑，使其自觉自愿推迟结婚年龄和安排生育计划，落实节育措施。对少数一时思想不通的群众，应针对性地作细致思想工作。要教育其他群众向先进者学习，对后进的要善于争取、等待。搞硬性规定，强迫命令，将会出现欲速则不达，事与愿违。毛主席教导我们：“对待人民内部的思想问题，对待精神世界的问题，用简单的办法去处理，不但不会收效，而且非常有害。”“任何有群众的地方，大致都有比较积极的，中间状态的，和比较落后的三部分人。故领导者必须善于团结少数积极分子作为领导骨干，并凭借这批骨干去提高中间分子，争取落后分子。”目前计划生育工作正深入开展，请同志们注意这个问题。

在制定规划时，一定要充分发动群众，做到从实际出发，根据“晚、稀、少”的要求，结合各地具体情况，采取自下而上，上下结合的办法制定和落实到人。根据生育规律，今年的人口出生计划，一定要提前在头一年的3月以前讨论制定和落实。现在讨论明年计划已晚了一些，如果会后抓紧落实，明年下半年还可以少生一些。对于人口增长情况，在一个小范围内，因有人口稠密和稀少的区别，育龄夫妇组成比例不同，群众文化水平、卫生条件高低不同，兄弟民族多少不等，要区别对待，不搞“一刀齐”，不要搞平均摊派。从全地区、全省、全国综合，就可以得到调整。

在宣传发动时，根据各地经验，首先发动干部、党团员、民兵、男社员。干部、党团员、民兵是人民群众中的先进分子，接受新事物快，男社员比女社员受教育多，在家庭中又有较高的地位，因此，在计划生育工作中应起带头作用。目前，在工作中常常出现省、地、县级机关、大单位、大工厂不如农村，农村女社员好发动，有少数男同志、男社员反而成了阻力，希望各地做些调查，要针对性地进行宣传发动。谁来宣传？全党动员，在各级党委领导下，宣传教育部门、妇女、共青团、工会、贫协等群众组织，各有关方面均有责任。同时注意阶级敌人造谣破坏，有谣要查并予以澄清。

3. 做好节育技术指导，提高节育手术质量，确保受术者的安全与健康。目前推广的各种节育方法都是安全、有效的，我们应向群众全面介绍节育科学知识，推广综合节育措施，因人因时制宜，推荐比较适合的方法。至于采取什么办法，让群众自己选择。对于节育手术，医务人员一定要高度负责，一丝不苟，要以白求恩为榜样，对工作极端负责任，对群众极端热忱，对技术精益求精。要经常学习《节育手术常规》（1973年卫生部批发），严格执行常规操作，切实掌握好适应证和禁忌证，把千百例手术都当做第一例手术认真施行。有的地方把节育手术的禁忌证、适应证和术后的一般观察等基本知识教给基层妇女干部和积极分子，既普及了节育科学知识，又可以通过她们，及时保护受术者的健康。总之，要求把节育手术做好，不能给群众增添麻烦和痛苦。如果一旦发生差错事故，不要隐瞒，不能马虎，应即时认真处理，避免引起大的事故。

党委、卫生行政部门要加强对技术人员的政治思想教育，从质量上要严要求，数量上也要加快步伐，增添新生力量。培训基层节育技术人员时，可以和农村基层卫生建设结合起来，与培训公社妇幼卫生人员、大队女赤脚医生、生产队卫生员、接生员相结合。

在技术条件薄弱的地方，组织计划生育工作小分队到基层，是个好形式。对小分队要加强领导，总结经验，提高工作质量。小分队在基层工作，一面开展工作，一面培训基层卫生人员。对表示好的小分队或个人，应给予表扬鼓励。小分队在基层要发扬艰苦朴素、勤俭办事业的优良传统。

中期妊娠引产，对于妇女健康有一定影响。这种手术要严格控制，不能作为节育措施。我们要把工作做在妇女未怀孕之前，如一旦避孕失败，医务人员要及早帮助群众解决，对怀孕四五个月的多子女妇女，不要动员作中期妊娠引产，但一定要帮助她产后落实节育措施。

4. 做好妇幼卫生工作，提高妇女儿童健康水平。妇女和儿童占全国人口的2/3。党中央、毛主席历来关心保护妇女儿童的健康，毛主席早就指示要解决“生小孩子的问题”，“要好好的保育儿童”。我国宪法和《全国农业发展纲要》都有明文规定，保护妇女和儿童。但是解放20多年了，有些地方，包括贵州还有不少地方，妇女生孩子还是沿用旧法接生。今年全国卫生会议上，代表们对此问题进行了讨论，要求在两三年内普及新法接生，消灭新生儿破伤风，这也是《全国农业发展纲要》上提出消灭的疾病之一。只要各级党委重视，卫生部门把这项工作列入议事日程，在党委领导下，结合基层妇女组织，积极培训和发挥赤脚医生和接生员卫生员的作用，是能够在短时间内做到的。

在农业生产战线上，妇女发挥了半边天的作用，但妇女有她们的生理特点，经、孕、产、哺乳期需要加以保护。建议各地、县、厂矿结合各地劳动条件，提出一些切实可行的劳动保护措施。在开展计划生育手术的同时，可结合进行妇科病的普查普治，如人口增长控制在1%左右，育龄夫妇的节育率要达到80%以上，就是说80%左右的已婚妇女在采取节育措施时，可以结合检查治疗妇科病。在治疗妇女病时，要充分发挥中草药的作用，合作医疗、女赤脚医生的作用。江苏、湖南均有此经验，报纸上也报道过。

儿童保健方面。计划生育工作开展以后，孩子生的少了、稀了，有利于家长对孩子进行保护，使之长得好一些。同时，也要积极创造条件，组织托儿组、幼儿班，做好托幼机构的卫生指导，让妈妈不再背着孩子参加农田劳动、挑担子，既解脱妇女的牵累，使之积极投入农业生产，也有利于保护儿童的健康成长。卫生防疫部门要作好预防工作，按期进行各种疫苗接种。赤脚医生要掌握小儿常见病、多发病的防治知识，并把卫生知识告诉群众，做到无病早防，有病早治，真正达到生一个，活一个，壮一个，成为优秀的社会主义接班人。

# 领导重视　书记亲自抓*

（1975 年 8 月 19 日）

四川省卫生工作会议传达贯彻全国卫生工作会议的精神，及中央领导同志在会议期间对卫生工作的指示，学习毛主席关于理论问题，安定团结，把国民经济搞上去，人口非控制不行的重要指示，提高认识，统一思想，结合四川省情况，研究制定今后行动计划。我们调查学习小组有机会参加会议向同志们学习，感到高兴。

这几天，我们分头参加小组会的讨论，又听了 26 位同志在大会上介绍经验，对我们有很大启发。

省领导要我在大会上发个言，现着重谈谈计划生育工作。

## 一、目前全国计划生育工作进展情况（从略）

## 二、谈几个认识问题

1. 计划生育工作的重要性。毛主席对计划生育工作有很多指导，从路线、政策，到具体措施，都给我们指明了方向。党中央领导同志也有很多指示，说明计划生育工作的重要性。实践证明，提倡晚婚和实行计划生育，有利于社会主义革命和建设；有利于抓革命、促生产、促工作、促战备；有利于培养无产阶级革命事业的接班人；有利于妇女的彻底解放，保护妇女儿童健康和民族繁荣；有利于缩小在物质分配方面的差别，提高人民群众的物质生活水平；有利于巩固无产阶级专政。因此，搞不搞计划生育，要不要控制自己的生育，不是个人私事，可管可不管，而是关系到全面贯彻落实毛主席革命路线的大事，非抓不行。

---

* 这是作者在四川省卫生工作会议上的讲话。

2. 实行计划生育的可能性。毛主席教导我们："人类要控制自己，做到有计划增长。"从先进地区的经验看，多数群众是有节制生育的迫切要求，积极响应毛主席、党中央号召的。只要各级党委重视，列入议事日程，一年大抓几次，书记动手，全党动员，各有关部门结合自己业务充分发挥作用，办事机构、专职人员作好党委的参谋助手，充分发动群众，依靠群众，在群众中培养一批积极分子，有一支全心全意为人民服务的技术力量，把避孕药具送上门，节育手术送到队，在短期内是可以把人口出生率、自然增长率降下来。什邡县、成都西城区等单位的经验，都说明了这个问题。从四川省的情况看，只要认真抓紧工作，人口出生率、自然增长率是可以降下来的。

3. 计划生育工作的艰巨性。中央〔1974〕32号文件批语中指出：实行计划生育是一场破旧立新，移风易俗的深刻的思想革命。马克思、恩格斯在《共产党宣言》中指出：共产主义革命就是同传统的所有制实行最彻底的决裂，毫不奇怪，它在自己的发展进程中要同传统的观念实行最彻底的决裂。提倡晚婚和实行计划生育就是在婚姻、生育问题上破除几千年遗留下来的旧的传统观念，铲除在经济、道德和精神方面从旧社会脱胎出来的痕迹。但是，反映旧制度的旧思想的残余，总是长期地留在人们头脑里，不愿轻易地退走的。因此，要必须深入持久地开展宣传教育工作，树立"人类要控制自己，做到有计划地增长"，"时代不同了，男女都一样"的社会新风尚。

还应看到，实行计划生育，既是一场深刻的思想革命，就必然有斗争。有来自人民群众内部受旧传统观念影响的旧思想意识，也有来自阶级敌人利用群众的旧思想进行造谣破坏。对于大量的属于人民群众的认识问题，要深入进行政治思想和路线教育，普及节育科学知识，提高群众的路线斗争觉悟和科学知识水平，让群众起来同自己的旧思想、旧风俗、旧习惯和迷信作斗争。毛主席教导我们：对待人民内部的思想问题，对待精神世界的问题，用简单的办法去处理，不但不会收效，而且非常有害。在《关于领导方法的若干问题》一文中也指出："任何有群众的地方，大致都有比较积极的，中间状态的，和比较落后的三部分人。故领导者必须善于团结少数积极分子作为领导骨干，并凭借这批骨干去提高中间分子，争取落后分子。"因此，在工作中，各级干部、党团员要起带头模范作用，对于个别一时思想不通或思想有反复的群众，要了解他们的思想实际，继续作耐心细致的思想工作，同时也要教育其他群众向先进者学习，不与后进者攀比，对后进者要善于争取、帮助和等待，不要强迫命令。对于阶级敌人的造谣破坏，要进行坚决打击。

4. 计划生育工作的长期性。计划生育工作是意识形态领域里的一场深刻的思想革命，绝不是搞一阵子，因为在社会主义这个历史阶段中，还存在着阶级、阶级矛盾和阶级斗争。反映在婚姻、生育问题上的两种思想的斗争也是长期的、复杂的。因此，必须深入地长期地进行思想和政治路线教育，普及节育科学知识，提高群众实行晚婚和计划生育的自觉性。河北省南宫县“一步跨三年”1974年自然增长率降到0.39%。他们深有体会地说：“思想一时通，计划生育一阵风，思想真正通，计划生育成新风。”就是说，出生率、人口自然增长率降到一定水平，我们的工作仍然不能放松，要做到更深更细，树立常抓不懈的思想。

## 三、谈几点意见

1. 学习理论，加强领导。中共中央〔1974〕32号文件中指出：“搞好计划生育，关键在于各级党委要把这项工作列入议事日程，切实加强领导，经常抓，抓得紧。”我们担负部门工作的同志，必须在党委一元化领导下，作好党委的参谋助手。要深入基层调查研究，抓好典型总结经验，掌握面上的情况，分析研究问题，及时向党委汇报，结合各个时期党的中心工作，提出切实可行的建议，供党委参考。

2. 充分发挥群众组织和有关部门的作用。计划生育是全党的工作。中共中央〔1974〕32号文件中指出：“要充分发挥妇联、工会、共青团等群众组织和政府有关部门的作用。”中央领导同志也指出，搞好计划生育，每个同志都有责任，本身要带头实行，年纪大的还要教育子女响应晚婚和计划生育的号召，各部门要结合本身业务抓好与计划生育有关的工作。几年来，正是由于各部门发挥了积极作用，工作才取得了成绩。河北乐亭县的计划生育工作，最初是通过武装部民兵组织发动起来的。对城乡基层群众的经常、耐心、细致的思想工作，主要是依靠妇女组织承担的。教育青年晚恋爱、晚结婚，共青团组织也发挥了作用。不少地方的经验是，只抓多子女夫妇的节育，忽视晚婚工作，人口自然增长率是不容易在短时间内降下来的。建议各级团组织大抓一下提倡晚婚意义的宣传和反对买卖、变相买卖婚姻的教育工作。工会、贫协组织对职工、社员进行教育，提高群众执行党中央指示的自觉性。宣传、教育、文化、报纸、广播、出版等部门，可通过各种形式、渠道，宣传提倡晚婚、计划生育的好处、意义和科学知识，以及工作经验、先进人物、先进事例等。民政、公安部门，在办理结婚登记时，对青年男女进行宣传教育。贵州省遵义县三岔公社党委采取节日前三天集中进行结婚登记，节日由公社党委书记主持举行集体结婚仪式，打破千年陋习，节约开支，深受群众欢迎。男到女家结婚落户，也正在大力提倡。科研部门积极研究安全、有效、简便、经济的男女用避孕药具，提高现有节育方法，满足群众要求。商业、工业部门组织好避孕药具和手术器械的生产、供应，做到规格全、质量好、渠道通。目前供需差距大。对此，我们办公室也有责任，虽做了一些组织工作，但问题没有解决好，影响工作开展。四川省委书记亲自担任省计划生育领导小组组长，亲自召开会议抓节育器械、药品的生产，省医药公司为搞好避孕药具和手术器械的供应，成立了办公室，希望能早出成果。计委将人口增长规划纳入国民经济计划。财政部门调拨经费，保证需要。卫生部门切实做好节育知识宣传和节育技术指导，确保受术者的健康与安全。

总之，各有关组织和部门，在提倡晚婚、开展计划生育工作中，不是无能为力，而是大有作为。

3. 切实制定好人口增长规划。制定规划，一定要充分发动群众，相信群众，根据“晚、稀、少”的要求，结合当地具体情况，从实际出发，采取自下而上，上下结合的办法。根据生育生理，从怀孕新婴儿出生九个多月的规律，每年的规划要提前在头年的3月以前讨论制定，这样就会大大减少计划外怀孕。生育计划要在群众自觉的基础上落实到人。在基层不要平均摊派生育指标。平均摊派会出现该生的无指标，不该生的有指标，脱离群众。在一个单位或小范围内，因育龄夫妇组成比例的不同，群众文化卫生水平高低不一，人口稠密和稀少的区别，制定人口出生规划时，有的会高一点，有的低一点，要区别对待，不搞“一刀齐”。从一个县、一个地区、一个省加以综合，就可以得到调整。

4. 做好节育技术指导，提高节育手术质量。目前推广的各种节育方法，都是安全有效的，应向群众全面宣传介绍。推广综合节育措施，要因人因时制宜，推荐比较适合的方法，至于采取哪一种，让群众自己选择。对于节育手术，医务人员要高度负责，一丝不苟，以白求恩同志为榜样，对工作极端负责任，对群众极端热忱，对技术精益求精，严格执行《节育手术常规》，切实掌握好手术适应证和禁忌证，做好术前检查询问。思想不通的不勉强做，可推荐别的方法；术中要严格消毒；术后认真随访观察。总之，要求手术一定做好，不能给群众增添麻烦和痛苦。如一旦发生差错事故，不要隐瞒，不能马虎，要认真处理。

从党委、卫生行政部门要加强对节育技术人员的思想教育，解决好“为什么人服务”这个根本问题，从质量上严要求，数量上也要加快步伐，充实力量。培训基层节育技术人员时，可以和农村基层卫生建设结合起来，与培训公社妇幼卫生人员、大队赤脚医生、生产队卫生员、接生员相结合。技术条件薄弱的地方，可以组织计划生育工作小分队到基层，一面开展工作，一面培训基层卫生人员。对于小分队要加强领导，不断总结经验，提高质量，对表现好的小分队或个人，应给予表扬鼓励。

5. 关于中期妊娠引产。中期引产，对妇女健康有一定影响，从全面落实党的保护妇女健康的政策出发，对这项手术应严格控制，不能把它作为节育措施。要把工作做在前面，如一旦避孕失败，医务人员要及早帮助解决。人工流产，也要求逐年减少。对怀孕四五个月以上的孕妇，不要动员做中期妊娠引产，应帮助她产后落实节育措施。如因疾病或某种特殊情况必须做中期引产时，要在有抢救条件的医疗单位施行，防止发生意外。

6. 坚持勤俭办事业。关于计划生育经费的使用，要贯彻执行毛主席关于厉行节约，反对浪费。做到该用的钱，坚决支持；不该用的钱，坚决不用。反对铺张浪费。对避孕药具，要妥善保管，有计划地分发，经常了解使用情况，进行合理调剂，避免有的地方积压，有的地方缺货。对避孕药具的使用，应作好技术指导，依靠基层组织送货上门，真正起到避孕的目的，防止浪费或挪作他用。

7. 做好妇幼卫生，提高妇女儿童健康水平。妇女儿童占人口的2/3，党中央、毛主席历来关心保护妇女儿童的健康。毛主席早就指示：要解决妇女“生小孩子的问题”，“要好好的保育儿童”。计划生育工作开展以后，妇女生孩子晚一些，稀一些，少一些，有利于保护了妇女儿童的健康。孩子生的少了，但并不是不生了，生孩子是个生理现象，保护不好就死人。目前从全国来看还有一些地方，妇女生孩子仍沿用旧法接生，严重地摧残和威胁妇女婴儿的健康与安全。今年全国卫生工作会议期间，代表们对此问题进行了讨论，要求在两三年内普及新法接生，消灭新生儿破伤风。这也是《全国农业发展纲要》上提出消灭的疾病之一。只要各级党委重视，卫生部门把这项工作列入议事日程，积极培训和发挥赤脚医生、接生员和卫生员的作用，解决好接生员报酬和接生用具、药品。在已办合作医疗的地方，建议把新法接生纳入合作医疗，统筹安排。因为它是贯彻预防为主，保护产妇新生儿的健康与安全问题，要扭转轻视、忽视妇女、儿童健康的状况。只要认识提高了，认真抓，是能够在短时间内达到普及的。

在工农业生产战线上，妇女顶起了“半边天”，但妇女有她的生理特点，经、孕、产、哺乳期需要加以保护，特别是对上山下乡知识青年的经期卫生指导，建议各县、厂矿结合当地劳动条件，提出一些切实可行的劳动保护措施。卫生部门在开展计划生育工作的同时，可结合进行妇科病的检查治疗。治疗时，要充分发挥中草药的作用，发挥女赤脚医生、接生员、卫生员的作用。江苏如东县、湖南长沙县，都有这方面经验。

儿童健康方面，应广泛宣传育儿知识，作好预防工作，按期进行各种疫苗接种，作好托幼组织的卫生指导。赤脚医生要掌握小儿常见病、多发病的防治知识，并把婴幼儿合理喂养、防病等知识告诉群众，做好无病早防，有病早治，让下一代养得好，长得壮。

总之，妇幼卫生和计划生育工作是相辅相成，互相促进的。计划生育搞好了，有利于提高妇女儿童的健康水平；妇幼卫生工作搞好了，有利于节育措施的落实，减少群众后顾之忧。

# 学习解放军的经验<br>带动全国的计划生育工作*

（1975年10月18日）

我今天来是向解放军同志们学习，并利用这个时间，把计划生育工作的概况，作个介绍。

## 一、关于计划生育工作的形势

晚婚、计划生育是伟大领袖毛主席倡导多年的一件大事。1956年毛主席亲自主持制定的《全国农业发展纲要》二十九条中指出："除了少数民族的地区以外，在一切人口稠密的地方，宣传和推广节制生育，提倡有计划地生育子女。"以后，毛主席历年对计划生育工作又有过许多指示，党中央、国务院也发过几次文件。1971年国务院发出51号文件，提出了全国第四个五年计划期间人口增长指标。要求力争到1975年一般城市降到1%左右，农村降到1.5%以下。为了实现"四五"人口增长规划，各级党委组织广大干部、群众认真学习毛主席关于计划生育工作的一系列指示，通过学习使毛主席、党中央、国务院有关计划生育工作的指示日益深入人心，各级党委加强了对计划生育工作的领导，出现了书记动手，健全各级领导组织，全党抓计划生育的局面。1975年6月以来，全国卫生工作会议以后，就有十多省召开大型工作会议或现场经验交流会。今年贵州遇到几十年来没有过的大旱灾，他们一方面抗旱，省委还主持召开了全省计划生育会议，说明各地党委对计划生育是很重视的。全国人口自然增长率也逐年下降，据1971年不完全统计，人口自然增长率为2.34%，1972年2.23%，1973年2.1%，1974年1.76%，下降幅度越来越大。从省、市看，上海、北京、天津、江苏、河北、湖北、辽宁、浙江、山东、吉林分别提前4年、3年、2年、1年达

* 这是作者在全军计划生育工作汇报会上的讲话。

到“四五”人口规划指标。如果以县为单位计算，全国2137个县，有521个县人口自然增长率降到1.5%以下，占全国县总数的24%。就城市来说，全国有181个城市，其中有65个城市降到1%以下。城市有大有小，如上海，有1000多万人口，有的市只有五六万人。“四五”规划要求城市降到1%左右，我们只算1%以下的，现在已有36%的城市达到了。三大城市（直辖市）都达到了。从城市人口来说，1974年已降到1%以内，提前一年实现“四五”人口规划。全国出现了许多先进地区。上海1974年人口自然增长率降到0.34%，是全国省、市、自治区中最低的地区；北京是0.58%；河北省4000多万人口，1974年人口自然增长率降到1.04%；江苏省5000多万人口，降到1.07%，基本达到了对城市的要求了。

1975年，上面谈的10个省、市还有不同程度的下降，可能上海稍有上升，因为它基数低。除此以外，今年可达到1.5%的还有两个省，一个是广东，一个是陕西，可以按期达到“四五”人口规划。另外，湖南、甘肃、安徽、山西，根据现在的数字达不到“四五”人口规划指标，大概是1.6%，接近规划指标，也是很大的成绩了。去年我们估计1975年全国可达到1.7%左右。现在看，全国可达1.6%左右。所以说，形势是好的。

遵照毛主席关于一分为二的观点来看，在各级党委领导下，虽然取得了不少成绩，但也还存在不少缺点和问题。主要表现是有些地方的领导是不是都重视了？还有问题，特别是基层领导，不一定都把它提到重要议事日程上来。另外，办事机构的参谋助手作用发挥得够不够？我们办公室做得就不好，其他地区也存在一些问题。对宣传教育、普及科技知识也有差距，有些地方急于降低人口指标，发生一些强迫命令现象。所以，虽然成绩很大，但也难完成“四五”1.5%以下指标。地区之间发展也很不平衡，除少数民族地区以外，还有几个省、区没有完成。有的自然增长率相当高。

## 二、各地开展计划生育工作的主要经验

1. 加强学习，提高干部和群众的认识水平。提倡晚婚和计划生育，是一场破旧立新、移风易俗的思想革命。通过学习，树立了“人类要控制自己，做到有计划地增长”和“时代不同了，男女都一样”的新观念。特别是学习理论以来，广大干部和群众深刻认识到，实行计划生育，是与传统观念实行彻底的决裂，是关系到巩固无产阶级专政的大事，是关系到执行毛主席革命路线的大事。广东省委党校增加了马、恩、列、斯和毛主席有关人口理论方面的学习班，专门学习人口

理论。许多农村政治夜校也增加了计划生育工作的内容，从阶级、历史上剖析生育上的私有观念。通过学习、加深了干部对在搞好计划生育中两种思想斗争的认识。从目前情况看斗争还是非常激烈的。一方面是来自干部群众中的旧意识；另一方面是来自阶级敌人的破坏。所以，在开展工作中，要正确处理两类不同性质的矛盾。对人民内部矛盾、人民群众的认识问题，要进行耐心细致的思想工作，对来自阶级敌人的造谣破坏，要坚决进行打击。

举几个例子，1973 年冬，山西、河北、山东部分地方，有股歪风，说“1974 年是孩子的大灾年，要穿红布避邪”，引起很多群众买红布，给孩子做红衣、红兜兜避邪，造成群众的恐慌，影响了计划生育措施的落实。另外，1974 年末又有一阵风，说：1975 年是“哑年”，有的地方说是“寡妇年”，说这年不能结婚，结婚很不吉利，所以造成 1974 年一段时间内突击结婚。我们原来不懂，以后才知道。阴历 1975 年没有“立春”这个节气，坏人利用旧意识、旧习惯和群众科学知识缺乏，散布谣言。我们动员群众进行节育，用节育环，在农村群众比较欢迎。但不少地方有谣言，说放节育环会吃血，或长在肉里，或不能再生育。还有不少地方搞非法取节育环，这不只是破坏计划生育，而且严重影响妇女的健康。在四川破获了这样一个集团，在贵州也有这个问题，我们 1974 年 6 月去广东，汕头有个县说节育环脱环率达 50% 左右，我想从来不会有这样高的脱环率，一般是 6% ~7%。一追查，发现有的遣返、开除的医务人员给群众偷着取节育环，取一个环获利四五元。有两种情况，有的是敌人破坏，有的是群众思想不通。所以说，两个阶级、两种思想的斗争是非常激烈的。

2. 关于加强党的领导。工作好不好，关键在领导。凡是计划生育搞得比较好的地方，都是党委加强了领导，而且首先又是解决党委一班人的思想认识问题。认识提高了，就能作为重要工作来抓，加强领导，列入党委重要议事日程。不少地区还出现了书记动手，全党抓的局面。很多地方一般是第一书记挂帅，一名副书记或一名常委专门抓。另外，还要带头落实节育措施，以身作则，言传身教。另外，还要建立健全领导组织。要调动各方面的力量。要做到各级有人管，层层有人抓。从省来说，从省一直到生产队；城市，从市到街道居委会，都有组织，有人来抓。如辽宁黑山县成立大嫂子队长，就是农村基层组织的一个具体形式，真正把计划生育落到实处了。

还有一个问题，是条块结合。在党委领导下，条块紧密结合。一般是以块为主，以地方党委为主。但有些保密性强、专业性强的单位，以块为主有困难，就是靠条条为主来抓。在政府部门，如商业、教育，虽然也是条条，但可以条块结合，以块为主来抓。有些保密性强的部门，以块为主抓有困难，就依靠条条抓。如军队，就是系统抓为主了。我们到各地，听到不少地区军队对地方有很多的帮助。这次济南军区准备介绍山东省武城县人武部抓计划生育工作的经验。武城县人武部的经验是民兵带群众，一人带一帮，全连带全庄。一个连把全村全庄的计划生育工作带动起来了。所以说，有关部门在计划生育工作中的作用是相当大的。

要与党的中心工作结合。如广东省揭阳县在农村开展基本路线教育中，把计划生育工作纳入进去同时抓。河北南宫县、河南辉县和其他许多地方，把计划生育与农业学大寨运动结合起来抓，解放了大批妇女劳动力，促进了农业生产。南宫县是个计划生育的先进典型。1972 年，他们要吃国家供应粮 2800 多万斤，开展农业学大寨和计划生育工作后，1974 年不但不吃国家供应粮，而且向国家贡献 3000 多万斤。当然，主要是全县人民农业学大寨的结果，可是在这中间，提供妇女劳动力起了一定作用。河南省辉县，第一书记挂帅，副书记专抓，上下一起抓，层层有人抓，1972 年人口自然增长率 1.82%，1974 年下降到 0.96%。由于解放了妇女劳动力，农业生产上得比较快，1974 年亩产 302 公斤，1975 年特别大旱，光小麦亩产就到 250 多公斤。所以说，生产搞上去，人口增长速度降下来。

在计划生育办公室方面，各地也有许多做得比较好的。如深入基层，调查研究，掌握情况，抓好典型，总结典型经验，及时向党委汇报、请示。这样，党委情况明，决心大，进一步加强领导，促进工作更快发展。

3. 加强宣传教育，充分发动群众。计划生育是一场破旧立新、移风易俗的深刻革命，涉及千家万户。开展此项工作，必须加强宣传教育。各地用不同宣传形式，通过各种渠道，大造计划生育、晚婚好处的舆论，使毛主席、党中央关于计划生育工作的指示深入人心，家喻户晓，把党的有关政策交给群众，使晚婚、计划生育真正成为群众的自觉行动。我们 8 月底到河北省南宫县学习调查，有些公社、生产队反映的情况很生动。青年一再推迟婚期，原来提倡女 23 岁、男 25 岁结婚，但不少女方推到 24～27 岁才结婚。有的妇女有生育指标，可是她们自己愿意推迟；有的只有一个孩子，有生育指标，但也推迟生育年限，她们提出口号，“要为社会主义建设多作贡献”。也有的表示一个够了，不要了。我到五个公社、六个大队，情况非常生动，真正做到了家喻户晓，形成了晚婚和计划生育为荣的社会新风尚。

4. 加强调查研究，掌握基本情况。在全国农业学大寨会议上，我请了几个先进县的同志开了个座谈会，他们共同的说法，群众真正尝到了晚婚、计划生育的甜头，自觉地落实节育措施。我问：现在要大量做工作的占什么比例？他们说：开始工作时，迫切要求计划生育的只有 10%～20%，宣传后占 50%～60%，要做大量工作才采取措施的占10%多。现在，迫切要求计划生育的、不需多做工作的占70%~80%，还有10%多需要做工作。工作量主要在这些人身上。

为了做好“五五”、“六五”人口规划，展望50年人口增长情况，我们进行了一些调查，发现育龄夫妇中，生一男一女的占50%左右，两个男孩的占25%左右，两个女孩的也占25%左右，自然生育规律是比较平均的。现在问题在于那25%左右，只有两个女孩的人思想不巩固，要做工作。

我们调查了十多个地区，看看开展计划生育以前，妇女生多少孩子。以南宫县为例，50~70岁的妇女，那就是新中国成立以前生育的，生一胎的7%，两胎7.5%，三胎8.6%，四胎11.2%，五胎12.1%，六胎14%，七胎12.2%，八胎7.6%，九胎5%，十胎3.3%，十一胎1.6%，十二胎0.8%，十三胎0.2%，十四胎0.3%，十七胎0.1%。她们平均生五个孩子。对四川省什邡县也作了调查，共调查了106人，共生828胎，平均每个妇女生7.8胎。从这个数字看，四川妇女是生得多些。这说明过去盲目生育的情况。现在，重男轻女的流毒还比较深广，重点要做好生两个女孩的人的工作。有人说：“现在两个够了，以后有指标再分给我们一个。”说明还未解决问题，要做工作。各地要有针对性地采取措施，如提倡男到女家落户、男女同工同酬，这都是直接关系到计划生育措施落实的。还有5%左右的人思想不通，对这些人，还是要做思想工作，不能强迫命令，否则，事与愿违。有些地区狠抓了宣传骨干队伍的培养和建设。在农村，宣传骨干要落实到基层。生产队一级一定要有计划生育宣传员。如大嫂子队长，在去年汇报会上介绍经验，华国锋同志肯定了这一条经验以后，全国各地推广了。但光有大嫂子队长还不够，还要有计划生育宣传员，不但要有女的，特别是要有男的计划生育宣传员。河南辉县把生产队七八对，五六对育龄夫妇组成计划生育活动小组，互相做工作，效果很好。没有宣传员工作不踏实。育龄夫妇有生育能力的，全国达1.1亿对，多大的工作量啊！要有人去宣传。宣传要通过各种渠道，大造舆论，这个工作不是一时性的，是长期性的，要让群众真正认识它的好处，自觉实行计划生育。

5. 加强节育指导，建立计划生育技术队伍。各地的经验证明，在加强党的领导，做好宣传工作的同时，必须建立计划生育技术队伍。河北南宫县提出建立一支平战结合的技术队伍，战时为战争服务，平时为计划生育、卫生工作服务。通过他们广泛宣传节育科技知识，做好技术指导工作。如果手术上发生问题，不仅给群众造成痛苦，而且直接影响计划生育工作的开展。现在不少地方，从党委到业务部门都狠抓这方面的工作。一方面要教育解决“为什么人”的问题，要特别强调全心全意，对技术精益求精，保证手术安全。各地涌现了不少先进单位和个人，有的地方做了一万人次以上的手术，没有发生事故。另外，为了方便群众，县以上医疗机构都要设立男女计划生育指导门诊。为了贯彻毛主席的把“医疗卫生工作的重点放到农村去”的指示，计划生育工作小分队也必须深入基层。计划生育与防病治病有区别。因为群众有了病习惯找医生，而计划生育，群众去找医生的不是没有，但更重要的是技术人员到基层去，直接到社、队，方便群众。各地组织大量技术小分队到农村去，把节育手术送上门，也要积极培养基层技术人员，使从上到下有一支技术队伍。这方面，军队同志做了不少工作，如帮助地方培训医务人员，深入基层，送手术到队。这是开展计划生育很重要的一条保证。

为了进一步提高手术质量，许多地方成立技术指导小组，对手术后有什么问题，出现并发症，或群众发生一些疑难问题就去解决问题。这个工作，目前已经引起了各地的重视。

## 三、今后工作安排

国务院已批准了“五五”人口增长规划，要求到1980年人口自然增长率，农村为1%左右，城市降到0.6%左右。文件已经批转全国。我们正在按这个总的要求，同各省、市、自治区研究，根据不同情况、进展，定出各省、市、自治区每年的指标。例如，贵州1974年是2.9%多，要达到“五五”规划，就要大幅度下降。那里少数民族占总人口的23%还多，它又是大山区，卫生条件与平原地区有差别。因此，要求就得有点区别。全国是这个指标，而各地应有不同。准备在全国计划会议上定下各省、市、自治区逐年的指标。我们早做工作，力争提前完成“五五”人口规划要求。

今后任务既光荣又繁重。要全面规划，加强领导。五年计划看三年，三年看头年，头年看前冬。明年是“五五”的第一年，要抓紧这个关键时刻，搞好计划生育工作，为实现“五五”规划打个好基础。

全国都在学解放军，我们这次也是来向解放军、向到会同志们学习的。希望解放军同志不但把自己部门的工作做好，而且通过你们带动全国的计划生育工作。因为过去有经验，上面的例子说明，武装部门抓民兵工作，民兵正是提倡晚婚、计划生育的年龄，如果民兵组织都发挥作用，那就把全国的工作带动起来。所以，我们提出这个希望，给工作来个大促进。

# 在全国新法接生现场座谈会上的总结发言

（1975 年 11 月 25 日）

全国新法接生现场座谈会，从 11 月 15 日开幕，到今天胜利结束了。参加这次会议的有全国 29 个省、市、自治区的各级卫生行政干部，部分妇幼保健院、所（站）的负责人，妇幼卫生干部、接生员和赤脚医生代表，还有妇联、新闻出版和科研单位，共 135 人。代表中有蒙古族、藏族、爱伲族、白族、朝鲜族、维吾尔族、壮族、哈萨克族、彝族、汉族 10 个民族，是个民族团结的会。

会中，代表们学习了毛主席关于安定团结、把国民经济搞上去的重要指示；有关卫生工作和保护妇女儿童的有关指示；学习了中央、国务院近年来发的几个文件，及《全国农业发展纲要》有关部分，参观了应城县普及新法接生的先进单位，包括杨河、红旗、郎君、城关、汤池五个公社的九个大队；听了应城县委，杨河、红旗公社党委，刘堤、下旺、碾屋、洪河大队党支部，妇幼保健员、赤脚医生和接生员等 11 个先进单位和个人的经验介绍。交流了广东省、上海市、如东、志丹、无锡、潼关、绥化、川沙、和龙、隆化、东乌旗等单位的经验；有爱伲族、壮族、维吾尔族和汉族四个民族的五名接生员、赤脚医生、保健员介绍了他们的先进经验和模范事迹。大家在提高认识，学习经验的基础上，讨论研究了两年内在全国，特别是在山区、边远地区、老革命根据地、少数民族地区普及新法接生，基本消灭新生儿破伤风的规划及实现规划的具体措施。对妇幼卫生工作 10 年规划也交换了意见。与会代表还参加了半天农业生产劳动。

十一天的会议，时间虽不长，同志们普遍反映：会议收获很大。

## 一、提高了认识，明确了方向

同志们通过学习讨论，交流经验，提高了认识。认识到我国城乡广大劳动妇女在社会主义革命和社会主义建设中发挥着“半边天”的作用。普及新法接生，做好妇幼卫生工作，是直接关系着保护亿万妇女、婴儿健康的大问题，是意识形态领域里的一场深刻革命。当前，在全国掀起一个农业大生产的群众运动，为保护妇女劳动力更好地投入这场伟大的群众运动，并保持持久的干劲，我们必须做好普及新法接生和各项妇幼卫生工作。

普及新法接生，不单是个技术方法问题，也是在生育问题上的一场革命。要在全国普及新法接生，就必须和旧风俗、旧习惯势力、旧传统观念作斗争。新法接生率比较低的地区，要努力争取在两年内普及新法接生，基本消灭新生儿破伤风；已经普及的地区，要在普及的基础上继续巩固提高，提高产科质量，杜绝新生儿破伤风的发生，降低产妇染病率和新生儿死亡率。

## 二、总结了经验，增强了信心

同志们学习了应城的经验，并交流了全国各地的经验，认为应城和全国先进地区普及新法接生的共同经验是：

1. 认真学习理论，坚持以党的基本路线为纲，狠抓在生育方面的两种思想的斗争。

2. 党委加强领导，卫生部门把普及新法接生工作列入卫生工作的主要内容，以医院为中心，扩大预防，把工作重点放到农村。

3. 进行宣传教育，把新法接生的好处和科学知识交给群众，让群众起来同自己的文盲、迷信和不卫生的习惯作斗争。

4. 依靠群众，自力更生，大队办妇产室或产院，把新法接生工作纳入合作医疗，解决好接生员的报酬和装备。

5. 认真培训赤脚医生、接生员，建立一支老、中、青三结合的革命化的接生队伍，建立健全必要的制度。

6. 妇幼卫生行政干部，要狠抓自身思想革命化，与有关部门密切配合，抓点带面，当好党委的参谋助手。

先进地区有经验，后进地区也有典型，因此，我们既要学别人的经验，也要总结自己的经验。有了经验今后开展工作就有条件。许多同志讲：应城能够坚持做到的，山大沟深、地广人稀陕北老革命根据地的志丹县能够做到的，我们也一定要做到，能做到。

## 三、制定了规划，有了奋斗目标

同志们在提高认识，取得经验的基础上，分析了目前的大好形势，感到形势喜人，形势逼人，找了自己的差距，也看到了自己的有利因素，决心大干快上，力争上游。大家集思广益，共同研究了两年内普及新法接生、消灭新生儿破伤风的规划，并讨论了普及的标准（即新法接生率达到95%以上，新生儿破伤风发生率在0.1%以内）。制定规划是这次会议的主要内容之一，这次会上除上海市已普及，云南、新疆还待回去研究外，其他各省、市、自治区均提出了初步计划。据统计，目前已普及的县、市有218个，占全国2135个县总数的10%强，加上1975年底达到普及的81个市、296个县，占全国的13.8%。一些同志在会上表示："要甩开手，迈大步，撇开小家务，为普及新法接生做贡献。"

同志们，当前的大好形势，迫切需要我们普及新法接生，做好妇幼卫生工作，迅速改变那些至今还沿用旧法接生恶习的地方的落后面貌。要落实好规划，明年是关键的一年，是"五五"计划的头一年，时间紧迫。事在人为，要克服那种无所作为，懒汉懦夫的世界观，发扬革命精神，苦干实干加巧干，我们的目的才能达到。

回去怎么办？

1. 首先向卫生局领导同志、卫生局党组织，向省、市、自治区党委作好汇报。汇报这次会议中介绍的经验，会议的目的要求，会议产生的"报告"。同志们提出的两年规划，有的是经省、市、自治区卫生局领导研究过的，算数的，我们准备附在给国务院的报告后面，相信经过大家的努力是能实现的。其他省、市、自治区代表回去汇报后，如有改变的，要在12月底以前报卫生部。

2. 当好党委参谋助手。我们是做部门工作的，要学会当好参谋助手。党委的工作千头万绪，我们抓的是一项具体业务。要深入基层，调查研究，抓好典型，总结经验，提出建议，向党委汇报情况，在党委的一元化领导下做好工作。同志们都有这方面的经验。我们要加强自身思想革命化，树雄心，立壮志，努力把工作做好。没有条件要创造条件，使工作好上加好。

3. 消灭新生儿破伤风，推广新法接生是全国农业发展纲要上规定的内容，要在党委统一领导下，结合普及大寨县的群众运动，掀起一个普及新法接生，消灭新生儿破伤风，降低产妇染病率的大学习、大宣传、大贯彻的群众运动。利用各种形式，如各种会议，有线广播，政治夜校，广泛宣传毛主席对保护妇女儿童的一系列指示，宣传新法接生、妇幼卫生、计划生育的意义，卫生科学知识，批判"男尊女卑"、"三纲五常"等谬论，大破生孩子是丑事、脏事的旧风俗、旧习惯，教育群众起来同封建迷信和旧的不卫生习惯作斗争。

4. 学习大寨精神，发扬自力更生，艰苦奋斗的革命优良传统。大寨大队在大灾之年，克服困难，自力更生，不但不要国家补助，反而向国家作出贡献。这次学习应城的经验，也是依靠群众集体的力量来解决产房、产床、产包及接生费用等问题。一些经济困难的地方，国家可给予一些补助，但主要还是靠自己，因地制宜，就地取材，由简到繁，逐步充实装备。教育接生人员爱惜接生工具，妥善保管。国发〔1975〕121号文件提出的，建立健全妇幼卫生机构、充实加强妇幼卫生队伍的意见，如何办？各地总结一下这方面的经验，卫生部妇幼卫生局也准备同一些地区共同调查研究，总结这方面的经验。在人力上，除专业人员外，应充分发挥综合医院的作用，把妇幼卫生和普及新法接生纳入医院开门办院、下乡医疗队的工作内容。要善于使保护妇女儿童健康与其他工作紧密结合，如在培训基层卫生人员、生产队妇女队长、计划生育宣传员时，把妇幼卫生列入培训内容，调动各方面积极因素，做好工作。

5. 在普及新法接生工作的同时，要认真做好其他妇幼卫生工作和计划生育的宣传和技术指导。要广泛宣传妇女经、孕、产、哺乳期劳动保护知识，特别是女知识青年离开城市到农村，从学校学习到农村劳动，环境改变了，更要做好她们的经期卫生指导和劳动保护。周总理对这方面的问题非常关心，我们要配合教育部门，在中、小学校中讲一些生理卫生知识。建议各地区、各单位、工矿、农村农田水利基建工地等，根据各地的劳动、物质条件，制定一些切实可行的劳动保护措施。在农村要有计划地开展以防治子宫脱垂为重点的妇科病普查普治工作。要普及育儿知识，配合妇联、工会做好托幼组织的卫生保健指导，并协助他们建立必要的卫生制度。做好各种预防接种及儿童常见病、多发病的防治工作，如冬季的上呼吸道感染，特别是小儿肺炎，夏季小儿胃肠道疾病的预防等。

计划生育和妇幼卫生是相辅相成，互相促进的。计划生育要求妇女生孩子晚一些，稀一些，少一些，这本身就是为了保护妇女儿童的健康。实行计划生育的对象绝大部分是妇女群众，因此我们要大力宣传计划生育的伟大意义和科学知识，做好节育技术指导。节育手术一定要做好，并逐年降低人工流产率，严格控制非疾病和特殊情况的中期妊娠引产，保护妇女健康。要全面贯彻落实毛主席关于保护妇女儿童健康的指示。在人口稀少的少数民族地区，为了民族繁荣有计划地发展人口，必须普及新法接生，宣传妇幼卫生，包括节育科学知识，对有节育要求的妇女，要给予切实的技术指导；在开展计划生育的地区，对要求生育的不孕症妇女，也要积极给予治疗。

代表们回去后，把这次会议精神，及其先进经验，带到全国各地播种、开花、结果，使我们的规划得以实现。

# 继承毛主席遗志<br>把有计划地生育变为现实*

（1976年12月29日）

全国计划生育工作汇报会从12月13日开始，已经开了16天，今天就要结束了。这次会议是以华主席为首的党中央的亲切关怀和领导下，在第二次全国农业学大寨会议期间召开的。

农业学大寨会议的学习文件，我们每人都有一份，同时还听了大会的典型发言和陈永贵副总理的报告，听了华主席在农业学大寨会议上的讲话，前天晚上又受到华主席和叶副主席以及党和国家其他领导同志的接见，并合影留念。全体同志感到万分激动。

同志们在听了报告、受到接见后，进行了认真的学习、讨论，谈了心得体会，纷纷表示，一定要响应华主席的号召，听从以华主席为首的党中央的指挥，用实际行动和优异的成绩来报答党中央对我们的关怀和期望，把计划生育工作做得更好。

会议中，我们还看了悼念伟大领袖和导师毛主席、敬爱的周总理的影片，又参加了兴建毛主席纪念堂的劳动。同志们说，我们一定要继承毛主席的遗志，学习周总理的革命精神，把毛主席开创的无产阶级革命事业进行到底。

会议中代表们汇报了各地工作情况，交流了经验，有16位同志在大会上发了言。一年来，继续贯彻执行毛主席关于“人口非控制不行”的指示和中共中央〔1974〕32号文件，华主席1973年、1974年、1975年三次接见我们时所作的指示精神，使计划生育工作又有了新的进展。全国人口自然增长率基本完成“五五”人口增长规划原订计划的要求。其中北京、上海、天津、河北、辽宁、江苏6个省、市的人口自然增长率已提前实现“五五”人口增长规划1980年要求的指标，有17个省、市可降到1.4%以下。1975年全国316个农业学大寨的先进县

---

* 这是作者在全国计划生育工作汇报会上的总结发言。

中，有188个县的人口自然增长率在1.5%以下，占59%。去年国务院领导同志在全国农业学大寨会议的报告中号召："希望各地农业学大寨的先进单位，都成为计划生育的先进单位。"许多地方党委引起了重视，今年据河北、江苏、北京等11个省、市的初步统计，在94个农业学大寨的先进县中，已有74个县的人口自然增长率在1.4%以下，占78%。

全军计划生育工作也有很大发展，今年上半年统计，晚婚率达到95.28%，随军家属节育率达到91.6%，计划生育率达到61.91%，涌现了一批"三率"达到100%的先进单位。我们应向解放军学习。

今年以来，各地晚婚和计划生育工作正在向更广泛、深入的方向发展。许多地方的党委进一步加强了对计划生育工作的领导，放手发动群众，狠抓了婚姻、生育领域里的两种思想的斗争，严格区分两类不同性质的矛盾，对阶级敌人的造谣、破坏及时揭露，坚决打击。把计划生育工作纳入了党的中心工作，作为党的基本路线教育的重要内容之一，统一部署、统一检查、统一总结、统一评比，有力地推动了晚婚、计划生育工作，解放了更多的劳动力，为农业、工业生产作出了新的贡献。

在推广辽宁黑山县大嫂子队长的经验以后，河北南宫县所有大队已经全部配齐了"一大嫂、四大员"，其他许多地方也都配备、培训了大嫂子队长或计划生育队长。江苏如东等县发展为有男女宣传员参加的计划生育宣传指导组，使基层宣传教育工作做得更扎实、经常。一些省、市的党校举办了人口理论学习班。广东汕头地委副书记孙敬业同志在会上介绍了他们举办人口理论学习班的经验和成果，他说："过去许多干部只是把计划生育工作当做一项上面交下来的任务，事情一忙就冲掉了；宣传时也讲不清道理，群众不服，就搞一些硬性规定。经过培训，提高了各级干部的思想认识，向群众宣传道理也讲得清了。"广东、河北两省不但培训了本省的干部，还分别为各省、市、自治区代训了干部。北京经济学院人口研究室和北京大学法律系民法教学研究的同志在学习、研究和宣传马克思主义人口理论、有关妇女解放理论等方面也做了大量工作。

为贯彻毛主席"我主张中学也加一门节育课"的教导和周总理的指示，一些省、市在中学增设了青春期生理卫生和晚婚节育课，湖南已在全省中学推广；在农村政治夜校较普遍地进行晚婚和计划生育的宣传教育；河南、天津在今年新年、春节前后开展计划生育宣传月的活动，也收到了较好的效果。在农村提倡、推广集体举办革命化的婚礼，热情支持男到女家结婚落户的社会主义新风尚又有新的发展。河北望都县医药公司贯彻执行毛主席关于避孕药、具送上门的指示所取得的经验，正在全省范围内推广。不少地区在贯彻执行毛主席关于"把医疗卫生工作的重点放到农村去”指示的指引下，建立了一支以妇幼卫生人员、赤脚医生为主体的计划生育技术队伍，逐步做到四种节育手术到队。有的生产大队合作医疗站的赤脚医生会上、取节育环，方便了群众。把避孕药、具送上门，深受群众欢迎。很多地区认真贯彻执行党的政策，坚持做深入细致的思想教育工作，不断提高工作质量。不少地区坚持调查研究，分析和摸索人口增长规律，采取自下而上，上下结合的办法，根据“晚、稀、少”的要求，在群众自觉自愿的基础上制定晚婚和生育计划，并将计划与节育措施落实到人，基本做到人口有计划地增长，克服了人口增长的盲目性。

总之，各地通过几年来的实践，在开展计划生育的工作中取得了很大成绩，积累了丰富的经验，应当认真总结，大力推广。

这次会议还对一些政策性的问题进行了讨论。现在谈些看法：

1. 如何防止、克服强迫命令的问题。从办公室的人民来信、来访中看：一是群众符合了“晚、稀、少”的要求，但不能安排生育计划；二是采取节育措施不能因人制宜由群众自己选择，强调生了第二胎、有了第二个孩子就一定要人家结扎。根据同志们讨论的意见，我们认为“五五”期间制定的人口增长规划及各省、市提出的逐年具体指标，除个别地区外，按照“晚、稀、少”的要求安排生育计划，一般是可以适应的。有些单位有特殊情况，可在省、市范围内作适当调整。至于大城市人口增长率的计算，今后可以考虑城乡分算。为了使人口出生逐步做到相对平衡，避免长期存在生育高峰，在“晚、稀、少”的基础上需做适当调整时，主要是靠做深入细致的思想工作，在群众自觉的基础上来实现。我们主张人口有计划地增长，不是指标越低越好。

关于推广综合节育措施问题，讨论中同志也认为应因人制宜，根据群众年龄、子女多少、身体条件、生活特点，由群众自己选择，不管哪种方法，以达到避孕目的为标准。希望我们各级领导同志对基层干部、积极分子作好思想工作，提高认识，全面贯彻党的政策，既保护他们的积极性，又不脱离群众。

2. 关于少数民族地区如何开展计划生育工作问题。国务院〔1971〕51 号文件讲得很清楚，结合本地区的情况，由省、自治区党委研究决定。目前各地的一些安排，可继续实践，注意总结经验。

3. 避孕药、具及经费管理办法，会上进行了讨论，提了修改意见，会后我们还要与有关部门继续进行研究。在新的办法未下发前，仍执行原来的规定。避孕药具的生产供应、送货上门，应积极予以改善，加强管理，既满足群众要求，又不积压、浪费。计划生育经费的使用，计划生育部门应加强监督、管理。

这次会上部分代表还参加了卫生部妇幼卫生局主持的妇幼卫生工作座谈会。

会上汇报了一年来妇幼卫生工作开展的情况，从汇报的情况看，随着计划生育工作的深入发展，特别是农业学大寨、工业学大庆的群众运动，妇幼卫生工作也逐步被重视起来，新法接生工作成绩比较明显。全国26个省、市、自治区不完全统计，新法接生率平均达到78%左右，比去年提高了11%。不少地区在生产大队合作医疗站设妇产室或产房，解决产妇住院分娩问题。上海市区已全部住院分娩，郊区住院分娩也达到65%。广东新法接生率达到98%，天津达到95.3%，北京95%。安徽由1975年的65%，今年1～9月提高到90%。少数民族地区的工作也有新的发展，内蒙古新法接生率已达到80%左右，并争取在1977年“五一”节前全区普及新法接生。

1977年妇幼卫生工作仍然是以新法接生工作为重点，我们一定要千方百计在1977年内实现普及新法接生的规划，基本消灭新生儿破伤风。

妇幼卫生工作必须注意妇女“四期”（经、孕、产、哺乳）的劳动保护，开展妇女病的普查普治工作，对于像子宫脱垂这样严重危害妇女劳动和健康的疾病，要尽先治好，保证广大妇女在农业学大寨运动中贡献力量。对农村、牧区、工矿的托幼组织，要积极协助有关部门做好卫生业务指导工作，防病治病，培养良好的卫生习惯，使我们的儿童能够从小在德、智、体三方面全面发展。

同时，各级医疗、妇幼保健机构要进一步宣传计划生育和妇幼卫生工作的重要意义，普及科学知识，推广综合节育措施，认真提高节育手术质量，为全国一亿多育龄男女的健康做好工作，确保受术者的安全与健康。配合科研部门开展计划生育与妇幼卫生的研究工作。

现在，全国绝大多数省、市、自治区妇幼卫生行政组织与计划生育办公室合署办公，这两项工作有密切的联系，相辅相成，凡是合署办公的地区，希望同志们对两项工作统一考虑，妥善安排。分设的也应密切配合开展工作。

# 集思广益　做好计划生育工作*

（1977 年 9 月 30 日）

全国计划生育工作汇报会从 9 月 22 日开始，今天就要结束。参加这次会议的有六个省、区的计划生育领导小组副组长，各省、市、自治区、全军和部分大军区计划生育领导小组办公室主任，部分地、县、市区、厂矿企业党委的负责人，国务院有关部、委，北京有关高等院校及新闻单位的人员，共 160 人。

这次会议是中央领导批准召开的。在具有伟大历史意义党的十一大胜利闭幕不久，我们社会主义革命和社会主义建设进入新的重要发展时期召开的。会议遵照党的十一大路线和华主席在政治报告中提出的八项战斗任务，学习“十一大”文件，学习毛主席、周总理、华主席有关计划生育的指示，提出了今后的任务、规划和措施。经过同志们的共同努力，胜利完成了预定的议程和要求。

大会用两天半时间交流了经验。有 24 位同志作了口头发言，5 个书面发言，从各个侧面介绍了经验。这些经验的共同之点是：党委加强领导，列入议事日程，书记动手全党抓，有个精干得力的办事机构，各级有人抓；充分发挥有关部门的作用，党、团员、干部带头实行晚婚和计划生育；加强宣传教育，放手发动群众，培养一支又红又专的节育技术和基层宣传骨干队伍，狠抓人口规划和节育措施的落实；认真贯彻党的各项政策。这些经验要继续坚持，并要不断完善。

下面谈几点意见。

## 一、计划生育战线的路线是非问题

我国的计划生育工作，是在毛主席亲自倡导，周总理和华主席的关怀领导下开展起来的。我们要继续全面地、正确地贯彻落实毛主席关于计划生育的一系列重要指示。

---

* 这是作者在全国计划生育工作汇报会上的总结讲话。

1. 我们一定要遵照毛主席关于“人类要控制自己，做到有计划地增长”和“人口非控制不行”的教导，坚持把计划生育作为一件对于我国社会主义革命和社会主义建设事业带有战略意义的大事来抓，认真地长期不懈地抓下去。

2. 我们一定要遵照毛主席的教导，华主席关于“共产党要管革命，管经济建设，还要管人口发展”的指示，弄清党管革命、管经济建设、管人口发展之间的辩证关系，进一步加强党对计划生育工作的领导。把这项工作真正纳入农业、工业、经济发展及向科学技术现代化进军的群众运动，切实抓紧抓好。

3. 我们一定要遵照毛主席关于“计划生育，要公开作教育”的教导，坚持通过各种宣传渠道，远用各种宣传工具，大力加强计划生育的宣传教育工作，推动计划生育工作更快地前进。

4. 我们一定要遵照毛主席的教导，培养一支“政治坚定，技术优良”的医疗卫生技术队伍。落实华主席提出的“卫生部门的手术质量也要提高，不要给人家出事故”的指示，认真地贯彻党对知识分子的政策，建设起一支又红又专的技术队伍，把节育手术中一切必要的规章制度建立健全起来，改进服务态度，提高节育手术质量，保证受术者的健康与安全。

5. 我们一定要遵照毛主席关于“计划生育，也来个十年规划”的教导，华主席关于“各省市要订出一个切实可行的规划”的指示，坚持在各级党委的领导下，充分发动群众，按照“晚、稀、少”的要求，经过调查研究，预测人口的发展趋势，制定落实人口增长规划，纳入国民经济计划，使人口增长与物质生产的发展相适应，以保证国民经济有计划按比例高速度的发展。进一步实现人类在生育上由必然王国向自由王国过渡的理想。

## 二、关于今后的任务问题

根据党中央关于一年初见成效，3 年大见成效和在 20 世纪内把我国建设成社会主义现代化强国的要求，会议经过认真讨论，认为全国人口自然增长率，可提前实现“五五”人口规划。

根据一些地区的调查和全国历年生育统计资料，按“晚、稀、少”的要求测算，从进入 80 年代开始，到公元 2000 年之间，各省、市、自治区都将出现持续十年左右的人口出生高峰期。因此，虽然人口自然增长率的规划设想指标，在今后 23 年内相差不多，但实际工作的难度远比目前要大，工作是十分艰巨的。如不抓紧，人口增长率在某些年份就会大幅度回升。

因此，为了实现今后的人口规划指标，不断提高工作质量，使计划生育工作沿着毛主席的革命路线不断胜利前进，坚决贯彻党的十一大路线，领导是关键，进一步加强党对计划生育工作的领导，参谋作用也很重要，各级计划生育办事机构，要深入基层，调查研究，当好党委的参谋助手。在工作中，坚持党的基本路线，放手发动群众，认真执行党的政策，把工作做细，做好。

## 三、对几项具体工作的意见

1. 关于宣传教育工作问题。计划生育是意识形态领域里的一场深刻的社会主义革命。毛主席教导我们："计划生育，要公开作教育"，周总理指示："要公开宣传节育。"华主席指示："要做大量的宣传工作，依靠广大群众的自觉。"大家的实践经验都证明了这一条真理。用马克思主义、毛泽东思想的人口理论，毛主席、党中央关于计划生育的指示，宣传群众，武装群众，破除旧的传统观念和习惯势力，不断提高广大干部、群众实行晚婚和计划生育的自觉性，是搞好计划生育工作唯一正确的途径。这是个基本功。我们工作的重点应该在这方面多下工夫。

如何加强宣传教育工作，大家已积累了不少好的经验，应当坚持下去，要与宣传、教育、文化等部门密切配合搞好这方面的工作。

2. 一些政策性的问题。华主席在十一大政治报告中指出："在各条战线上，总结经验，巩固和发展社会主义的新生事物，制定具体的方针、政策和办法，全面地正确地贯彻执行毛主席的革命路线，把巩固无产阶级专政的任务落实到基层。"路线决定政策，政策体现路线。计划生育工作中，必须严肃认真地处理一些带政策性的问题。要坚持国家指导和群众自愿相结合的原则。周总理多次强调要通过宣传教育和过细的思想工作，由群众自觉地来实行。"强迫命令不行，放任自流也不行"。所谓放任自流，就是取消国家指导，取消政治思想工作，以群众自发代替群众自愿，这当然是不对的。但是，那种不进行深入细致的思想教育工作，单靠行政命令去强迫群众实行晚婚和计划生育，同样也是不对的。我们在工作中必须防止这两种倾向。同时还要注意把执行政策的原则性和必要的灵活性结合起来，这也是坚持实事求是，既有一般，又有个别，承认特殊。在贯彻"晚、稀、少"要求时，尤其要注意这一点。如一方年龄过大，或者有一个子女残废或不能成为正常劳动力，群众要求结婚，要求再生的应予适当照顾。要重点做好少生、不生三胎和三胎以上的工作。工作要作在前面，预防为主，既要把出生率、自然增长率降到合理水平，又要减少人工流产，以便更好地保护妇女和儿童的健康。配合卫生部门，进一步做好妇幼卫生工作，促进计划生育工作的健康发展。在工作发展过程中，各地都可能会遇到一些新的政策性的问题，要主动与有关方面商讨处理办法，提请党委讨论决定，党委决定不了的，可按级上报请示。

3. 做好计划生育技术指导工作。毛主席教导我们："我们的责任是向人民负责。"干部、群众落实节育措施，我们一定要保证节育手术的安全。目前推广的几种节育手术，是安全的，只要有高度的政治责任感，严格执行《手术操作常规》是可以不发生问题的。因此，我们要求不发生事故，尽力避免节育手术并发症。各级卫生部门、医疗单位过去在这方面做了大量工作，对控制人口增长作出了贡献，今后还要进一步加强对计划生育技术指导工作的领导，培训技术力量，建立健全必要的规章制度，做好节育知识的普及，提高节育手术质量。

4. 机构体制问题。毛主席教导我们："政治路线确定之后，干部就是决定的因素。"健全各级计划生育领导小组的办事机构，配备精干得力的干部，是做好计划生育工作的必要条件。县和县以上计划生育领导小组办公室是计划生育领导小组的办事机构，应是革委会的一个部门。国务院〔1973〕88号文件中规定："国务院计划生育领导小组下设办公室，负责日常工作。办公室设在卫生部。"华主席在1974年计划生育汇报会时讲话中指出："计划生育办公室是在党委领导下了解情况，研究问题的。"至于各级办公室放在哪里办公，根据这次调查，情况不一样，我们认为应从有利于工作出发，由当地党委来讨论决定，人员配备要有适当的数量，但更重要的还在于精干、得力、能办事。

关于公社、城市街道要不要设专职干部的问题，根据工作情况是很需要的。人员的来源、待遇，在哪里办公？在国务院未作统一决定前，建议由各省、市、自治区党委研究解决。

军队计划生育工作的领导组织、办事机构如何设置，建议由中央军委研究解决。国家、工交等部门的计划生育工作领导组织问题，总结过去的经验，条条的作用也是很重要的，特别是军工生产系统应有人抓，协助地方开展工作，建议有关部的领导讨论决定。

5. 当好党委的参谋助手。从当前计划生育工作的实际来看，计划生育领导小组办公室承担的任务是：在党委、革命委员会的领导下，搞好调查研究，制定人口增长规划，协同有关部门搞好宣传、技术指导，落实人口增长规划和有关政策，掌握工作动态，总结交流经验，及时向领导请示汇报。

目前妇幼卫生与计划生育办公室合署办公的，对妇幼卫生要抓紧抓好。分别建的，因两项工作联系密切，要互相配合，相辅相成。

计划生育工作的经费要加强管理，建立健全必要的管理制度，认真贯彻勤俭办事业的原则，既要保证需要，又要厉行节约，反对浪费。这次会上也专题讨论了这个问题，会后与财政部研究后再下达个文件。要配合石化等工业生产部门，大力加强避孕药具、节育器械的生产、科研工作，抓紧新品种的投产。在药具的供应方面，与商业、供销部门配合，继续推广河北望都县的经验，切实做好送货上门工作，方便群众。

# 典型引路　以点促面　做好妇儿保健工作*

（1977年12月1日）

全国妇幼卫生工作现场经验交流会开了12天，今天就要闭幕了。现在，我对这次会议作一简要的总结。

这次会议，是全国妇幼卫生战线上第一次规模盛大的会，是一次学先进、赶先进的群英会，反映了广大妇幼卫生干部和医药卫生人员决心把妇幼卫生工作搞上去的强烈愿望。

参加这次会议的有：五个省卫生局长、副局长，29个省、市、自治区负责妇幼卫生工作的同志，妇幼卫生战线先进地区、单位的领导同志，妇产科、儿科等方面的医疗、保健、科研人员和专家，中医大夫。以及解放军、新闻出版单位代表共190名。其中有傣、纳西、藏、回、维、锡伯、侗、满、壮、蒙、朝鲜、汉12个民族，女代表占80%。代表中年龄最大的63岁，最年轻的24岁。体现了老、中、青三结合。

江苏省委、南通地委和如东县委的领导同志百忙中出席了开幕式，讲了话。卫生部钱信忠副部长也挤出时间到会，带来了华主席和中央领导同志最近的一些重要指示的精神，谈了各方面的大好形势，阐述了搞好妇幼卫生工作的重要意义。并对今后工作提出了要求。

会议中代表们认真地学习了马、恩、列、斯关于妇女解放、保护妇女儿童的论述。学习了毛主席、周总理、华主席关于卫生工作和保护妇女儿童的指示，学习了党的十一大政治报告。学习参观了如东县先进社（镇）队的妇幼卫生、托幼组织和计划生育工作的现场，系统地介绍了如东县的工作成绩和先进经验。交流了全国各地妇幼卫生工作、特别是新法接生方面的情况、经验。大会共收到经验交流材料144篇，其中在大会发言36篇。反映了近几年来，妇幼卫生工作取得的主要成绩和经验。此外，我们还请了妇产科、遗传学、儿科、营养卫生等方面

* 这是作者1977年在全国妇幼卫生工作如东现场经验交流会上的总结发言。

的专家作学术报告，受到同志们的热烈欢迎。

会中，汇报检查1975年制定的两年普及新法接生的规划完成情况，谈体会，找差距，定措施。对1978年工作的初步安排、全国妇幼卫生工作三年、八年规划（初稿）和1978～1985年妇幼卫生科研设想（讨论稿）。以及会议纪要的草稿等，进行了讨论。

大会坚决贯彻党的十一大路线。情绪饱满，精神振奋，充满了团结战斗、比学赶帮争上游的激烈气氛。代表们说：这次现场经验交流会内容丰富，典型有说服力，如东县不愧是全国妇幼卫生工作的一面红旗。我们一定要开足马力快上，挽起袖子大干。如东县和其他先进地区能做到的，我们创造条件也要做到。

现在，我谈两个问题，供同志们参考。

## 一、这次会议的收获

这里重点谈一谈我们学到的好经验，特别是如东县的经验。如东县是农业学大寨的先进县。卫生工作的发展也比较全面，全县合作医疗逐步巩固和提高，由队办发展到社办或社队联办。赤脚医生，特别是女赤脚医生，政治和业务技术水平不断提高，成为活跃在妇幼保健战线上的一支重要力量。计划生育工作也是全国先进典型之一。在妇幼卫生方面，全县已形成了县、区、社、队四级妇幼保健网，连续多年、一步一个脚印地全面开展了工作。新法接生率1976年达到99.2%，1973年以来没有发生产妇产褥热，产妇死亡率在0.02%以下，消灭了新生儿破伤风，达到全国先进水平。1970年以来连续八年开展了妇女病普查普治。推广了妇女“四期”劳动保护，各种妇女病的患病率有了较大幅度的下降。全县托幼组织遍地开花。婴儿死亡率由1965年的4.69%下降到1976年的1.93%。妇女和儿童的健康水平不断提高，有力地支援了农业、工业大生产的运动。

1. 如东县的经验比较全面。他们突出的经验就是路线觉悟高，认真贯彻落实毛主席的革命路线和党的各项政策，关心群众生活，解决群众疾苦。各级党委把妇幼卫生工作看成是社会主义革命建设中的大事，列入党委的议事日程。纳入建设高标准的大寨县的规划，经常研究、检查，及时解决存在问题，从县委到生产队长，各级领导同志都带头抓妇幼卫生工作。把关心不关心这件事，做得好不好，作为衡量一个干部政治观点、生产观点、群众观点强不强的标准之一。

2. 依靠群众，广泛深入地开展宣传工作。他们着重宣传毛主席、党中央对广大群众健康的关怀，提高干部、群众与迷信、不卫生的习惯作斗争的自觉性。在各级党委领导下，各部门密切配合，采取多种形式，深入开展妇幼卫生工作的宣传。在我们参观的点中，甚至在我们看到的许多精彩文艺节目中，可以学习到很多这方面的经验。

3. 逐步建立和健全医疗卫生、妇幼保健网，建立一支又红又专的专业队伍。这个保健网是以县妇幼保健所、县医院妇产科小儿科为技术指导中心，以区、社妇幼保健、妇产科、儿童保健医生为骨干，以大队女赤脚医生（包括接生员）为主体，以生产队卫生员、托幼组织保教人员为基础力量，共1.6万多人的妇幼保健队伍所组成的。这就使妇幼卫生工作从组织上落到实处。

他们特别重视这支队伍的思想教育和业务培训，不仅树立全心全意为人民服务的好思想、好作风，而且对技术精益求精。

妇幼保健所当好党委的参谋，承担着业务技术指导和科研的组织规划工作。他们注重调查研究，总结经验，发现问题，及时汇报，狠抓落实。他们注意总结推广新的经验，树立各种类型的典型，推动面上的工作。

4. 有一套比较严格严密的规章制度，使工作有所遵循。例如，新法接生，妇女“四期”保护，妇女病查治，新生儿管理，体弱儿管理，传染病管理，预防接种，儿童体格检查，集体儿童管理等，都制定了常规，建立了岗位责任制，加强了各种资料的登记和保管。

5. 注意不断总结经验，改进工作，提高质量这也是如东县这个先进典型逐步巩固、不断发展的一条重要经验。

如东县的经验还有很多，如他们自力更生、土法上马、因地制宜、因陋就简，为幼儿班制备了卫生设施、生活用具和教具、玩具等，都是值得我们学习的。

这次会议上，还有许多先进地区的代表在大会上介绍了经验和体会，反映了在毛主席革命路线指引下，广大妇幼卫生干部和保健人员在各级党委领导下，排除各种干扰取得的成绩，特别是反映了粉碎“四人帮”以来出现的新面貌。

会议上还着重检查交流了推广新法接生的经验。据这次会议上代表们报来的数字统计，现在全国已有北京、上海、天津、广东、江西五个省市普及了新法接生。新法接生率在90%以上的省有辽宁、河北、浙江、山东、江苏、福建、山西、吉林；在85%以上的省有安徽、陕西、湖北、湖南、内蒙古和黑龙江。根据26个省市自治区的统计，目前全国新法接生率平均为80%左右，成绩是显著的，但发展不平衡，差别还比较大。

在会上介绍经验的湖北省应城县，这个县在1975年全国新法接生现场座谈会之后，斗志昂扬，继续前进。坚持推广大队合作医疗站办妇产室，目前90%以上的医疗站办起了妇产室，并总结了办妇产室的五大好处，受到与会代表的重视。

内蒙古伊盟鄂托克旗是一个以牧业为主的牧业旗，牧场占全旗总面积的70%。现在，全旗牧区已经普及了队办产房，普及了新法接生，做到了产妇住院分娩，彻底改变了新中国成立前群众中流传的“茫茫草原无边缘，草原虽大无人烟，十胎出世九胎死，产妇白骨遍荒滩”的悲惨景象。

陕西省柞水县是一个后进赶先进的典型。该县地处大山区，山高沟深，旧习惯势力大，妇幼卫生工作的基础十分薄弱，旧法接生普遍，妇女儿童的健康得不到保障。粉碎“四人帮”以后，在县委领导下，全县开展了以“大破四旧，普及新法接生”为主要内容的卫生革命，各级有一位副书记主管这项工作。在短短几个月里，解决了新中国成立后二十多年没有解决的问题，新法接生率迅速上升。今年1~8月全部新法接生，没有发现一例新生儿破伤风和产妇产褥热。他们的经验表明，只要领导重视，措施落实，大山区也能普及新法接生，后进可以迅速转化为先进。河北省廊坊地区、河南省沁阳县、湖南省东安县、广东省新会县、四川省彭县及昆明市西山区等地，在普及、巩固、提高新法接生质量，保护产妇新生儿健康方面都作出了显著成绩。

在防治妇女病方面，很多地区都积累了很多经验。这次会上介绍的甘肃省平凉地区，组织了全区医疗技术骨干和赤脚医生，从1976年9月起至1977年1月止，共用了4个月时间，开展了妇女病普查普治大会战，完成了全地区108个公社17万多妇女的普查任务，普查率达81.1%。南京市妇幼保健院自1971年起连续七年在南京市有计划地开展了以防治子宫颈癌为重点的妇女病普查普治工作，做到早期发现，早期诊断，早期治疗。由于坚持普查普治，目前宫颈癌的检出率有了明显下降，而早期患者的检出率则逐年提高。江苏省高邮县积极治疗妇女子宫脱垂病，更好地为建设大寨县贡献了力量。湖南省新晃侗族自治县是以侗族为主的多民族聚居的偏僻山区，从1973年开始，他们在开展计划生育工作的同时，坚持中西医结合，采取专业队伍与群众运动相结合的方法，全面开展了城乡妇女病的查治工作。经过反复查治，保护了妇女的健康，在农业学大寨运动中充分发挥了妇女“半边天”的作用。天津市食品一厂的妇女保健人员，认识女工保健工作的重要意义，做过细的保健工作，把党的温暖送到群众的心坎上。此外，很多地区都根据妇女的生理特点，更加重视做好“四期”劳动保护，做好妇女病的预防工作，为抓革命、促生产作出了贡献。上海国际和平妇婴保健院坚持医疗科研相结合，持续开展妇产科和计划生育的科研工作，取得了显著成果。

在儿童保健方面，儿科研究所等单位大协作，开展了12省市（12个市30个县）儿童死亡率1974年到1976年的回顾调查，通过调查分析，统计出我国城市、市郊平原县和山区县各年龄组的死亡率和主要死因情况，通过科学统计数据，有力地证明了我国社会主义制度的优越性，儿童健康水平不断提高，死亡率明显下降，同时也指出了今后儿童保健工作的重点和方向。

吉林省和龙县的儿童保健工作成绩也很突出。在县委统一领导下，各级党委亲自过问、亲自抓。各部门分工合作、互相配合，现在全县婴幼儿的入托率达到93.9%，学龄前儿童入园率达到95.2%，使妇女出勤率达到95%以上，妇女投工量占全县总投工量的56%以上，充分发挥了妇女在革命生产中的作用。他们还总结了小学代办幼儿园的经验。

在搞好工矿企业儿童保健工作方面，首钢医院介绍了他们二十多年来坚持以医院为中心，扩大预防，防治结合，群防群治，不断提高儿童健康水平，有力地支援了钢铁生产的经验。

江西省南昌县小兰公社是老典型。十多年来，他们与各种干扰进行了坚决斗争，坚持工作，使儿童保健工作不断发展。

哈尔滨市儿童保健所重视科研工作，不断提高儿童保健工作质量。他们在各级党组织的领导下，取得各部门的密切协作，正在积极开展佝偻病防治、小儿体格锻炼等科学研究。此外，他们在合作医疗站建立了妇幼保健室，并加进了儿童保健的内容。

12天的会议，不论是参观如东县的现场，还是大会交流和小组发言介绍经验，都各有特色，根本的一条是对妇幼卫生工作从思想上重视起来了。认识到妇幼卫生确实是关系到保护和解放劳动力，繁荣民族，发展社会主义生产，巩固无产阶级专政的大问题，是破旧立新、移风易俗、改造社会、造就共产主义一代新人的一件大事，必须从战略的高度，以对国家、对民族、对后代的崇高责任感，努力做好这项工作。只有这样，才能有高度的自觉性，做到思想落实、组织落实、措施落实，并坚持下去。

## 二、今后的工作

1. 坚决贯彻党的十一大路线，高举毛主席的伟大旗帜，在以华主席为首的党中央领导下，大鼓干劲，大干快上，把被“四人帮”干扰破坏所造成的损失夺回来，工作赶上去，使妇幼卫生工作更好地为工业学大庆、农业学大寨服务，更好地为无产阶级政治服务。

今年8月，全国各省、市、自治区卫生局长会议期间，党中央领导同志对卫生工作做了指示，进一步肯定了卫生战线广大医药卫生人员的贡献及取得的成就。大家听了精神焕发，干劲倍增。

我们对于“四人帮”一伙的干扰和破坏，对他们的流毒和影响，绝不可估计低了、浅了、少了、小了。要揭发批判他们鼓吹“黑线专政”论、全面否定新中国成立以来卫生战线在毛主席革命路线指引下取得的成绩，否定妇幼保健人员的辛勤劳动，揭发批判他们践踏党的知识分子政策，搞乱政治与业务的关系，煽动无政府主义，破坏合理的规章制度的罪行。通过批判，进一步提高无产阶级专政下继续革命的觉悟，充分调动妇幼卫生人员的积极性，促进妇幼卫生工作大干快上。

开展妇幼卫生，也是一场破旧立新、移风易俗的革命。要清除几千年遗留下来的旧传统、旧观念、旧风俗和不卫生的旧习惯，与旧的传统观念实行彻底的决裂。我们必须十分重视抓好宣传工作，一定要大力宣传毛主席、周总理、党中央对妇幼卫生工作的指示，宣传妇幼卫生工作的重要意义，新法接生的好处，妇幼卫生的科学知识。采取多种多样、群众喜闻乐见的形式。展开强大的宣传攻势，做到家喻户晓，深入人心。

2. 努力完成几项主要任务，制定一个切实可行的规划。

首先，要狠抓继续完成普及新法接生的任务。1975 年制定的两年普及新法接生的规划，凡是没有完成的地区，要力争在 1978 年内完成，使新生儿破伤风发病率控制在 0.1% 以内。新法接生率在 95% 以上。当前工作的重点应放在少数民族地区、大山区、老革命根据地及边远高寒地区。根据群众居住、生活、经济等条件，推广应城县大队合作医疗站举办妇产室的经验，逐步提高住院分娩率，提高产科质量。降低产妇死亡是检查质量最好的标准。1980 年要力争将产妇死亡率降至万分之三以下。这就要认真搞好调查摸底，掌握目前本地区产妇死亡率及主要死因，并订出三年规划，使产妇死亡逐年减少。主要应抓住胎位性难产、子痫、产后大出血引起的产妇死亡。

其次，要加强城乡妇女的劳动保护问题。“三调三不调”是在农村多年来行之有效的措施，关键是要随着集体经济的发展，逐步落实工分补贴。对于城市的劳动妇女，要配合工会、妇联部门，切实改善劳动和卫生条件，逐步恢复和建立深受群众欢迎的女工卫生室、孕妇休息室、孕妇乳母保健食堂等，要注意预防女青年的月经病，做好更年期妇女的劳动保护。

妇女病普查普治，体现了“预防为主”的方针，要继续抓下去。农村以子宫脱垂为重点，城市以防癌普查为重点（有条件的农村也应开展防癌普查）。希望 1978 年普查人数达到育龄妇女（暂定 60 岁以下已婚的）的 50% 左右，逐步做到两三年普查普治一次。推广群防群治、中西医、中草药相结合的治疗经验。对查出有病的，要千方百计地设法治疗，力争三五年内基本治愈现有子宫脱垂患者并控制新发病例。同时对尿瘘也要积极治疗。这种病各地要调查摸底，总结经验，制订规划，限期安排治疗。

第三，要积极防治儿童的传染病、常见病、多发病，努力降低城乡婴儿死亡率。目前已有12个省、市、区开展了儿童死亡原因的典型调查，有条件的也希望能进行这一工作，以指导婴儿的疾病防治工作。要普及育儿知识，降低新生儿死亡率。配合有关部门大力举办和办好托幼组织，提高预防接种率，加强传染病管理，积极开展儿童疾病的普查普治工作。

第四，认真做好计划生育技术指导工作。大力普及节育科学知识，努力推广综合节育措施，提高节育率，减少人工流产率。中期引产不应作为计划生育措施。要大抓节育手术的质量，采取有效措施作好节育手术人员的管理、培训和指导，建立健全各种规章制度，提高节育手术质量，确保受术者的安全健康。

第五，加强妇幼卫生科学研究，狠抓重点项目的落实。要鼓励妇幼卫生工作者积极开展科学研究。如子宫脱垂、女青年月经病、产后大出血的病因、中西医结合防治办法；先天畸形和遗传病的产前诊断；妇女围产期保健；妇女内分泌以及婴幼儿病毒性肺炎、佝偻病的病因和防治的研究等。总之，妇幼卫生科研工作要为妇幼保健工作服务。要完成上述任务，制定一个切实可行的规划是很必要的。订规划必须实事求是，切实可行，切忌一般化，流于形式。要禁绝一切空话、假话。邓小平副主席在十一大闭幕词中指出："一定要言行一致，理论与实践密切结合。反对华而不实和任何的虚夸，少说空话，多做工作，扎扎实实，埋头苦干。"这是我们制订规划、做好妇幼卫生工作的一条必须遵循的原则。

3. 胸中要有全局，手中要有典型。

如东县的工作方法是值得大家学习的，他们的经验之一，就是典型引路，由点到面，由少数到多数，由普及到提高，提高再普及，使各种类型的先进典型星罗棋布，遍及全县。他们的成绩，是经历了艰苦曲折的斗争，不是一帆风顺的。

我们一定要认真抓好典型，树立典型，用典型说话，以点带面，使学有榜样，赶有目标，推动全面工作。各省、市、自治区都要创造自己的"如东"，各级妇幼组织都要培养自己的典型，靠本地的典型来推动当地的工作。我们建议，凡是大寨县、大庆式企业都应切实抓好妇幼卫生工作，应该是妇幼卫生工作的先进地区和单位。

要抓两头，带中间，先抓好三分之一，特别是要注意抓好后进转化为先进的典型，使点上的经验迅速在面上开花、结果。

4. 开展社会主义竞赛，掀起一个比、学、赶、帮、超的高潮。

这次会议开得成功的重要标志是，到会的各省、市、自治区的代表都表示了决心，响应党中央的号召，在这场伟大的群众运动中来一个比赛，充分发挥自己的才干。行政、医疗、保健、教学、科研各方面的同志，亲密团结，取长补短，展开多学科的大协作，迅速掀起一个比思想、比作风、比干劲、比贡献的新高潮。

掀起比学赶帮超的高潮，很重要的一点是，我们要努力当好党委的参谋，成为各级党委的有力助手，要主动汇报情况，反映问题，出主意，还要刻苦钻研业务技术，尤其是领导干部要带头学习业务。否则，长期不懂业务技术，以其昏昏，使人昭昭，是不行的。毛主席曾经教导我们："我们各行各业的干部都要努力精通技术和业务，使自己成为内行，又红又专。"我们要努力做到毛主席要求的"政治坚定，业务优良"，"又红又专"，"对技术精益求精"。要坚决、彻底纠正"四人帮"刮起的"不学技术"、讲假话、空话的妖风，树立认真学习的好风气，把政治工作和业务工作结合起来做。要力争使自己逐步成为内行，和业务人员一同钻研，共同提高。

我们这次会议安排了学术讲座，请了妇产科、遗传学、儿科、营养卫生的专家给大家作报告。代表们一致反映很受教育和启发。我们这样做，是想开一个头，提倡学习业务，活跃学术空气，提高工作质量，提高工作的科学性。这在"四人帮"横行期间，是不可能做到的。

总之，我们一定要学先进，找差距，谦虚谨慎，戒骄戒躁，先进更先进，后进赶先进。我们一定要发扬过去革命战争时期的那么一股劲，那么一股革命热情，那么一种拼命精神，你追我赶，奋发图强，坚决把妇幼卫生工作搞上去。

# 质量第一　安全第一*

（1978 年 1 月 10 日）

全国计划生育技术经验交流会从 1977 年 12 月 29 日开会，今天就要胜利结束了。这次会议是继 1964 年以来的第二次全国计划生育技术经验交流会。会议时间虽短，内容丰富。代表们精神振奋，畅所欲言，一致认为会议开的必要，有收获。

## 一、具体收获

### （一）分清了路线是非，提高了认识

同志们通过学习、交流经验，进一步认识到我国的计划生育工作，是毛主席倡导，周总理倍加关怀和直接领导下开展起来的，是在我们党同林彪、“四人帮”的干扰破坏，旧习惯势力的激烈斗争中不断前进的。医务人员要认真注意改造世界观，树立全心全意为人民服务的思想。在技术上精益求精，为计划生育作出新贡献。有的同志说：“提高计划生育的技术质量，是推动计划生育工作健康发展的保证，是实现四个现代化的需要，绝不是一件小事，绝不可掉以轻心。”有的代表说：“参加这次大会心情十分激动，这样的会只有在粉碎‘四人帮’以后才能召开，开得好，学习了先进经验，找到了差距，回去后一定鼓干劲、争上游，努力提高节育手术质量，确保受术者的健康。”

### （二）交流了节育技术经验

会议收到全国各地的技术资料共 243 篇，因时间关系在大会交流的共 55 篇，分组交流座谈讨论五天半。通过专题交流和现场参观学习，与会代表一致认为受到了启发和鼓舞，学习了新经验，代表们说：尽管在“四人帮”的严重干扰下，

* 这是作者在全国计划生育技术经验交流会上的总结。

战斗在第一线的广大医药卫生人员、科技人员，特别是妇产科、泌尿科的同志们，还是遵照毛主席、周总理的指示，排除干扰，战胜各种困难，做了大量工作，积累了丰富的经验，技术上有改进，有创造，科研方面有成果。

1. 宫内节育器。宫内节育器在国内应用已20余年，大量临床实践证实，宫内节育器是一种安全、有效、简便、经济，深受广大群众欢迎的节育措施。全国放置宫内节育器的妇女占三项手术节育措施的70%以上，节育效果在90%左右。会上还介绍了塑料花、V形和T形、麻花环等宫内节育器，有些已在逐步推广。

塑料花V形节育器是我国自己设计、生产的，受到国际上的重视。仿制国外的，我们也进行观察总结，掌握它的特性与效果。

通过大量的临床与科学试验证明，金属环在人体子宫内放置10年以后对妇女健康没有影响。不少材料还分析了宫内节育器失败的原因，提出了提高宫内节育器效果的措施，初步研制了宫腔宽度测量和有声有光取环器等，统一了统计方法。代表们在讨论中还强调了计划生育必须积极推广综合节育措施，因人制宜，不强求一致，对带环避孕很好的妇女不要动员结扎，或先结扎再取环。

2. 输卵管结扎。从会上的材料看，输卵管结扎是安全有效的节育措施之一。它的远期效果达98%以上。在麻醉方法上比以前也有改进，不少地区采用局麻、针麻。代表们认为最好不用硬膜外或腰麻。手术方式以近端包埋为好，取管方法以保证受术者安全，减少妇女痛苦为前提，根据施术者的技术熟练程度因人而异，不强求一致。受术者一定要自愿，思想通，又符合输卵管结扎术的适应证。在手术过程中，要保证手术质量，保护受术者的健康与安全。不要单纯地追求手术“小切口”，比速度。

3. 输精管结扎。输精管结扎是男性节育措施之一，它具有安全、可靠、简单、易行和可复性强的特点。从近几年的统计数字来看，采取此措施的约占三种节育手术的10%左右。四川省男性结扎较多，从1971～1976年共作了670多万人次，以1971年到1976年统计资料来计算，四川占全国男扎总数的64%。在其他地区，也有个别县推广的比较多。从手术方法上看，也有很多进展，有直视钳穿法、近端开放法、药物粘堵法、银夹夹管法等，在并发症的防治方面也进行了研究，积累了一定的经验。根据周总理生前“我们要提倡男子做绝育，要造成风气”的指示，男子输精管结扎比输卵管结扎简便，看得见，摸得着，无须住院，应进一步宣传推广。

4. 人工流产。人工流产是一种避孕失败后终止妊娠的补救方法。我们要努力降低人工流产率，目前的手术数量比较大，是值得重视的问题。大家讨论认为，为了确保受术者的安全，减轻受术妇女的痛苦，在施术方法上应采用负压瓶吸引，不要直接用电机吸引，负压瓶造成负压方法很多，可因地制宜。

5. 中期妊娠引产。中期妊娠引产对妇女健康危害性大，大会交流的材料也证明了这一点。因此，我们一再提出不能作为计划生育中的节育措施。我们要配合有关部门，做好宣传教育工作。如因病或特殊情况必须要中止妊娠者，要在有抢救设备条件的县及县以上医院或有条件的地区医院住院进行。在手术过程中，应认真负责一丝不苟，力争不出事故。

6. 节育手术并发症的防治。目前推广的几种节育手术，大家认为只要医务人员有高度责任心，按手术常规操作，作好术前的全身检查和妇科检查，作好术后观察，并发症是可以防止的。

几年来由于多种因素，一部分受术者确实发生一些并发症，广大医务人员为解决群众的痛苦，也摸索了术后并发症的诊断和防治方法，积累了不少经验。如东县在县委领导下，对术后并发症，组织有关部门和医务人员进行清理和鉴定，对确属并发症者，认真进行治疗，所需费用在计划生育经费内开支，不是并发症的，作为思想动员工作，解除顾虑。不属节育手术并发症而确有病的，也给予积极治疗，所需经费另行解决。对确因计划生育手术造成的死亡，丧失或基本丧失劳动能力导致生活困难的农村社员、城市居民，可采取以集体为主，国家社会救济款资助的方法帮助解决。

**（三）修订了节育手术常规**

在专题讨论的基础上，与会代表认真修订了节育手术常规。一致认为 1972 年制定的常规，还是可行的，随着科学的发展，常规在某些方面需要有所修改。

**（四）讨论了计划生育科研规划**

计划生育的科研工作，几年来也取得很大成绩。特别是打倒“四人帮”以后，落实了党对知识分子政策，激发了广大医药、科技人员的革命积极性，从这次会议上，与会代表如饥似渴地学习先进经验，认真热烈地进行讨论，也充分说明这一点。计划生育 3 年、8 年、23 年的科研规划，通过以省、市、区为单位，充分酝酿，又以分组方式，交换意见，代表们认为这个规划草稿是鼓舞人心的，切实可行。

## 二、对今后工作的意见

毛主席在 1974 年指出“人口非控制不行”，1975 年国发 121 号文件批转了关于“五五”期间人口增长规划的指标，即在 1980 年使人口增长率，农村降到 1% 左右，城市降到 0.5% 左右。为实现这项任务，我们必须抓好以下几项工作：

### （一）加强学习，提高做好工作的自觉性

要认真学习马列和毛主席著作，完整地、准确地领会毛泽东思想体系，宣传贯彻毛主席、周总理、华主席有关人口和计划生育的指示，分清是非，提高做好计划生育技术指导的自觉性、责任感，提高技术服务质量，促进计划生育工作顺利开展。

### （二）加强宣传教育，普及计划生育科学知识

遵照毛主席关于“计划生育，要公开作教育”的教导，要通过宣传教育和过细的思想工作，由群众自觉来实行。强迫命令不行，放任自流也不行。所谓放任自流，就是取消国家的指导，取消政治思想工作，以群众自发代替群众自愿，这当然是不对的，但是，不进行深入细致的思想教育工作，单靠行政命令去强迫群众实行晚婚和计划生育，也是不对的。工作中必须防止这两种倾向。

我们要坚持通过各种宣传渠道，运用各种宣传工具，大力加强计划生育的宣传教育工作。用马克思主义人口理论、毛主席、周总理和党中央的有关指示，宣传群众，教育群众，武装群众，还要大力普及节育科学知识。节育措施要多种多样。我们的政策是国家指导与群众自愿相结合，采用什么方法，由群众根据自己的身体健康、年龄、生活等条件，自己选择，不要强行规定。医务卫生人员要做好每例节育手术，用实际事例，解除群众的顾虑。

### （三）建设一支又红又专的技术队伍

毛主席教导我们：“政治路线确定之后，干部就是决定的因素。”建设一支又红又专的节育技术队伍，这是落实计划生育技术措施的可靠保证。在计划生育战线上要培养和建设一支比较稳定的“政治坚定，技术优良”的技术队伍。队伍相对稳定，有利于钻研技术，精通业务，提高节育手术质量，防止发生手术差错、事故。建议各级卫生部门要有组织有计划地作好培训工作，通过办学习班，进修带培养等多种方式进行培训提高。对基层医务人员、赤脚医生要加强基础理论与基本功训练，技术上精益求精，对新从事计划生育的高、中级技术人员也要严格要求，加强考核。

对于从事节育手术的工作人员，都要建立考核制度，在确已掌握基本知识又会操作的情况下，才能单独操作。必须做好术前准备，严格要求，不要草率，避免事故发生。

### （四）严格执行《节育手术常规》，提高节育手术质量

毛主席教导我们，“我们的责任是向人民负责”，“纪律是执行路线的保证”。《节育手术常规》是广大医务人员在施行节育手术中，必须遵循的纪律。实践证明，目前提倡和推广的几种节育手术，是安全的，只要有高度的政治责任

感，严格执行《节育手术常规》，手术差错和手术事故是可以避免的。各级卫生部门、医疗单位，要组织医务人员认真地学习《节育手术常规》，使每一个计划生育技术人员都能做到熟练掌握，严格执行，一丝不苟。

在执行《节育手术常规》过程中，要把革命干劲与严格的科学态度结合起来，做到“四坚持”：坚持术前体格检查，特别是对心、肺、肝、肾等重要脏器和神经、精神状态，要认真检查询问。切实掌握适应证和禁忌证，不是手术适应证的坚决不做手术，可采取其他节育方法；坚持严密消毒和无菌操作，不论在什么地方做手术，都要创造适应于开展手术的环境，消毒工作要认真，防止感染；坚持术中操作稳、准、轻、细，不图快，不单纯追求“小切口”，反对同时兼做有菌手术，保证手术质量；坚持术后观察和随访制度，发现异常及时处理，以确保受术者的健康和安全。

计划生育手术是对健康人进行的，必须坚持质量第一，安全第一。要向那些万例手术无事故的先进单位和先进个人学习，学习他们全心全意为人民服务的好思想、好作风、好经验。希望各地有更多的万例节育手术无事故先进单位和个人。

**（五）加强计划生育科学研究**

十多年来计划生育科研工作取得了很大的进展，仿制、创制了多种类型的女用避孕药，研制了新型宫内节育器。男用节育药棉酚的研究也取得了进展。国外有的国内基本有了，国外没有的，国内也有独特创新之处，但还不能满足群众的要求。在基础理论、生殖生理内分泌的研究方面水平比较低，基础薄弱。我们要不甘心落后，树雄心，立壮志，立足于创、超，立足于国内，学习与独创相结合，中西医药结合，理论与实践结合，走中国自己的道路。对科研规划中的任务，有条件的地方就可开始工作，没有条件的也应积极创造条件。规划一旦下达就要保证落实，各省、市、区要根据需要与可能，建立计划生育科研机构，或计划生育技术指导所，以加快科研步伐，适应计划生育发展的需要。

**（六）努力做好妇幼卫生工作**

妇女儿童约占人口2/3，根据他们生理上的特点，需要注意关怀与保护。在农村、在山区、老革命根据地、少数民族地区的子宫脱垂、尿漏等，严重影响妇女的健康，也影响妇女参加农业生产。在座各位大部分是从事妇产科专业的医务人员，有丰富的临床经验。大家一身双职，一方面要搞好计划生育工作，同时还必须做好妇幼卫生工作。特别是加强妇女“四期”保护，做好妇女常见病、多发病的研究和防治工作。去年11月份，在江苏如东召开了全国妇幼卫生现场经验交流会，对今后工作提出了具体要求，这次会上对妇产科科研也交换了意见，希望大家在今后工作中妥善安排，把两项工作一起做好。

# 在天津市妇幼卫生会上的发言

（1978 年 3 月 5 日）

在天津市革委会的大力支持下，我们有机会来天津召开计划生育科研规划座谈会。与此同时，市卫生局召开了市妇幼卫生会议，传达全国妇幼卫生工作如东现场会的精神，总结交流本市工作经验，部署 1978 年的工作，还要表彰先进集全和先进工作者。我有机会参加这个会议，学习同志们的好经验，感到很高兴。我代表卫生部党组向同志们祝贺，问好。

这次会议的内容很丰富，有经验交流，还有学术报告。林枫同志要我讲几句，盛情难却，谈两个问题。

## 一、如东会议的情况

如东会议内容较全面，但重点是抓新法接生的普及和消灭新生儿破伤风，提高产科质量，降低产妇感染率的问题。这也是伟大领袖毛主席亲自主持制定的农业发展纲要对我们提出的要求。1975 年应城新法接生现场会上制定了普及新法接生、基本消灭新生儿破伤风的两年规划。这是关系到 1800 万母亲和 1800 万个新生儿，共 3600 万生命安全和健康的大事。为此，卫生部向国务院写了报告。国务院已批转各省、市、自治区认真贯彻执行。天津市条件好，一定能完成这一任务。

妇幼卫生工作现场经验交流会会议纪要，已由卫生部发文给各省、市、自治区卫生局，要求贯彻执行。其中也有具体指标和要求，特别是对子宫脱垂、膀胱阴道漏，要求限期治疗。对此问题，中央、国务院领导同志特别关心，在经费上给予了大力支持进行免费治疗，希望全国在三年内完成这一任务。据天津市调查，全市有患者 3729 人。建议在今年内组织力量，进行试点，安排治疗，并总结经验，明年普遍展开。

## 二、保护妇女儿童健康，要做好计划生育工作

从两种意义上来理解这个问题。一是计划生育提倡“晚、稀、少”，生的晚一些，稀一些，少一些，有利于保护母亲和儿童的健康。二是落实节育措施时，工作质量好不好，直接影响到妇女的健康。这说明搞妇女保健和妇产科的同志们的责任重大。从天津市的统计数字来看，落实节育措施的绝大部分是妇女。1977年落实节育手术14.2万人，其中只有297人是男性结扎，只占0.2%，其余都是妇女。因此，从保护妇女健康出发，妇幼卫生工作者必须贯彻预防为主方针，作好技术指导，确保受术者的安全和健康。去年底今年初，在上海召开了全国计划生育技术经验交流会。会后，卫生部与国务院计划生育领导小组共同发了要求提高手术质量的文件。节育手术常规经修改后，准备请人民卫生出版社再次出版，要发到每个做手术的医务人员手里，使他们有所遵循，力争手术不发生差错事故。今年拟召开计划生育先进代表会，请各地评选出先进集体和先进工作者参加会议。

让我们共同努力，把计划生育工作提高到一个新的水平，把妇幼卫生工作被林彪、“四人帮”干扰耽误的时间抢回来。在党中央抓纲治国战略决策三年大见成效的关键一年，做出新的成就，为早日实现“四化”多做贡献。

# 搞好计划生育 为妇女彻底解放做贡献*

（1978年8月13日）

全国广大妇女久已盼望的第四次全国代表大会胜利召开了！这次大会是我国各族妇女解放道路上的一个新的里程碑，是全国各族妇女尽快建设社会主义四个现代化强国而奋斗的动员大会和誓师大会。我能参加这次盛会感到万分的喜悦和激动。在这里向大会致以最热烈的祝贺，向来自全国各地、各条战线的妇女代表同志致以亲切的问候。

我是计划生育工作战线上的一个战士，想利用这个机会和同志们谈谈有关计划生育工作方面的问题。

## 一、计划生育与妇女解放运动的关系

早在1884年恩格斯在《家庭、私有制和国家的起源》一书中指出："妇女的解放，只有在妇女可以大量地、社会规模地参加生产，而家务劳动只占她们极少工夫的时候，才有可能。"伟大领袖毛主席说："中国的妇女是一种伟大的人力资源。必须发掘这种资源，为了建设一个伟大的社会主义国家而奋斗。"敬爱的周总理曾指出："使我们中国人口能有计划的生育，是一个伟大的事业。"华主席指出："有计划地控制人口的增长，有利于国民经济的有计划发展，有利于保护母亲和儿童的健康，有利于广大群众的生产、工作和学习。"因此，要把妇女从家务劳动中解放出来，要把这一伟大的人力资源充分发掘出来，使占人口半数的妇女身体健康、精力充沛地投入到三大革命运动的战斗行列，在实现四个现代化过程中，发挥妇女半边天的作用，宣传教育妇女自己掌握婚姻、生育的主动权，实行有计划地生育子女，是妇女解放运动中具有战略意义的重要措施。几年来的实践，也充分证明了这一真理。

---

* 这是作者在中国妇联第四次全国代表大会上的发言。

1975年秋，贵州黄平县的部分基层妇女干部和劳动妇女深有感慨地对我说："她们结婚后，孩子生得多了，革命活动参加少了，活干得少了，当干部带头也带不起来的。"她们非常羡慕那些孩子生得少，生得稀的妇女，渴望有办法节制生育。在计划生育工作开展得早、开展得好的地方情况就大不一样。例如，山东烟台地区开展计划生育工作以后，全区妇女的出勤率从1970年65%，提高到1977年的95%。7年来，全区累计少生80余万个孩子，相当于烟台地区一个大县的人口，这样，每年平均为工农业生产增添10万名妇女的劳动力。江苏省如东县，1965年妇女出勤率为75%，1970年广泛实行计划生育以来，孩子生得少了，并对妇女病进行了普查普治，还举办托儿所、幼儿班，解决了儿童的入托问题，也给妇女减少了孩子的拖累，妇女出勤率逐年提高，1976年达到96%。她们和男社员一道承担粮食的种植、田间管理和收获，管理棉田达90%。这个县的几个渔业公社，过去妇女不能出海，现在妇女和男社员一样出海打鱼。妇女走出家门，参加社会主义革命和集体劳动，学政治，学文化，提高了觉悟，增长了才干。不少妇女担任了干部、农业技术员、拖拉机手、赤脚医生、女老师等。许多妇女实行计划生育后深有感触地说："做姑娘时，有的是生产队的干部、共产党员、基干民兵和业余文体活动的积极分子。结婚后，由于生育无计划，陷进了烦琐的家务劳动，身体也弱了，集体劳动、社会活动参加得少了。实行计划生育后，又恢复了青春。"用她们的话来说，成为"二茬姑娘"。上述例子说明，在社会主义制度条件下，妇女要更快地从政治上、经济上得到彻底解放，就必须做生育的主人，自己解放自己。

## 二、目前计划生育工作开展情况

近几年来，我国的计划生育工作沿着毛主席指引的革命路线，遵循周总理的指示，在以华主席为首的党中央的领导与关怀下，在各级党委的直接领导下，排除"四人帮"的干扰、破坏，打击社会上阶级敌人的破坏捣乱，广泛地宣传马列主义的人口理论，宣传毛主席、周总理、华主席对计划生育的指示，宣传节育科学知识，破除"男尊女卑"、"多儿多福"等封建的旧思想、旧习惯、旧风俗，广大群众实行晚婚和计划生育的自觉性不断提高，逐步成为社会主义新风尚。人口出生率、自然增长率逐年下降。1977年人口增长率由1971年的2.34%，下降到1.21%，也就是说，每千人中，一年少增加11个人。从全国人口出生数字来计算，1977年与1971年比较，一年中少生新生婴儿850万，这对抚育下一代大有好处。这对全国社会主义革命和建设是一个很大的贡献。1977年底人口统计，已有北京、上海、天津、四川、河北、辽宁、山东、江苏、湖北9个省、市的人口自然增长率降到了1%以下，今年还有一些省、地区也能实现这个指标。在计划生育工作广泛的群众运动中，涌现出了大批的先进集体和先进个人，积累了开展工作的丰富经验。李先念副主席在今年6月国务院计划生育领导小组第一次全体成员会议上代表党中央、国务院对计划生育工作做了重要指示，肯定了工作中的成绩，他说："妇幼卫生、计划生育工作成绩确实很大，中央和国务院感谢你们，人民感谢你们。不仅中央领导同志这样讲，就是外国朋友也是这样讲，特别是东南亚和非洲一些国家，对我国的医药卫生，妇幼保健，尤其是计划生育工作是很欣赏的。"李副主席的指示，是对我们的鼓舞和鞭策。这些成绩的取得是与各级妇联组织，特别是公社、生产大队基层妇代会，以及生产队的大嫂子队长、女医务人员和女赤脚医生的积极配合，努力工作分不开的。她们身在生产第一线，扎根妇女群众中，在各级党委的领导下，响应党的号召，带头实行晚婚、计划生育，耐心宣传、动员群众实行晚婚和计划生育，在工作中任劳任怨，不怕苦，不怕累，不怕冷嘲热讽，甚至挨打受骂。对需要落实节育手术措施的妇女，帮助消除顾虑，进行耐心护理，料理家务。她们坚持把避孕药具为节育对象送上门，送到手。她们的行动，受到广大妇女群众的爱戴和拥护，她们的确是妇女群众的贴心人。这些同志的先进模范事迹，是我们学习的榜样。

## 三、努力完成新时期的新任务

五届人大根据党的十一大路线确定了我国社会主义革命和建设新时期的总任务，对全党、全军、全国人民提出了新的更高的要求，也给计划生育工作提出了新的任务。

五届人大《政府工作报告》中提出："计划生育很重要……必须继续认真抓好，争取在三年内把我国人口自然增长率降到百分之一以下。"20世纪内也要稳定在这一水平，以适应我国建成社会主义四个现代化伟大强国的要求。这一光荣任务，经过努力是有可能完成的。但是，也要认识到它的艰巨性。真正做到有计划地生育子女，是人类在婚姻、生育领域里的破旧立新、破私立公，同传统的所有制关系，同传统的观念实行彻底决裂的革命行动。1978年6月召开的第一次计划生育领导小组全体成员会议上，提出了"书记挂帅，全党动手，宣传教育，典型引路，群众运动，加强科研，提高技术，措施落实，持之以恒"的计划生育工作方针。方针中提出的全党动手，就是要在党委的统一领导下，把有关部门的力量动员和组织起来，共同做好这项工作。伟大领袖毛主席早在1940年延安"三八"妇女节纪念大会上的讲话中指出："妇女的力量是伟大的。我们现在打日本，要妇女参加，生产要妇女参加，世界上什么事情，没有妇女参加就不成功。"这对计划生育工作来讲，同样具有指导意义。

同志们！让我们紧密地携起手来，和全国人民一起，高举毛主席的伟大旗帜，以只争朝夕的革命精神，胜利完成历史赋予我们的光荣使命，为实现四个现代化，为妇女的彻底解放多做贡献。

# 做出优异成绩　向国庆30周年献厚礼*

（1978年12月1日）

这次有机会参加天津市委召开的市计划生育工作先进单位、先进个人代表会议，听了胡昭衡主任的工作报告，17位先进集体和先进个人的发言，介绍了他们工作的成就和经验，思想认识的转变过程，他们的发言都很好，我受到很大教育。下面我谈三个问题。

## 一、加强领导，继续解决认识问题

胡昭衡同志在工作报告中，从计划生育同实现四个现代化的关系，特别是联系天津的实际，从理论到实际用大量的数字材料、阐述了它的重要意义和辩证关系，深入浅出，说服力强，使同志们提高了认识增强了信心。党中央、国务院的领导同志对计划生育工作都非常关心重视，过去已经把毛主席、周总理、华主席的指示发给大家学习，我不再介绍了。邓副主席在1974～1975年主持国务院工作时，传达了毛主席关于“人口非控制不行”的指示。1975年在审批卫生部关于召开全国卫生会议的报告时，批示：“要特别注意节育问题。”李先念副主席几年来多次接见参加计划生育工作汇报会及长效口服避孕药科研总结会的代表，作了许多重要指示。今年国务院新的计划生育领导小组第一次全体会议上，他代表党中央国务院到会讲了话，讲话内容已发各地。最近在全国计划会议上，又指示要参加计划会议的各省、市、区的书记或负责同志开会，座谈讨论计划生育问题。会议由陈慕华副总理主持，天津市的代表也到了会，大家对1979年、1980年人口增长计划都同意。李副主席在看到计划生育办公室印发的四川省的计划生育工作情况简报时，又批示用国务院《参阅文件》发华东、华北、华南、华中各省、市政府。国务院办公厅根据批示精神写了按语：“四川是一个人口最多的

* 这是作者在“天津市计划生育双先会”上的讲话。

省，过去人口自然增长率高达30‰以上，现在降到8‰左右，年出生人口数由300多万减少到100多万，这是一个了不起的大事。四川省的计划生育工作，在短期内能够取得这样大的成绩，主要是各级党委重视，领导亲自抓，抓得有力，宣传教育深入，解决问题及时，推动这项工作不断前进。”今年计划生育领导小组第一次会议后，人民日报7月9日发表了《书记挂帅，全党动手，进一步搞好计划生育》的社论，社论是经过中央领导同志审阅过的。全国财贸战线“双学”大会上的工作报告对计划生育工作提出了要求。全国科学大会，计划生育科研是27个领域中的第20项，国家重点科研项目中的63项。从人民团体方面来看，今年8月、9月、10月分别召开的全国第四次妇女代表大会、第九次全国工代会、第十届共青团代表会议，以及中共中央批转的全国民政工作纪委中，均有要求做好晚婚、计划生育工作的内容。特别是在五届人大通过的宪法中，把“提倡和推行计划生育”列入了国家根本大法，这是有史以来第一次，说明计划生育工作的重要性。政府工作报告中还指出：“计划生育很重要，有计划地控制人口的增长，有利于国民经济的有计划发展，有利于保护母亲和儿童的健康，有利于广大群众的生产、工作和学习，必须继续认真抓好，力争在三年内把我国人口自然增长率降到1%以下。”回顾上述的一些重要指示、讲话及文件，目的是加深提高我们对这项工作的认识，要坚定不能动摇，认真做好这项工作。

还要认识计划生育工作的艰巨性、长期性。有的同志说，抓这项工作比抓生产困难得多。因为计划生育是在婚姻生育领域里破旧立新、破私立公、移风易俗的一场深刻革命，必然受到来自旧思想、旧习惯、旧风俗的阻力。目前影响较大的仍然是“男尊女卑”、“生死命中注定”、“儿女双全”、“多子多福”等旧思想。去年冬刮起的所谓“寡妇年”的谣传，就有很大的影响，不少城市和农村青年突击结婚，与前年同时期比，结婚人数增长一两倍。所以，要有坚定不移、不屈不挠的毅力，不怕累，不嫌麻烦，不怕反复，耐心深入地启发教育群众，提高群众的认识和科学知识，变成群众的自觉行动。

还有一个问题是，有的领导同志对这项工作不重视，工作排不上队，列不上日程；有的只是一般号召，抓而不紧。大会讲话也是在最后交代几句，干部形象地说它是“开尾巴会”，“两头热中间冷”。还有的不能与工农业生产有机结合起来，统一规划，统一检查。现在党中央发出了中发69号文件，肯定了计划生育工作的“书记挂帅，全党动手”等三十六字的方针，相信各级领导会进一步重视起来。从我们部门工作来讲，应该多做调查研究，及时向党委反映真实情况，提出具体建议和办法，做好党委的参谋助手，并主动与有关部门联系，真正形成书记挂帅，全党动手的局面。

## 二、新时期，新任务

要在20世纪内把我国建设成为四个现代化的社会主义强国，在国民经济建设方面，1981～1985年的建设任务指标国家已制定了，人口增长已列入国民经济建设计划，1981～1985年也要稳定在1%以下。这个指标能不能完成？我们反复进行了讨论，认为是可以完成的。这个指标的基础来自典型调查资料，来自各省、市、自治区提供的数据。1985年我国人口要达10.2亿左右。1985年要实现年生产4000亿公斤粮食，每人平均400公斤，如果人口超过10亿，每人平均粮食就不到400公斤。如果控制在10亿，每年人口自然增长率就需要降到0.7%，因为我国人口基数大，达到0.7%，每年还要增加700万人左右。现在有九个省、市达到1%以下的要求。我们计划到1980年，三个大城市要降到0.5%。天津是大城市，也要求降到0.5%。为什么全国总指标是1%以下，城市要求高呢？因为我国幅员广阔，有些地方不开展计划生育，有人口稀少的地区，有少数民族地区，也有的地区条件差一点，全国综合平衡是1%以下。城市文化高，生活医疗条件好，自觉生一胎的也比较多，要求高一点还是可能做到的。昨天代表发言中，有为革命只生一胎的。天津医学院有44个同志在会上宣读为革命生一胎倡议书。今后我们再制定些奖励政策，只生一胎的会更多一些。天津去年是0.6%多一点，1978年可能超过0.7%，到1980年降到0.5%。蓟县是天津红旗单位，出生率降到1.22%，县委李福兴副书记发言中说，1977年出生人口数中三胎还占14%，如果三胎以上出生减少到5%，自然增长率还会下降。蓟县有潜力，别的郊县潜力就更大了。有的郊县出生三胎以上婴儿还占40%，如果把三胎以上生育控制到5%以内，出生率就会降低。

## 三、有关政策问题

方针定了，任务有了，采取什么政策促其实现呢？

国务院28号文件中提出要“认真贯彻落实毛主席关于时代不同了，男女都一样的指示，在农村应实行男女同工同酬，大力提倡和鼓励男到有女无儿户结婚落户。”目前工作中阻力大的还是“重男轻女”。据调查统计，育龄夫妇生的头两个孩子，一男一女约占一半，都是男孩的约占25%，都是女孩约占25%。只有女孩要求不再生育许多干部群众还不愿接受，其原因有思想认识方面的问题，也有实际问题，目前许多具体政策男女不平等。为此，我们大力提倡“男女同工同酬”，“男到女家落户”，就是为解决这个问题。经过几年宣传推广，目前还有阻力。会议要继续大力宣传。对无子女的孤寡老人要照顾好，要采取一些社会政策，使老年人有所依靠，也会使年轻人放心，也就是无子女也可过幸福的晚年。

中发69号文件规定“晚婚年龄，农村女23岁周岁，男25周岁结婚，城市略高于农村。”各省、市、区在农村的提法基本上是一致的。我们提出的农村女23岁，男25岁结婚，是从青年人生理发育角度提出来的。文件中提出城市略高于农村，是因为城市文化水平高，结婚年龄一般也比农村较迟。为什么没有提出个统一年龄？因各地的情况不同。

生育间隔“稀”的问题，各地也不一致，是从保护妇女儿童健康方面考虑，两个孩子间隔三年以上为宜。加之最近几年有些地方已进入生育高峰年，所以不应少于三年。个别情况可给予照顾。“少”的问题，最好一个，最多两个，是为了控制人口，调整拉平过去由于盲目生育造成的生育高峰。

农村社员实行节育手术，术后休假补助工分问题，为什么提出了具体要求？因为过去各地都实行工分补贴，中发37号文件发出后，有的地方认为是加重社员负担，文件中没有此项决定，所以不给了。这影响群众的积极性，事后经过调查算账，又征求了地方党委的意见，一致认为按规定假期补助还是必要的。现在中央批发这个报告，各地可有所依据。

妇幼保健工作作为一项政策提出来，必须抓好。“晚、稀、少”是保护妇女儿童健康的，但是其他影响妇女儿童健康的因素也要加以解决，如普及新法接生，消灭新生儿破伤风，降低产妇染病率，普查普治妇女病，1980年内治疗现有的子宫脱垂、妇女尿漏。托幼机构要办好，加强对儿童传染病发病的防治工作，降低婴幼儿死亡率，不然对解放妇女劳动力有影响。1977年联合国定为“儿童活动年”，号召各国群众团体为儿童做些好事，卫生、计划生育部门都有责任为儿童的健康成长做些事情。

# 计划生育是全体公民的基本权利与义务*

（1979 年 1 月 10 日）

全国计划生育办公室主任会议，已经开了 6 天。几天来，学习了党的十一届三中全会的公报和 1979 年元旦社论，学习了中共中央〔1978〕69 及 77 号文件，汇报交流一年来计划生育工作的情况。现在我讲点意见。

## 一、书记挂帅，全党动手

在过去的一年里，党中央、国务院、全国人民代表大会对计划生育工作非常重视。新宪法把计划生育列入公民的基本权利和义务，这在我国历史上是第一次。华国锋同志在政府工作报告中指出："计划生育很重要。有计划地控制人口的增长，有利于国民经济的有计划发展，有利于保护母亲和儿童的健康，有利于广大群众的生产、工作和学习，必须继续认真抓好，争取在三年内把我国人口自然增长率降到 1% 以下。"深刻阐明了计划生育与加速实现四个现代化的密切关系，并提出了具体要求。

经党中央批准，国务院新的计划生育领导小组于去年 6 月 26～28 日召开了第一次会议。会议由陈慕华同志主持，李先念同志代表党中央、国务院讲了话。人民日报发表了《书记挂帅，全党动手，进一步搞好计划生育》的社论和消息。1978 年 2 月国务院批转了《关于全国计划生育工作汇报会的报告》（即国发〔1978〕28 号文件）。10 月 26 日，中共中央批转了《关于国务院计划生育领导小组第一次会议的报告》（即中发〔1978〕69 号文件）。十一届三中全会通过的《中共中央关于加快农业发展若干问题的决定（草案）》、《农村人民公社工作条例（试行草案）》两个文件中，对计划生育工作均提出了要求。中共中央批转的《全国民政工作会议纪要》的通知中指出，在婚姻登记工作中，要进行计划生

* 这是作者在全国计划生育办公室主任会议上的讲话。

育和晚婚的宣传教育，反对包办买卖婚姻。

3月全国科学大会将计划生育科研列入了国家科研规划，并成立了计划生育专业组。在全国科学大会期间，陈慕华同志主持召开了29个省、市、自治区的科委负责人座谈会；5月中在全国教育工作会议期间，国务院计划生育领导小组请18个省、市、自治区参加教育会议的党委负责同志座谈了计划生育；10月根据李副主席的指示，在全国计划会议上，由陈慕华同志主持，召集参加全国计划会议的各省、市、自治区有关部委领导同志座谈了计划生育，征求了对1979年、1980年工作计划的意见，会上发了一份文件，出了一期简报。

余秋里同志在财贸"双学"会的报告中，提出要保护妇女、儿童的健康，积极教育职工自觉地搞好计划生育。康克清同志在第四届全国妇代会的报告中指出，将计划生育工作列为新时期中国妇女运动的崇高任务之一。要求妇联组织应积极主动配合有关部门，按照宪法规定，提倡和推行计划生育。倪志福同志在第九次全国工代会的报告中指出，计划生育是一件大事，关系到国民经济的发展，并涉及整个中华民族的体质，关系到工人的工作、学习、生活，工会应积极配合有关方面认真抓好。韩英同志在共青团十大报告中要求共青团要关心青年的恋爱婚姻问题，指导青年树立正确恋爱观……启发青年自觉自愿地实行合理晚婚和计划生育。

这些都充分说明，党中央、国务院有关部、委和人民团体对计划生育工作都非常重视。

计划生育办公室一年来也做了些工作。去年1月在上海与卫生部联合召开了计划生育技术经验交流会。之后，又与卫生部共同下发了关于《提高节育手术质量的通知》，并重新修订了《节育手术常规》。3月初，在天津召开了有16个省、市参加的计划生育科研规划座谈会，发出落实计划生育科研规划的通知。还召开了有关避孕药膜和长效减量口服避孕药总结预备会。

为了解基层情况，向基层同志学习，征求召开全国计划生育先代会的意见，办公室先后组织了四个学习调查组，分别到湖南、山东、河北、山西、四川、浙江、上海等地调查学习。借湖南、四川、江苏等省开会的机会，分别召开了就近几个省小型座谈会。5月在京召开了11个省、市的计划生育办公室主任座谈会。为了交流经验，反映工作的动态与问题，1978年印发了情况反映23期，简报18期。草拟了《计划生育工作条例》（讨论稿），发至各省、市、自治区有关部门征求意见，这次会议作为一个议题，还要进行讨论，争取修改后作为试行稿下发，在试行中继续补充修订。

## 二、全国形势

一年来，在党中央抓纲治国战略决策指引下，在各省、市、自治区党委的领导下，计划生育工作又有了新进展。1978年全国人口自然增长率由1977年的1.21%，预计可降到1.2%以内。北京、上海、天津、四川、江苏、河北、山东、湖北、陕西、浙江、山西11个省、市的人口自然增长率，预计可降到1%以下，这11个省、市的总人口是4.39亿人，占全国总人口的46%。1978年全国人口自然增长率下降的幅度虽然不是很大，由于各级党委重视，采取一些有力措施，工作还是有成效的。

**（一）书记挂帅，全党动手**

国务院28号文件下达后，江苏省委常委专门作了讨论和研究，召开了电话会议，有地、市、县负责同志参加。省委第一书记在会议上讲了话，题为《动员起来，进一步搞好计划生育工作，为完成新时期的总任务作出贡献》，要求进一步加强领导；建立健全和充实计划生育工作部门；党委要有一名书记分管，加强宣传教育；抓规划和措施的落实；解决一些政策性的问题；认真推广如东县全面抓好计划生育、妇幼卫生工作的经验。

福建省委林一心书记，四月初在北京参加五个省委书记座谈会后，立即用电话通知贯彻28号文件精神，1978年省委、省革委召开了六次会议，有省计划生育领导小组会、省电话会、地、市、县分管书记和计划生育办公室主任会议。省委下决心在短时间内使人口自然增长率大幅度下降，1978年预计人口增长率由1977年的2%，降到1.5%左右。如继续认真抓下去，1979年效果会更显著。

湖北省委在贯彻28号文件时，省委将计划生育先进分子组成报告团，先后到8个地区、30多个县作报告，收到了很好的效果。

中共中央69号文件下达后，全国各省、市、自治区迅速传达贯彻。北京、天津、河北、山西、吉林、黑龙江、山东、浙江、广东、贵州等省市，分别在本省、市召开的有关会议上传达贯彻中央69号文件，作出进一步搞好计划生育工作的部署。

在贯彻69号文件过程中，贵州省委用经济对比的方法，算了一笔账，认识到生产发展和人口增长速度不相适应，决心抓好计划生育工作。甘肃省委针对计划生育工作中的薄弱环节，狠抓了宣传教育工作。湖南省委决心大、声势大、干劲大。常德地区提出了“十个一定要”，主要内容是：原原本本向群众宣传，逢会就讲；对照工作找差距，提任务；充实调整计划生育领导小组，健全办事机构；

抓好宣传；开展对手赛；普查普治节育手术后遗症等。湖南省在贯彻69号文件试点中，抓后进，抓大县。常德县召开了千人的先代会，插红旗，戴红花，大造计划生育的舆论。邵阳县原是个后进单位，通过贯彻69号文件，县委决心迎头赶上，抽调140名干部，由县委书记带队，分别到各公社、大队，边宣传、边落实计划生育措施，在一个月内就有1.5万多名育龄夫妇落实了节育措施。

全军计划生育领导小组向全军各大单位发了通知，许多军区、军兵种立即掀起学习、宣传、贯彻、落实的高潮。北京军区军政首长亲自宣讲，分析形势，找差距，定措施，建立健全计划生育领导小组和办事机构，师以上单位都配备精干得力的办事人员。空军召开了先进集体、先进个人代表大会。武汉军区充实调整了军区计划生育领导小组。

总之，国务院在28号文件和中共中央69号文件下达后，在各级党委的领导下，计划生育工作不断深入发展。

**（二）宣传教育**

继1974年广东汕头地委党校首次举办人口理论学习班以后，广东、河北、四川、山东、河南、云南、陕西、内蒙古、湖南、福建、甘肃、广西、天津、新疆14个省、市、自治区的党校办了学习班。北京、湖北、黑龙江、吉林、辽宁、山西、安徽7个省、市党委、革委会以不同方式办了人口理论学习班或讲座。去年11月，中国人民大学人口理论研究所在京召开了全国人口理论科学讨论会，对社会主义人口规律与四个现代化的关系，人口研究的方向等进行了讨论，对今后人口理论的研究，指导计划生育工作的开展，起了推动作用。

新闻宣传方面也有新进展。人民日报发表社论和消息之后，全国29个省、市的报纸予以转载。光明日报报道了全国人口理论科学讨论会的情况和安徽省开展宣传月的短评。红旗杂志1978年第六期发表了《有计划控制人口增长》的文章。中级医刊、赤脚医生、中国妇女等刊物，也都刊登了有关计划生育典型人物、先进事迹和技术指导的文章。

教育部编写了全日制十年制学校初中课本《生理卫生》，已列入教学计划，高中开设晚婚、计划生育讲座。

计划生育的宣传开始上银幕、上舞台。文化部在去年拍摄三部故事片《儿子、孙子和种子》、《甜蜜的事业》、《春歌》；两部教学片《青春期生理卫生》和《节育手术》，并将《甜蜜的事业》改编为话剧和评剧，已公开上演。北京电视台播放了话剧《幸福花》。安徽省创作了《俩夫妻》黄梅戏。各省都有一批文艺节目登上了舞台，深受广大群众的欢迎。

### （三）加强科研和技术指导

这两项工作在1978年有所加强。全国29个省、市、自治区的卫生局和计划生育办公室先后联合召开了节育技术经验交流会，及科研工作规划落实会和学习班。不少省、市建立健全了计划生育技术指导网。一些省、市对节育手术人员进行了理论和手术操作的考核，有的发了节育手术合格证。上海、北京、辽宁、河北、浙江、湖南、甘肃、云南、福建、贵州、新疆等十多个省、市成立节育技术指导组。江苏、浙江、河北、四川、安徽、甘肃、辽宁等省、市对节育手术后遗症患者进行普查和鉴定，并予以妥善处理，从中吸取教训，改进工作。天津市卫生局专门召开了计划生育技术指导会议，明确市、区、县各级卫生局要抓计划生育指导工作。

上海、北京两个计划生育研究中心正在筹建中，河北、北京、江苏、山东、浙江、湖北、湖南、四川、辽宁、吉林、黑龙江等省、市采取边筹建边开展工作的办法，培养、充实科研人员，开展科研工作。今年计划对男用避孕药、避孕薄膜、女用长效减量药进行鉴定。

### （四）调查研究

不少省、市为了制定人口规划，有针对性地进行人口组成的调查分析，做到情况明，决心大。中发69号文件中提倡一对夫妇生育子女数“最好一个，最多两个”。按照“晚、稀、少”的要求，各省、市进行了调查研究，根据调查结果看，愿生一胎的，城市比农村多，知识分子比一般职工多，通过宣传、采取经济措施和其他政策的落实，生一胎的将会逐渐增多。上海市调查育龄妇女1.67万人，市区自愿生一胎的，一般占生一胎总数的60%左右，近郊占19%左右，远郊只有1.9%。

福建省福州市对已生育一胎、已婚未育妇女685人进行了调查，愿生一胎的127人，占18.5%，愿生两胎的558人，占81.4%。

根据湖南省长沙、邵阳市工厂、街道、机关3719对育龄夫妇的调查，愿生一胎的544人，占14.6%，愿生两胎的1808人，占48.6%，要求生三胎的215人，占5.7%。

河北省通过调查，城市育龄妇女的比例比农村稍高，目前全省农村育龄妇女数，农村占11.14%，城市占11.35%。山东省在调查过程中发现，城市女青年未婚的比男青年多。农村男青年未婚的比女青年多。

根据上海、福建、湖南、河北、山东，部分城市街道和农村的调查结果，农村要求生两胎、三胎的比例高于城市。因此，我们的工作重应在广大农村，要深入宣传，提高广大群众的认识水平和实行计划生育的自觉性。

**（五）影响工作开展的原因**

用一分为二的观点看我们的工作，也存在着不少问题。受社会上所谓今年是“寡妇年”的影响，去年春节前出现突击结婚的成倍增长，今年怀孕人数增多；一些地区出现政策界限不清，工作不敢抓，影响计划生育工作的进展。

## 三、今后意见

我们这次会议是在党的十一届三中全会以后召开的，应根据三中全会的精神来统率指导我们的工作，要认真贯彻三中全会的精神和决议，做好计划生育工作。

**（一）具体任务**

从现在起，今、明两年以及到1985年的任务，国民经济发展十年规划纲要中规定人口自然增长率1978年降到1.1%，1979年1%，1980年0.9%，1981～1985年稳定在0.9%。从这次会议汇报的情况来看，1978年人口自然增长率要超过1.1%，完不成计划，1979年、1980年要力争完成。1985年如果按要求人口控制在10亿的话，从1981年起，自然增长率需控制在0.6%。这是新时期总任务赋予我们这条战线光荣艰巨的任务。不但数量高，还要质量好。我们要树雄心，立壮志，力争完成多作贡献。

**（二）完成任务的可能性**

1. 严格控制第三胎及三胎以上的生育。从江苏如东县、南通地区、河北南宫、乐亭县，他们今后几年内人口自然增长率，指一对夫妇两个孩，仍可继续维持在0.6%以下；城市如上海，包括10个县在内1000万人口的地方，从1971年到现在，连续八年人口自然增长率在0.6%以内；北京市（包括10个县）800万人口，从1974年到现在，连续四年在0.6%以内。他们能够做到的，在其他地区经过努力也可以做到。

2. 从1958～1961年，全国人口出生率低，死亡率高，反映在1982～1985年进入育龄夫妇的对数减少，便于调整。

3. 今后生育子女的数量，提倡“最好一个，最多两个”，经过宣传，政策落实，对出生率也会有所降低。

4. 随着四个现代化的进展，经济发展，人们文化知识水平的提高，群众在生育认识上也会随之变化。

### （三）如何完成任务

我们要认真学习、领会党的十一届三中全会精神，“思想再解放一点，胆子再大一点，办法再多一点，步子再快一点”。在各级党委、革委会的领导下，宣传中央69号文件精神，做到家喻户晓，结合各地具体情况，制定出切实可行的政策措施，狠抓落实。抓人口自然增长率重点在1%以上地区，后进地区大有潜力。我们要扎扎实实地抓下去。

# 搞好“两病”防治 提高妇女健康水平*

（1979年3月20日）

部分省、市、自治区子宫脱垂、尿瘘防治科研协作组扩大会议现在开幕了。我们过去开过多次子宫脱垂防治经验交流学术会议，1960年在江西庐山、1963年在武汉开过较大的会议，在福建、广东、浙江等省也开过小型的会议。1966年后，由于林彪、“四人帮”的干扰破坏，抓不了。毛主席、周总理历来对防治妇女病十分关心。60年代初国家曾免费治疗子宫脱垂，现在“两病”又列入免费治疗并提出限期治愈，这是粉碎“四人帮”以后，在党中央、国务院领导同志的关怀下提出来的。

这次会议是在党的十一届三中全会决定把全党工作着重点转移到四个现代化建设以后，是在迎接中华人民共和国成立30周年国庆的大好形势下召开的。出席这次会议的有湖北、湖南省卫生局、衡阳地委、行署、妇联及市委、市革委的领导同志，有各省、市、自治区妇幼卫生行政负责人和“两病”防治科研的技术干部，并邀请了总后卫生部的代表参加。

借此，我讲两点意见，供大家考虑。

## 一、召开这次会议的重要意义

根据党的十一届三中全会的决定，全党工作的着重点和全国人民的注意力，正在转移到社会主义现代化建设上来。这个转移是党中央的伟大决策，也是全国人民的强烈愿望，具有重大的战略意义和历史意义。现在全国人民安定团结、意气风发、热气腾腾地进行新的长征，向四个现代化的宏伟目标奋勇前进，形势迫切要求我们卫生部门集中精力搞好卫生工作，切实有效地预防和治疗疾病，提高人民的健康水平，保护劳动力，为实现四个现代化服务，为把我国建设成伟大的

* 这是作者在部分省、市、区子宫脱垂、尿瘘防治科研协作组扩大会议上的讲话。

社会主义强国做出贡献。做好妇幼卫生和妇女病防治工作，是完成这个任务的一个重要方面。所以，开好这次会议具有重要的意义。为了适应全党工作着重点的转移，全国卫生局长会议亦将于3月21日在北京召开，主要研究如何搞好卫生工作重点转移及制定今年的工作计划要点等。

关于“两病”防治工作，卫生部对“两病”的调查摸底、科研协作、培训干部、加强防治等问题，先后发过文件。去年3月在武昌开了10省“两病”防治科研协作组会议，制定了“两病”防治科研题目和计划。一年来，各级卫生部门抓得较紧，“两病”防治科研协作组做了大量工作，取得了显著成绩，为今年加速开展“两病”防治工作创造了有利条件。

去年，在湖北、湖南、河南、江西、陕西五省举办了“两病”防治技术师资学习班，为全国23个省、市、自治区培训了技术师资194人。许多省、市、自治区亦先后举办学习班，培训技术骨干2000多人。在培训工作中，广西、湖南、湖北、江苏、江西等省，发扬共产主义协作精神，派出技术骨干支援兄弟省举办学习班。如广西谢惠珍同志、湖北田孝坤同志、湖南陈美波、刘绛仙同志、江苏杨易文同志、江西沈庆塄、吴振华同志等。在此，向他们表示感谢！

子宫脱垂和尿瘘两病，对妇女健康危害很大，病人痛苦不堪，但又受封建思想的影响，认为是“暗病”、“丑病”，不敢说、不敢治。因为又臭又脏，不能参加劳动，造成有的家庭不和、离婚，有的寻死自杀，真是一人患病，全家不安，严重影响着妇女的劳动、生活。抓紧治疗“两病”，是妇女解放事业的一项十分迫切的任务。去年各地妇幼保健、医疗科研人员深入广大农村、山区，风里来，雨里去，不怕苦，不怕累，发扬救死扶伤精神，满腔热忱地进行“两病”普查工作，总结经验，开展科学研究，治愈了大批病人，既恢复和保护了劳动力，密切了党和人民群众的关系，增强了我们医务人员为阶级姐妹解除痛苦的责任感，又促进了“两病”防治科研工作的开展。江西井冈山地区群众高兴地说：“治好一个人，解放一家人，鼓舞一村人。”据不完全统计，去年全国共治疗子宫脱垂23万人，治疗尿瘘4000多人。治疗数约占现有病人的15%，还有85%左右的病人尚待我们去治疗。

这次会议，主要是总结交流科研防治工作的经验，落实研究课题，制定今后防治方案和防治计划，以便进一步搞好科学研究，提高防治质量，加速“两病”防治进度。会议除交流治疗方法外，要贯彻预防为主的方针，探讨病因，研究预防措施，减少新发病人。所以，这次会议很重要，到会同志责任重大，也很光荣。

## 二、做好1979年的妇幼卫生工作

这次会议还有一个内容，就是请各省、市、自治区卫生局妇幼处负责同志座谈一下今年的妇幼卫生工作计划。

1978年，我们着重抓了以普及新法接生为主的各项妇幼卫生工作。1975年在湖北省应城县召开的全国新法接生现场座谈会上提出了争取两年普及新法接生的要求，研究制定了基本普及新法接生的标准，“新法接生率在95%以上，新生儿破伤风发生率在0.1%以下”。但由于“四人帮”的干扰破坏和其他一些因素，工作进展缓慢。1977年11月在江苏省如东县召开了妇幼卫生工作现场经验交流会议，会后对加速普及新法接生的问题向国务院写了专题报告，去年3月11日国务院以〔78〕36号文批转了卫生部《关于普及新法接生工作的报告》，从此，各省、市、自治区对普及新法接生工作抓得较紧，进展较快。1975年只有上海和广东省普及了新法接生，到1978年底，达到普及的已有上海、广东、北京、天津、河北、吉林、辽宁、山东、浙江、江苏十个省市。此外，江西、黑龙江、河南、山西、湖北、安徽、湖南、陕西、福建、内蒙古等省、自治区的新法接生率达到90%左右，接近了普及。全国尚有将近半数的省、自治区尚未达到普及，今年能否在全国实现普及，大家可议一议。希望同志们学习应城、如东的经验，学习柞水山区和鄂托克旗牧区的经验，积极出主意想办法，作出切实可行的计划，尽快实现这项任务。

第二点，关于儿童保健工作。儿童保健工作是个薄弱环节，今年要把儿童保健作为妇幼卫生工作的重点之一来抓，安排好“国际儿童年”活动。卫生部已发了通知，要求在全国范围内广泛宣传普及科学育儿知识和儿童卫生知识；开展儿童健康检查和缺点矫治，争取体检人数达到7岁以下儿童的20%左右，有条件的地方可提高检查的比例；要组织儿童进行驱蛔服药；要配合有关部门做好托幼组织的卫生指导。今年6月，全国妇联、教育部、卫生部、国家劳动总局、全国总工会确定共同召开全国托幼工作会议，研究托儿所、幼儿园的领导关系、保健业务，修订托幼工作条例等。各地可作些调查研究，搞好试点，总结经验，做好会议的准备工作。总之，望同志们把儿童保健工作狠狠抓一抓，做出成效，拟于今年第三季度在儿保工作有经验的地方召开一次儿保工作现场座谈会，以促进全国儿保工作的开展。

第三点谈谈“两病”防治工作。卫生部于去年提出个规划，要求到1980年底治完现有子宫脱垂、尿瘘病人。今年要力争治疗现有病人的一半，有条件的地区不受此限，应尽量多治一些。为此，我们要进一步加强“两病”的科学研究和协作，努力探讨安全有效、经济简便的治疗办法，不断总结与交流经验。要抓好技术力量的培训，组织医疗技术力量，采取各种措施，治疗现有病人。工作安排上，既要全面展开，又要抓好重点，以便集中力量，一个地方一个地方的完成任务。要坚持贯彻预防为主的方针，加强防病措施，认真普及新法新生，提高产科质量，做好妇女“四期”劳动保护，预防新病人的发生，提高妇女健康水平。

还必须搞好计划生育。尿瘘、宫脱与生的早、生的密有一定的关系。去年10月26日中共中央发出69号文件，批发了《关于国务院计划生育领导小组全体成员第一次会议的报告》，要求把计划生育工作“提高到新的水平，取得更好的成效”。提倡晚婚，提倡一对育龄夫妇生育子女“最好一个、最多两个”，生育间隔三年以上。这就有利于保护妇女儿童的健康，我们应做好妇女、儿童的保健工作，做好计划生育的技术指导，提高技术质量，这项工作做好了，也可以减少妇科疾病。过去广大妇幼卫生人员在这方面做了大量工作，做出了贡献。希望做妇幼卫生工作的同志和做计划生育工作的同志团结合作，继续努力。

1979年的妇幼卫生工作从全国来讲要着重抓好儿童保健、新法接生、“两病”防治，还有其他经常性的工作。这些任务都是繁重的。各省、市、自治区要因地制宜，妥善安排。我们要适应工作着重点转移的要求，适应社会主义现代化建设的要求，做好各项妇幼卫生工作，提高妇女、儿童的健康水平，为四个现代化建设做出新的贡献。

为了开好这次会议，要求大家坚持实践是检查真理的唯一标准这个马克思主义的原因，坚持“百家争鸣”的方针，发扬救死扶伤的革命人道主义精神，解放思想，充分发表意见，集中精力，献计献策，交流经验，互相学习，团结协作，把这次会议开好。

# 加强领导 力争完成年度人口计划*

（1979 年 4 月 3 日）

我这次出来是到湖南参加尿瘘、子宫脱垂的防治协作会的，挤出时间来湖北，向同志们学习，并向同志们征求一下对《中华人民共和国计划生育条例》的意见。听了两天的发言，了解你们的工作成绩和问题及工作经验。从谈的情况看来，出生率略有下降，净增率略有回升。成绩是有的，但不理想。同志们做了大量工作。

没有完成原定人口规划，有客观上的原因，也有主观上的原因。在全国，1978 年湖北的人口出生率是第 14 位，自然增长是第 11 位。比 1977 年回升了。你们提出的问题，有些是要我们解决的，有些是要省里解决的，有些是要基层解决的。

看了一下你们的资料，各地、市都有自己的先进单位。你们是否也把基层排个名次。

这次省里能开这个会，说明省委是重视这项工作的。在春季大忙季节开这次会，请各位领导认真总结一下经验，研究一下工作，也说明省委的决心。

听大家讲，这几个月工作不抓紧，今年的人口增长率不但不能下降，还要回升。你们计划今年要把全省的人口增长率降到 8‰以下。这个计划估计达不到。要总结经验，努力工作，不要纸上谈兵。明年要求 0.75% 或 0.8%。到明年还有一年的工作时间，所以要狠抓一下。我们要实事求是，从实际出发，力争完成任务。

再谈谈全国的情况。去年的人口增长率略有下降。1977 年的增长率为 1.212%，1978 年是 1.205%，降了 0.07 个百分点，所以叫略有下降。我们原定计划是 1.1%，没有完成。出生率 1977 年是 19.03‰，1978 年是 18.3‰。出生率降的稍多一点，降 0.69‰。分地区讲，人口出生率的顺序是：

---

* 这是作者 1979 年 4 月 3 日在湖北省各地市计划生育领导小组长办公室主任座谈会上的讲话。

上海：1.13%；北京：1.29%；

四川：1.31%；天津：1.54%；

江苏：1.56%；山西：1.57%；

河北：1.62%；山东：1.67%；

黑龙江：1.68%；浙江：1.69%；

内蒙古：1.71%；陕西；1.72%；

湖南：1.76%；湖北：1.76%。

人口自然增长率的顺序是：

上海：0.51%；四川：0.61%；

北京：0.68%；山西：0.91%；

天津：0.92%；江苏：0.95%；

山东：1.03%；陕西：1.03%；

湖南：1.04%；湖北：1.05%。

就讲到你们湖北为止吧！北京原来已经降到0.02%多，是我们叫他们把规划调一下，所以今年略高一点，占全国第三位。天津是工作问题。再拿四川与湖北来比：四川省7年下降2.2个百分点。从1973年开始，每年下降的幅度很大，平均0.33个百分点。四川省贯彻中央37号、42号文件时对计划生育工作也有影响，但省革委会马上开会研究，解决认识问题，没有影响工作。1977年江津县降到了0.2%以后就自满了，县委发现后继续找差距。省委谢正荣书记逢会就讲。人家组长真正起到组长的作用，一班人也齐心抓。湖北1971年自然增长率是2.03%，平均每年降0.16个百分点。全国1971年是2.34%，1978年1.21%。七年下降1.13个百分点，每年下降0.16个百分点。

1975年国务院批转“五五”人口规划，提出1980年农村人口自然增长率控制在1%左右，城市控制在0.6%左右，平均起来就是1%以下。“六五”人口规划提出稳定在0.9%。

我们要达到英国现在的自然增长率为0，把生两胎和部分生一胎的比例提高，我们算了一些账。1975年我们对25个省、直辖市、自治区9900万人的调查资料进行分析，23岁结婚，生两胎，间隔三年，人口出生率为：1980年1.88%，1981年1.91%，1982年1.94%，1983年1.89%，1984年1.79%，1985年1.73%，1986年1.62%，1987年1.74%，1988年1.89%，1989年1.84%，1990年2.01%，2000年1.54%。

按1980年农村育龄夫妇有5%生一胎，城市20%生一胎；1985年农村有10%生一胎，城市30%生一胎；1990年农村15%生一胎，城市50%生一胎；

2000 年农村 25% 生一胎；城市 50% 生一胎。 计算到 2000 年，全国总人口为 11.8 亿。 2021 年人口才能稳定，2026 年才能达到英国零增长的水平。

要达到这个目标，光靠宣传教育，没有经济手段是不行的。 政策的中心是要控制三胎。

刚才是从数量上讲，还有个质量问题。 对突出的遗传病，教育他们结婚后不要生育。 配合妇联搞讲座。 宣传工作虽然做了很多，但还不够。 电影、幻灯、电视可以加一些内容。 在医务人员中很多人可以宣传计划生育。 党校应开人口理论课。 进党校学习的都是干部、且都是领导干部，如果他们懂得人口理论，抓工作就主动了。

机构问题，地区看省，省看中央。 目前，国家与省有共同的情况，又有区别。 编制人员，我们主张少而精。 国务院计划生育领导小组办公室的党政生活是卫生部代管，业务工作是国务院直接领导。 原来我不想管经费，财政部的同志说管行业不管经费怎么行？ 经费是为事业服务的，应该管，不要别的部门代管。

目前，省、市计划生育办公室主任均是卫生厅副厅局长担任。 应是厅局级单位。 各级办公室如何设置，从实践看，分开办公有利。 这次组织法，是增加了计划生育这个内容的。 人口问题是个大问题，非常艰苦，机构不定下来不好办，对工作会有影响。 过去是当做运动抓。 一搞运动，人口降下来了，运动一过又回升了。 国务院和党中央 1978 年发出的 28 号、69 号文件明确县以上办公室属于行政编制，公社招工来的人是事业编制。 总之计划生育办公室要建立起来。 做到层层有人管。

技术指导要加强。 陈慕华副总理这次又提出卫生部医政部门也要抓这方面的事情。 按卫生部的分工，综合医院属医政局管。 要合作抓，共同抓好这方面的事情。 科研工作也要抓紧。

# 向国务院及相关部门领导汇报计划生育工作进展情况*

（1979 年 6 月 27 日）

同志们：

五届人大二次会议华国锋同志在政府工作报告第二部分，关于“打好四个现代化的第一战役”的部分中指出：“当前我们发展国民经济的主要任务，要着重抓好十项工作”。第十项即“进一步做好计划生育工作，切实控制人口的增长”。提出“今年我们要力争使全国人口自然增长率降到千分之十左右”，今后还要继续努力使它逐年下降，“一九八五年要降到千分之五左右”。这是一项光荣、艰巨的政治任务。如何实现是个大问题！今晚借各位领导同志在京之便，再来议一议。我的发言主要是向同志们汇报目前情况、存在的问题以及实现这个任务的一些想法。首先汇报一下计划生育工作的情况及存在的问题。

## 一、计划生育工作的情况及存在的问题

1978 年 2 月 26 日五届人大第一次会议时华主席在政府工作报告中指出：“计划生育很重要。有计划地控制人口的增长，有利于国民经济的有计划发展，有利于保护母亲和儿童的健康，有利于广大群众的生产、工作和学习，必须继续认真抓好，争取在三年内把我国人口自然增长率降到百分之一以下”。人大五届一次会议通过的宪法第五十三条中“国家提倡和推行计划生育”。为了认真贯彻和落实，在党中央、国务院的重视下，去年 6 月下旬在京召开了国务院计划生育领导小组第一次会议。会议中分析了我国人口发展的情况，提出了“一对夫妇生育数

* 这是作者 1979 年 6 月 27 日晚在人大会堂湖南厅向国务院、各有关部委以及部分省市领导汇报计划生育工作进展情况的发言。

最好一个，最多两个”。改变了从1971年以来所提倡的一对夫妇两个孩的号召。并提出了我国的计划生育工作“书记挂帅、全党动手、宣传教育、典型引路、加强科研、提高技术、措施落实、群众运动、持之以恒”的方针，会后向中央写了报告，中央以中共中央69号文件批转全党，发到县团级，要口头宣传到群众，这是一个很重要的文件。这个文件上对人口自然增长指标的要求是1980年降到10‰以下，也就是9‰。1981～1985年把全国人口自然增长率降到9‰左右。这次华主席提出的要求是5‰左右，要求更高了。

为了进一步贯彻落实中央69号文件精神，我们办公室除了掌握各地的动态，交流情况外做了以下一些工作：

1. 今年元月召开了全国计划生育办公室主任会议，包括各省、市、自治区，全军和国家各部门，汇报了各地贯彻中央69号文件的情况，讨论研究了计划生育工作如何适应全党工作着重点转移的问题，并研究了有关计划生育的经济政策问题。

2. 由计划生育办公室、财政、劳动、人口理论研究所、中国社会科学院、计委等单位起草了“中华人民共和国计划生育法”，这个法是在原写的计划生育工作条例的基础上吸取天津、广东等省、市制定的经济政策的办法草拟的，又反复征求了各省、市、自治区、解放军各兵种和国务院各部委的意见后，目前意见已寄来正在修改中。

3. 会同国家劳动总局为各地公社一级选配计划生育专干的问题。

4. 去年11月由中国人民大学人口理论研究所在北京召开了“全国人口理论科学讨论会”，从理论上统一认识。在会议期间，陈慕华副总理讲了话，中国社会科学院副院长许涤新同志作了有关人口理论的报告。

为了加强对群众的宣传，为基层干部提供条件，今年我们编印了“计划生育宣传资料”月刊，发到农村生产大队和城市街道，每期80万份。据反映，还受欢迎，要求增多份数。

5. 联系有关部门组织避孕药具的科研和生产。

男用避孕药棉酚、外用避孕药膜准备在今年10月鉴定投产。

6. 1978年人口自然增长情况。

在党中央、国务院、各级党委和革委会的领导下，全国人口自然增长率从1971年的23.4‰，1978年下降到12.05‰。假定近七年平均按1971年的出生率推算，7年累计少生4900万个孩子。为什么以1971年计算呢？是1971年2月在敬爱的周总理亲自批示下制定了1971～1975年“四五”期间人口增长规划，对城市、对农村提出了具体要求，并以国发51号文发出，望各地认真执行。

按地区来分：有上海、四川、北京、山西、天津、江苏、河北7个省市的人口自然增长率降到10‰以下。上海最低，为5.07‰，几年来连续下降，而速度最快的是四川，平均每年下降3.27‰（见表1）。

表1　部分地区自然增长率一览表　　单位：‰

| 年份 | 四川 | 上海 |
|---|---|---|
| 1971 | 28.97 | 6.95 |
| 1972 | 27.30 | 5.26 |
| 1973 | 26.92 | 4.78 |
| 1974 | 22.91 | 3.4 |
| 1975 | 20.28 | 3.42 |
| 1976 | 16.25 | 4.09 |
| 1977 | 8.67 | 4.31 |
| 1978 | 6.06 | 5.07 |

1978年存在的问题是没有完成任务，这是从1972年以来第一次没有完成任务，原订计划是降到11‰，实际数字是12.05‰。

没有完成任务的原因有客观因素，如：出生高峰，死亡率降低了一些；1978年谣传是寡妇年，成倍结婚；中共中央37号、42号文件的影响，不抓了；过去没报户口的去年报一些；上海、北京因矛盾大，适当放宽了一些。不但去年降低速度慢，也影响1979年的指标。归结起来：

1. 还是领导认识问题没有解决好，对计划生育工作的战略意义认识不足，抓得不狠，没重视或停留在口头上。抓生产忙，计划生育顾不上，如中央69号文件中要求今年初将贯彻落实情况、规划和措施向中央写一专题报告，中央办公厅于4月底向各省、市、自治区发了电文催报，5月又责成我们催报一次，目前共收到20份报告（包括全军计划生育领导小组）。尚有北京、河北、河南、湖北、江西、福建、贵州、新疆、青海、宁夏（除西藏）还未报来，认为生产是“硬任务”，计划生育是“软任务”，或者在讲话中片面强调某个方面的问题给基层工作造成混乱。未婚先孕不从教育出发，指责是提倡了晚婚；强调婚姻法，是谁犯法的问题；是“三多”；是苛捐杂税；不能算入工业学大庆运动统一抓，还有的领导本身不带头，说话也无力。

组织机构不健全，干部不落实，具体工作无人抓。

2. 宣传教育工作仍很薄弱，5月份之前，报刊宣传计划生育的文章不多（最近有了几篇）。前一段有些报刊在文章中指责计划生育的不少，如人民日报刊登的文章中把计划生育列入“三多”之一；工人日报的一篇文章中，把计划生育列入“苛捐杂税”；山西日报转载某县委书记的话说：“芝麻大点的事……计划生育都成了党委直接抓的工作。”

3. 人口计划不落实。提前一年订计划，措施落实到人，真正做到的人不多，还是抓当年的，超胎后就动员流产、引产，抓得不紧，就生，贯彻预防为主的精神不够。从全国来看三胎和三胎以上生育仍占30%，而有的地区高达40%，重男轻女，儿女双全的旧思想在农村还较严重，还有四胎、五胎、七胎、八胎的。

4. 计划生育的技术指导和科研工作不能适应工作发展的需要。目前的节育措施不够理想，影响措施的落实。毛主席讲要送货上门，人家不好意思来拿。个别宣传、送货上门还做得不好。

## 二、关于我国今后控制人口增长的预测

新中国成立30年来，我国的人口增加了4亿多。其中1962年至1970年的8年，增加了1亿，近几年来，由于计划生育工作的开展，我国的人口自然增长率，已经由1970年23.7‰下降到1978年的12.05‰。但是由于人口基数大，去年净增1200万人左右。1978年末总数达9.6亿人。加上台湾省人口共计9.75亿人。如果照目前水平发展下去，到20世纪末我国人口将大大超过12亿。

要使我国人口的增长速度降下来，按照华主席在这次会议上的政府工作报告中提出的到1985年我国人口自然增长率控制在5‰左右，20世纪内把人口增长达到持平。从现在起，就要严格限制生第三胎，提倡、鼓励生一胎，并不断地提高一胎的比例数（具体要求见表2）。

表2 提高一胎生育率对今后的人口发展趋势的影响预测

| 年份 | 总人口（万人） | 自然增长率（‰） | 生一胎占育龄妇女比 | |
|---|---|---|---|---|
| | | | 农村（%） | 城市（%） |
| 1980 | 97 500 | 10.0 | 0 | 15 |
| 1981 | 98 500 | 9.0 | 20 | 30 |
| 1982 | 99 400 | 8.0 | 30 | 55 |
| 1983 | 100 200 | 7.0 | 40 | 70 |
| 1984 | 101 000 | 6.0 | 50 | 80 |
| 1985 | 101 600 | 5.0 | 65 | 85 |
| 1990 | 102 100 | 4.0 | 80 | 90 |
| 1995 | 102 600 | 3.0 | 90 | 95 |
| 2000 | 103 100 | -0.8 | 90 | 95 |

今后工作意见：

1. 各级党委要把计划生育工作真正列入重要议事日程，一年认真大抓几次，要具体算账，你那个省、市、自治区的规划做到心中有数。

2. 进一步加强计划生育的宣传教育。建议由中央宣传部牵头组织有关部门编写一个计划生育宣传提纲，要像1952年宣传过渡时期总路线那样把计划生育与四个现代化的关系等意义宣传到家喻户晓，形成一个巨大的社会风气。文化部继续拍摄、编排宣传计划生育移风易俗的感染力强、效果好的影片、戏剧。建议教育部要在高等院校、普通中学增设人口理论计划生育课、讲座，使整个青少年一代都认识这个问题的重要性。

3. 尽快制定出适应我国国情的计划生育法。很迫切，有法可循。宣传教育，行政措施，加强经济奖励、制裁。各地方可先搞试行办法。

4. 建议卫生部召开一次计划生育技术工作会议，进一步解决好计划生育技术指导、培训、提高技术力量和手术后遗症的治疗等问题。抓一下卫生部门，调动他们的积极性，做好技术指导和宣传。

5. 健全组织，充实得力骨干，少而精，基层一定要落实。发挥各部门的积极性。

6. 今年全国先代会不开了，狠抓工作的落实，今冬全国计划会议时，能在会前进行检查规划落实情况。

# 提高人口理论水平　指导计划生育工作*

（1979年12月13日）

第二次全国人口理论讨论会就要结束了，我利用这个机会讲几点意见。

## 一、对会议的感受

从我自己的感受和听到与会同志的反映，一致认为这次会开得好，原因有以下几点。

1. 去年底，贯彻党的十一届三中全会精神，贯彻实践是检验真理的唯一标准的精神，理论结合实际，从实际出发，总结过去的经验教训，发扬学术民主，勇于各抒已见，畅所欲言。十一届三中全会决定今年工作着重点转移到建设四个现代化的轨道上来，有个安定团结的政治局面，为搞好工作创造了有利的条件。

2. 中国的人口问题的确是个大问题，战略性的问题。领导关心，各方面的同志关心，社会科学家、自然科学家关心，所以参加这次会议的代表打破了过去业务的界限，利用自己所掌握的学识、工作条件来考虑问题为解决人口问题出主意，想办法，作贡献。华国锋主席在1974年全国计划生育工作汇报会上曾肯定了开展计划生育的一条重要经验，就是“书记挂帅，全党动手”，“是各部门的共同任务。”1978年6月第一次计划生育领导小组会上决定的“三十六字”工作方针，头两句是“书记挂帅，全党动手”，末两句是“群众运动，持之以恒”。这次会议已反映出这方面的大好形势，会议上收到的论文有140多篇，内容丰富，质量高，我看了几篇，的确有理有据，有说服力，既看到眼前又展望未来，这次会议大会、小会发言踊跃，充分反映出人口理论研究方面的大好形势。

3. 1978年11月第一次全国人口理论科学讨论会起了个好头，会中提出了一些问题，要求大家会后进一步探讨，为这次会作了准备。

---

* 这是作者在第二次全国人口理论科学讨论会闭幕会上的讲话。

4. 四川省委、省革委对召开这次会议给予大力的支持，给会议200多名代表提供了优越的场所，会议的服务工作也非常周到。

5. 与会代表发扬互相学习，群策群力，团结互助，认真负责的优良作风。以上诸因素使会议开得好，我感到收获很大。

## 二、传达中共中央、国务院领导同志最近有关计划生育工作的讲话精神和工作安排的情况（略）

## 三、关于控制人口、计划生育工作形势的分析

我认为可以概括为：形势大好，问题不少，任务艰巨，前途光明。

形势大好。今年以来，特别是五届二次人大会议以后，各省、市、自治区对计划生育工作重要性的认识有所提高，加强对此项工作的领导，关心支持这项工作。四川情况大家是知道的。湖南第一书记下农村发现今年人口有回升的趋势，认为要狠抓。不少省、市召开计划生育的工作会、经验交流会、先代会、一孩夫妇奖励会，对计划生育工作有很大促进。去年初，受所谓“寡妇年”谣言的影响，结婚的人成倍增长。今年是节育手术大幅度增长，一胎率迅速提高。大造舆论宣传方面，很多报纸报道有关人口计划生育的内容，今年有两个故事片上映，人民日报宣传计划生育方面的内容，人口理论研究工作也有发展。同志们知道，从1975年要把人口自然增长率控制到1.5%以内，1980年控制在1%以内。我们作过许多调查和测算，按一对夫妇生两个孩子的比例是可以达到的。去年6月开第一次领导小组全体成员会议时，分析我国人口年龄的构成，按两个孩子计算，在1985～2000年人口出现的生育高峰难以控制，在生育的胎数上必须进行调整。要调整就需要早做宣传，早做工作，提出最好生一个，最多两个，严格控制三胎的意见，后经中央、国务院批准。随后我们委托几个省市进行调查育龄夫妇中自愿生一胎的比例，调查的情况是：上海市调查育龄妇女1.67万人，市区自愿生一胎的，占已生一胎总数的60%左右，近郊中19%左右，远郊只有1.9%。福建省福州市占18.5%，湖南长沙，邵阳市在工厂、街道、机关3719对育龄夫妇的调查，愿生一胎的占34.6%，河北调查城市占11.35%，农村占11.4%。根据典型调查，我们元月在预测推算人口增长比例，提出要求1980年城市一胎率平均按20%、农村5%，以后还要逐年增高。1985年城市达80%，农村达50%。今年元月全国计划生育办公室主任会议上，推广了天津、广东为提倡生一个、限制三胎而制定的有奖有罚的政策。一年来，形势发展迅速，一胎率迅速提高，远远超过原设想的比例，四川已达到70%左右，上海到达52%。看来，通过宣传、讲道理，政策兑

现，群众还是可以接受的，问题是今后要做巩固工作。今后也会有些反复的，反复也是一般的规律，但总的说发展快。由于一胎率比例的提高，对多胎从舆论上也起一定限制的作用。计划生育科研已引起一些省市重视。国家科委对此项工作抓得很紧，要求具体，要求多出成果，早出成果。

问题不少。表现在1978年国民经济建设指标完成不错。可是人口增长率完不成原订降到1%的任务，可能仍在1.2%左右。从认识上来说，包括一些领导同志认识也不一致，重视程度也不一，抓得不紧，一些省委书记讲，既要挂帅，还要出征。就是要经常讲，关键时刻要支持基层工作同志。

制度政策上的问题。社会主义制度优越性，出生的人国家都要负责，也起了鼓励生育的作用。有的是旧的传统观念，如“男尊女卑，多儿多福”。也有实际困难，男女在经济上地位不同，男到女家结婚落户舆论支持不够，有传统的宗法思想。封建迷信也有很大影响，所谓“寡妇年”就冲击很大。节育技术及方法，出了一个问就影响一大片。

组织机构，有的不健全。新单位，困难多，上述问题也不是很快可以解决的。

任务艰巨。1980年的人口增长率要求降到0.9%，1985年0.5%，2000年持平，这些数字已公布于世。要完成这个指标，中间又遇到持续十年的生育高峰，存在以上的各种困难因素，因此任务相当艰巨。

前途光明。中央领导同志决心大，各级领导逐步重视，群众认识自觉性逐步提高，国家四个现代化的逐步实现为部门工作提供了有利条件。现在又有大批的先进典型引路。有30年来正反两方面的经验教训，只要持久不懈地抓下去，不断总结新经验，摸索新规律，把人口自然增长率按计划地降下来是有可能的。我们要在人口增长与国家经济发展相适应，不断提高人民的生活水平方面，多做贡献。

## 四、与国际组织合作问题

1972年冬，联合国人口基金会执行主任萨拉斯曾到中国访问，提出希望与我国在人口领域开展合作。近年来，中央提出要充分利用国际上的有利条件，加速我国的四个现代化建设。今年2月人口基金会又向我驻联合国代表团提出与我们合作、援助问题。在党的十一届三中全会决议的精神指导下，为了适应工作的需要，经中央批准，今年4月成立了国务院人口小组。人口小组由外交部、外经部、卫生部、公安部、国家计委、国家统计局、中国社会科学院、国务院计划生育办公室八个单位的人员组成，具体办事机构为人口小组联络处，设在计划生育办公室内。其任务是对外与联合国人口基金会联系，国内协调援助项目的分配使用等事宜。5 月初，国务院人口小组与联合国人口基金会签署了双方谅解备忘录，确定在人口普查、计划生育、人口学训练和研究、避孕药具生产等方面开展技术合作。7~10 月，我国曾先后派出五个考察组分别到日本、美国、泰国、菲律宾等 14 个国家进行了考察。这次会上有三个考察组的同志作了考察情况介绍，另两个组是避孕药品和避孕工具生产线考察组，考察期间受到接待国家与接待单位的热情接待，收获不小。10 月底到 11 月底，人口基金会派遣项目制定代表团 16 人来中国与国务院人口小组及各有关部委进行项目会谈。对方同意在 1980 年初至 1983 年底的四年内向中国提供 5000 万美元的援助，援款的 77% 用于向中国提供先进的技术设备。双方共同制定了人口普查、人口学训练和研究、全国现代化计划生育宣传教育网、南京计划生育干部培训中心、成都计划生育技术人员培训中心、计划生育统计和估价、北京计划生育科学研究所，上海、北京、天津的避孕药品和避孕工具生产线，开展生物学研究等 15 个项目文件。还有 3 个项目，明春再来代表团考察制定项目议定书。一些项目议订书将在明年 6 月由开发总署理事会议上通过，但大部分项目从明年 3 月就可以开始执行，约占资金 40%，其中包括各种型号的电子计算机、视听设备、宣传设备等将陆续到货。出国考察、奖学金也是议定的一项内容，将有部分人口学者、计划生育干部、工程技术人员出国学习、考察。与项目有关的一些外国专家，要到我国来协助工作。

与联合国人口基金会的合作，仅是我国在人口计划生育领域与国外发展联系、互相合作的开始。现在还有一些群众性的组织、地区性组织，与我们联系希望与我国合作。现在我们思想解放了，在可能的条件下，区别情况与他们合作，更多地学习国外先进技术，了解国外动态。合作后也带来一系列的问题，特别是接待工作。希望受援，进行合作的有关省市和单位，充分做好准备工作，要配备得力干部，认真选拔人才，对于国外进口的各种设备，要学会使用，妥善管理，使它充分发挥作用。希望各有关方面密切配合，使我们与人口基金会第一个合作周期的 15 个项目全部取得成功。这不仅将有利于我国的计划生育工作，人口学的培训和研究工作，同时，也将为我国在人口领域开展更广泛的国际合作开辟道路。

# 国务院人口小组工作纪实*

## （1979 年 4 月至 1980 年 2 月）

党的十一届三中全会以来，实现了国家战略的根本转变，对外交往日益增多，计划生育工作与国外联系逐步发展，联合国人口活动基金与国务院计划生育办公室主动接触，表示愿意与中国合作，提供基金援助中国的计划生育工作。经请示，1979 年 4 月 5 日国务院批准成立国务院人口小组，栗秀真任组长，何理良任副组长。小组的任务是：对外负责与联合国人口活动基金联系与合作，对内负责协调外援资金、设备的分配与使用。该小组下设联络处，定编 12 人。日常办公在国务院计划生育办公室。在人员编制不足的情况下，工作人员积极开展工作。在 4 月 24 日、25 日和 5 月 2 日栗秀真组长与联合国人口活动基金副主任吉尔、萨迪克（助理）进行了会谈，并于 5 月 3 日共同签署了谅解备忘录。主要内容是：一、联合国人口活动基金准备提供帮助的是：1. 人口普查；2. 人口学训练和研究；3. 人类生殖和计划生育科学研究；4. 避孕药具生产与包装；5. 计划生育和有关活动的宣传教育和通讯；6. 双方根据需要确定的其他领域。二、在正式项目批准之前，将就人口普查试点、人口研究、人类生殖和避孕药具研究人员的培训及有关项目提前执行。三、人口小组代表中国政府向联合国人口活动基金捐款 20 万，作为联合国人口活动基金在华考察费用及向发展中国家提供避孕药具及其他双方商定的项目等。

从 5 月到 9 月期间人口小组主要抓紧开展了以下工作：一是与国内有关部委讨论落实项目，主要是国家统计局、教育部、卫生部、公安部、计委、燃料化工部、社会科学院及计划生育有关部门，共落实了 15 个项目；二是组织先期项目的执行，包括第三次人口普查试点、人口研究考察及培训；计划生育考察及有关人员的培训等；三是与联合国人口活动基金的合作，重点讨论援助项目基金的落实问题，从最初人口基金提出的 2000 万美元，最后争取到本周期的援助金额为 5000 万美元；四是制定项目文本的准备工作。包括对项目起草人员的培训，草拟文本

* 原国务院人口小组联络处处长徐毅 2004 年 2 月 12 日重新整理。

及与执行机构的联系；五是充实国务院人口小组的工作人员，主要是调入外事及翻译人员，为进一步开展工作及正式制订项目文本做准备。

从10月份开始了正式制订项目文本的工作。参加这项工作的人员包括：联合国人口活动基金有关负责人、人口小组负责人和有关人员；双方商定的项目执行机构国外专家；国内各项目的负责人及起草人；外事及翻译人员；外交部及对外经济联络部都派了有经验的工作人员参加了这项庞大而又极复杂的工作。值得提出的是外交部专门提供了一处宾馆及餐厅服务人员，使这项工作得以顺利完成。这次与联合国人口活动基金的合作，不仅是改革开放以来国家部委一级第一次接受联合国的援助，并且是新中国成立以来我国首次接受以西方为主要捐款国的人口活动基金的援助。这里面有复杂的政策问题，也存在着经验不足的问题。从领导到工作人员团结一致，随时请示汇报，有事及时商量，兢兢业业地进行工作。经过一个月的工作，在中方提供的项目文本基础上，执行机构的项目专家与国内项目有关人员反复磋商，制订出15个项目文本。专家的评价是：这在其他国家需要一年才能完成的工作，在这里只不过用了一个月的时间，可以说是奇迹。

10月30日国务院人口小组与联合国人口活动基金共同签订了1980～1983年5000万美元的15个合作项目。这些项目包括：人口普查；人口学的训练及研究；人类生殖和计划生育研究；避孕药具的生产及包装；人口、计划生育活动的宣传、教育和通讯等。计划生育项目共10项，具体见表3。

表**3** 计划生育项目

| 项目 | 项目序号 | 项 目 名 称 |
|---|---|---|
| 1 | CPR/80/P02 | 计划生育人员培训中心 |
| 2 | CPR/80/P03 | 全国妇幼保健和计划生育专业人员培训中心 |
| 3 | CPR/80/P04 | 建立现代化的专门的计划生育宣传教育网 |
| 4 | CPR/80/P05 | 加强计划生育工作的统计和估价 |
| 5 | CPR/80/P06 | 孕产妇和围产期保健 |
| 6 | CPR/80/P07 | 加强计划生育科研能力/北京全国计划生育科学研究所 |
| 7 | CPR/80/P15 | 人口情报资料中心 |
| 8 | CPR/81/P02 | 加强省市计划生育科学研究能力/天津市计划生育科学研究所 |
| 9 | CPR/81/P03 | 加强省市计划生育科学研究能力/四川省计划生育科学研究所 |
| 10 | CPR/81/P04 | 加强省市计划生育科学研究能力/广东省计划生育科学研究所 |

从11月开始，人口小组展开了繁忙的日常工作。在上级领导及有关部委的积极合作下，各个项目进展迅速。国内积极投资，配备技术人员及有关干部，成立了相关机构。计划生育部门成立与援助有关的新机构包括：

1. 1979年9月18日经国务院批准在北京成立了国家计划生育科学技术研究所；

2. 1980年1月12日江苏省政府批准成立了南京计划生育干部培训中心；

3. 1980年3月1日北京计划生育宣传教育中心，上海、成都计划生育宣传教育分中心宣布成立；

4. 经国家编委批准在1980年5月22日成立了中国人口情报资料中心等。

教育部在1980年4月7日召开的高等学校人口学研究规划会议上决定中国人民大学人口理论研究所为高等学校人口学研究中心，复旦大学、北京大学、吉林大学、中山大学、四川大学和兰州大学的人口研究机构为华东、华北、东北、中南、西南和西北地区高等学校人口学研究分中心。

从与联合国人口活动基金正式接触到人口与计划生育研究机构、宣传及服务机构的建立仅仅一年的时间，应当说工作是很有成效的。

1980年2月根据国务院的有关指示，将人口小组的全部工作移交给对外经济联络部，至此，国务院人口小组的工作结束，机构撤销，完成了它的历史使命。

附**1**：

# 国务院人口小组的部分重要活动

摘自中国计划生育年鉴(1986年)第644~646页

1979年

4月5日　经中央批准，成立国务院人口小组，任命栗秀真为组长，何理良为副组长。该小组的任务是，对外负责与联合国人口基金会的联系与合作，对内负责协调外援资金、设备的分配与使用。该小组下设联络处，定编12人，加编给国务院计划生育领导小组办公室，办公室总编制为32人。

5月3日　国务院人口小组与联合国人口基金会在北京签署谅解备忘录，首次接受该会协助我16个项目的5000万美元的援款。

10月30日　联合国人口基金会派项目制订代表团，与中国有关方面共同制订1980~

1983 年 5000 万美元的 15 个合作项目。其中包括人口普查，人口教育，计划生育宣传，科研，药具生产，管理规划，干部培训等。

1980 年

1 月 17 日　陈慕华副总理提出，根据国内工作任务调整，将原国务院人口小组承担的任务移交给外经贸部负责。

附 **2**：

# 中华人民共和国国务院人口小组和联合国人口活动基金谅解备忘录*

中华人民共和国国务院人口小组（以下简称人口小组）的代表和联合国人口活动基金（以下简称联合国人口基金）的代表于 1979 年 4 月 24 日至 25 日和 5 月 2 日在北京进行了商谈。为了加强中国人口小组和联合国人口活动基金在人口活动方面的合作，双方达成如下谅解：

一、联合国人口基金准备在以下方面给予帮助：

1. 人口普查；
2. 人口学训练和研究（包括人口学分析、人口理论和人口与发展的相互关系）；
3. 人类生殖和计划生育科学研究（包括避孕药具研制和临床试验）；
4. 避孕药具生产和包装；
5. 计划生育和有关活动的宣传教育和通讯；
6. 双方根据需要确定的其他领域。

联合国人口基金将尽快派遣一个计划代表团协助中国人口小组制定向联合国人口基金提出上述各方面的要求。代表团将包括有关执行机构的代表。人口小组表示愿由联合国人口基金直接进行大部分的合作活动，表示在确有必要的情况下，经双方同意也可邀请适当机构参加项目执行活动。

在有些领域，项目的制定要推迟到完成了下述考察访问之后进行。

二、在制定具体项目要求和联合国人口基金的管理机构，联合国开发计划署管理委员会批准这些要求前，联合国人口基金将立即采取措施给予以下帮助，以资助执行项目前的工作：

1. 一名关于今后普查需要的数据处理设备的短期顾问；

---

* 摘自 1997 年 3 月“中国人口出版社”出版的《中国计划生育全书》。

2. 一名或两名参加人口普查试点的短期顾问；

3. 一旦有即提供尚待确定的用于人口普查试点的设备和交通工具；

4. 到一些积极从事这方面工作的国家考察关于人口普查的规划、组织和电子数据处理的活动（由联合国统计处组织）；

5. 代将联合国人口统计原则和建议草案（E/CN3/515 和附件 1－2）译成中文；

6. 提供 2～3 名关于人口普查计划和普查活动各方面的研究的奖学金；

7. 两名为期一年的人类生殖和避孕药具研究的奖学金（由人口理事会组织）；

8. 研究人口增殖和计划生育的考察访问（由世界卫生组织组织）；

9. 避孕药具和设备生产技术的考察活动（特别是避孕套、激素、口服避孕药和避孕针）；

10. 有选择地对国外著名中心进行人口学训练和研究的考察活动（由亚太经社委员会或联合国总部组织）；（参阅第一部分第二项）

11. 根据要求由双方确定的其他项目前拨款。

三、人口小组代表中国政府表示向联合国人口基金认捐 20 万元人民币，以供下述费用：

1. 联合国人口基金组织的考察组到中国考察；

2. 如属适当，待拟议中的计划生育研究所建成后训练其他发展中国家的技术人员；

3. 根据人口小组和联合国人口基金商定向发展中国家提供避孕药具；

4. 承担有待双方确定的其他费用。

四、人口小组和联合国人口基金进一步同意根据双方逐项审议的有选择地向联合国人口基金资助的项目提供下述各项：

1. 联合国人口基金购买中国生产的避孕药具和设备用于其他发展中国家；

2. 根据联合国人口基金的要求派出中国专家；

3. 为在中国举行联合国人口基金组织的考察、座谈和训练班提供设施。

五、此外，联合国人口基金在收到人口小组提供的名单后将安排寄出由联合国人口基金、联合国以及其他国际组织过去和今后出版的与上述各项领域有关的书刊。

人口小组和联合国人口基金将作为初步措施立即采取步骤执行上述商定的各条，双方将签署项目协定，为今后进行密切和建设性合作提供基础。

本备忘录于 1979 年 5 月 3 日在中国北京签署。

| 中华人民共和国 | 联　合　国 |
|---|---|
| 国务院人口小组 | 人口活动基金 |
| 栗秀真 | 吉　尔 |

# 中华人民共和国政府和联合国人口活动基金之间的方案协定

## 一、协定的范围

1. 本协定载列联合国人口活动基金（以下简称人口基金）及其执行机构协助中华人民共和国政府（以下简称政府）实施其项目，以及人口基金倡办的项目在执行时所应遵守的基本条件。本协定适用于人口基金的所有援助，也适用于人口基金（以下简称双方）为了规定援助的细节和双方及执行机构分别承担的责任而订立的项目文件或其他文件（以下简称项目文件）。双方同意把1979年6月29日签署的中华人民共和国政府和联合国开发计划署之间的基本协定和同日双方的换文作为政府、人口基金和执行机构三者之间关系的基础，本方案协定的条款按上述基本协定和换文进行解释。

2. 只有在政府提出申请并经人口基金批准后，人口基金方依据本协定提供援助。援助应向政府或其指定的机构按照人口基金主管机关各项可以适用的有关决议或决定提供，并以人口基金能够获得必要的资金为条件。

3. 在人口基金直接向政府提供援助的情况下，本协议中一切提及“执行机构”之处都应被解释为是指人口基金，除非文意表明并非如此。

4. 根据联合国开发计划署第二十七届理事会的决定，人口基金将在1980年至1983年四年内向政府提供5000万美元的技术援助。除此以外，双方同意，人口基金还将努力通过“多、双边”从其他捐款国筹资援助发育生物研究所项目。如果可能的话，这些资金将通过人口基金从它和捐款国之间的“信托基金”途径得到解决。

5. 人口基金将从以下方面对政府提供援助：

（1）人口普查；

（2）人口学的训练和研究（包括人口统计资料的分析、人口理论以及人口与发展的相互关系）；

（3）人口方案——计划生育的服务和人员培训、计划生育服务统计和方案评价；

（4）人类生殖和计划生育研究（包括避孕药具的研制和临床试验）；

（5）避孕药具的生产和包装；

（6）人口、计划生育和有关活动宣传、教育和通讯。

（7）正规学校的人口教育；

(8) 双方根据需要确定的其他领域。

二、项目的执行（略）

三、项目的监督、评价和资料（略）

四、政府内部项目文件的分发（略）

五、政府参加项目的执行和贡献（略）

六、来自其他方面援助的关系（略）

七、援助的利用（略）

八、执行人口基金提供的援助所需的便利（略）

九、暂停和中止援助（略）

十、争端的解决（略）

十一、一般条款（略）

十二、生效日期、期限和文字

1. 本协定自签字之日起生效。人口基金援助政府的方案从1980年1月开始执行，为期4年。

2. 本协定共两份，每份都用中、英文写成，两种文本具有同等效力。

本协定于1980年9月9日在北京签署。

| 中华人民共和国 | 联合国人口活动 |
|---|---|
| 政府代表： | 基金代表： |
| 对外经济联络部副部长 | 执行主任 |
| 石林 | 萨拉斯 |

# 联合国人口活动基金中国国别方案国家计划生育委员会主管的项目一览表*

第一周期（**1980～1984**年）

| 序号 | 项目编号 | 项目名称 |
|---|---|---|
| 1 | CPR/80/P02 | 计划生育人员培训中心 |
| 2 | CPR/80/P03 | 全国妇幼保健和计划生育专业人员培训中心 |
| 3 | CPR/80/P04 | 建立现代化的专门的计划生育宣传教育网 |

* 1988年前称联合国人口活动基金；1988年后称联合国人口基金。

续表

| 序号 | 项目编号 | 项　目　名　称 |
| --- | --- | --- |
| 4 | CPR/80/P05 | 加强计划生育工作的统计和估价 |
| 5 | CPR/80/P06 | 孕产妇和围产期保健 |
| 6 | CPR/80/P07 | 加强计划生育科研能力/北京全国计划生育科学研究所 |
| 7 | CPR/80/P15 | 人口情报资料中心 |
| 8 | CPR/81/P02 | 加强省市计划生育科学研究能力/天津市计划生育科学研究所 |
| 9 | CPR/81/P03 | 加强省市计划生育科学研究能力/四川省计划生育科学研究所 |
| 10 | CPR/81/P04 | 加强省市计划生育科学研究能力/广东省计划生育科学研究所 |

第二周期（**1985～1989** 年）

| 序号 | 项目编号 | 项　目　名　称 |
| --- | --- | --- |
| 1 | CPR/85/P08 | 加强成都妇幼保健/计划生育培训中心 |
| 2 | CPR/85/P09 | 加强计划生育管理人员培训（南京计划生育管理干部学院） |
| 3 | CPR/85/P15 | 加强北京科学研究所研究能力 |
| 4 | CPR/85/P16 | 加强四川科学研究所研究能力 |
| 5 | CPR/85/P17 | 加强天津科学研究所研究能力 |
| 6 | CPR/85/P18 | 加强广东科学研究所研究能力 |
| 7 | CPR/85/P34 | 计划生育宣传教育网 |
| 8 | CPR/85/P36 | 中国人口情报资料中心 |
| 9 | CPR/87/P04 | 皮下埋植剂引进 |
| 10 | CPR/88/P02 | 加强国家计划生育委员会的政策制定、数据管理和研究评估 |

第三周期（**1990～1994** 年）

| 序号 | 项目编号 | 项　目　名　称 |
| --- | --- | --- |
| 1 | CPR/90/P07 | 中国人口方案管理研究 |
| 2 | CPR/90/P16 | 中国人口情报网 |
| 3 | CPR/90/P17 | 加强农村基层的计划生育宣传教育 |
| 4 | CPR/90/P24 | 皮下埋植临床试验（只提供埋植剂） |
| 5 | CPR/90/P25 | 加强人类生殖与计划生育研究能力 |
| 6 | CPR/90/P26 | 进一步加强全国妇幼保健/计划生育技术培训中心及其分支机构 |
| 7 | CPR/90/P27 | 加强计划生育管理干部培训 |
| 8 | CPR/91/P35 | 对农村计划生育人员的培训者进行计划生育技术和咨询能力的培训 |
| 9 | CPR/91/P43 | 不锈钢单环/T 铜环宫内节育器的效能、使用成本效益及转用 |
| 10 | CPR/91/P49 | 数据用户服务 |

# 加强科研工作 为计划生育服务*

（1980年1月22日）

全国计划生育科技专业会议，从本月13日到22日，今天就要结束了。这次会议到会代表210人，其中科学技术干部130人，科技行政管理干部80人。武衡同志、钱信忠同志在会议开幕时讲话，传达了全国科技工作会议精神，对计划生育科技工作以及如何开好会提出了要求。武衡同志还于15日晚又召开了国家科委计划生育专业组成员会议，钱部长于17日下午召开了部分医药科研人员座谈会广泛听取意见。陈慕华副总理于20日来此听取各组的汇报，今年又来讲话，这对我们的工作是很大的鼓舞。

会议中贯彻“百花齐放，百家争鸣”的方针，解放思想，本着科学态度，从实际出发，各抒己见。会议交流了计划生育科研技术的新进展，总结了减量女用长效口服避孕药的临床试用和对全量药远期安全性的观察，讨论修订了1980年科研计划，达到了预期目的。

这次会议，计划生育科研技术交流课题之广，代表面之宽，是过去没有的。据统计，会前各省、市、自治区报来论文250篇。会上各地带来89篇，共339篇。不仅篇数多，且内容丰富。从科学水平上看，比过去会议又有提高、有发展。这反映了近一两年来我国计划生育科技战线上的广大科技干部，在粉碎“四人帮”之后，在党中央、国务院及各省、市、自治区党委的领导下，为实现四个现代化，实现毛主席、周总理生前关于“人类要控制自己”的遗愿，为完成五届人大一次、二次会议提出的控制人口增长指标，贯彻全国科学大会的精神，克服重重困难，取得了很大的成绩。

这次会议，得到各方面的大力支持。会前我们请四川、湖北、广东、江苏、上海、北京、辽宁等省、市选派了13位同志组成会议筹备组，对23个省、市报来的减量女用长效口服避孕药临床试用和10个省、市服用全量长效药五年以上的安

* 这是作者在全国计划生育科技专业会议上的总结讲话。

全性观察情况进行了汇总；对会前报来的250份材料分门别类地进行了讨论和筛选。筹备组积极认真的筹备了这次会议。

下面我就几个专题讨论中的一些问题，作一小结。这些意见是经会议领导小组和国家科委计划生育专业组的部分成员讨论过的。

## 一、关于减量女用长效口服避孕药

这是北京、上海、天津广大医药科研人员和工人同志遵循毛主席关于“最好能够制造一种简便的口服避孕药品”的教导，在三种短效口服避孕药的基础上，先后研制了口服长效18甲、复方炔雌醚和16次甲三种女用甾体口服避孕药。除16次甲外，其他两种分别于1971年先后进行过地方鉴定，试用于临床。为了对人民健康负责，几年来，许多省、市的临床、基础理论、生产等科技工作者分别进行了大量的临床观察，动物实验等工作。对长效药的试用和推广，卫生部和国务院计划生育办公室曾召开了四次全国性会议。这次会议是第五次，讨论的情况，专题组已向大会作了汇报。我们意见，根据三种减量药试用结果和现有生产条件，决定先投产、推广全量和减量复方18甲。“三合一”减量药，适当生产。同时，请甾体避孕药专题组尽快起草一个使用说明。

任何一个事物总不会一开始就十全十美，要经过由低到高，由不完善到比较完美的发展过程。我们在使用过程中还要继续观察、研究、改进、提高。继续研究的重点放在长期安全性方面，仍属国家重点项目。关于猴子致癌的实验，中国医学科学院云南生物医学研究所和湖北卫生防疫站的同志做了大量的艰苦工作，通过六年来试验和总结，未发现试验猴有癌变的现象，给长效药的研究提供了一定的科学数据。关于猴子模型是否继续实验的问题，请医学科学院雷海鹏教授组织有关同志研究一下，下一步如何观察，是停药还是作其他抗生育试验，停药后又如何处理，要注意充分发挥实验猴的作用，提供出更多指标，为科研作参考。

## 二、关于男性节育方面

会议对男用棉酚进行了评议。7年来，全国有14个省、市的同志参加全国棉酚协作组，做了很多工作。男用避孕药棉酚是挖掘祖国医学遗产，走我国自己的道路，进行的一项科研课题，它填补了男性口服避孕药的空白。这次会议后，要立即召开协作组组长会议，筹备药物鉴定问题。鉴定后也还有大量工作要继续进行。

该专题组在讨论中提出的在作用机制、药理毒性、合成筛选衍生物、临床观察以及其他方面的深入研究，是非常必要的。国外对我们将棉酚用于男性避孕很感兴趣，有人已重复我们的实验，并正在作进一步的研究，因此我们必须争取于今年上半年内作出鉴定，以便投产扩大临床应用。

男性节育手术方面，四川省研究推广输精管粘堵术和直视钳穿法，组织损伤小，药物消耗少，方法简便，群众欢迎。这次会上，不少同志对输精管粘堵术表示赞赏，会后要请他们在京做手术表演。四川省 1971 年以来共做男性节育手术 900 多万例。我们要大力提倡和推广男性节育术。据了解，美国每年做男、女结扎手术约 100 万，其中男性输精管结扎手术占 80%。

其他男用药物和物理机械方法抗生育，在动物实验或少数的临床观察也有了可喜苗头，可按计划继续进行实验观察。

天津、南京等研制的外用避孕药膜，很受群众欢迎，希望尽快做出鉴定，投产推广使用。

## 三、关于女性节育方法

1. 宫内节育器是综合节育措施中应用范围最广，数量最多的一种，它对于降低人口出生率起了很大作用。20 世纪 60 年代初，我国即开始推行金属环，以后我国自己研制塑料金属混合环、金属麻花环、塑料花等类型的宫内节育器。近年来，上海、浙江、广东、北京、天津、四川等地区为提高宫内节育器的有效率，对节育器的形状和使用材料方面，不断进行研究改进。临床上，一些单位对放置宫内节育器并发宫外孕等进行了深入的研究探讨。旅大市研制了宫腔测量器。陕西、辽宁、四川、广东等地区创制了各种探取环器，协助诊断环的位置。

放置宫内节育器是城乡妇女比较乐于采用的一种比较好的方法，但是临床应用中脱环率高、带环怀孕的也有。有关科研单位应继续对节育器的形态、材料、基础理论、放置技术和放置后如何降低并发症，提高存放率等方面进行研究。

2. 女性绝育手术。会议交流了湖南银夹输卵管法，山东也曾试用银夹输卵管管腔插线绝育法，广东、上海、陕西的粘堵输卵管法均在原来基础上又寻找了较为理想的粘堵药物。要求探索更好的粘堵药物，在技术上要提高命中率和远期效果。目前，我们提倡一对夫妇生育一个孩子，因此应加强对男女绝育术可逆性的研究，使育龄夫妇采取这一方法时不致有顾虑。

3. 人工流产、引产。这次会议上交流了电动人工流产吸引器安全阀和塑料负压人工流产器，目的是想从器械的改进上提高人工流产手术的安全性，是很必要的，可因地制宜地采用。总的要求尽量解决不安全的因素，减少对妇女的心理刺激。人工流产手术比例约占四种手术的1/4，每年的数量还不少，今后也是避免不了的。要求减少受术者的痛苦，保证安全。中期引产手术引产的药物，一定要先做各项必要的动物实验，毒性测定，证实安全无害后，经当地药检部门审核同意，才能临床试用。引产时间，仍需坚持按照节育手术常规的要求进行。对特殊情况，也要在保证安全的前提下施行。关于大月份引产问题。过去，一再强调控制人口，一定要从做好宣传思想发动工作，提高群众认识和科学知识水平，自觉避孕。贯彻预防为主，避孕为主，避免引产。我们的工作要抓早、抓细、抓实。1981 年的生育计划今春就要落实到人，无生育计划的要落实好节育措施。

不论是男性或女性节育手术，都应该在保证受术者安全、防止并发症、后遗症上下工夫。因此，除了加强各项科研工作外，重要的是要求医务人员加强责任心，提高手术质量，确保受术者的安全与健康。

## 四、关于抗着床、抗早孕的研究

目前国内外对抗着床、抗早孕的研究已引起重视。这次会议上，不少地方交流了在这个研究课题上，从基础理论、临床药理、临床试用、药物合成、筛选等方面所做的工作。但是目前除甾体类药抗着床外，植物药抗着床研究还是空白。抗早孕方法也还不理想，应用的时间也较晚。群众要求的是吃一种药，起到催经止孕的作用。该专题组提出今后抗着床、抗早孕的研究方向，是生殖生理基础理论研究，从中草药方面寻找探索抗生育的药物，这些意见很好。抗着床、抗早孕是一种较理想的节育方法，可列为重点研究课题之一。

关于节育方法。我们要宣传综合措施。不少妇产科、外科医师认为过去用的子宫帽、阴道隔膜、避孕套等工具，避孕效果是好的，也安全、简便，建议有关部门安排好原料和供应优质产品，以便让群众选择使用。

## 五、关于科技管理方面的几点意见

1. 计划生育科技工作的领导问题。计划生育科研涉及面广，是跨学科的一门新兴学科。几年来为适应计划生育工作开展的需要，在周总理生前直接关怀下发展很快，从这次会议交流的论文中，也可以看出工作水平。为更好地满足人民群众的需要，赶超国际水平，关键还是要切实加强领导。党中央、国务院很重视，国家科委是重视的，把计划生育科研计划列入国家重点项目，成立专业组，拨有专项经费，武衡同志（国家科委副主任）是组长。专业组的任务是研究提出计划生育科研方向，对国家重点研究课题提出决策性意见，并要抓落实。专业组成员可以深入科研基地了解和检查工作进行情况，对重大科研成果组织调查研究，宣传推广。今后要充分发挥专业组的作用，专业组常设办事机构在国务院计划生育办公室。至于省、市如何搞，我们意见，最好根据当地条件，组织有关专家和热心计划生育工作的同志，组成专业组或协作组，具体可由省、市自行研究确定。关于开展学术交流活动问题，我们正与全国科协联系，将批准成立一个全国性的研究会。研究会成立后，将组织出版一个全国性刊物，便于及时交流国内外学术情况，提高我国计划生育科学技术水平。

2. 关于科学技术队伍建设。培养造就一大批政治坚定、技术优良，有水平的计划生育科技人才，是做好计划生育、控制人口增长的关键之一。目前计划生育科技队伍的数量、质量均不适应工作的要求，各地要十分重视这个问题。一是目前紧迫的任务是建立一支承担经常性的、大量的技术指导、宣传科学知识的技术队伍，要保持专业人员的稳定性，熟能生巧，服务群众。手术要保质保量，不出事故或少出事故；在临床工作中总结经验改进方法。二是积极地建立一支科研专业队伍。我们这次到会的代表很多是临床医师，也是科技战线上的积极分子。希望同志们以身作则，起带头作用。从行政部门来讲，我们将对现有从事计划生育科研技术工作骨干，积极创造条件，使之有深造的机会。目前已计划在成都筹建计划生育、妇幼卫生干部进修学院，在南京成立计划生育专职干部进修学院。对老专家要配好助手，带好研究生，使之有接班人。同时要采取多种形式培养新生力量。中级人员的培训，各地可考虑在中级卫校增加进修训练班，为公社培训人员。关于计划生育科技人员的晋升晋级、表扬奖励等，应与当地或所在单位的其他科技人员同等待遇，各级领导都应给予关心和重视。今后准备与有关单位一起研究，订一个办法。近年来，各地涌现了不少千例手术、万例手术无事故的临床技术人员和兢兢业业埋头苦干的计划生育科研工作的劳模、先进工作者，在各地受到奖励，这是同志们的光荣，我们要向他们学习。

3. 关于经费问题。为使计划生育科研发展计划适应四个现代化的需要，必须贯彻全国科技工作会议精神，继续发扬自力更生，艰苦奋斗，勤俭办事业的优良传统，把有限的经费、物资使用的更合理。三项费用规定是用在新产品试制，中间试验和重大科学研究任务。根据国家科委的要求，和其他部门的经验，计划生育科研项目也准备试行“专项管理、分级负责、同行评议、签订合同”的办法。总之，三项费用是保证国家重点研究课题的。至于一般经常性的、地方研究项目，其经费在本单位事业费内，不足时，请向地方争取，协商解决。同志们提出在计划生育经费中开支一些科研费问题，过去没有经常性的研究经费项目，会后，我们与财政部研究。

4. 关于同志们提出的其他意见，如科研成果的鉴定、投产问题，建立试剂中心和动物中心问题等，会后与医药总局等有关单位研究。去年我们与联合国人口基金会合作的项目中，他们支援我们两条制造甾体激素药的生产线，一在上海，一在北京。一条避孕套生产线，吸引器和塑料节育器生产线在天津。希望同志们给予支持，早日建成。

## 六、关于1980年科研计划问题

同志们认真讨论了今年的科研计划，提出了很多宝贵的修改意见，积极主动承担了科研任务。大家提出的修改意见，我们将收集起来，进行汇总整理，协调平衡，交国家科委计划生育专业组讨论审定后，再正式下达到各省、市、自治区科委、计划生育办公室、卫生局和有关部门，进一步安排落实。你们回去向有关领导先作口头汇报，属自己工作范围的，就应积极去做，不要等待文件。

1977年12月，国家科委召开的全国科技规划会上，将计划生育科研规划列入国家重点项目。1980年计划生育科研计划基本上是按八年规划的范围和各地报来的计划整理出来的。八年规划只是提出了方向和奋斗目标，具体的课题、内容、进度都要在年度计划中体现。会上提出的是个讨论稿，不是定稿。

五届人大二次会议上，华国锋总理在政府工作报告中把控制人口增长速度，作为实现四个现代化打好第一个战役的十项措施之一。还指出：进一步努力降低人口的增长率，对于加快四个现代化，增进整个民族的健康和福利，具有重大的战略意义。提出了提倡奖励只生育一个孩子的夫妇。邓小平、李先念、陈云副主席对计划生育工作都非常重视、关心。国家为实现控制人口增长的要求，制定了逐年控制人口增长规划。1980年的任务，希望同志们多做工作，努力完成。去年12月在四川成都召开了全国各省、市、自治区计划生育办公室主任会议，学习了四川省“两种生产一起抓”的经验，交流了其他省、市的经验，去年的形势是非常好的。四川的经验叫“两上一下”，即农业生产和轻纺工业要上去，人口增长速度要降下来。该省1978年自然增长率降到0.6%，1979年可能还有下降，他们全省一胎率达到一个孩子的育龄夫妇的72%，远远超过我们设想的水平。说明我们对群众的觉悟估计是不足的。江苏、河北、辽宁、上海、山东等省、市进展也很快，也在40%～50%。我们提倡一对夫妇只生一个孩子，一般育龄妇女在25岁左右生一个孩子，但到她绝经期，中间要有25年左右的时间需要采取节育措施。如何满足育龄夫妇掌握安全、简便、长效节育措施的要求。这给计划生育科研工作者提出了新的任务。

几年来，由于计划生育科技战线上同志们的努力，才使我国1978年人口自然增长率由1971年的2.34%降到了1.2%左右，9年中从人口出生绝对数字来算全国少生5460万人。如果按出生率计算数字还要大。9亿多人口的大国，能在较短时间内大幅度的下降，这有赖于书记挂帅，全党动员，群众的觉悟，但与全国广大卫生、科技人员，药械生产供应人员特别是妇产科的同志们的辛勤劳动，也是不分开的。因此，李先念副主席于1978年夏在一次会议上曾代表党中央和国务院表扬和慰问过战斗在计划生育工作战线的同志们。这次全国农业、工交、财贸、卫生、教育劳模大会，也有我们从事计划生育科技工作的同志和计划生育先进单位、先进个人参加，这是党和国家给予我们的鼓励与荣誉。当然，我们不能因此而自满，要看到工作中的差距，戒骄戒躁，谦虚谨慎，兢兢业业，振奋精神，克服困难，攀登新的高峰。

全国科学大会指出：科学技术是生产力，四个现代化的关键是科学技术现代化，科学技术要走在前面。实践证明，计划生育科研工作上的快慢，节育手术和避孕药具质量的好坏，直接关系到我国人口增长速度的控制和子孙后代的健康，直接关系到我国四个现代化的实现。为此，通过这次会议，要把1980年研究项目具体落实到单位和人头。负责各项研究课题的牵头单位要切实抓起来，搞好协作，把有限的人力、物力用到点子上。

# 要把工作抓早抓细抓实 完成人口计划*

（1980 年 2 月 26 日）

看到省里开会的通知，我们决心来参加。目的：一是来学习；一是和同志们商量如何完成今、明两年的人口增长计划。

今天是会议的最后一天。几天来，参加大会、小会、座谈会，听了省里的工作总结，14 个经验介绍。从听到看到的情况，安徽省的计划生育工作的形势是好的，经验是丰富的。在控制人口方面，成绩很大。人口自然增长率由 1971 年的 2.99% 下降到 1979 年的 1.37%，8 年下降 1.63%。这些成绩的取得，是基层的广大妇女干部、医务人员、计划生育专干在各级党委领导下、各部门的支持下，克服了重重困难，积极努力工作取得的。我代表国务院计划生育领导小组、办公室对同志们表示祝贺。

全国计划生育工作的形势，已经传达了，陈慕华副总理的讲话摘要也印发给代表。成都会后一个多月以来，各省、市、自治区都进行了传达和贯彻，形势发展很快。我在全国计划会议上讲，计划生育工作的形势可概括为四句话：形势大好，问题不少，任务艰巨，前途光明。问题不少突出的一点就是 1979 年人口指标没有按计划完成。现在谈谈今明两年人口增长计划，特别是今年要求人口自然增长率降到 0.95%，1981 年为 0.8%，这个指标，全国计划会议已经讨论通过，各省、市、自治区已带回，成都会议上又进行了讨论。

中共中央于今年年初批转了关于 1980 年国民经济计划安排情况的报告，其中指出："计划生育要采取立法的、行政的、经济的措施，鼓励只生一胎。力争 1980 年把人口自然增长率降到 1% 以内。"

安徽 1978 年的人口自增率为 1.37%，1980 年能否实现规划。根据安徽和其他省、市的经验，只要认真贯彻书记挂帅，全党动手的 36 字方针，任务虽然艰巨，也是可以完成的。李先念副总理在计划会议结束时的讲话中指出："在这里

---

* 这是作者 1980 年 2 月 26 日在安徽省计划生育会议上的讲话。

我还要特别强调一点，实行计划生育，对于发展国民经济和实现四个现代化具有十分重要的战略意义。我国人口增长过快，对各方面压力很大。这几年抓了一下节制生育，有点成绩，但一丝一毫也不能放松。各级主要负责同志要亲自抓这件事，认真做好宣传工作，进一步制定和落实各项有效的措施，使降低人口自然增长率的要求，能够按期实现。”今年2月10日在人民大会堂的万人大会上作的报告中，对计划生育又提出更高的要求。

安徽省每平方公里330多人，是人口密度高的一个省，是拥有4800万人口的大省，能否降下来，对全国有一定的影响，这是希望安徽一定要降下来的必要性和重要性。

再看安徽降下来的可能性：

1. 从历年情况看，是逐渐下降的趋势。全省将由1979年的1.37%降到1980年的0.95%，比1979年少生20万个孩子。根据本省及典型单位的经验看，实现1980年、1981年的任务是有可能的。

2. 根据省里的统计，三胎、多胎率还高达33.6%，将近30万个出生的婴儿，如果坚决刹住三胎及三胎以上的多胎生育，扩大一胎面，完成人口计划是大有希望的。

3. 去年的工作今年见成效。安徽省从去年4月开始的大抓，贯彻了省革委会有关计划生育奖惩规定的12条，作了大量的节育手术。今年会看到成果。

4. 这次会议开得较早，1980年可以狠抓10个月，三胎的可以做工作。因为我们提倡一对夫妇生两个孩子已多年，严格控制三胎，在群众中是能够讲通的。明年的计划从现在开始做工作，这就有了充分的时间，而且这次会议有地、市、县各级党委、各个部门负责同志参加，有了统一的认识，拧成一股绳，同心协力地做工作，效果大，速度快。当前又是农闲季节，是个良机，机不可失。

5. 又有全国、全省安定团结的政治形势，有利于党委、政府抽出力量加强对此项工作的领导。有以上有利因素，完成任务是可能的。

工作有利条件很多，困难也是会有的，如已碰上生育高峰年，生育子女数的减少不像过去那么容易，我们做好调查研究，针对性地解决问题，困难是可以克服的。

控制人口增长，实行计划生育，不仅要完成数量的要求，也要求质量上的提高，邓副主席讲我们的总路线是“团结全国各族人民，调动一切积极因素，同心同德，鼓足干劲，力争上游，多快好省地建设现代化的社会主义强国”。

针对目前计划生育工作的实际，具体要求：一是广泛、反复宣传计划生育工作的重要意义，提高广大干部、群众实行计划生育的自觉性；二是工作要求抓早、抓细、抓实。贯彻预防为主，避孕为主的精神，早做计划，指标早落实到人，不安排生育的早落实节育措施。节育措施的选择，已生两个孩子不再生育的结扎是个好办法。我们赞成推广输精管结扎，如已采取其他有效的节育措施，也不要强求一律；三是必须提高节育手术质量，不出事故。

各级卫生部门、医疗、妇幼保健单位在落实节育措施中，任务是繁重的，过去做了大量的工作，今后还需更加努力，提高技术水平，不出医疗事故。中共中央、国务院文件中，都对我们提出过具体要求，卫生部钱信忠部长在多次卫生会议上，在卫生工作计划中都特别强调卫生部门搞好节育技术指导，努力提高节育技术水平，确保受术者的健康与安全。搞好手术并发症、后遗症的防治。办中专训练班，培训技术队伍，同时要加强妇幼保健工作，加强孕期保护，做好孕期健康检查和卫生指导，推广新法接生，配合有关部门搞好婴幼儿保健，办好保育员学习班，做到生得好、养得好、长得壮。提高民族体质。对遗传性疾病进行一些调查，做到心中有数。

这次会议每个地、市、县均有卫生局的同志参加，会上有四份典型材料，从不同的角度介绍做好技术指导的经验，希望同志们继续抓好这项工作，为四化多作贡献。

关于工作的重点，转到狠抓一对夫妇只生一个孩子上来的问题。

计划生育对生几个孩子的提法，60 年代到 70 年代是“一个不少，两个正好，三个多了”。1978 年中发 69 号文件提出“最好一个，最多两个”，1979 年五届人大二次会议政府工作报告中指出：“奖励只生一个孩子的夫妇”，也就是“最好一个”。这三个口号的提出，说明对我国人口问题的认识逐渐深化的过程，认识到解决问题的必要性和迫切性。

我国人口基数大。1978 年人口已达 9.75 亿，包括中国台湾 1700 万，占世界总人口的 22%，总人口基数大，育龄夫妇的基数也大，一年增加 1000 多万人口。而在我国目前经济技术落后的条件下，人口增长这么快，必然要加重国家和人民的负担，妨碍经济的进一步发展和人民生活的改善。

我国粮食总产量为 3100 多亿公斤，每人平均原粮只有 315 多公斤，人吃的、牲畜吃的，种子粮、工业用粮、安排市场的，都要靠这些粮食。因而，虽然大家都能过得下去，但毕竟是低水平的。

我国的耕地从新中成立初的 16 亿亩减少到现在的 14.9 亿亩。主要是城市扩大要盖房子、盖工厂，农村修公路、铁路、水渠、宅基地等均要占地方，减少了 1 亿多亩土地。人多耕地少的现象越来越突出，而我国可开垦的荒地也有限。

我们现在的教育很落后，据调查，在青少年和成年人中，还有一亿多文盲。

实现四个现代化的关键是科学技术现代化，必须建立一支能够掌握现代化科学技术知识，操作先进技术，管理现代化生产，数量庞大的工人、农民和知识分子队伍。但我国底子薄，每年创造的国民收入能用于教育方面的数量有限。

从总收入来看，以人口平均计算，国民收入在全世界151个国家中，我国排在129名，现在我们的国民收入是208美元，2000年时提高到每人平均收入1000美元，要作很大努力。

干部、群众是否接受一对夫妇只生一个子女的号召？目前终身只生一个孩子的人数与日俱增，上海已达87%，四川72%，辽宁68%，江苏64%，还有河北、山东等地的比例都在迅速增长。

当前确实形势喜人，形势逼人，希望同志们回去以后，发挥主观能动作用，齐心协力，团结战斗，为计划生育工作做出新的更大的贡献。

# 贯彻“双百”方针 开好学术会议*

（1980 年 5 月 9 日）

中华医学会第二届全国妇产科学术会议，今天就要闭幕了。我因生病迟到了。主席团让我发个言，在此我代表卫生部党组、钱部长及国务院计划生育领导小组办公室的同志向会议祝贺！向同志们问好！陈慕华副总理对这次会议很关心，严仁英同志离京以前陈副总理找她谈了一些意见，主要精神由严仁英同志传达。

参加这次会议的代表来自 29 个省、市、自治区的省、地、县及煤矿、铁道、纺织、邮电和部队系统的教学、科研、医疗、保健等机构的代表，有妇产学科的老前辈和专家，也有年富力强的中青年医师，还有负责卫生行政、妇幼保健和学会等方面的干部。江苏省、地、市、县有许多同志列席会议。

这次会议收到学术论文将近 800 篇，有 30 多篇在大会宣读，150 多篇在分组会上发言。并有 40 多项以展品的形式交流。内容丰富多彩，并有一定的水平，反映了自第一届全国妇产科学术会议以来，特别是粉碎“四人帮”以后，我国广大妇产科工作者，在党的领导下，克服困难，勤奋努力，为保护妇女儿童的健康，为祖国实现“四个现代化”所作出的贡献。这次会议贯彻党的百家争鸣的方针，充分发扬了学术民主，开得生动活泼，检阅了妇产科的学术成果，交流了科研和临床防治经验，探讨了一些带方向性的问题，达到了预期目的。

我谈点意见，供同志们参考。

## 一、对过去工作的回顾

自 1965 年第一届妇产科学术会议以来，已经过了 15 年的战斗历程，这是不平凡的 15 年。回顾那次会议，敬爱的周总理在百忙中接见了代表，照相留念，

---

* 这是作者在中华医学会第二届全国妇产科学术会议闭幕会上的讲话。

并就如何面向农村、如何搞好计划生育等问题作了长达两个小时的讲话。这对我们真是莫大的鞭策和鼓舞，每当想起那次会议的情景，重温周总理的教导，就增加了无穷的力量。会后不久，由于林彪、“四人帮”的干扰破坏，我们这条战线又受旧社会几千年封建思想的束缚和影响，工作更加艰巨。“十年动乱”的艰难困苦的条件下，妇产科和妇幼保健战线上的同志们，仍然遵循毛主席、周总理和其他老一辈无产阶级革命家的教导，在各自的岗位上，坚持工作，为人民作出贡献。

计划生育工作方面，根据毛主席“最好能够多制造一种简便的口服避孕药品”的指示及群众的迫切希望，在周总理的关怀和直接指导下，采取领导、科技人员、工人三结合，实验室研究、临床观察、生产三结合，不断总结改进，已研制出长效、短效、速效口服避孕药片和针剂。目前已列入免费供应的有九种，即将鉴定的还有避孕药膜、男用棉酚避孕药。为提高宫内节育器的有效率，近年来在避孕环的形状、材料、使用时间及取环、探环的工具上都进行了研究和改进，还新研制了铜T形环、V形环，等等。并研制了宫腔测量仪使环放置得更准确。在节育手术方面也有一定的改进。

在计划生育科学知识宣传普及方面也做了大量的工作。为了落实节育措施，每年做各种节育手术2000多万例人次，其中妇女的节育手术占92%。如1979年除四川、云南、西藏外26个省、市、自治区的统计，共做计划生育手术2690多万例。这对于降低人口出生率、人口自然增长率起了决定性的作用。1979年的人口自然增长率已降到1.17%，出生婴儿为1227万个，与1970年比一年少生1000万人。这个成绩不小，是与同志们的辛勤劳动分不开的。

大力开展妇女病的普查普治工作，在城市以防治子宫颈癌为重点、农村以防治子宫脱垂为重点。1971年11月在江苏省如东县举办了12个省、市、区少数同志参加的学习班，推广如东计划生育、普查普治妇女病、托幼组织的经验。经过十年的努力，妇女病的普查普治在各地广泛展开，有的已形成制度，定期进行查治。据不完全统计，近年来普查已婚育龄妇女6000万人左右，有一半以上的妇女得到了治疗，降低了妇女病发病率，减轻了妇女痛苦。在大中城市和有条件的农村，已定期进行子宫颈癌的查治，做到早发现、早诊断、早治疗，有力地预防了晚期癌的发生。

在党中央、国务院领导同志的亲切关怀下，自1978年起，对妇女子宫脱垂、尿瘘实行免费治疗。全国组织了16个省、市、自治区“两病”防治科研协作组，制定了防治方案，积极治疗现有病人。拟定落实了科研课题，加强了技术培训，进行了经验交流。至1979年底，据23个省、市、自治区的不完全统计，已治疗子宫脱垂、尿瘘病人的47%左右。有十几个省、市、自治区已治疗病人的一半或大部分。广东、江苏、湖南、湖北、福建、辽宁、陕西、江西、北京、天津、上海等省、市计划今年完成“两病”的治疗任务。防治技术水平不断提高，有的地区简单尿瘘治疗率为100%，复杂尿瘘有效率也在90%以上。并积极寻找研制尿收集器，以解除不宜于手术及年老或多次手术无效患者的痛苦。有关“两病”病因调查、术式改进、综合治疗措施等方面都进行了一些研究，力争精益求精。许多妇产科医师和妇幼保健人员，急病人所急，想病人所想，风里来雨里去，为阶级姐妹解除痛苦而辛勤工作。“两病”的治疗，解除了妇女多年的疾苦，为农业生产输送了劳动力，深受群众欢迎，群众说“治好一个人，温暖一家人，鼓舞一村人”。密切了党和群众的关系。

毛主席早在1934年《关心群众生活注意工作方法》一文中就指出关心妇女生孩子的问题。敬爱的周总理对妇女生孩子的保护十分关心，多次询问妇女生孩子现在是不是坐着生，跪着生？要我们推广新法接生。解放初期就提了这项任务，在农业发展纲要上也作了规定。“文化大革命”中，总理多次指出派医疗队下乡要有妇产科医生，在农村培养赤脚医生，每个大队要有女赤脚医生，要学会新法接生，女卫生员也要懂新法接生。虽然每次会上都讲了要开展此项工作，可是由于种种原因，至今还没有解决好这个问题。

1975年在湖北应城县召开了全国新法接生现场座谈会，总结过去的经验，与会的同志共同研究制定了基本普及新法接生的标准。具体标准是：新法接生率在95%以上，新生儿破伤风发生率在0.11%以下。大家雄心勃勃地提出，力争两年在全国基本普及新法接生的规划。当时只有上海、广东基本普及了新法接生。1977年底在江苏如东召开妇幼卫生工作经验交流会，在会上又研究了新法接生的普及问题。1978年3月国务院以（78）36号文批转了卫生部《关于普及新法接生工作的报告》，当年4月在陕西柞水县召开了山区普及新法接生现场经验交流会，同年7月又组织部分省、区参观学习内蒙古自治区鄂托克旗普及新法接生、队办产房的经验。经过各地同志的努力，到目前为止，达到基本普及的有上海，广东、北京、天津、河北、辽宁、山东、浙江、江苏、吉林10个省、市。江西、黑龙江、河南、山西、湖北、安徽、湖南、陕西、福建、内蒙古等省、市、自治区新法接生率达到90%左右，接近了基本普及。一些省、市、自治区都主动把重点放在尚未普及新法接生的山区。有的地方，在普及新法接生的基础上，加强孕产妇系统管理，提高产科质量，降低孕产妇死亡率和新生儿死亡率方面，做了一些工作，一些城市产妇死亡率已降至0.02%左右。农村产妇死亡率也有所降低。

在妇幼保健科研工作方面，会议已作了充分的交流。这些成绩的取得，都是广大妇产科工作者和各级妇幼保健人员在各级党委领导下排除各种干扰，克服重重困难，发挥聪明才智，辛勤劳动的成果。我相信广大的妇女和儿童会感激同志们的。

## 二、今后的任务

党的十一届三中全会确定全党工作的着重点转移到四个现代化建设上来，今年1月16日邓小平副主席讲，我们要实现中国式的四个现代化，在20世纪末，使我国国民收入平均达到每人1000美元。目前，国家正在制定1981～1990年的长远经济建设规划。人口、文化、教育、卫生等也是建设规划的内容。人口的规划是个基础。

卫生工作如何规划，卫生部正在研究。在这里我想着重谈谈人口规划及妇女保护方面的意见。因为这个问题与到会的同志关系密切。关于人口、计划生育规划，华主席及几位副主席均有重要指示，向同志们再传达介绍一下，以加深理解。

五届人大二次会议的政府工作报告中，提出打好四个现代化的第一个战役的十项工作。“第十、进一步做好计划生育工作，切实控制人口的增长。70年代以来，我们在控制人口的增长方面，取得了显著的成绩。但目前的人口增长率还需要进一步降低。由于50年代、60年代出生的人口比较多，进入结婚、生育年龄的男女人数在20世纪最后20年内还将有不小的增长。进一步努力降低人口的增长率，对于加快实现四个现代化，增进整个民族的健康和福利，具有重大的战略意义，丝毫不能放松。全国各方面认真做好思想教育工作、卫生技术工作和幼儿保健工作，使广大群众自觉自愿地和安全有效地实行计划生育。要订出切实可行的办法，奖励只生一个孩子的夫妇，对无子女的老人逐步实行社会保险。在农村的口粮分配上要坚持按年龄分等定量的制度。在城市住房分配和职工福利方面要规定有关的适当措施，使社会经济政策有利于计划生育的开展。正确的办法是能够收效的。1971年到1978年的人口自然增长率，四川省由29‰降低到6.1‰，上海市7‰降到5.1‰。他们的经验应该在全国的城乡推广。今年我们要力争使全国人口增长率降到10‰左右。今后要继续努力使它逐年下降，1985年要降到5‰左右”。

李先念副主席在1979年12月国家计划会议结束时的讲话指出：“在这里我还要特别强调一点，实行计划生育，对于发展国民经济和实现四个现代化，具有十分重要的战略意义。我国人口增长过快，对各方面压力很大。这几年抓了一个节制生育，有点成绩，但一丝一毫也不能放松。各级主要负责同志要亲自抓这件事，认真做好宣传工作，进一步制定和落实各项有效的措施，使降低人口自然增长率的要求能够按期完成。”

今年2月先念同志《关于当前经济问题的报告》中说：“关于物质生产和人口生产。在过去的许多年中，相对的来说，我们注意了发展物质生产，但没有控制人的生产，不但没有抓好计划生育，而且还一度盲目地宣传人越多越好，造成了全国人口的大幅度增长。结果，物质生产虽然有了比较大的增长，但按人口平均的占有量来说并没有多少提高，极大地影响了国家的积累，影响了建设的速度，影响了人民物质和文化生活的改善。这是个严重的教训。在1957～1977年的20年中，我国粮食增长了45%，人口却增长了46%，进入70年代以来，我们开始注意抓计划生育，取得了一些成绩，但效果很不理想。现在我们每年要增加人口1200万人。如果全国一年增产100多亿斤粮食，大体只够新增人口吃的，全国人民用粮水平不可能有什么提高。如果一年增产200多亿斤粮食，我们的生活才能过得稍微松快一些，而要每年持续增长200多亿斤粮食，这是非常艰巨的任务。再不要说在穿衣、住房、教育等方面，新增人口还要给我们带来很大的负担。现在还有很多同志对人口问题的重要性认识不够，许多地方对计划生育抓得不紧，去年全国节制人口的计划就没有完成。因此，我们必须进一步提高认识，在继续抓紧发展物质生产的同时，真正把计划生育当做一项极其重要的战略任务，一年又一年地坚持抓下去，任何时候也不能丝毫松懈。我们应当力争在1985年把人口增长率下降到5‰，在本世纪末以前做到不增不减。从现在起，就要按这个目标、尽快拟定计划和措施，做深入的宣传工作，禁止强迫命令，要在节育方法上有新的改进和提高，十分注意防止各种因技术不好而产生的伤残事故。”

今年4月初，陈云副主席在国家长远规划座谈会谈了几点意见。第一条即是人口问题要有个规划，这个问题不解决，许多事情不好办。第二，长期规划中要考虑如何使占人口80%以上农民的生活有所改善。

根据党中央总的精神和要求，在妇产科，妇幼保健战线工作的同志要做哪些工作，从哪些方面现代化，如何为“四化”服务，请同志们结合自己的实际加以考虑。

现在谈谈我的想法，目前从何处着手。

1. 关于计划生育问题，就是要坚决围绕如何实现1980年把人口自然增长率降到1%以内，1985年降到0.5%左右，20世纪末实现出生死亡数相等，自然增长率为零的要求，而且要提高民族素质。为此，我们必须抓住少生（提倡和奖励一对夫妇只生一个孩子）、生好、养好三个环节。

“少生”，就要深入宣传计划生育的重要战略意义和对妇女、儿童、家庭、集体和国家的好处。大力普及节育科学知识，做好计划生育技术指导工作。解除群众的顾虑，提高节育的自觉性，自愿落实节育措施。坚持避孕为主的方针。一对夫妇只生育一个孩子，生孩子后还要避孕二十多年，做好避孕指导，十分重要。避孕方法强调因人制宜，男女交替。对现有的避孕方法不断改进提高，要研制出新的更简便、更安全、高效的避孕药具。在施行节育手术时，要严格执行手术操作常规，加强责任心，提高手术质量，确保受术者的安全与健康。施术人员一定要经过培训，严格考核，不符合要求的，不允许做手术。计划生育工作要抓早、抓细、抓实、做到生育有规则，不生的要早落实节育措施。避免大月份引产，如有特殊情况必须做时，也要掌握适应证，在有抢救条件的医院由医护人员精心监护着进行。因手术事故遗留的后遗症，要认真诊断，积极治疗，解除群众痛苦，减轻集体和国家的经济负担。

“生好”，目前即可做的是提高产科质量，加强围产期保健，做好孕产妇系统管理，力争在怀孕三个月内做第一次产前检查。对计划外怀孕或有遗传性疾病不应生育或有内科并发症不宜分娩的，要向群众讲清科学道理，及早终止妊娠。首先在省、市、自治区一级医疗保健机构，积极创造条件，设立遗传咨询门诊，宣传优生学，开展宫内诊断，减少先天畸形先天疾病的发生。做好孕期卫生指导，减少子痫、胎位性难产、产后出血的病死率，努力降低孕产妇、围产儿的死亡率。

当前，城市产科床位紧张，已直接影响到产科质量、母婴健康。要尽一切努力，增加产科床位。按照卫生部1978年颁发的《综合医院组织编制原则试行草案》，综合医院的妇产科床位应占总床位的15%。在分娩高峰季节，要多调整一些床位为产科所用。其他工矿、企业等职工医院也应恢复或增加产科床位，分担一些任务。要组织好产科分级管理，尽快改变目前产妇两人睡一张床或生后几小时即出院和产前需要治疗而住不进医院的状况。

“优生”，我们的经验不少，建议各地根据力量进行调查，做到有的放矢。对先天畸形的先天疾病要研究简便、易行的检查诊断方法，以便推广。

农村要健全妇幼保健网，充分发挥县妇幼保健院、所、站和县医院对产科质量的指导作用，做好技术培训，提高基层妇幼人员、赤脚医生的技术水平。正确处理各产程，做到安全助产，减少因滞产、产伤造成母婴疾患。凡是没有普及新法接生的地方，认真贯彻国发〔1978〕36号文件，集中力量千方百计尽快普及。

2. 根据妇女生理特点做好妇女经、孕、产、哺乳、更年五期的卫生指导，在劳动中给以照顾和保护。我们正与劳动总局、总工会、妇联等有关部门共同进行女工劳动保护的调查，制定“女工劳动保护条例”。农村继续推广“三调三不调”的劳动保护措施。随着农业现代化、机械化的新情况，要研究有毒、有害物质对妇女的影响、妇女劳动负荷量等问题，拟定切实可行的预防办法。更年期如何保护也是个新课题，建议列入议事日程，调查研究提出办法。

继续进行妇女病的普查普治，完成子宫脱垂、尿瘘的防治任务。1980 年全国卫生局长会议《关于一九八〇年卫生事业计划安排意见》中提出：“子宫脱垂、尿瘘的防治一定要抓紧，力争在三年内做出成效。”在我国经济十分困难的情况下，实行免费治疗，充分体现了党和国家对妇女的关怀。我们要坚持防治结合，中西医结合，土洋结合，因人制宜。采取综合措施，推广经济、有效、安全、简便的治疗方法。今年完成防治任务的省、市、自治区要加强随访，做好总结评比工作，在预防新发病例上下工夫。“两病”的科研课题也要抓紧，以推动防治工作。明年适当时机，再次组织“两病”防治科研工作的经验交流。一般妇女病的查治，各地还要继续进行。边查边治，中西医结合，土洋结合。做好建卡和统计分析研究工作、提高治疗效果。农村如何进行子宫颈癌的防治要大力研究，并积极推广切实可行的办法。

3. 加强科研工作和培训技术队伍。实现四个现代化，科学技术现代化是关键，教育是基础。这次会议经过讨论，对今后的科研方向和内容有所规划。科研工作要与防治相结合，提高与普及相结合。已有协作组应按计划进行，发扬大协作的精神，充分利用现有的人力、物力条件，多出成果。

关于培训技术力量问题。当前，妇产科高中级人员和妇幼保健队伍都有青黄不接的现象。抓好技术队伍的培训是当务之急。培养高级人员要争取在医学院医疗系中办妇产科专业班，或轮训在职助产士提为医师。根据需要在中级卫生学校办助产士、妇幼医士班、恢复助产学校。卫生部在中级医学教育的专业中规定要有助产士、妇幼医士班，全国有一百多个中级卫校设有这两个专业，关于助产士专业是在中级卫生学校增设还是在妇产科医院，妇幼保健院恢复助产学校，以及每年招生多少，主要由各省、市、自治区来决定。同志们要向地方提出建议，争取尽量解决。此外，要加强在职干部的培训，结合工作任务或推广新技术，有计划地举办各种形式的短期训练班或业余技术讲座。要加强学习中的考核工作。由于妇幼保健机构恢复晚，力量弱，底子薄，缺乏培训基地，希望各医学院校及综合医院的妇产科积极接受这一培训任务，有些省、市还要承担和办好全国性或跨省、市的进修班。

建议同志们回去后，向卫生局主管妇幼卫生的领导同志汇报，研究如何传达和开展工作。

# 在国际生育调节新进展学术讨论会上的开幕词

（1980 年 9 月 2 日）

尊敬的各国朋友、各位代表：

生育调节新进展学术讨论会现在开幕了。这次学术讨论会是根据 1979 年中华人民共和国卫生部与世界卫生组织关于计划生育科研协作的协议联合召开的。它标志着世界卫生组织与我国计划生育科研方面的合作有了良好的开端，也是加强国际交往、开展学术交流的一次盛会。首先，请允许我代表中华人民共和国卫生部、国务院计划生育办公室，向应邀来参加这次讨论会的各国专家、科学家表示热烈的欢迎，并向各有关部门从事计划生育科研工作的科学家表示亲切的问候。

100 多位中外科学家为了共同的科学事业在北京欢聚一堂，交流经验，相互学习，这将有利于促进我国计划生育科研工作的发展，同时将进一步加强国际间科学技术合作，增进各国人民之间的友谊。

计划生育科研是一门涉及多学科的新兴边缘学科，它在我国是一门发展中的科学。新中国成立以来，我国的计划生育科研工作在各级人民政府的领导和广大科技人员的努力下，取得了一定的成绩，并为控制我国人口增长作出了贡献。但是由于我们的科研设备比较落后，基础理论的研究也比较薄弱，加之长达 10 年的动乱，严重影响了我国科学事业的发展，拉大了我国科学与世界先进水平之间的距离。因此，我们对于人类生殖的科学研究工作还落后于国际先进水平，这与我国争取早日实现四个现代化的要求不适应。现在，我国广大科技人员正意气风发地努力工作，决心为控制我国人口增长做出贡献，为人类作出贡献。

朋友们，同志们，让我们大家携起手来，共同为开好这次会议，为发展计划生育科学的研究，为攀登科学的新高峰作出我们应有的贡献。

祝这次学术讨论会开得圆满成功！

# 研究新情况 总结新经验 解决新问题*

（1980 年 9 月 26 日）

会议进行五天，将要结束了。利用这个机会，谈几点意见。

首先从会议本身来谈，我认为会议开得好，开得及时。因为五届人大三次会议刚开完，会上通过了中华人民共和国婚姻法。你们及时召开会议，交流经验、研究问题、统一思想、表彰先进，继续前进，省委抓得及时。这次会议参加的代表有党委、政府和驻广东部队的领导同志、有各部门干部、有来自战斗在第一线的专职干部。领导同志考虑问题全面，基层同志反映群众意见最实际。所以我们决定来学习，同时也和同志们一起研究，农村在贯彻新的经济管理体制情况下，如何把计划生育工作做好。

会议中，我们听了孟宪德副省长关于“加强领导，发动群众，切实控制人口增长”的报告；听了 14 个先进单位和个人从不同角度介绍了他们的工作情况和经验；听了中山大学人口研究室朱云成、省妇幼保健院陆子兰主任的学术报告。我们还参加了一些小组讨论及座谈会等活动，了解了广东省自党的十一届三中全会和全国五届人大二次会议以来，各级党委加强了对计划生育工作的领导，做了不少工作。特别是今年以来，省委、省人民政府针对全省人口增长连续两年大幅度回升的情况，采取一系列的措施。1 月初省委常委专门听取了省计划生育办公室的工作汇报，对今后工作进行了认真研究。习仲勋书记提出了“领导重视，层层包干，全面宣传，打通思想，落实措施，抓早抓细，一抓到底”的要求。2 月份颁布了《广东省计划生育条例》。省委批转了省计划生育办公室《关于切实搞好计划生育工作的意见》。3 月份在广州召开了贯彻《条例》动员大会。5 月进行了全省计划生育大检查。6 月省委又批转韶关、梅县地委关于计划生育工作的两份报告。省委领导同志还反复强调计划生育的重大意义，要求各级党委和有关部门都要高度重视和共同做好计划生育工作。由于工作抓得紧，全省 1～8 月共出

---

* 这是作者在广东省计划生育工作会议上的讲话。

生59万多人，比去年同期少生4.3万多人。预计全省今年出生率可降到1.95%，比去年下降0.3个百分点。自然增长率可由去年的1.7%降到1.4%，出现了重新下降的可喜趋势。自然增长率虽然仍在全国平均水平之上，但来之不易。

介绍一点全国计划生育工作的情况与形势。从70年代开始，计划生育工作在周总理亲自过问领导下，之后又在华国锋、李先念及中央其他领导同志的领导支持下，以及各级党、政干部，尤其是直接参加这一工作的各级妇女组织和卫生、计划生育等部门的同志努力工作。不论在城市或农村，都取得了显著的成绩。

从1970年到1979年全国人口出生率、自然增长率逐年下降。1970年出生率3.36%，1979年下降到1.79%，9年共下降了1.57%，死亡率由0.76%下降到0.62%，九年共下降了0.14%。自然增长率由2.6%，下降到1.17%。按出生人口绝对数字计算，九年共少生5600万人，1979年比1970年就少生了1000万。的确成绩不小，我们的成就在国际史上也是不多的，受到国外人口学者的赞誉。

今年上半年的情况，7月份我们分片召开了人口计划执行情况碰头会，由于去年下半年各地做了大量工作，成绩反映到今年的数字上。据不完全统计，预计全国人口自然增长率可降到1%左右，如果能到0.99%，那就可以说完成了“五五”期间国家人口规划的要求。

关于提倡一对夫妇生育一个孩子的问题，是针对我国人口组成青年型、基数大的特点，避免再出现一个生育高峰而提出来的。1979年五届人大二次会议的政府工作报告中提出：“要订出切实可行的办法，奖励只生一个孩子的夫妇。”继后育龄夫妇响应党的号召，领取《独生子女父母光荣证》的比例迅速提高。到今年6月26个省、市、自治区统计，现已领取《独生子女父母光荣证》的有942万对夫妇，占现有一个孩子家庭的57%，约占全国1.5亿育龄妇女的8%。从迅速发展的情况看，我们的干部、群众是通情达理听党的话，落实行动的。全国的多胎生育情况，据统计，1978年年终占30%以上，1979年下降到25.3%，今年上半年不完全统计为21.6%。辽宁省多胎率为9.3%；江苏省多胎率为18.1%。

目前，全国计划生育工作整个说来均抓得很紧。虽然有来自各方面在直接或间接的指责，也有不少的谣传，不少省委采取总结经验，克服缺点，继续抓下去不动摇。我们说计划生育工作由于多种原因工作难度是很大的，也存在这样或那样的缺点和问题。我认为这么广泛的群众活动，任务重、要求高，是前进中的问题，但也不能忽视，必须坚决纠正的。改进工作方法，提高工作质量，使计划生育工作更健康地发展。同群众一起，为了全国人民自身的利益和子孙后代的利益，携起手来，共同努力，解决我国存在的人口问题。

## 一、关于人口规划问题

政府工作报告中指出：“国务院经过认真研究，认为在今后二三十年内，必须在人口问题上采取一个坚决的措施，就是除了在人口稀少的少数民族地区以外，要普遍提倡一对夫妇只生育一个孩子，以便把人口增长率尽快控制住，争取全国总人口在本世纪末不超过12亿。”

要在20世纪末将全国人口控制在12亿以内是如何计算的？我们吸取中国人民大学人口理论研究所、七机部二院、西北交大对人口预测的结果，根据实际工作进展的情况推测，和中央领导同志提出的人口12亿，国民总收入人均1000美元的要求，每年国民经济增长要在8%以上。对全国人口按平均妇女生育率为3，2.3，2，1.7，1.6，1.5，六种方案做了预测。按照目前妇女生育率2.1到1985年逐步下降到1.7，以后持续维持在1.6到1.7之间的水平，2000年可达到12亿以内，在城镇要求要高，约为1.23，在山区、分散的农村要适当放宽一点，在人口稀少的少数民族更要放宽。究竟宽到何程度，根据经济、文化、医疗等条件具体研究，但要有个规划。民族自治州、县，依据国家总的政策精神来拟定。

广东省就全省来讲是人口稠密地区，经济条件比较好、文化程度比较高，听了中山大学人口研究室朱云成同志对未来100年广东省人口发展趋势测算的六种方案，我看广东省如果能按第二种方案安排工作（1.5方案）基本符合国家的要求，明后年可能稍困难些。要达到规划要求，必须坚决提倡一对夫妇生育一个孩子。我们的人口政策，一方面控制数量，另一方面要从质量上着眼提高民族素质，使成为一个有文化、有科学技术、身体健康的劳动者。据一些地区典型调查，呆傻无工作能力的人，城市也不少，偏僻的农村及山区由于近亲结婚多发病率更高。新婚姻法第六条规定：直系血亲和三代以内的旁系血亲禁止结婚，这有利于提高人口质量，减少遗传性疾病。对有遗传病的可以结婚，但要禁止生育。目前，开展优生学和对遗传疾病的防治工作，已提到议事日程上来了。黑龙江省举办了学习班，培训了一批骨干力量，在学习中边学边开展调查。北京市也对一些地区进行了调查，做到心中有数，为开展这方面的工作，打下了好的基础。希望广东省也把这项工作列入规划。

## 二、再重复说明的几个问题

1. 解决人口问题，必须以思想教育、提高群众认识为主，辅之必要的经济政策和行政措施。党中央、国务院的领导，多次讲要靠宣传和执行党、政府的政策，靠思想政治工作，不能用强迫命令的方法。政策措施一定要适当，一定要进行充分的说服教育。提倡一对夫妇生一个孩子是从国家的国情、子孙后代的长远利益提出的，是场移风易俗的大事。因此要采取多种方式，通过宣传教育提高群众的认识，成为自己应尽的义务。

2. 加强节育知识的宣传。坚持避孕为主，提高节育手术技术质量，保证受术者的安全。国务院已批准卫生部成立计划生育技术指导局，负责这项工作的指导，省、市、地、县在卫生行政部门组织机构内也要有相应的组织。这次会上高州县覃贵高同志和惠阳县妇幼保健院刘锦群同志介绍的经验很好，希望各地推广他们的经验。同时我们还要大力宣传“优生学”，开展对遗传病的调查研究和防治。每个县在山区、农村、城市选择几个点作调查，用实际事例进行宣传，由易到难，逐步开展。加强妇女儿童保健和儿童教育，使我们的新一代生得好，养得壮，长成材。

3. 制定、落实近期人口计划和长远规划。制定人口规则要根据本地区人口组成的实际情况，由下而上地制定切实可行的第二年的人口计划及五年长远规划。北京市是做到“三知道一平衡”。有的地方每年年中经检查后，调整计划，做到合情合理，群众满意。安排生育的原则：一胎应优先安排，尽量满足；二胎要有几个条件，符合条件的主动考虑（第一胎属非遗传病症的；再婚夫妇只有一个孩子一方是初婚的；在城市居住的少数民族；在高山、人口稀少边远地区的汉族；有特殊情况的）；三胎不安排计划。

目前，新的婚姻法已公布，并将明年1月1日执行。新婚姻法比过去婚姻法男女结婚年龄各提高了两周岁，而且还有晚婚、晚育应予鼓励。婚姻法公布和我们提倡的晚婚年龄提前了三个年龄组，从全国讲要有3000万的（指女性）青年提前进入结婚、生育年龄。因此，我们必须继续提倡晚育，妥善安排生育计划。

4. 提高工作质量，注意工作方法。计划生育工作是一场移风易俗、改造社会的思想革命，关系到千家万户。这就需要我们注意总结经验，做好群众思想的转化工作，指导他们实行计划生育。这次会议上佛冈县介绍的《实行合同制掌握计划生育工作主动权》经验很好，这个办法启发群众自觉实行计划生育，是符合在国家指导下，因人制宜采取综合节育措施的。佛冈县从去年10月试行，今年5

月在全县普遍推广，已取得了显著的效果。当然，还会有个别人不遵守合同，但大多数的群众是遵守的，这一新的办法要在实践中不断总结、完善，加以推广。

任何一项工作都会出现这样那样的缺点，我们本着有则改之，无则加勉的精神改进工作，不能采取肯定一切，否定一切的做法，那样不是实事求是，对工作不利。

5. 关于“计划生育法”。彭真同志在全国人民代表大会常务委员会工作报告中指出：计划生育法是迫切需要制定的一个很重要的法。国务院计划生育办公室已经拟订了草案，并已经修改过多次，法制委员会也讨论过，本来打算和婚姻法一起提交这次大会审议。由于计划生育是一件新的工作，各方面的意见还不一致，现在制定法律的条件还不成熟，今后将继续总结经验，征求意见，争取实现。计划生育法公布前，各省、市、自治区经过法定程序通过的条例、规定或办法都是有效的。

6. 关于新婚姻法。新婚姻法虽然比原提倡的晚婚降低了结婚年龄，但明确了这是结婚的最低年龄，也不是到了这个年龄就必须结婚，同时还规定“夫妻双方都有实行计划生育的义务”，“晚婚、晚育应予鼓励”。男女双方在家庭中有平等自主的权利。这是旧的婚姻法所没有的，是有利于计划生育工作的。晚婚仍应继续提倡，只是没再提具体年龄。凡是在法定年龄推迟结婚的，就是响应了晚婚的号召，我们相信广大团员、青年在新长征的途中会自觉实行的。

7. 关于党中央致全体党员、团员的《公开信》，这是大家非常关心的事。《公开信》已进行了多次征求意见和修改。以党中央的名义发《公开信》是新中国成立以来第一次，今日已发表。我们要认真学习、执行，在全国范围内开展一次大学习、大宣传，真正做到家喻户晓，并以实际行动为在2000年把我国人口控制在12亿以内，为祖国四化建设作出贡献！

# 加强调查研究　改进领导工作方法*

（1980 年 10 月 14 日）

全国计划生育办公室主任座谈会从 10 月 7 日开始到今天开了 7 天。参加这次会议的有各省、市、自治区和全军计划生育办公室主任、国务院各有关部门、总工会、共青团中央、全国妇联和新闻单位的代表共 70 多人。会议期间，陈慕华同志、王首道同志、钱信忠同志都讲了话，崔月犁同志传达了胡耀邦同志关于改进领导方法的意见，农委何康同志、妇联田秀娟同志在会上也发了言，于旺同志就人口规划和有关经济政策，佳楣同志就如何加强节育技术指导也分别发了言。这是我们计划生育部门贯彻落实中共中央、五届人大三次会议的一次会议。

座谈会中大家一致认为：华国锋同志在五届人大三次会议讲的有关计划生育部分，中共中央的公开信充分体现了党中央大力控制我国人口增长，加速实现四化的决心。中共中央直接向全体共产党员和共青团员发号召书，这在我们党的历史上还是第一次。公开信把我国控制人口增长总的目标、意义和方针政策都讲清楚了，澄清了一度在某些地区和单位出现的对计划生育政策的怀疑和流言。今后一个时期，我们要很好地宣传、贯彻落实公开信的精神和要求。关于计划生育工作的形势和今后的任务，陈慕华同志和其他几位领导同志已经讲得很全面、具体。我再强调几个问题，供参考。

## 一、关于计划生育具体政策问题

这次座谈会的中心议题是讨论研究有关计划生育的具体政策界限，如哪些人可以照顾生二胎？独生子女怎么奖励？几个优先怎么落实？老有所养的问题如何解决？多胎生育怎样限制？少数民族的计划生育怎么开展，等等。这些问题，同志们谈了各地的做法和意见。会后，我们将大家的意见综合向党中央、国

* 这是作者在全国计划生育办公室主任座谈会上的总结发言。

务院写报告，供研究政策时参考。在中央没有再作出新的规定以前，各省、市、自治区可以根据中共中央公开信的精神，及新的情况，新的变化，如经济管理体制的改革变化，婚姻法中的新内容等，总结前一段省、市、自治区制订的计划生育工作暂行条例和规定试行的经验，进行修改补充，使之更加完善。我们国家这么大，各地情况不一，经济条件、工作基础、风俗习惯、群众觉悟水平都有很大差别，要依靠各省、市、自治区在中央总的原则精神指导下，因地制宜地经过法定手续，制定执行办法。

## 二、关于计划生育工作的形势

70年代以来计划生育工作的成绩，党中央、国务院领导同志曾再三加以肯定。1970年全国人口自然增长率为2.6%，到了去年，就降低到1.17%，9年时间人口自然增长率降低1.43个百分点，降低一半还多，累计少生5600多万。这是上年度出生数与当年出生数相减得出来的绝对数加起来的。如果与1970年出生率相比，少生人数就是八九千万人了。1979年比1970年一年就少生了1000万。我们的成就在国际上也是不多见的。上海、四川、北京、天津、江苏、山西、河北、浙江8个省市1979年自然增长率都在1%以下。

今年上半年的情况，7月我们分片召开了人口计划碰头会，据不完全统计，今年人口自然增长率有可能降到1.1%以内，接近1%，可以基本上完成“五五”期间全国人口规划的要求。实现了周总理生前在拟定“五五”国民经济计划时提出争取1980年我国总人口不超过10亿的愿望。

关于提倡一对夫妇只生育一个孩子的问题，今年6月份26个省、市、自治区统计，领取《独生子女父母光荣证》的有942万对夫妇，占现有一个孩子夫妇的57%，约占全国1.2亿育龄妇女的8%。取得这些成绩的原因是多方面的，当然也与计划生育战线的同志们的参谋作用，基层工作同志们的积极努力分不开。在基层工作的同志们，对党和人民的事业有着高度的政治责任感，为了国家民族的前途，为了子孙后代的幸福，不怕讽刺、冷遇，挨打、受骂，吃尽千辛万苦，做了大量艰苦细致的工作。基层工作同志这种精神是值得我们学习的。党中央、国务院领导同志曾经说：同志们是有功劳的，有贡献的。中共中央的公开信再一次肯定了同志们的成绩。我觉得我们能够始终不渝地为人民做一点好事，是一个共产党员、革命者最大的安慰和光荣。

前一段，由于我们工作中的确存在着一些问题，来自各方面的议论指责比较多。有的是道听途说，有的听信谣言并广为传播，影响不好。党中央、国务院和不少省市采取总结经验，克服缺点，毫不动摇，继续抓下去的方针。应该看到，由于多种原因，计划生育工作难度是很大的，特别是提倡一对夫妇只生育一个子女，矛盾就更加突出。从目前农村的经济状况、生活条件和群众的愿望来看，每对夫妇大多是希望至少生两个孩子，而且是儿女双全。但从我国人口现状和发展趋势，及加速实现"四化"的要求，要较快地控制人口的增长，不得不采取普遍提倡一对夫妇只生育一个孩子的措施。解决这样一个涉及千家万户的问题，任务重，要求又急，出现一些缺点和问题，是可以理解的，但不能忽视。我们计划生育部门的同志要注意，在取得成绩的时候，要更加严肃认真地检查和解决我们工作中的缺点和问题，更加虚心地听取各方面的意见。俗话说："良药苦口利于病，忠言逆耳利于行。"要本着有则改之，无则加勉的精神来对待。我们的工作既要考虑控制人口增长，加速实现四化的迫切需要，又要考虑到群众觉悟程度，农村经济条件等客观实际的可能；既要保护计划生育基层专职干部的积极性，又要提高改进他们的工作方法，使动机和效果统一起来。至于过去工作中存在的问题，正如胡耀邦同志在五届人大三次会议主席团会议讲话中所说，基层存在的问题，责任都在上面。计划生育工作中出现的问题，我应负直接的间接的责任。

这次会议同志们也提出了很多问题与意见，我们准备分类整理，办公室本身能解决的积极办，大的政策问题向党中央、国务院汇报。属于省、市、自治区解决的，由同志们回去后就地请示领导，配合有关部门加以解决。

## 三、今后工作任务和意见

今后计划生育工作的任务，总的来讲就是两个方面：一是控制人口增长数量，即"少生"；二是提高民族素质，即"优生"。日本是提"少生少死、良养良育"。我们如何概括得更确切些，同志们还可以考虑提出。

从控制数量来说，明年我们的任务是：全国人口自然增长率降到1%（原计划是0.8%），1982年计划为0.97%。同志们回去后，要根据本地区的情况作调查，算细账，做好1981年的规划落实工作，同时制定出1982年人口计划及1982～1990年的长远规划。1982年的人口计划，明年3月前一定要落实到人。

从提高人口质量来说，今冬、明年，各省、市、自治区应配合卫生等部门进行典型地区（城市、平原、山区）调查摸底，把呆傻等先天性遗传性疾病的底数搞清楚，然后拿出逐步解决的方案来。

有的同志对完成明年和今后几年控制人口增长的任务很担心，这种担心不是没有原因的。一是新婚姻法1981年1月1日实行，进入婚育年龄的城市增加4个年龄组，农村增加3个年龄组，据统计约有3000万对男女青年。如不继续宣传提倡晚婚或晚育，就会造成人口出生的新高峰，人口自然增长率的大幅度回升。二是农村经济管理政策的改革也给计划生育工作带来一定的困难。这些都是新情况、新问题。今后还会出现这样那样的新问题，我们必须学会研究新情况、总结新经验、解决新问题。

在困难的情况下，我们要充分地看到完成任务的有利条件。

1. 党的十一届三中全会确定全党工作重点转移到四化建设上来，全国出现了安定团结的局面，是做好各项工作的基础。党中央、国务院对控制人口增长问题非常重视，把人口规划列入长远规划的一个组成部分，而且对计划生育的方针政策反复进行了讨论。中央书记处今年6月、9月两次讨论了这些工作，今冬还要再讨论。各级党委、政府都逐步认识到必须两种生产一起抓，不少农村采取把粮、钱、人的要求一起下达任务，一起检查、总结、评比，加强了对这项工作的领导。

2. 专职工作人员的问题。1971年春我曾作过一次调查统计，当时各省、市、自治区级卫生行政部门分工负责计划生育和妇幼卫生工作的同志，包括我在内有51人，其他部门也无人抓此工作。这次会议统计，省、市、自治区级计划生育办公室现有446个同志，单从这个数字看，增加了8倍。地、市、县级也建立有办事机构，公社、街道专职干部已达5万人左右，还有妇联、工会、共青团、卫生等部门的力量比过去也强得多。

3. 各省、市、自治区和军队都有了自己的先进典型，工作中积累了不少经验和办法。从全国来讲，老典型继续保持先进，新典型不断涌现。近年来，甘肃刘家峡公社推广综合节育措施，推广群众和公社、生产大队签订计划生育的合同；四川什邡县、湖南桃江县采取粮、钱、人三个指标一齐布置，公社与生产大队、生产队、社员签订岗位责任制合同等新的工作方法，这些经验对于在新形势下开展工作是个好办法。

4. 多年来，经过对计划生育意义、人口理论和节育科学知识、先进人物先进思想的宣传教育，计划生育工作的实践，广大干部、群众的认识比过去有很大提高，多胎生育已得不到群众的同情。拿全国人大五届三次会议通过的婚姻法来说，过去我们多次提意见，是在婚龄上建议女的22周岁为宜。现在虽然定为20岁，但在此条内同时提出“晚婚晚育应予鼓励”。第十二条规定了“夫妻双方都有实行计划生育的义务”。第八条和第十六条规定“登记结婚后，根据男女双方约定，女方可以成为男方家庭的成员，男方也可以成为女方家庭的成员”和“子女可以随父姓，也可以随母姓”，从法上改变重男轻女的旧思想。我们要看到新婚姻法比过去的婚姻法有利于计划生育，应当认真宣传贯彻。

5. 明年完成任务的潜力是大的。去年全国还有25%的多胎，今年上半年不完全统计为21.6%，比去年有所降低，但多胎比例年终总平均可能还会达20%左右。中共中央公开信中明确要求“不能生三个孩子”。明年我们如果在降低多胎率方面多做工作，党团员、干部坚决带头一对夫妇只生育一个孩子，晚婚、晚育再做些工作，人口自然增长率是有可能降到1%的。总之，我们要看到有利的条件，有信心、有决心完成党中央交给我们的光荣任务。

## 四、再讲几个具体问题

1. 关于人口规划问题。我们希望各省、市、自治区回去以后，参照全国制定的长远规划，从今年起继续逐年下降，到1985年平均生育率降到1.7的水平，以后保持在1.7或1.6的水平。这样到2000年，可将全国人口总数控制在12亿以内。我们计算的平均生育率1.7，不是每个地区妇女都生1.7个孩子。因为少数民族需多生一些，人口稀少的农村、山区要照顾，还有几种特殊情况要照顾。因此，城市要求要高些，平均生育率最好按1.2或1.3安排。各省、市、自治区究竟掌握一个什么水平，可参考全国的规划，根据当地经济状况、文化思想水平和工作基础研究确定。少数民族地区可根据中央总的精神和民族区域自治的原则拟订，报中央、国务院备案。

2. 加强节育技术指导问题。现在普遍提倡一对夫妇只生育一个孩子，育龄期很长，特别需要做好节育科学知识的宣传。贯彻中央公开信提出的“节育措施要以避孕为主，方法由群众自愿选择的原则”。只生一个孩子的夫妇不要动员其做绝育手术。婚后第一胎怀孕，不要动员做人工流产。为保护妇女健康，我们还是要求人工流产应做到逐年减少。因多种因素，人工流产、中期引产不可能完全避免，因此要求提高手术质量，确保受术者安全。国务院已批准卫生部成立计划生育技术指导局，卫生部已向各省、市、自治区卫生厅（局）发了文件。省、市、自治区卫生行政部门也要有相应的机构，负责节育技术指导，培训技术骨干，提高节育手术质量，保证受术者安全。我们各级办公室也要积极主动配合抓好这方面的工作。关于提高民族素质问题，工作内容很多，有先天性的预防，后天性的保护，如加强妇女儿童保健和儿童教育，使我们新一代生得好、养得壮，长成材。

3. 关于工作中一些提法问题。农村计划生育工作根据农忙、农闲季节及目前医疗条件差的特点，在一段时间内集中人力物力搞宣传，落实避孕措施，在目前的情况下还是必要的。在提法上不用“大会战”、“战役”之类的口号为好。“一胎化”的提法今后不提为妥，讲“一胎化”、“一孩化”就没有区别对待了，不是我们的政策，也做不到，用提倡一对夫妇生育一个孩子的比例为好。计算方法可算两种比例，一是与育龄夫妇的比例，二是占现有一个孩子的育龄夫妇比例。

4. 改进工作办法，提高工作质量，就要加强干部的培训和提高，各级都要列入议事日程，全国计划生育办公室主任训练班明天就要开学了，从10月15日至12月中旬，两个月的时间。今年我们还将开办一个人口统计干部训练班。为了让我们的专职干部多懂一点马克思主义人口理论，掌握中央的方针政策，提高工作能力、业务水平、改进工作方法，各省、市、自治区要积极创造条件，开办专职干部训练班或采取其他方法，在明年内将公社的专职干部普遍培训一遍。

# 计划生育高级官员考察团对泰国、英国、瑞典和南斯拉夫的考察报告

（1981 年 1 月 17 日）

以国务院计划生育领导小组副组长栗秀真同志为团长的计划生育高级官员考察团一行八人，利用与联合国人口基金合作项目的援款和世界卫生组织的安排，于 1980 年 11 月 7 日至 12 月 24 日对泰国、英国、瑞典和南斯拉夫及日内瓦等地的 36 个人口和计划生育部门及有关机构进行了考察。由于有关单位的友好接待及我驻外机构的协助，考察活动比较顺利，现将简要情况报告如下：

## 一、各有关国家的人口现状及政策

泰国现有人口 4600 多万。60 年代人口剧增带来一系列问题，引起政府和国际组织的重视。1970 年，政府宣布了人口政策并规定：第三个五年计划（1972 ~ 1976 年）期间，人口增长率从 30‰降为 25‰；第四个五年计划（1977 ~ 1981 年）降为 21‰；1985 年下降为 17‰ ~ 15‰，1990 年降为 10‰，提倡一对夫妇只生两个孩子。政府通过卫生部门和计划生育民间组织开展计划生育工作。目前除大力开展人口控制工作外，还要解决人口的分布和提高人口的质量问题，把每个公民培养成德、智、体全面发展的人。

南斯拉夫现有人口 2200 多万。由六个共和国和两个自治省组成。除政治制度、外交、军事、国防、困难地区补助由联邦统一管理外，其他方面实行自治。因而各共和国之间经济和人口发展不平衡，全国平均人口增长率 1979 年为 8.5‰，预计到 2000 年末，降为 5‰。

计划生育工作在南斯拉夫自 1930 年即作为工人运动的一部分开展起来。第二次世界大战后，随着人民生活水平的提高和妇女参加社会工作，对计划生育服务提出更高的要求。1951 年和 1961 年两次修改人工流产法。1974 年通过新的人工流产法，放宽了人工流产条件。1969 年南社盟代表大会通过宪法，其中规定

开展计划生育工作，各共和国据以制订了各自的措施。

南斯拉夫就整个国家而言，人口问题压力不大，仅需在人口出生率高的科索沃自治省进行控制，但强调因地制宜，自愿进行。

英国现有人口5500多万。早在1837年就成立了人口普查和调查办公室，每十年进行一次人口普查，平时抽样调查。19世纪末，人口增长率为20‰，1944年成立了皇家委员会，对人口增长情况进行了调查，1949年6月的调查报告中指出人口增长过快，建议国家提供避孕药具和扩大服务设施。1967年通过了人工流产法案，1971年再度成立专门委员会研究人口问题。目前，英国人口自然增长率为0.9‰。政府的政策是保持现状。但也有一种意见认为，由于英国殖民地的消失，很多人从国外回来，英伦三岛人口过于稠密。

瑞典目前人口约830万。18世纪末，人口出生率高，但因死亡率也高，故增长不快。后死亡率下降，人口增长加速。继后由于工业发展，科学文化水平提高，妇女参加社会工作，生育率逐步降低。目前参加工作的妇女占总数的70%，20%的妇女不愿生孩子。1979年全国人口增长基本持平，生死相抵后，增加1000人。政府一方面采取一系列措施鼓励生育，但也为群众避孕节育提供许多方便条件。

英国和瑞典都存在人口老龄化问题。瑞典政府为老年人开办很多福利设施。英、瑞两国由于性关系的自由，出现人工流产多、未婚先孕多，没有合法父亲的儿童多和离婚多的现象。

## 二、各国计划生育工作情况

1. 把人口规划列入国民经济规划。

无论是控制人口增长的泰国，还是接近人口静止增长的瑞典和英国，都把人口的发展作为社会开发的重要组成部分，有常设的统计部门，对人口进行定期普查和预测。如英国早在1837年就成立了普查调查办公室，目前该调查办公室在伦敦有工作人员600人，外地两个办事单位各500人。内阁还随时成立专门委员会研究人口问题，向内阁提出报告和建议，由国家各部门协同努力，实现人口规划。

2. 计划生育组织机构比较充实。

泰国国家经济社会开发总局每年提出人口指标，人口布局、教育等的全面规划。国家设有计划生育委员会，由公共卫生部正副部长任正副主席，成员有内务部、农业合作部、教育部、国家经济社会开发总局、预算局、人口研究所及计划生育民间组织负责人等共 19 人组成，负责决定计划生育工作原则。具体实施由公共卫生局负责。泰国计划生育民间组织，协助政府进行计划生育活动。泰国计划生育协会编制 53 人。该会在省、地区和基层均有组织并进行活动。是国际计划生育联合会的成员。此外，还有泰国人口及基层开发协会（米柴协会）；绝育志愿者协会；加强计划生育宣传协会等。在曼谷的综合大学中，分别设有人口和计划生育研究所。

南斯拉夫计划生育协会是南共中央领导下的社会政治团体，其执委会由各共和国和自治省计划生育执委会主席及其他有关部门代表和专家组成，负责起草全国性的计划生育政策和国际交流，出版定期刊物、交流国内外情报与经验，是国际计划生育联合会的成员。各共和国和自治省都设有计划生育执委会，吸收各界知名人士参加，定期召开会议，利用各种群众组织做宣传工作，计划生育技术服务，除各综合医院妇产科提供外，还有专门技术指导研究所开设门诊服务。

英国政府的人口普查和调查办公室负责人口普查、生命统计、人口统计、计划生育节育措施落实情况及群众对生育的思想动态调查统计等工作。民间组织有英国计划生育协会，1930 年成立，现在 30 人，负责计划生育、性知识的宣传教育、避孕指导和对外援助活动。

3. 大力开展宣传教育活动。

泰国人民多信奉佛教、伊斯兰教。人们对性关系比较严肃。计划生育工作主要从宣传教育入手，民间组织配合政府除在各种对象中作口头宣传外，还开动宣传流动车到农村放映电影、幻灯，讲解生理、节育知识挂图、教育宣传画、举办展览，利用农村演出队巡回流动演出，每月有固定的电视节目，每天有广播节目。避孕药具的装潢设计精致，如避孕套，药片的封套均用彩色印刷，印有计划生育的好处，泰国人口情况及药具的使用方法示意图和文字说明。米柴协会的负责人米柴先生带头在旅馆、饭馆散发避孕套和宣传节育的宣传品；在棉毛衫、手帕、袜子、杯子等日用品上印有计划生育标志，以优惠价格出售；在医院的计划生育门诊部陈列着各种文图并茂的小册子、各种药具样品及使用说明。在泰国，人们公开谈论避孕，小学生都唱计划生育歌曲，已打破了对生育问题的陈旧观念。

泰国在培训计划生育志愿工作者方面，也花费很大力量。定期对政府官员、教师、村长、边防警察、工厂企业的志愿人员、少数民族的首领等分批进行培训，并发给宣传箱，配备宣传用品，使其在基层进行宣传。

英国、瑞典和南斯拉夫，对少年从 13 岁起就进行生殖生理和性教育，并已列入教学课程中。在大学，除对学生进行本国人口情况教育外，还介绍世界人口情况，出版了各种生动、形象的人口学普及读物。

4．充分发挥民间组织的作用。

泰国、英国和南斯拉夫的计划生育发展史说明，民间组织起了先锋作用，影响很大。英国计划生育协会50年前就开始活动，当时附设2000多个门诊部，直接提供服务。直到计划生育工作普及推广后，出生率也降到低水平，同时认为政府卫生部门应该负责管理这项工作，经过争取，得到政府的同意，于1974年将门诊部交给地方政府卫生部门。该协会出版刊物、人口著作、性医学著作、避孕知识普及读物等，设有向公众开放的图书馆和书店，由志愿人员每天开办计划生育指导门诊，接受电话询问等。在国际上，该协会将募捐得来的资金援助孟加拉、印度和中国香港等国家和地区的计划生育项目。

泰国的民间组织，根据政府的人口规划，通过其志愿人员在边远地区、难民营和少数民族地区深入宣传，分送药具，深得民心。政府对这些组织的活动给予必要的财政支持，并利用它们获得国际援助，举办国际交流活动，扩大影响。

5．重视妇幼保健，鼓励优生。

英国、瑞典、南斯拉夫以及泰国都很重视妇幼保健工作，设施多，技术力量强。瑞典全国只有800多万人口，而妇幼保健中心就有600多个。每个孕妇在孕期必须到医院或妇女保健中心检查13～14次。对有可能怀有先天畸形儿的孕妇，及早进行羊水染色体的检查。还规定孕妇（甚至包括其丈夫）必须到保健中心接受产前教育，利用电影和幻灯片介绍生产过程及产妇如何呼吸、肌肉如何运动以及丈夫如何帮助妻子解除分娩痛苦等。瑞典规定妇女有9个月产假，工资照发；第10～12个月如续假，仍可领工资20%～80%。也可由男方享受产假。对婴幼儿从出生到入学定期进行健康检查，记录详尽，有病早治，无病指导育儿知识。幼托工作组织得也很好，保育员均经过幼师训练，儿童玩具多种多样，便于启发智力，托幼设施生活条件舒适，讲究卫生和饮食营养。

6．科研工作情况。

泰国、英国、南斯拉夫都设有人口研究所或在大学设有人口学专业。有些经济、社会学系的专家还兼职研究人口学。泰国马黑多尔大学人口和社会研究所人员经常深入社会，调查生育率、家庭模式、影响计划生育的各种社会因素等。为国家制定政策提供参考意见。南斯拉夫卢布尔亚那大学人口研究所班子精干，多数成员都是兼职教授，定期集会讨论学术问题，出版人口学专著，在国际人口学界占有一定地位。英国的人口研究机构还承担着培训国外人口学者的任务，收藏着比较完整的世界人口问题书刊、资料。有电子计算机，可以对各国人口进行预测。泰国、英国、南斯拉夫和瑞典等国对避孕方法和人类生殖生理的研究，均设有专门机构，科研与临床密切结合。瑞典在人类生殖生理方面的研究颇有成就，为世界卫生组织承担了培训各国研究人员的任务，目前我国有四名研究生在该所进修。

7. 充分利用外援，积极参加国际合作。

泰国政府和民间组织得到的国际援助，发挥了很大效益，仅在计划生育宣传教育方面，泰国 1977 年就从联合国人口基金、美国国际开发署、世界银行、英国、比利时等获得援款 1200 多万美元，1978 年 1100 多万美元，1979 年 500 多万美元。加上政府每年投资 200 多万美元，泰国已经形成了一个利用各种现代化设备进行计划生育宣传教育的工作网。有的妇幼保健中心，从房屋建筑到附属护校的宿舍都是利用援款建成。南斯拉夫计划生育科研机构积极参加世界性的合作研究，从而获得研究经费，现已成为世界卫生组织避孕方法合作研究中心之一。

## 三、国际组织情况及对我的希望

1. 国际计划生育联合会：是世界上最大的非政府间计划生育国际组织，成立于 1952 年。目前由 95 个国家的民间组织组成（未吸收中国台湾参加）。其宗旨是促进各国计划生育活动，提供节育措施，开展宣传教育，推动妇幼卫生工作。总部设在伦敦，还有 7 个地区办公室。经费来源：每年从美国、日本、英国的计划生育组织和英、美、日、加拿大、瑞典等国政府获得资金约 5000 万美元。借此资金可向成员协会提供奖学金，召集国际会议，提供专家、宣传教育设备和情报资料等。

该组织多次表示希望与中国计划生育协会合作，希望我成为其会员，并将向我提供援助。在接触中，我已按国务院批准精神，邀其派人于今年 3 月来华商谈合作问题。

2. 世界生育力调查组织：是国际统计学会所属的一个研究组织，成立于 1972 年。其任务是在各国调查已婚育龄妇女的生育力，为制定人口政策，开展计划生育工作提供资料。该组织在伦敦设有“业务中心”，在海牙设有“行政管理中心”。活动经费主要由联合国人口基金和美国国际开发署提供。为对各国生育情况进行国际对比，该组织制定了统一的调查标准、范围、抽样方法、数据质量检查、数据处理、分析方法等，对发展中国家可提供专家技术、资金及参加会议费用等。现已与 60 个国家合作，组织了此项调查。

该组织负责人多次探询我参加该项调查的可能性，我表示将向我统计部门反映、考虑。

3. 世界卫生组织：该组织以我国是其成员国的关系接待，热情友好。访问中，该组织向我提供了其业务工作情和资料、介绍他们业务范围与进展，我与该组织对合作的项目的管理工作交换了意见。

通过这次考察，加深了对计划生育工作的长期性、艰巨性的认识。这些国家走过的道路证明，人口和计划生育工作是国民经济工作中不可分割的一部分，也是一个跨部门，多学科的工作。只有和各部门通力合作，经过长期不懈的努力，深入进行宣传教育，才能完成既定的人口目标。总之，这次走出国门看一看，大家一致认为颇有启发，有所借鉴，有利于改进我们的工作。

特此报告。

中国计划生育高级官员考察团

1981 年 1 月 17 日

附件：

有关各国人口基本数字表

| 国　别 | 泰国 | 瑞典 | 英国 | 瑞士 | 南斯拉夫 |
|---|---|---|---|---|---|
| 人口估计数字（1980 年）（百万） | 47.3 | 8.3 | 55.8 | 6.3 | 22.4 |
| 出生率（‰） | 32 | 11 | 12 | 11 | 17 |
| 死亡率（‰） | 9 | 11 | 12 | 9 | 9 |
| 自然增长率（%） | 2.3 | 0.0 | 0.1 | 0.2 | 0.9 |
| 平均生育率 | 4.5 | 1.7 | 1.7 | 1.5 | 2.2 |
| 婴儿死亡率（‰） | 68 | 8 | 14 | 10 | 34 |
| 到 2000 年人口数（百万） | 75.5 | 8.6 | 56.5 | 6.4 | 25.7 |
| 人口翻一番所需年数 | 30 | 1386 | 1155 | 301 | 80 |
| 平均期望寿命（岁） | 60 | 75 | 72 | 73 | 68 |
| 15 岁以下人口% | 43 | 21 | 23 | 22 | 26 |
| 64 岁以上人口% | 3 | 15 | 14 | 13 | 9 |
| 城市人口% | 13 | 83 | 78 | 55 | 39 |
| 国民生产总值每人平均数（美元） | 490 | 10 210 | 5030 | 12 100 | 2390 |

资料来源：据美国人口资料局 1980 年世界人口资料表

# 在春节前夕给青年发表讲话*

（1981 年 2 月 3 日）

今年 1 月 1 日开始执行的新《婚姻法》，规定结婚的法定年龄是“男不得早于 22 周岁，女不得早于 20 周岁。晚婚晚育，应予鼓励”。为什么要强调和鼓励晚婚晚育呢？这是因为法定婚龄是最低的结婚年龄，并不是说到这个法定婚龄就一定要结婚，我们提倡晚婚晚育主要是因为二十来岁的青年正是精力旺盛，记忆力强的好时期，要珍惜和充分利用这个宝贵时刻，学习更多的科学知识，增长建设国家的才能，如果过早地结婚、生育，就会由于操持家务和抚育子女而消耗精力和时间，同时也增加经济负担。从生理上来看，到了法定婚龄只表明妇女具有了生育能力，但一个人性器官的成熟并不等于全身各器官同时步入成熟阶段。如有些女性骨骼钙化的完成要到 24 岁前后，男青年比女青年还要晚些。而且妇女怀孕以后，心脏、肾脏等器官的负担明显增加，所以提倡青年男女适当晚婚、晚育，对青年人的身体发育、成长，对下一代的健康，都是十分必要的。从控制人口增长速度来看，以 100 年为期计算，如果 23 岁结婚，25 岁前后生育，就比 20 岁结婚生育少生一代人，这对于控制人口增长有很大的意义。据国外资料介绍，一些发达国家如日本、美国的法定婚龄为男 20 岁、女 18 岁；南斯拉夫的法定婚龄都是 18 岁，但实际婚龄平均在 25 岁左右。

我们鼓励晚婚、晚育，是针对我国早婚、早育的传统习惯提出来的。一般地说，我们提倡男女青年 23 岁以后结婚算晚婚，妇女 24 岁以后生育就算晚育。从医学角度来看，女青年在 23～30 岁生育，生育过程、母婴健康情况比其他年龄组为好。有人担心晚育会引起不育、难产等。这种担心是不必要的。妇女在 25～29 岁的生育能力，与 22～24 岁的生育能力是同样旺盛的，只要注意卫生，预防疾病，不会造成不育。目前应用的避孕药和避孕工具，都是起临时避孕的作用，一旦停止使用，避孕作用也就消失，不会影响怀孕和生育。

---

* 这是作者在中央人民广播电视台，给全国青年发表的讲话。

为了做到适应晚婚、晚些生育，就要加强对青年进行生殖生理科学知识的宣传教育，对新婚夫妇进行避孕指导。有条件的地方，可到医院、妇女保健单位做婚前健康检查，接受计划生育、妇女健康、优生学和科学育儿知识的指导。婚后夫妇要把自己的生育计划纳入所在地区政府拟定的人口生育计划，妥善安排。新婚姻法实行后，结婚人数增长很猛。据北京市几个城区今年1月1～15日结婚登记的统计资料看，结婚人数与去年同期相比，增加两倍以上，其他地方也有类似情况，为了预防一两年内出现新的生育高峰，给医疗及今后的教育、就业带来新的困难，希望未到晚婚年龄的新婚夫妇，更应当做好避孕，晚点生育子女。家庭、社会各方面也要积极支持。做父母的要鼓励子女树立晚婚、晚育的新风尚。街道、公社、机关单位的计划生育专职和兼职干部、民政干部都要密切配合，利用结婚登记的机会，向青年宣传晚婚、晚育和控制人口增长的战略意义，以及节育、避孕的科学知识。

要求基层的计划生育专职、兼职干部，医务工作者和热爱计划生育工作的积极分子们，采取多种形式普及计划生育的科学知识，向群众进行广泛的宣传。计划生育工作要以“避孕为主”，因此必须做好各种避孕药具的供应发放工作，医药商业部门要畅通供应渠道，多设供应网点，方便群众领取，基层单位要积极送药具上门到户，主动送到育龄夫妇手中。

最后希望全体共产党员、共青团员要积极响应党中央公开信的号召，做计划生育的带头人，带动全国青年实行晚婚、晚育，一对夫妇只生育一个孩子，努力完成在20世纪末把我国人口控制在12亿以内的战略任务。

# 在80年代国际计划生育大会上的书面发言

（1981年4月28日）

主席先生、各位代表：

我们应邀前来参加“80年代国际计划生育会议”，有机会向各国朋友学习和交流经验，感到十分高兴。

当前，人口问题，是世界许多国家和有识之士十分关注的一个问题。实行计划生育，控制人口增长速度，已被越来越多的国家所重视，不少国家根据本国的情况，制订了一系列有利于计划生育的政策和措施，推动了计划生育工作的开展，取得了一定的成绩，积累了不少宝贵的经验。这次国际性会议的召开，对于相互交换意见，交流经验，共同展望80年代的计划生育工作，是非常有益的。我们热烈祝贺这次会议的召开！

中国是世界上人口最多的国家。目前全国总人口约占世界总人口的22.5%。实行计划生育，控制人口增长是我国的一项国策。这项工作的好坏，将会在一定程度上关系到我国国民经济的发展，关系到人民物质生活水平、科学文化水平和民族素质的提高。同时因为中国人口几乎占世界人口的1/4，这项工作的好坏也会对人类社会发生一定的影响，我们感谢国际上对中国计划生育工作的关注。我想趁这个机会，介绍一下中国开展计划生育工作的概况，以及对今后工作的展望。

## 一、关于中国开展计划生育工作的概况

### （一）中国人口概况

1949年，中华人民共和国成立初期，全国总人口为5.4亿。31年来，随着社会主义经济建设的发展，人民生活水平和医疗卫生条件普遍得到改善，人口状况也发生了很大的变化，由旧中国的高出生、高死亡、低增长变化为新中国的高出生、低死亡、高增长，人口死亡率由旧中国的2%左右，下降到70年代的

0.7%左右。到1979年全国人口9.7亿（台湾省人口未统计在内），30年内净增人口4.3亿，平均每年增加1400万。现在30岁以下的人，约占全国人口总数的65%，因此，中国人口的情况是基数大、增长快，属年青型。

中国是一个社会主义国家，也是一个发展中的国家。这就要求我们不仅做到经济建设和各项事业要有计划按比例地发展，同时人口也要有计划地发展，使人口增长与国民经济发展相适应。搞好计划生育工作，对中国来说是一项长期的艰巨任务，也是一项带有战略性的任务。

### （二）中国计划生育工作的政策和措施

1971年以来，中国政府决定，要认真做好计划生育工作，并提出了1971～1975年的国民经济建设第四个五年计划，以及1976～1980年第五个五年计划期间控制人口增长的规划。为了加强对这项工作的领导，1973年成立了由国家有关部门和部分省、市领导人员组成的国务院计划生育领导小组。领导小组下设办公室，负责办理日常工作。1981年3月，第五届全国人大常委会批准成立国家计划生育委员会，成为国家部委级的职能机构。

为了这项工作的顺利开展，我们建立了一系列的基层组织，配备了必要的工作人员。各省、市、自治区、城市区、街道，农村县、公社、大队，大的厂矿、企事业单位，以及军队都有计划生育机构、专职或兼职工作人员。

国家有关法令，对计划生育作了明确规定。1978年第五届全国人民代表大会上通过的《中华人民共和国宪法》第五十三条规定："国家提倡和推行计划生育。"1980年第五届人大三次会议上通过的新《婚姻法》第十二条规定："夫妻双方都有实行计划生育的义务。"1980年9月25日中共中央发出致全体共产党员、共青团员的公开信号召他们带头只生育一个孩子。

实行计划生育是一场在生育领域方面移风易俗的改革，涉及每一个家庭、每一对夫妇、每一个人，能否顺利开展，有大量工作要做，需要通过各种形式、各种渠道、向群众宣传实行计划生育的重要意义和普及节育科学知识。我们利用报刊、广播、幻灯、电视、电影、戏剧等各种传播渠道，以及编印小册子、宣传画，举办展览会、学习讨论会、人口理论学习班和个别交谈等多种方式，进行深入细致的宣传教育，使广大干部、群众逐步认识到有计划地生育子女，关系到我国四个现代化的实现，关系到人民生活水平的提高，关系到儿童的健康成长和妇女的解放，也有利于个人、家庭的生活、学习和工作，从而提高了群众实行计划生育的自觉性。

制定人口增长计划是有计划地控制人口增长速度的重要环节。1971年以来，我们根据各地区人口及年龄构成情况，采取自下而上、上下结合的办法制定每年人口计划，并定期检查计划落实情况。不少地方对物质生产和人的生产两个方面同时制订计划，同时检查、总结、评比，做到两项工作一起抓。

中国的计划生育工作始终贯彻国家指导和群众自愿相结合的原则。在节育方法上提倡因人制宜的综合性措施。育龄夫妇可以根据自己的年龄、子女的多少、生活条件、健康状况选择适宜的节育方法。一般农村妇女喜欢采用宫内节育器，已有两个以上孩子的夫妇则采取输卵管或输精管结扎术。城镇职工则容易接受避孕工具和口服、外用避孕药物等。

为了方便广大育龄夫妇，医疗单位设立了计划生育门诊。计划生育宣传医疗工作队巡回到农村基层，指导、宣传、帮助群众采取节育措施。同时也对患有不育症而要求生育的夫妇给予积极治疗，恢复他们生育的能力。

中国政府对实行计划生育的夫妇，免费提供各种避孕药具，并通过各个基层机构按时把药具送到育龄夫妇手中。对自愿采取节育手术的育龄夫妇，除免费手术外，还根据手术种类给受术者一定的假期，职工工资照发，农村社员劳动工分照记。一些厂矿、机关、社队还给受术者以营养补助和生活上的照顾。对于术后因子女发生意外，要求再生育者，免费给予施行吻合手术。

计划生育与妇幼卫生工作关系密切，相辅相成，做好妇幼保健工作有利于推动计划生育工作。目前除综合性医疗机构设有妇产科、儿科外，省、市、自治区一般设有妇幼保健院（所）或妇产科医院、儿童医院。专署、县设有妇幼保健所（站），公社卫生院有妇幼卫生组、专职妇幼医士，大队有女赤脚医生（接生员），针对妇女生理特点进行指导或医疗。对孕妇定期进行产前检查、产后访视，国家劳动保护法规中规定妇女产假56天（难产70天），怀孕期、婴儿哺乳期的女职工不值夜班，每天另给一小时的喂奶时间。

对婴幼儿童国家免费开展了防病工作，如定期检查身体、预防接种各种疫苗。全国普遍提倡一对夫妇只生育一个孩子以来，国家规定在入托儿所、入学、就医、招工、招生、住房等方面，照顾独生子女及家庭。

国家重视“优生”工作，一些科研及医疗单位开展了优生学的研究和咨询工作。新婚姻法还规定了直系血亲和三代内旁系血亲，以及患有医学上认为不应当结婚的疾病的人，禁止结婚。为使新的一代健康成长，将逐步开展胎儿健康预测工作。

最近，中共中央召开了儿童和少年工作座谈会，提出全党、全社会都要重视儿童和少年的健康成长，开展“五讲”（讲文明、讲礼貌、讲卫生、讲秩序、讲道德），“四美”（心灵美、语言美、行为美、环境美）的活动。

中国是一个多民族的社会主义国家，除汉族外，还有50多个少数民族，他们占总人口的6%多，党和政府关心少数民族和少数民族地区的经济、文化、生活等各方面的发展。中共中央的公开信中指出，少数民族的计划生育，“按照政策规定也可以放宽”。对少数民族要积极宣传妇幼卫生和节育科学知识。对有节育要求的夫妇给予指导和帮助。

通过以上的工作活动，中国的计划生育工作取得了一定的成绩。1970年人口自然增长率为2.59%，1979年为1.17%，9年下降了1.42个百分点。

## 二、80年代到20世纪末中国人口展望

今后20年，特别在80年代，中国人口的增长速度，将受到人口年龄构成轻（年龄中位数不超过21岁）和8亿农村人口这两个条件的制约，计划生育工作必须继续抓紧。

1980年五届人大第三次会议的《政府工作报告》中指出：“为了全国人民的切身利益，计划生育的工作一定要继续进行，要继续提倡一对夫妇只生育一个孩子。”同年9月25日，中共中央关于控制人口增长问题的公开信中，要求全体共产党员、共青团员，特别是各级干部带头响应国务院的这一号召。为了在20世纪末实现农业、工业、国防和科学技术现代化，使我国经济发展程度和人民生活达到的“小康水平”，必须把总人口控制在12亿以内。在控制人口数量的同时，还要注意提高民族素质，即少生、优生，这是中国政府提出的控制人口增长的目标。为了要达到这个目标，必须普遍提倡一对夫妇只生育一个孩子。当然，对于有特殊情况的夫妇，可以生两个。对于少数民族，政府可适当放宽。

为实现上述目标，我们要继续推广70年代行之有效的经验，并根据国家在不同时期的具体要求，从实际出发，研究创造新的工作方法，总结新的经验。

我们的工作贯彻领导和群众相结合的原则，这是符合中国国情，行之有效的方针。党和政府制定的方针政策，通过由政府机构、群众团体的专职和兼职人员去具体执行。由于这是一项很广泛的群众性工作，需要依靠群众中的积极分子，动员群众自觉的参与。

去年5月29日，建立了中国计划生育协会。作为一个群众性团体，它的任务是协助政府开展有关计划生育的工作，并同国际上有关组织加强这方面的联系。协会诞生不到一周年，处于幼年时期，但它有强大的生命力。这次我以协会的名义参加国际会议，有机会学习其他国家的丰富经验，感到很高兴。我们愿意和国际上的同行们建立和发展友好关系。近两年来，我们与联合国人口活动基金、世界卫生组织在计划生育领域建立了合作关系，与日本家庭计划国际协力财团、国

际家庭计划生育联盟建立了联系，还与一些国家通过多边、双边的协议进行考察、访问等活动，学习了这些国家的好经验。今后我们愿意继续加强这种友好关系。

最后，我们谨向联合国人口活动基金会、国际计划生育联合会、人口理事会，以及会议秘书处，表示衷心的感谢。同时，感谢东道国印度尼西亚人民的热情款待，他们在计划生育工作中取得的成就，以及丰富的经验，给我们留下了深刻的印象。

祝大会圆满成功！

# 学习再学习　提高领导工作水平*（摘录）

（1981年7月15日）

同志们已学习了一个半月，按计划安排的课程都已学完，大家就要离开北京回到工作岗位上去，我想利用这个机会和同志们谈谈今后的工作，主要是今年下半年的工作。另外，大家关心的政策问题，我们曾拟定了一个稿子，征求同志们的意见，同志们来自省市、来自基层，对政策执行中碰到的问题比我们体会得更深，要依靠大家把文稿修改好。

## 一、今年下半年的工作安排

下半年应该着重抓些什么工作？

1981年的计划生育指标，要求人口自然增长率是11‰。这个指标已经通过去年的全国计划会议下达到各省、市、自治区了。这个指标来源于各省、市、自治区，综合平均起来是11‰，人口计划又按照你们原报的数字下达了，如果从今年自然增长、出生率来讲，时间已经过半，出生人数基本上已经定局，计划外怀孕的再做工作，时间也是很有限的，对今年的指标起不了大的作用，可是，我们今年还有很多工作要做，为明年人口不要过高增长而努力。

**（一）增强信心，鼓舞斗志**

党的十一届六中全会通过了《关于建国以来党的若干历史问题的决议》，这个决议的最后一段，看了以后印象非常深，号召我们："在马克思列宁主义、毛泽东思想的伟大旗帜下，全党、全军、全国各族人民紧密团结在党中央周围，继续发扬愚公移山的精神，同心同德、排除万难，为把我们的国家逐步建设成为现代化的、高度民主的、高度文明的社会主义强国而努力奋斗！我们的目的一定要达到，我们的目的一定能达到！"我们要响应党的号召，增强信心和决心，把工

---

* 这是作者在第二期全国计划生育办公室主任进修班上的讲话。

作做好。为什么谈这个问题呢？因为近来在计划生育战线上较普遍地反映，现在计划生育工作很难，有的说："计划生育工作难上难。"同志们也反映："我们的工作正处于爬坡的关键时刻，稍一放松就会掉下来。"最近安徽几个县委书记反映说："计划生育工作现在是最困难的阶段，同意生一胎是少数，大多数的虽然报名生一个，但均持观望态度，稍加放松就抢生二胎，也有少数人坚持生二胎或多胎，我们现在工作的处境好像登泰山到了中天门，再往上攀，确实难度很大。"但他们的结论："只要上下一条心，坚持几年，是可以做到的，如果一放松，立刻滚到山脚下，再想上去就困难了。"我们要认识这个问题，在困难的情况下正确地对待。

回顾一下70年代走过的路程。1971年在周总理直接的部署下，7月8日以国务院的名义批转了卫生部、商业部、燃料化工部关于开展计划生育工作的报告。在这个文件上，把控制人口增长率的指标提出来了，而且列入了国民经济建设"四五"规划，要求到1975年人口自然增长率城市降到1%的左右，农村降到1.5%以下。当时提出这个指标谈不到有什么经验，是从几个典型，从简单的人口分析提出来这个计划。有了计划，就一直抓住不放，坚持下来。到1975年基本上达到这个指标，全国为1.57%，超过不到0.1%1974年末毛主席提出"人口非控制不行"，以〔1974〕32号中央文件批转上海、河北的经验。1975年，又提出来"五五"期间人口规划，城市降到0.5%左右，农村降到1%左右，全国平衡就是1%以内。执行的情况，从全国来讲，据公安部初步统计，1980年是0.92%，人口自然增长率的指标是达到了，但按国家统计局国民经济计划执行情况公报，"人口增长为12‰"，多了0.28%。原因在哪里？现在国家统计局、公安部、计划生育委员会联合向国务院写报告准备发个通知，要求各省市进一步核对这个数字，核实到底出生多少，增长多少。如果今后各地核实报来的数字在1%以内，就完成了"五五"计划要求的指标。另一个数字是可以肯定的，就是在草拟"五五"计划的时候，周总理提出，1980年争取人口不要超过10亿，这个目标是达到了。1980年总人口没有超过10亿，是98 255万，这个人数不包括军队，如果把军队的人数算上，也没有超过10亿。完成了周总理生前对控制人口方面的一个遗愿。

过去10年走过的战斗历程是不容易的。这10年取得的显著成绩，是由于毛主席、周总理及党中央其他领导同志的关怀和直接领导，各级党委的直接领导与支持下，各有关部门的密切配合，特别是卫生、妇联这两条战线基层同志的努力，党团员、干部以及一些计划生育战线上的积极分子的模范带头作用，反复宣传发动群众，克服了各种困难，具体表现在干部、群众对有计划地生育子女，控制我国人口增长速度的重要性、迫切性认识越来越高，自觉地落实节育措施的人也越来越多。“两种生产一起抓”被越来越多的干部和群众所认识，并变成实际行动。我们又有大批先进地区单位和先进人物，有开展工作的各种经验，他们的模范行动起了典型引路的作用。这些成就，为我们80年代开展工作奠定了非常好的工作基础。另外，表现在人口出生率、自然增长率方面是逐年降低，如果我们看人口发展曲线，全国从1970～1980年，这10年是直线下降的，过去我们在那种艰难的情况下能胜利地完成任务，那么，在80年代，我们有了很好的基础。在党的十一届三中全会和六中全会党的路线、方针、政策指引下，继续努力奋斗，发扬愚公移山的精神，同心同德，排除万难，我们的目的一定能达到。

**（二）继续深入宣传、认真贯彻中共中央向全体党团员发出的公开信**

发公开信是党的历史上的第一次。这个公开信是在去年6月26日中央书记处在讨论计划生育工作的时候，由胡耀邦同志提出，向党团员发出一封公开信，党团员在这个具有战略意义的问题上要起模范带头作用，也是大的政治宣传工作。这封信起草经过反复研究修改。还经过参加五届人大三次会议的各省、市、自治区党委书记讨论，经过中央领导同志反复研究修改定下来的。这封公开信有理论，有具体事实，是一个充分说理的文件。而且又简单明了、通俗易懂，有总的奋斗目标，有具体的要求，在20世纪末要把人口控制到12亿以内。从这点来讲，是对20世纪内起指导作用，可是信中也提出来了在今后三四十年特别是二三十年内要认真抓好这个工作，所以，这封信不仅在20世纪内起作用，是有深远作用的。对这封信，计划生育战线的同志应该认真地学习领会精神实质和具体要求，这样才便于向广大群众进行宣传。

**（三）我们的工作重点**

城乡工作都要抓，但重点要抓农村。根据我们国情，10亿人口，8亿农民。从人口数字上来讲，我们工作重点也应该对农村多做些工作。从工作基础来看，城市的工作比农村基础好。1979年乡村人口是8.4亿，农村人口占全国人口的86.75%，乡村人口占的比例相当大。按农业人口和非农业人口计算，农业人口8.1亿多，占83.8%。所以，无论从城乡人口来分，或者从农业人口与吃商品粮人口来分，农村人口都占大多数。从这个比例看，就知道我们的工作重点应该放到哪。“四五”规划，城市完成了，农村没有完成。“五五”规划城市降到0.5%左右，农村降到1%左右。执行的情况，城市的出生率高了一些，这不是城市工作不好，而是城市人口年龄组成变化了。我们在制定规划的时候，是大批知识青年下农村，现在知识青年很多又回城市。育龄人群、妇女多了。我们再从去年生育胎数的比例看，一胎率上海为77.1%，北京74.7%，天津74.4%。三胎及三胎以上生育的比例，上海为0.3%，北京3%，天津4.4%。所以，从总人数来讲，从现在的工作情况来讲，我们的工作重点应把农村的工作抓好，抓上来。从全国来讲，农村、城市都有先进地区，四川将近一亿人口，农村人数是相当多的，可是它抓下来了。1980年的人口自然增长率为0.44%，是全国最低的。我们看到江苏一个材料，《人民日报》也登了，农村人口出生率、自然增长率低于城市，全省64个县人口出生率平均是1.21%，11个城市出生率为1.23%，农村比城市低0.01个百分点，所以，在农村，如果我们能加强领导，讲清道理，把工作抓紧、抓实、做细，农民是听党的话，响应党的号召的。

再一点，我们下半年以及今后要狠抓后进地区的工作，抓后进，促平衡。那个地方工作薄弱，困难多，应该去帮助，如果把后进地区的工作促上去，全国平衡指标能起调剂作用。更重的要是减轻后进地区由于人口增长过速带来的新困难。

从工作部署上来说，也不能让先进地区无止境地下降人口增长率，过去我们也多次谈过，先进地区指标已经降到一个合理的水平。再要求它下降就脱离实际，就会损伤一部分人的积极性。先进地区过去在降低人口自然增长的指标方面作了贡献，今后按政策适当的回升是正常的，也是需要的。后进地区到底怎么来抓？同志们经验很多，可以因地制宜。

我这里介绍一个数字，据各省、市、区报的1980年出生婴儿胎次分析，三胎及三胎以上的孩子有283万，占总出生数的19%。如果从现在开始抓，明年把多胎生育数字减少到180来万，出生率就降了0.1个百分点，1983年再少生100万，又降了0.1个百分点，所以，我们抓后进抓什么？在控制多胎生育上多做工作。

**（四）改进工作方法，提高工作质量**

党中央公开信指出："每个同志都要积极地耐心地向周围的群众做工作，每个做计划生育工作的同志都要成为宣传员，帮助群众解决思想问题和实际问题，并且坚决不干强迫命令、违法乱纪的事，也劝说别人不干强迫命令、违法乱纪的事，以便正确地实现国务院的号召，促进社会主义四个现代化的实现。"这是公开信提出的要求，我们计划生育行政部门更应该贯彻执行。

如何做宣传，如何做深入细致的思想政治工作，各地都有好的典型，举不胜举。我们应该很好地总结这方面的经验，把工作做得更好，我讲几点意见：

1. 要按照党中央公开信上讲的，把宣传教育工作放在首位，提高干部群众实行计划生育的自觉性，解决思想认识问题是根本的措施，奖罚政策也靠舆论支持。

2. 领导干部、党团员要起模范带头作用。农村有一句很流行的话:“村看村,户看户,群众看党员,党员看支部。”这说明干部和党团员的带头作用是十分重要的,抓住这个关键,计划生育工作的困难、阻力就会减低。

3. 节育手术要保证安全,使群众放心。希望大家回去以后配合卫生部门很好地抓一下手术质量问题,一定要保证手术安全,不出事故,使群众放心、满意。

4. 要政策兑现,取信于民。党中央公开信提出的七个方面的照顾还没有落实,有些地方奖金也没有落实,这要靠我们大家上下都做工作。现在有很多困难,一时做不到的,要向群众讲清道理,道理讲清了,群众也会谅解。

5. 突击和经常工作要相结合,而且做好经常工作更重要。如果我们不把经常性的工作跟上去,光靠突击就会出现紧一阵、松一阵的情况,对工作很不利。在目前力量薄弱,各项工作繁忙的情况下,工作开始时,为了大造舆论,突击抓一下是必要的,但经常工作必须跟上去,尤其在农村。要抓育龄夫妇小组、生产队计划生育宣传员定期活动等。

随着农村实行新的经济管理体制,计划生育工作也出现了许多新情况、新问题,也要摸索一些新办法,希望同志们在这方面下点工夫,多创造一些好经验。

同志们在讨论中提出,1978 年中央 69 号文件中提出的“三十六字”方针,现在怎么贯彻? 我认为,当时是总结了几年来计划生育工作的经验教训,提出了“书记挂帅,全党动手,宣传教育,典型引路,加强科研,提高技术,措施落实,群众运动,持之以恒”的“三十六字”方针,是符合我国计划生育工作实际的,对工作起了很大推动作用。从现在来看,还是符合党的路线的。按照这个方针的内容去做,工作就可以前进,如果离开这些内容,工作就会受到影响。

1979 年 12 月在成都召开的全国计划生育办公室主任会议上,陈慕华同志根据计划生育的规律,提出了工作要抓早、抓细、抓实。江苏省提出做计划生育计划时,一年套一年,叫“滚动性计划”。

6. 要处理好人民群众来信、来访。我看了各地报来的总结,对群众来信来访是重视的,今后还应继续按照中央的要求做好信访的接待处理工作。

我们要注意保护基层干部的积极性。广大基层干部是很辛苦的,这个工作牵涉到每家、每户、每个人,要把每个人的思想都做通,是件很艰苦的工作。我们对基层同志要支持,假如过去工作上因任务要求急、要求高出现一些问题,领导要承担。陈慕华同志曾多次谈,中央领导同志讲:“主体错误是左的错误,这是指领导干部的指导思想问题,不要层层往下套,不要给干部都贴上左的右的标签。”基层干部工作有缺点,要帮助改进工作。重视干部培训,这是好的,这样做了，工作才能前进，干部积极性才能保护住。今后各级党校培训干部，要有计划有步骤地输送一些计划生育干部去学习，干部理论水平和工作能力提高了，工作就会少出问题，或者不出问题。

**（五）抓紧做好“六五”人口规划和十年设想**

有了总的目标，各省、市如何执行呢？要区别对待。在基层如何安排好生一胎，适当地照顾二胎，指标是从实际出发，不能搞“一刀切”。从全国来看，指标是很重要的，没有指标就没有政策。但就一个单位来说，要根据具体情况，区别对待，这是党在十一届三中全会确立的实事求是、从实际出发的思想路线。希望同志们回去后，调查研究，掌握数据，制定规划，等到今年开全国计划会议时再研究。

我们在制定人口增长规划时，不仅要有控制人口增长的目标，而且要制定完成这个任务的具体措施。比如，在组织建设方面应该干一些什么，避孕药具到底要多少，数字要搞准；还有卫生部门、科研部门如何配合，等等。所有这些，都要有具体措施，有了措施才能保证任务完成。今年8月份计划开专业会议解决避孕药具的生产，供应等问题，请各地做好准备工作。

要加强统计工作，积累资料。现在统计资料一方面靠自己调查，一方面靠有关部门调查。明年全国要进行人口普查，今年搞试点，这个试点要求很高。各省市人口普查领导小组的名单，除个别地方外都有办公室的人参加，是人口普查领导小组的成员。我们要和他们结合起来，掌握统计数据，指导今后的工作。

**（六）做好外事工作**

我们和联合国人口基金会合作以后，要给各省、市、自治区提供一些设备，如电子计算机、宣传车、幻灯、投影仪等。各地要指定专人负责，切实管好用好，发挥作用，千万注意不要损坏了。

我们和人口基金会合作，与日本家族计划国际协力财团、国际家庭计划联盟等组织合作，提供了一些出国考察的机会，也印发一些参考资料，我们要学习别人的好经验，结合我国的国情，使自己的工作做得更好。

**（七）要进一步抓好干部培训**

这是一个很重要的问题，各级都要抓好这个工作。全国来讲，今年还有两个班，一个是办公室主任学习班，一个是宣传干部学习班。尽管当前人员少，工作繁忙，我们还是下决心办好这两个班，因为只有学好了，干工作才有本钱。

## 二、关于政策问题（略）

# 在全国围产医学专题学术会议闭幕式上的讲话

（1981 年 9 月 27 日）

全国围产医学专题学术会议在上海召开，在我国医学史上是件大事。对更好地保护妇女儿童健康，提高民族素质，提高医学技术水平，赶超国际水平等方面，均具有重大的意义，在此向同志们的辛勤劳动和取得的成绩表示感谢、祝贺！

我以一个妇产科学会成员的身份来参加这次盛会，其目的是：学习、调查、共同前进。

关于学习问题，3 天时间参加了大会、小组讨论会，看了一些资料，了解了围产医学一年多来的进度及今后的设想，增加了知识。进一步提高了对重要性的认识。

向同志们做了调查，征求对制定优生保护法的看法与意见。近两年来我们曾草拟我国的计划生育法，经过上下左右多次讨论，现在还没定稿，草拟一个法令不是轻而易举的事。但各省、市、自治区已经草拟或通过了地方的暂行、试行条例和规定，这对推动计划生育工作有了个政策法令依据。在优生问题上碰到的问题也很多，为了提高民族素质，我们认为很有必要起草一个优生保护法。今年 8 月初，国家计划生育委员会向国家计委领导同志汇报控制人口增长的“六五”规划及十年设想，谈到计划生育工作一方面要控制人口增长，一方面要提高我国民族素质时，有的领导同志指出应制定单行法令，可先易后难，先解决突出急需解决的问题。9 月初在一次会议上钱信忠部长又提出制定优生法的问题。因此趁这次会议的机会来向同志们请教，做调查，真是机会难得。会上有 19 个省、市、自治区同志发了言，4 个省提出了书面意见。综合起来有以下几个方面：

**（一）必要性**

大家一致认为，为了使我们的下一代健康在长，不断提高民族的素质，既要控制人口的数量，更要提高人口质量，因此，制定适合我国国情的优生法是非常必要的。

**（二）名称**

大家一致同意叫“优生保护法”，这个名称群众容易接受。

**（三）参加立法的单位**

“优生保护法”同计划生育法一样，关系到每个家庭的切身利益，涉及面广，大家提出除医学部门外，还应请政法、群众团体、宣传、民族事务部门等单位参加，使法令全面、完善。

**（四）草拟法令时要注意的问题**

1. 一定要从我国实际出发，即根据目前我们的文化水平，科研技术力量，物质基础，城乡的差别等具体情况出发，也可以参考其他国家的有关优生法，借鉴好的经验。

2. 要慎重，采取先易后难，先简后繁的办法，对已明确为遗传疾病、畸形、严重低能等，可以先订几条逐步充实完善。先搞试点，总结经验逐步推广。

**（五）目前要做的工作**

1. 要进行广泛的宣传，普及优生知识，大造舆论。

2. 积极开展婚前咨询门诊和性知识教育。上海在计划生育指导所、妇幼保健院、所开展了此项工作，受到了群众的欢迎，广大群众是有此需要的。

3. 先从婚姻法已规定的“直系血亲和三代以内的旁系血亲，患麻风病未治愈或其他在医学上认为不应当结婚的疾病”方面做起，宣传近亲不能结婚的科学道理，逐步提高广大群众的认识。

4. 积极开展婚前检查，有条件的省、市、自治区开展产前诊断。

**（六）培养队伍**

大家建议恢复助产学校培养新生力量，对现有的医、护、助产人员可以举办短期训练班，提高技术水平。

我是学会的成员之一，又分工负责计划生育的行政工作。我的工作要依靠同志们的大力支持，这次是群英会，利用这个好机会，邀请医务战线的战友共同来认真做好计划生育工作。有计划地生育子女，妇产科、儿科、妇幼保健工作者感触最深，历来是这条战线的积极分子。回顾我们走过的历程：50 年代开始宣传。60 年代在节育方法上总结研究了不少新方法、新产品；70 年代提高人们的认识水平，普及科学知识，做了大量的节育手术。同时边工作边学习，建立了一支初具规模的节育技术队伍。我们在座的各位，特别是中年、老年的妇产科专家，均作出了卓越的贡献。70 年代计划生育取得显著的成效。以 1970 年出生人数为基数，逐年出生人数与1970年相比，到1980年十年共少生6700万左右。关于响应号召领取《独生子女父母光荣证》的约有1200万对夫妇，约占现有一个孩子的夫妇的57%，这些成绩的取得是与同志们的努力分不开的。

根据我国人口基数大，又属年轻型，以及我国的物质基础薄弱的国情，控制人口过快增长是党和国家的一项战略决策，不能动摇。五届人大一次、二次、三次大会政府工作报告中，对控制人口均有具体要求，并写入宪法。1980年9月25日党中央向全体共产党员、共青团员发了一封公开信，这在党的历史上也是前所未有的。公开信第一段指出："为了争取在本世纪末把我国人口总数控制在12亿以内，国务院已经向全国人民发出号召，提倡一对夫妇只生育一个孩子。这是一项关系到四个现代化建设的速度和前途，关系到子孙后代的健康和幸福，符合全国人民长远利益和当前利益的重大措施。中央要求所有共产党员、共青团员特别是各级干部，用实际行动带头响应国务院的号召。并且积极负责地，耐心细致地向广大群众进行宣传教育。"作为我们从事妇幼保健的广大医护工作者要带头响应党中央的号召，同时还要做好子女、亲属及周围同志的思想教育工作。公开信中还指出："要大力开展生殖生理、优生（就是不生育有残疾的婴儿）和节育技术的科研工作、培训大批合格的技术人员，做好节育技术指导、妇幼卫生和儿童教育工作，以保证节育技术的安全，减少出生有先天性遗传疾病的婴儿。有关部门要迅速采取有效措施，生产高质量的避孕药具，满足群众需要。"这次会议讨论的就是公开信中提到的"优生，不生有残疾的婴儿"，"减少出生有先天性遗传疾病婴儿"的问题。

对围产医学要有个全面认识，我们过去也作了不少工作，现在是在普及的基础上再提高一步，这就是不但要降低母子的染病率、死亡率，而且要求生个健康的下一代，使下一代先天足，改变先天不足后天失调的现象。为达此目的，我认为必须：

1. 大力宣传，普及科学知识，提高干部群众认识要生个健康孩子的知识。如何宣传，因地制宜。

2. 组织建设。培训提高现有人员技术水平，增加新的力量，各省、市、自治区医学院校的同志可以提出计划，向各级领导呼吁。

3. 加强科研赶超国际水平，中国人是有聪明才智的，应自力更生为主，积极学习国外先进经验，通过与国外合作的关系引进新技术、新设备，为我所用。

4. 从各地实际出发，酝酿草拟几条优生保护的办法，翻译其他国家的资料做参考，可将你们的意见寄妇幼卫生局，并抄一份国家计划生育委员会。

党中央的领导同志非常关心计划生育工作。最近，又对这项工作进行了研究，要求把工作做好、抓紧，特别是广大农村在实行经济体制改革的新情况下，应使基层干部支持拥护党的政策，要研究出新的工作方法，使计划生育工作健康发展，防止放任自流。计划生育涉及家家户户的切身利益，一定要把思想工作放在首位，坚持耐心细致的说服教育。做好技术指导，保证受术者健康，有效安全的节育技术就是最好的宣传。希望同志们在这方面多做工作。《公开信》中提出："对某些群众确实有符合政策规定的实际困难，可以同意他们生育两胎但不能生三个孩子。"对于生第二胎有两种情况，一种是健康因素，一种是社会因素，属于健康因素的，需要我们卫生部门提出意见，后天疾病因素不能成为劳动力者，有哪些？遗传性引起的就不能生。要向他们进行宣传，讲清道理劝阻生育或终止妊娠。同志们在实际工作中还会遇到各种各样的问题，建议向当地卫生厅、局、计划生育办公室反映情况，提出建议或办法，以便更顺利地做好工作。

# 在全国优生学科普讨论会上的闭幕词

（1981 年 11 月 4 日）

国家计划生育委员会和中华医学会联合召开的优生学科普讨论会，从 10 月 31 日至 11 月 4 日，会期 5 天，今天就要结束了。我代表会议两个主办单位和会议领导小组，向参加会议的全体代表和新闻、出版、宣传单位的同志们及参加筹备工作同志们的辛勤劳动表示感谢！

全国性的优生学科普讨论会，在新中国成立 32 年来是第一次召开，也是中国历史上第一次。参加这次会议的正式代表共 71 人，来自全国 28 个省、市、自治区。人数虽少，但代表性强，代表面广。

这次会议的目的，是为了进一步提高对普及优生学重要性的认识，探讨目前还存在哪些问题，普及哪些内容，如何做好普及工作等。

会议上八位专家做了科普专题报告发言，使与会者增加了优生学的基本科学知识，提高了对优生工作重要性的认识。

通过大会、小会讨论，会内、会外个别交谈，大家互通情报、交流经验，了解了各地方的动态。据到会的 28 个省、市、自治区的代表反映，目前开展婚前检查的有 23 个单位，开展遗传咨询门诊的有 81 个单位，开展细胞培养的有 107 个单位。几年来的确做了一些工作，有了一个良好的开端。但目前工作中也还存在着不少问题，我们的工作与国际上先进国家相比，还有很大差距。

针对目前我国的实际情况，同志们提出了“倡议书”和“建议书”，其内容拟向有关方面和领导汇报，争取逐步解决。也希望同志们回去向所在单位领导汇报，积极创造条件，在这方面做出成绩。陈慕华副总理在百忙中抽出时间到会并做了内容丰富、事例生动、要求明确的讲话。希望同志们认真学习及领会，用以指导优生工作。

这次会开得非常好，是成功的，达到了预期的目的。由于我们是第一次召开这样的会，没有经验，对一些问题考虑还不够周到，有些问题也还需在实践中逐步加以解决。

让我们在党第十一届六中全会精神的指引下，紧密地团结在党中央的周围，同心同德，在控制人口数量的同时，努力提高民族素质，为早日把我国建设成四个现代化的强国努力奋斗！

# 在中国计划生育协会第一届全体理事会上的工作报告

（1981年12月27日）

在1982年即将到来之前，在五届人大四次会议之后，中国计划生育协会召开全体理事会，总结协会成立一年半的工作，并讨论今后任务，进一步促进我国计划生育工作的开展。

## 一、一年多来工作的基本情况

中国计划生育协会于1980年5月29日正式成立。一年多来作了以下几件工作：

1. 对外活动方面。主要做了三件事。与日本家族计划国际协力财团建立合作关系；与国际计划生育联合会建立合作关系；参加了雅加达三个国际组织联合召开的80年代计划生育会议。

1980年6月，协会接待了以山地一寿理事长为首的日本家族计划国际协力财团友好访华团。访问期间，会长王首道同志接见了访华团的全体成员。去年9月，协会派出以副会长于旺同志为团长的中国计划生育协会友好访日团，除了进行考察、访问外，并在东京签订了中国计划生育协会、日本家族计划国际协力财团“关于合作会谈纪要”。合作期自签订之日起有效期为5年。合作内容：双方每年互派考察团进行人口、计划生育方面的考察和经验交流。

今年5月，我协会又接待了日本家族计划国际协力财团派遣的以森山丰为团长的一行20人的第二次访华团，考察两周。9月，我协会派出以国家计划生育委员会办公厅副主任林以行同志为团长、卫生部妇幼卫生局副局长张里夫同志为副团长的访日考察团，一行18人。考察两周。

与国际计划生育联合会建立合作关系。国际计划生育联合会是国际性计划生育民间组织，总部设在英国伦敦，有90多个国家和地区参加。1972年以来，该组织曾通过多种渠道组织代表团多次来华访问，并希望与中国建立合作关系，经过长期互相了解，该组织（没有中国台湾参加）对我友好。于今年3月接待了国际计划生育联合会会长侯赛因、秘书长卡尔·瓦伦等五人访华团，就该组织与我协会合作问题进行了会谈。随后，双方以换函方式确定了1981年与1982年的合作项目。该组织向我协会提供30万美元的援款，作为开展活动的经费。这笔经费主要用于：（1）参加国际计生联组织的国际会议；（2）提供为期一年的七名奖学金人员到英国学习英语、人口学、流行病、统计等；（3）组团到日本参加计划生育基层工作经验研讨会；（4）组团对国际计生联总部及印度、中国香港等民间计划生育组织活动情况进行考察。

我协会已申请加入国际计生联，今年11月国际计生联已批准接受我为该组织的准会员。将在1983年该组织召开全会时再讨论通过转为正式会员。

今年4月，我协会以副会长栗秀真等一行四人出席了在印度尼西亚——雅加达举行的“80年代国际计划生育会议”。会议期间，我方提出了书面发言，会中我方参加了分组讨论活动，就某些具体问题发了言，受到与会者的欢迎。通过会议结识了新的朋友，了解一些国家在计划生育活动方面的情况与经验；宣传了我国的成就与经验，收获很大。

目前，还有一些国际民间组织希望与我建立合作关系，如美国人口理事会（该会是个包含自然科学、社会科学学会性质的国际组织），总部设在美国纽约；人口方案规划组织，总部设在马来西亚（它的成员国包括亚、非、拉一些国家）。我们已表示可以建立联系，还没有签署合作文件。

2. 国内活动方面，今年着重抓了以下几项工作。

（1）组织建设。协会成立以来，先后召开了两次部分省、市和在京理事会议，讨论通过了协会会章。召开了在京会长、副会长、秘书长、副秘书长会议，讨论了工作安排。

（2）宣传教育，与工人出版社合作创办了文艺季刊“人生”杂志，每期印15万册。

与中国科学技术协会合作，由北京市计划生育宣传教育中心承办了“计划生育展览”。今年10月接待了亚洲议员人口和发展会议的代表，有15个国家104人参观了展览，反映较好。现正在准备向群众公开展出。

今年8月，协助国家计生委在北京举办了全国计划生育宣传工作研讨会，对各省、市、自治区的计划生育宣传干部57人进行了业务培训，为提高计划生育宣传工作水平提供了有利条件。

## 二、国内计划生育工作形势

党的十一届三中全会以来，由于各级党委、人民政府对控制我国人口增长与四个现代化建设的关系进一步提高了认识，加强了对计划生育工作的领导；去年9月，中共中央发表了致全体共产党员、共青团员的公开信，控制人口的意义基本做到了家喻户晓。广大党员、团员响应号召，一对夫妇只生育一个孩子的越来越多。具体表现在出生的婴儿中一胎率提高，多胎率下降。今年6月底统计，全国有一个孩子的夫妇2200万对，已领《独生子女父母光荣证》的为1246万，领证率为56%。全国育龄妇女1.3亿人，已采取各种节育措施的有9350万人，节育率达70%以上。预计今年全国人口自然增长率可控制在1.2%左右。

我国的人口自然增长率从1970年的2.6%，下降到1980年的1.2%以内，10年下降了1.4个百分点，平均每年为0.14个百分点，成绩是显著的，为我国社会主义建设等方面做出了贡献。我国的计划生育工作目前仍面临着新的情况和问题，完成在20世纪末把我国人口控制在12亿以内的任务是十分艰巨的。主要原因是：

1. 我国人口基数大，年龄构成轻，增长速度快。这是由于新中国成立32年来，全国出生存活下来的人口约有6亿多，他们虽有一部分已经结束生育，但仍处于育龄期。今后每年将有2000多万男女青年进入结婚生育期。1981年结婚（初婚的）人数剧增，要比去年翻一番，客观上存在着一个人口出生高峰。

2. 农村实行多种形式的生产责任制后，农民想多生孩子，特别是多生男孩。同时，过去的一套管理办法和经验有的已不适用，因此一些地区的计划生育工作出现了放任自流现象，人口增长失去控制。

上述情况和问题，给全国完成“六五”期间的人口规划增加了新困难，1982年、1983年的人口增长率要有所回升。如不大力做好宣传教育工作，提高广大干部、群众实行计划生育的觉悟，我国人口就不可避免地又会出现大膨胀，给各项工作带来新的困难。五届人大四次会议所作的“政府工作报告”中指出：“为了保证人民生活逐步得到改善，必须继续坚定不移地控制人口的增长。在这个问题上，有两种可能：或者是严格有效地控制人口的增长，使全体人民的生活水平逐步提高，国家建设逐年扩大；或者是控制不严，措施不力，听任人口继续大量增长，从而既不能改善人民生活，也不能很好地进行经济、文化、国防的建设。二者必居其一。厉行计划生育，严格控制人口增长，是一项长期的战略任务，我国人口80%以上在农村，农村是计划生育工作的重点。推行各种形式的生产责任制以后，原有的一些控制人口增长的措施已不能适应新的形势，部分地区出现了出生率回升的趋势。这种情况不能放任自流。各级政府要进一步加强对计划生育工作的领导，做好耐心细致地宣传教育工作，不断提高广大群众实行计划生育的自觉性，并且不断加强计划生育的科学研究，改进技术措施。现在许多地区已经实行的奖励每对夫妇生育一个孩子，限制两胎和多胎的办法，应该继续贯彻执行。同时，要坚决反对和防止违法乱纪的行为。限制人口的数量，提高人口素质，这就是我们的人口政策。我们要求全国上下为着人民的利益，民族的前途，为实现在本世纪末把我国人口控制在12亿以内的目标，作出坚持不懈的努力。”

政府工作报告中，从计划生育工作的重要意义、两种可能性、今后任务、目标、工作重点到政策和方法，都作了明确的指示，协会在今后工作中，要积极发挥群众组织的力量，认真贯彻落实。

## 三、今后计划生育协会的任务

根据政府工作报告精神，中国计划生育协会全体理事应发动、联系广大的计划生育工作积极分子，为实现本世纪末把我国人口控制在12亿以内做出应有的贡献。今后工作的重点是农村，要以抓好宣传教育，普及科学知识，调查研究为主要内容，有计划地开展国际交往活动，互相交流经验，更好地为计划生育工作服务。

1. 配合有关部门做好宣传教育工作，中国计划生育协会是由各方面的社会成员组成的群众性组织，它将通过自已的成员广泛组织动员社会力量，做好计划生育宣传工作。如利用报刊、广播、电视、电影、幻灯、图片、展览、文艺作品、生活用品以及面对面的口头宣传，把计划生育与四个现代化的关系、与人民生活的改善等重要意义告诉给群众。要普及人口理论、节育和优生知识，真正做到节育方法为育龄夫妇所掌握，提高人民群众实行计划生育的自觉性，使控制人口增长的工作落到实处。

2. 配合国家计划生育委员会做好调查研究。我国开展计划生育工作具有丰富的实践经验，但在农村实行各种形式的生产责任制后，出现了一些新的情况和问题，这就需要不断总结新的经验。今后拟召开专题的经验交流会或研讨会。

3. 有计划地开展国际交往。我国在计划生育工作方面所取得的成绩，为国际朋友所赞赏。国际间的一些计划生育组织希望与我建立联系，交换资料、交流经验。今后，我们应在党的政策指导下，以无损于我主权为前提，量力而行扩大交流。

4. 1982 年工作安排：

（1）建立健全组织机构，拟将现有的理事名额（66 人）扩大，并设常务理事。在秘书长领导下设精干的办事机构，处理日常工作。

初步设想，拟将理事分成若干工作组和委员会。即学术及培训组，负责计划生育学术专题讨论及对基层干部的培训工作。宣传交流组，负责计划生育科学知识的普及与经验交流工作。国际联络组，负责对外联系活动。建议有条件的省市尽快成立分会组织。发展团体会员和个人会员。有计划有步骤地吸收一些基层群众组织、计划生育基层干部、积极分子和有代表性、有社会影响的人士为团体会员和个人会员。

（2）配合有关单位举办培训班。拟于 1982 年与全国科协、中华医学会共同举办优生学讲习班。拟与三个宣传教育中心，分中心配合为县以下专干培训提供教材、教具。拟与中国人口学会、中央人民广播电台联合举办“人口、计划生育讲座”每周一次。拟与大百科全书出版社合作，出版人口计划生育知识丛书，供基层干部阅读。配合有关单位举办计划生育和优生学展览。组织协会成员深入农村进行调查研究。配合有关部门组织计划生育宣传工作经验交流会，地区或专业研讨会。配合中国人口情报资料中心收集整理国内外有关计划生育方面的情报资料交流工作。

（3）外事工作。2 月将派 8 名同志包括秘书长、副秘书长、理事和基层计划生育干部赴日本参加基层计划生育工作研讨会。

2 月将派出中国计划生育协会考察组赴印度、中国香港及伦敦国际计生联总部考察，了解民间计划生育组织如何协助政府进行工作。

上半年将接待日本家庭计划国际协力财团第三次来华考察。

9 月将派出第三次赴日考察团考察。

下半年拟派 4 名外语人员赴英学习一年。

其他临时与我有益的会议。

同志们，协会成立一年多来，做了一些工作。我们应该看到，计划生育工作今后任务很重，面临着许多新的问题与困难。这要靠大家共同努力，把各种社会力量组织起来，动员起来，做好深入细致的群众工作。继续贯彻落实中共中央“公开信”的精神和要求。让我们大家同心同德、艰苦奋斗，为着人民的利益、子孙后代的利益、民族的前途，为实现本世纪末把我国人口控制在 12 亿以内的目标做出应有的贡献。

# 人类应该创造更好的环境*

(1981 年 12 月)

人口与环境是当代世界各国人民共同关心的两大问题。

人口与环境是相互依存、相互制约的。自然资源、环境是人类赖以生存和发展的物质基础，而人类是改造环境的主人。随着社会生产力的发展，人类利用和改造环境的深度和广度都不断扩大，而环境可以提供的资源以及环境可以容纳人口的数量，在一定的时间和科学技术水平的条件下，总是有一定限度的。20 世纪 50 年代以来，世界人口数量急剧增加，同时由于物质生活水平的提高，人类社会向环境中获取的自然资源数量也愈来愈多，对环境造成激烈的冲击和资源的压力，突出的是环境受到严重的污染和资源的破坏，人类与环境之间的矛盾日益明显起来。不少有识之士认为，如果让这种情况继续发展下去的话，那么，将不仅影响经济社会的持续发展，甚至将威胁人类的生存。这种看法是有一定道理的。

中国是个发展中国家，在社会主义现代化建设中出现了人口增长对环境压力的问题，对于这个问题，我们的党和政府是非常重视的，有明确的指导思想，采取有效的方针政策和措施，力求解决两者之间的矛盾，使其相适应。

在协调人口与环境的关系方面，党和政府正在动员全国人民积极进行社会主义现代经济建设，总的奋斗目标，是在不断提高经济效益的前提下，工农业的年总产值在 1980 年的基础上翻两番，提高城乡人民的经济收入和物质文化生活水平。

在发展经济建设的同时，必须十分重视有计划地控制人口数量的过速增长，人口素质的提高。回顾历史，早在 20 世纪 50 年代中期，毛泽东同志即指出："人类要控制自己，做到有计划地增长。""人类在生育上完全无政府主义是不行的，也要有计划生育。"耀邦同志在党的十二次代表大会上的工作报告中指出："在我国经济和社会的发展中人口问题始终是极为重要的问题。实行计划生

---

* 1981 年 12 月在国家人口计生委工作会议上的讲话。

育是我国的一项基本国策。到本世纪末必须把我国人口控制在12亿以内。”在我国宪法中也有明确的规定：“国家推行计划生育，使人口的增长同经济和社会发展计划相适应。”“夫妻双方有实行计划生育的义务。”我国的人口政策，在各级党委、政府的领导下，各有关部门密切配合，及广大干部、群众的积极支持，经过多年的工作已取得了显著的成就。

全国人口出生率1970年为33.59‰，1980年已降到20.9‰，人口自然增长率1970年为25.95‰，1980年降到14.55‰。全国妇女总和生育率1970年为5.812，1980年则为2.238。

在合理利用、保护自然资源方面，也应引起我们的极大重视。

我国每人平均占有的环境资源，不论是耕地资源，还是水、森林、草源资源，由于人口数量的激增均低于世界人均值，摆在我们面前的现实问题是在加快社会主义现代化建设和迅速控制人口数量的增长外，还要努力提高环境资源的再增殖能力，提高环境资源的利用率，求得人口和环境的协调发展。我国社会主义制度的优越性为统一协调地发展，提供更有利的条件。我国在改善环境卫生、防止工业污染，环境保护、植树造林、绿化大地，合理利用自然资源等方面，国家都列入议事日程，并建立有领导组织、办事机构，如中央爱国卫生运动委员会，中央绿化委员会，城乡环境保护部、林业部等。并制定了实施政策、法令、行动计划等。工作成就也是巨大的，如改善环境卫生之一，人民生活饮用水来讲，经过多年努力，目前在全国城市自来水普及率达85%，农村改水受益人口占农村总人口的40%。凡是改水工作做得好的地方，肠道传染病、寄生虫发病率明显减少。在农村因地制宜地推广建立沼气设施，使粪便经过发酵，既可杀死病虫害，又提供群众做饭、照明的能源等。

在协调人和环境关系方面，我们做了很多工作，取得了显著成效。但是，要满足人民在经济、物质、文化方面日益增长的需要，差距还很大，任务还很繁重。这就要求我们从实际出发，调查研究，总结经验，并学习国内外一切好的、行之有效的经验，在各自的战线上加倍工作、振奋精神，为使我国人民和子孙后代生活在良好的环境中而努力。

# 致万里、胡耀邦的信

（1982年1月8日）

万里同志并转耀邦总书记：

你们好！

我是国家计划生育委员会的一个老战士，有一些想法，因你们工作太忙，不便前去汇报，特致函陈述。

国务院根据党中央的精神，决心采取果断措施，坚决改变部门林立、机构臃肿，层次繁密，副职、虚职过多，人浮于事，互相扯皮，工作效率很低等的状况，国务院所属各部门的领导干部和工作人员应该实现精简机构，在提高工作效率的任务中为地方各级政府作出表率。对此决定精神，我是坚决拥护的。本着实事求是、从实际出发的精神对国家计划生育委员会及这条战线的精简问题，反复研究考虑后，意见汇报如下：

一、从任务方面：在2000年把我国人口控制在12亿以内的总要求、总的奋斗目标，也就是每年净增人口一千万，年自然增长率为1%。分析我国的实际情况，人口基数大，年龄组构成轻，在人们中旧的生育观影响很深，完成这一任务是非常艰巨的工作。许多省、地、县的领导同志一致认为计划生育工作是最难作的工作。在基层社队出现领导同志不愿分管此项工作，甚至有些省、地、县的领导也有不愿分管的现象。争取年人口自然增长率保持为1%的水平，今后10年任务更为艰巨。如1982年原计划人口自然增长率为9‰左右，由于1981年1月起新婚姻法的贯彻实行，农村生产经营管理体制的改变，新情况下新措施没有跟上，预计1982年人口自然增长率将要达到14‰左右，比原计划多增加三四百万人口，而且这个势头如不层层加强领导，抓紧工作，还会超过这个数字，使我国人口再度出现持续数年的出生高峰，这一情况，令人担心。

二、从计划生育战线的队伍来看：各级均是新组建，事多人少，很多应该做的事，力不从心，不是人浮于事的部门。国家计划生育委员会于去年3月人大常委会通过成立，编制定为60人。各省、市、自治区的办事机构同样是事多人少，工作条件差，困难重重，不少同志急得泣不成声。但为了党的事业仍然是任劳任怨地工作，要在控制人口方面作出贡献。因此，为了党的工作，子孙后代的利益，建议在国家精简调整机构之际，挑选一些热爱此项工作、有一定工作能力，身体健康的同志参加这项工作。

三、国家计划生育委员会及各省、市、自治区的计划生育部门是独立存在，还是交由卫生部门代管？我从1930年起就是卫生战线上的一个成员，从1962年开始兼管分管计划生育工作，通过自己20年的亲身实践，深知这项工作应该是在各级党委、政府直接领导下的独立、实质机构，层次少，牵涉小，解决问题快，工作效率高。这是多年来工作的经验总结。目前，全国已有20个省、市、自治区的办事机构是独立存在的。鉴于目前任务的特殊艰巨性，建议在这次精简中保持这个机构的稳定，避免挫伤这支队伍的积极性。

以上想法与建议，供参考，不妥之处，请给予批评。

此致

敬礼

栗秀真

1982年1月8日

# 对农村广播讲话

（1982 年 1 月 23 日）

社员同志们！

去年 12 月，第五届全国人民代表大会第四次会议讨论通过了政府工作报告。报告中指出：我国去年农业全面增产，农民收入在前两年有较大增加的基础上，今年又有显著的提高，全国农村形势生机勃勃，广大社员喜气洋洋。

新春佳节，我向全体社员同志，向战斗在农村的基层干部，向响应党和国家号召领取独生子女证的夫妇，向实行晚婚的新婚夫妇，祝贺节日愉快、幸福！并预祝你们在新的一年里，在农、林、牧、副、渔多种经营中，取得更大的胜利，更好的收成。

今天利用这个机会，我同大家谈谈关于控制我国人口过速增长的几个问题。

## 一、控制我国人口过速增长的重要性

我国人口年龄构成轻，30 岁以下的人约占全国人口总数的 65%，如不加以控制十多年内人口出生率将再次出现持续高峰。这将给子孙后代带来更多的困难，正如在政府工作报告中所指出的："在这个问题上，有两种可能；或者是严格地有效地控制人口的增长，使全体人民的生活水平逐步提高，国家建设逐年扩大；或者是控制不严，措施不力，听任人口大量增长，从而既不能改善人民生活，也不能很好地进行经济、文化、国防的建设。二者必居其一。"新中国成立 32 年来，我国计划生育工作几经曲折，实践证明，两条路，只能选择厉行计划生育，坚定不移地控制人口过速增长。我国十亿人口，八亿多在农村。目前农村人口出生率、自然增长率比城市高，控制人口增长在继续抓好城市工作的同时，重点要放在农村。这是关系到我们国家和民族的利益，关系到我们这一代人和子孙后代长远利益的大事。

## 二、我国的人口政策

早在1956年全国农业发展纲要草案就规定："除了少数民族的地区外，在一切人口稠密的地方宣传和推广节制生育，提倡有计划地生育子女，使家庭避免过重的负担，使子女受到较好的教育，并且得到充分就业的机会。"1957年，毛主席在最高国务会议上指出："人类要控制自己，做到有计划地增长。"1974年冬，他老人家又提出："人口非控制不行。"历年来，党中央、国务院在控制人口的问题上制定了一系列的方针政策，广泛宣传，提高干部、群众对控制人口战略意义的认识。在节育措施上，提倡避孕为主，国家免费提供避孕药具和节育医疗服务，以及做各种节育手术后休息期间工资照发，工分照记等政策。在生育政策上，根据不同时期人口发展趋势，及人民群众觉悟的水平曾经提出："晚、稀、少"；"最好一个，最多两个"；1979年国家提倡奖励"一对夫妇只生育一个孩子"，政府工作报告提出："限制人口的数量，提高人口的素质，这就是我们的人口政策。"概括地说是要晚生、少生、优生、优育。我们提倡妇女在24岁以后生育为晚育，普遍提倡、奖励一对夫妇只生育一个孩子，某些群众确有符合政策规定的实际困难，经过群众评议，领导批准，有计划地安排生育第二个孩子，但不能生第三胎。优生、优育是提高整个民族素质很重要的方面，婚姻法第二章第六条规定：有下列情形之一的禁止结婚：①直系血亲和三代以内的旁系血亲；②患麻风病未经治愈或患其他在医学上认为不应当结婚的疾病。中央书记处提出，全党全社会都要重视儿童和少年的健康成长。要求全国妇联应把抚育、培养、教育三亿以上的儿童和少年，作为自己工作的重点。同时做好社会救济，五保户老人的照顾等项工作。做到老有所养，无后顾之忧，少生、优生、尊老、爱幼是一个国家精神文明的具体表现。

## 三、目前计划生育的形势总的说来是好的

从70年代以来，我国计划生育工作取得了显著成效，人口自然增长率逐年下降，已由1970年的2.6%，下降到1980年的1.2%以下，10年累计全国少出生6000多万人，初步扭转了人口无计划增长的局面，为国民经济的发展创造了有利条件。尤其是十一届三中全会以来，在各级党委和政府的领导下，经过广大基层计划生育工作者的辛勤工作，社员同志们积极响应中共中央公开信的号召，计划生育工作又有了新的进展。据统计全国农村只有一个子女的夫妇1761万对，其

中领取独生子女证的885万对，领证率为50.26%。目前农村育龄妇女大多数已采取了各种节育措施，节育率为70%以上，为有效地控制我国农村人口的增长提供了条件。

目前突出的问题是，我国人口自然增长率正面临着回升的趋势。这是因为，50年代出生的男女青年仍处在生育期，60年代生育高峰中每年出生的2000多万人，已陆续进入结婚、生育期，农村实行各种形式的生产责任制后部分农民想多生孩子，计划生育工作原来的一些办法有的已不适应，新的经验还在试行，一些地方出现了放任自流的现象。新婚姻法实行后，结婚年龄比原来提倡晚婚的年龄提前了几个年龄组，1981年结婚人数比1980年成倍增长。计划生育面临的这种新情况，应当引起我们的高度重视，要防止再次出现人口失去控制的局面。

## 四、提出几点希望

1. 政府工作报告提出："我们要求全国上下为着人民的利益，民族的前途，为实现本世纪末把我国人口控制在12亿以内的目标，作出坚持不懈的努力。"目前不少地区在实行农业生产责任制的新形势下，摸索出了一些新的经验。就是把物质生产和计划生育"两种生产一起抓"，干部岗位责任制，社员双包合同制一起建立。这些地区的计划生育搞得好，农业生产也搞得好。说明实行计划生育，控制人口增长，同实行生产责任制的目的都是为了发展经济，提高人民生活水平。这一道理已被越来越多的干部、群众所认识。各级领导必须下决心，采取坚决而又恰当有效的措施，宣传动员群众实行计划生育，把人口过速增长的势头控制下来。

2. 实行计划生育是全党全民的一件大事，新中国成立后的前20年由于忽视了计划生育工作，致使人口盲目增长造成了人口与经济发展不相适应的矛盾。现在人们埋怨为什么不早抓计划生育。如果现在再不认真厉行计划生育，将来子孙后代会埋怨我们。因此，党团员、干部要起带头作用，要按照党和国家的利益高于一切的原则，处理个人的婚姻生育问题，要发扬识大体，顾大局，为民族着想、为国家分忧的精神，带头实行计划生育。党团员、干部要做晚婚的模范，要做只生育一个孩子的模范，要做认真贯彻执行国家的人口政策的模范，要做教育子女实行晚婚和计划生育的模范。党团员、干部要以自己的模范行动，影响、带动周围群众，为完成控制人口增长这一战略任务作出贡献。

3. 实现一对夫妇只生育一个孩子，是一场移风易俗的大事。已领取了《独生子女父母光荣证》的社员同志们：你们的行动是对国家前途的关心，是为人民的利益着想，是对子孙后代幸福负责，是同旧的传统观念决裂。你们的行动受到党和国家以及人民的称赞。你们要保持荣誉，并将独生子女培养好，使他们长得好，长得壮，长成才。

4. 在一些地区，由于放松了对计划生育工作的领导，出现了各种各样的议论，比如什么“不提倡生一个了，可以生两个了”。有的社员认为，往后发展生产和家庭副业，需要劳力，所以没有男孩的社员想生个男孩；有了男孩的还想再添一个。也有的社员认为农活已经包产到组，包到户了，生不生孩子也可以自己定了，反正生了孩子可以自己养，人多地多才能受益多，甚至对一些有女无儿的夫妇领取《独生子女父母光荣证》进行讽刺、挖苦，这些都是不对的。政府工作报告明确指出：“现在许多地区已经实行的奖励每对夫妇生育一个孩子，限制两胎和多胎的办法，应该继续贯彻执行。”我们要坚定不移地贯彻这一精神和继续贯彻中共中央公开信的精神。要让广大社员群众认识到当前农村经济搞好了，社员收入增加，生活初步改善，农民家庭正在富起来，但并没有解决我国人口多，耕地少的矛盾。如果不严格控制人口增长，现在得到的利益还会因为人口增多而抵消。我们应该把生儿育女同国家现代化建设联系起来。希望一些持观望犹豫的社员同志们正确处理好国家、集体与个人的关系，破除封建思想，积极响应国家的号召，自觉地实行计划生育。

5. 明辨是非，严防少数坏人造谣生事，破坏计划生育工作的成果。对一些错误言论要加以批驳，对少数坏人要坚决予以打击。各级政府和政法机关对各地发生的偷取节育环，打骂计划生育干部、破坏计划生育的人要视其情节，依法惩处。

社员同志们：我国农民在历次的革命斗争和重大的历史阶段中，都发挥了积极的作用，是识大体，顾大局的。党的每一项号召都是和广大人民群众的利益一致的。我们相信，在控制人口增长这一新的战略任务中一定会做出应有的贡献。

# 学先进　全面贯彻人口政策*

（1982 年 3 月 12 日）

河北省委、省政府对计划生育工作特别重视，召开了这次计划生育工作先进代表大会，传达贯彻了中共中央、国务院的指示，总结交流开展工作经验，分析当前出现的新情况、新问题，研究进一步做好计划生育工作的政策和措施。我代表国家计划生育委员会向大会表示热烈的祝贺！ 我这次赶来参加会议的主要目的：一是向大会祝贺！ 二是来向同志们学习、取经。 三是向同志们作调查。 了解在贯彻中共中央 11 号文件中的情况与问题，以便与有关部门进一步研究解决一些具体政策和办法。 今天我想谈两个问题。

## 一、河北省 10 年来取得了显著的成绩

70 年代以来，河北省计划生育工作的成绩是巨大的。 从全省前后 10 年的人口增长情况对比，人口自然增长率由 1970 年的 2.42%，下降到 1980 年的 0.92%，从 1975 年到 1980 年连续六年人口自然增长率控制到 1% 以下，10 年累计少生 460 万人，初步扭转了人口无计划增长的局面。 1981 年由于农村普遍实行各种形式的生产责任制，新婚姻法实施后结婚人数成倍增长，又面临生育高峰等各种原因，针对这些新情况、新问题，省委、省政府以及各级党委和政府进一步加强了对这项工作的领导。 去年人口出生率、自然增长率虽然有些回升，但成绩还是大的。 据统计，全省晚婚率仍在 70%；一胎生育率为 69%；多胎生育率已控制在 8.76%，比 1980 年下降了 1%。 1981 年与 1970 年比，一年少生了 24.9 万人。 更重要的是，在新情况下摸索了一些开展工作的办法，为今后工作提供了经验。

1. 完成了控制人口数量的任务，从人口控制指标看，全国“四五”、“五

* 这是作者在河北省计划生育工作先进代表会议上的讲话。

五”期间分别要求人口自然增长率降到1.5%、1%以下，河北省提前实现了国家要求的指标，对平衡全国人口指标作出了贡献。

2. 提供了典型经验。国务院〔1971〕51号文件，以乐亭县的数据为全国农村的典型例子。中共中央〔1974〕32号文件又批转了河北省的工作报告，对乐亭、南宫、定县的工作给予了肯定，并推广了他们的经验。几年来，乐亭、南宫、定县、望都等县先后接待了数万人的参观学习人员。1972年在乐亭召开的全省工作会议，1975年在石家庄召开的全省先进代表会议时，接待了来自十多个省、市、自治区的代表，学习了河北的工作经验，并印发了计划生育宣传资料，对全国的计划生育工作起了促进作用。

3. 1976年在省党校举办人口理论学习班，为全国十多个省、市、自治区培训了一批干部，为普及人口理论知识做了工作。1980年又在这里举办了来自全国的计划生育科研人员的学习班。

4. 河北保定日报社协助我委印发宣传资料（每年24期，每期近120万份）。现在还在继续承担这项任务。

我代表原国务院计划生育领导小组，现国家计划生育委员会，向河北省委、省政府和有关地方、单位的领导和同志们表示感谢。

## 二、振作精神，奋勇前进

进入80年代以来，党中央、国务院为了争取在20世纪末把我国人口总数控制在12亿以内，中共中央于1980年9月25日向全体共产党员、共青团员发出了《公开信》，中央要求全体党员、团员特别是各级干部起模范带头作用。《公开信》深入浅出地分析了我国人口增长的情况，从几个方面解决人们一些认识不清的问题，提出了具体解决的方针、政策与办法。

1981年11月30日第五届全国人民代表大会第四次会议上的政府工作报告中指出：为了保证人民生活逐步得到改善，必须继续坚定不移地控制人口的增长。在这个问题上，有两种可能：或者是严格有效地控制人口的增长，使全体人民的生活水平逐步提高，国家建设逐年扩大；或者是控制不严，措施不力，听任人口继续大量增长，从而既不能改善人民生活，也不能很好地进行经济、文化、国防的建设。二者必居其一……我们要求全国上下为着人民的利益，民族的前途，为实现20世纪末把我国人口控制在12亿以内的目标，作出坚持不懈的努力。

中共中央、国务院又于今年2月初发出了《进一步做好计划生育工作的指示》，指出：要充分认识到计划生育工作的战略意义。提出控制人口数量、提高人口素质的具体要求，奖励和限制的原则及做好工作必要的保证措施。正如同志们在讨论中所体会的，中央11号文件是："及时雨"、"上方宝剑"，为我们指明了前进的方向。

党中央公开信，《政府工作报告》中对计划生育工作的重要论述和中央11号文件是我们今后在人口问题和计划生育工作上的总任务、动员令。作为一个共产党员、共青团员、国家干部、计划生育战线上的一名战士，应该认真贯彻，坚决落实，要振奋革命精神，充分利用一切有利条件，克服困难，在党中央、国务院及各级党委、政府的领导下，争取比70年代的工作做得更好，取得的成绩更大。

我着重对以下问题再谈点意见：

1. 关于控制人口数量。目前，根据公安部门整顿户口的资料，我国总人口已超过10亿，要在20世纪末将人口总数控制在12亿以内，从时间上算还有19年。在这期间，净增人口不得超过1.9亿，平均每年出生人口1700万左右，净增人口1000万左右，年平均自然增长率在1%左右。从我国人口年龄构成看，80年代10年中自然增长率要求在1%左右是困难的，可能要保持在1.3%左右。90年代由于70年代工作的成绩。进入婚、育期的青年逐年减少，平均争取在1%以内是有可能的。由于全国工作及人口分布的不平衡，人口稠密、文化经济水平高的地方要求应该高一点。河北省属于人口稠密的地区，工作基础好一些，要多做贡献。同志们在考虑自己工作时应注意这个特点。当前国家实行普遍提倡一对夫妇只生育一个孩子的政策，也正是从我国人口多、年轻型、耕地少的国情出发，在特殊情况下制定的政策。要结合当地的情况，开展宣传教育，使干部群众认识这个大局。

2. 关于提高民族素质。为了把青少年及今后出生的下一代培养成为德、智、体全面发展的建设社会主义的人才，需要我们做大量的工作，这要牵涉许多方面。控制人口数量也是提高人口质量的重要措施之一，孩子生的少了，在教育方面就可得到更优厚的条件。除此以外，要做好遗传知识宣传，普及科学知识，教育干部群众自觉地遵守婚姻法的规定：直系血亲和三代以内的旁系血亲；患麻风病未经治愈或患其他在医学上认为不应当结婚的疾病，禁止结婚。结了婚的禁止生育，已生了一个残废儿的不应该再生第二胎。建议河北做些调查，这里有哪些疾病不应生育。经过医生讨论定几条，先简后繁，先易后难，统一口径，这是婚姻法已有的规定。要积极创造条件，设立优生咨询所、站、门诊，以解决群众在这方面的要求。上海国际妇幼保健院已开展这项工作，我们今年也准备培训技术人员。另外还应配合有关部门在培育儿童健康成长方面做些工作。

3. 把宣传教育工作摆在首位，提高认识，自觉行动。首先，仍要继续认真学习公开信、《政府工作报告》中对计划生育工作的论述及中共中央、国务院《关于进一步做好计划生育工作的指示》。已经把这项工作作为一项战略性的任务，它的重要意义讲得很透彻。大厂县委总结了坚持不懈地开展宣传教育活动的经验，认为这是在新形势下做好计划生育工作的中心环节。他们还认为应做到一个“广”字，宣传教育越广泛，工作越向前发展；坚持一个“常”字，宣传教育越经常，落实人口规划越有保障；狠抓一个“深”字，宣传教育越深入，一孩工作越巩固。简单来说，就是要广泛、经常、深入地进行宣传教育。隆化县文化局和唐山市歌舞团一枝花演出队分别介绍了充分发挥文化阵地的优势，大力宣传计划生育的经验，使广大干部、群众进一步认识计划生育工作的必要性和迫切性。只有认识提高了，才能变成自觉行动，达到事半功倍的效果。为什么农村偷取节育环的量这么大又比较普遍，根本原因是妇女群众对采取节育措施不坚定，还想再生或科学知识不足，听信谣言，上当受骗。宣传工作要做到有说服力，就需要有针对性，用真实情况、典型事例进行宣传，解决认识上的疑点。

国务院决定在今年7月1日零点开展全国人口普查工作，其中有婚姻状况，生育子女总数和存活子女总数、1981年生育状况等数据，这与我们工作有密切关系。与此同时，国家计划生育委员会也安排各省、市、自治区对1‰人口中的育龄妇女做抽样调查，准确掌握我国计划生育工作方面的有关数据，做到情况明，决心大。

4. 落实两种生产一起抓。我国人口80%以上在农村，因此农村是计划生育工作的重点，1980年以来我国农村在经济管理体制上逐步推行了各种形式的生产责任制，原有的一些控制人口增长的措施已不适应新的形势，工作没跟上去，部分地区出现了放任自流、出生率回升。全国许多地方针对农村新的情况，已从实际工作中总结出新的工作方法，即把物质的生产与人口的再生产一起抓，采取各级干部岗位责任制；社员群众“生产、生育双包合同制”等。对人口的再生产由少数人抓变成全党、全民抓。这次会上也介绍了这方面的经验，这些行之有效的办法，中共中央1号文件、11号文件均加以肯定，并要求在实践过程中进一步完善、推广。

5. 关于人口老化问题，提倡一对夫妇只生育一个孩子，三四十年后，按人口组成，人口老化会逐步出现，我们已认识到了这个问题。我们的人口政策可以根据预测，提前加以调整。关于老有所养，在任何社会均存在老人需要社会抚养的问题。我们是社会主义国家，对此早已注意。由于我们提倡一对夫妇只生育一个孩子的人口政策，为了解除农民的担忧，更需要把这项工作列入议事日程，着手解决，使他们无后顾之忧。“尊老爱幼”是我们国家的优良传统。在开展文明礼貌月建设精神文明的活动中，也应该宣传这方面的内容，宣传这方面的典型人物和事例，并积极创造条件，在公社、大队根据现有的经济水平，举办不同形式的敬老院等养老事业。各地都有这方面的经验，只要县、社领导同志加以倡导是会发展起来的。对已有的也应关心，使其越办越好，让无依靠的老人度过幸福晚年。中央指示中提出，积极试办老年人的社会保险，我们对此无经验，拟与中国人民保险公司研究办法。河北省财经系统如有热心人士，欢迎提供建议。

# 宣传工作是开展计划生育的首要任务*

（1982年4月17日）

这次北方15省、市、自治区和全军计划生育宣传工作研讨会，今天就要圆满结束了。会议开得很好，虽然仅两周时间，但内容丰富。学习了中共中央中发〔1982〕11号文件；人口理论；节育、及优生、优育科学知识；文艺、新闻写作知识；还参观学习了某部队计划生育工作经验。

这次研讨会的规模也是比较大的，近300人，不仅是15个省、市、自治区情况的协作交流，也是一次军民的协作交流，通过学习、交流经验取长补短，将对今后进一步广泛深入的开展计划生育工作起推动作用。

这次研讨会开得好，收获大是与北京军区领导同志的关怀重视和支持，与直接参加会务工作同志们的努力工作分不开的，我表示衷心感谢！

我利用这个机会，向同志们介绍一点计划生育工作的形势，及对今后宣传工作提几点建议。

## 一、目前形势

去年，全国计划生育工作虽然面临着广大农村普遍实行了各种形式的生产责任制，原来的一些工作办法已不适应，又加上新婚姻法的实施，结婚人数大量增长等新情况，但是，在党中央、国务院的领导下，由于各省、市、自治区和全军的共同努力及有关部门的密切配合，全国的计划生育工作仍然取得了一定成绩。据初步统计：

1981年末全国总人口为9.96亿，增长率为1.4%，基本完成了国家提出的人口计划。

多年来，全军在开展计划生育工作中，起到了模范带头作用。据1981年统

* 这是作者在北方15省、市、自治区及全军计划生育宣传工作研讨会上的讲话。

计，全军随军的育龄夫妇出生小孩共2.53万人，其中生第一胎的占96%，计划生育率为97.94%，多胎率下降到了0.23%。现有一个孩子的随军育龄夫妇有14.3万对领取了《独生子女父母光荣证》，领证率达到了97%。对未随军的家属也做了大量工作，使他们的计划生育率、独生子女领证率也都达到了93%，走在了全国计划生育工作的前列。军队不仅在这项工作中做出了突出的贡献，而且在宣传教育、节育技术、人力物力等方面，都积极地支持了地方的工作，提供了方便。借此机会，向全军领导及有关同志表示感谢。

党中央、国务院今年2月9日批发了《关于进一步做好计划生育工作的指示》。文件下达后，全国各省、市、自治区和全军迅速进行了传达、学习、贯彻。有的召开电话会，有的召开工作会，也有的开了先进代表会，省、市、自治区的主要负责同志都亲自参加会议并讲了话，发了奖。全军接到文件后，总政治部、总后勤部发了“认真学习贯彻中央11号文件”的通知，许多军区一、二把手亲自抓，掀起了学习、宣传、落实中央11号文件的高潮。

同志们一致反映，文件是“及时雨”，是“上方宝剑”，是我们盼望已久的“红头”文件。肯定了计划生育工作的成绩，肯定了“两种生产一起抓”的领导方法，对生育政策及经费来源均有明确规定，又给各地有区别指导的主动权。这个文件使我们的行动有了依据，奋斗有了目标，前进路程上指明了方向，坚定了斗志，鼓舞了干劲。根据我们最近分别参加了一些省的会议和召开的全国统计会议了解的情况看，贯彻落实中央11号文件后有力地推动了全国计划生育工作，目前仍在继续广泛深入的贯彻落实中。

## 二、做好宣传教育工作

公开信指出：“计划生育涉及家家户户的切身利益，一定要把思想工作放在首位，坚持耐心细致的说服教育。”

中共中央11号文件指出：“要充分认识计划生育的战略意义。全党同志、全国人民必须清楚地认识控制人口增长的重要性，看到做好这项工作，不仅是为了解决我们当前的困难，而且是为了中华民族子孙后代的长远利益。”“我国实行计划生育，是在10亿人口，8亿农民这样一个情况下进行的。”因此，我认为宣传工作要注意以下几个问题。

1. 宣传教育工作要有针对性。

为了使全国人民特别是8亿农民充分认识到计划生育是关系到我国社会主义现代化建设成败的大事，关系到全国人民生活水平的提高，关系到我们子孙后代的幸福，在宣传中要针对干部、群众、工人、农民的思想实际进行宣传。目前，在城市对广大群众进行爱祖国、爱社会主义、爱集体的教育中用算账对比的方法，收到了很好的效果，增添了广大群众建设社会主义的干劲。一些地方的经验证明，在农村用算账对比的办法也非常适用。许多地方就采取了从国家、县、公社、生产队四级算人口、粮食、土地账，使农民认识到土地和资源是有限的，人数越多，人均越少的道理。利用这种算账对比的实实在在的事例，道理明，说服力强。群众说：人能生子，土地不能生子。不是不让生孩子，而是我国的国情不能多生孩子。我们要为子孙万代着想，从而提高了执行计划生育的自觉性。

2. 典型引路，宣传好人好事。几年来，计划生育工作中涌现出一批先进集体和先进个人。他们为控制我国人口做了贡献。我们要把他们的先进事迹、先进思想，利用各种形式进行广泛宣传。典型引路是推动工作的动力，要就地取材，把一些好人好事、新人新事编成文艺节目，搬上舞台、搬上银幕，在群众中树立学习的榜样，使这些先进事迹在各地开花结果。

3. 深入实际，研究新问题，找出新办法。随着计划生育工作的深入发展，我们要善于在群众中调查研究，不断总结经验。去年农村普遍实行各种生产责任制以后，原来的计划生育工作办法已不适应，一些地区出现了放任自流。与此同时，一些地区针对新情况建立了计划生育干部岗位责任制，社员群众双包合同，制定有乡规民约。我们要及时发现，认真总结，加以推广。

4. 在做好宣传的同时，必须搞好自身的计划生育工作，要起带头作用。俗话说："打铁先得本身硬。"要向群众进行宣传教育，首先自己要做榜样，否则说服力就不强。我们不仅是一支计划生育的宣传队伍，而且还是一支实行计划生育的模范队伍。

5. 充分发挥有关部门的作用。中央 11 号文件中要求："报刊、广播、电视、出版、戏剧、电影、音乐、曲艺等宣传文艺单位和各种学校，根据自己的特长，运用各种宣传途径和宣传形式，经常不断的宣传……"充分发挥各部门的作用，使宣传教育工作家喻户晓。这次我们到河北省参加了他们的计划生育工作先进代表会议，会上隆化县文化局、大厂回族自治县宣传部长和唐山市歌舞剧团一枝花演出队，从不同的角度介绍了他们充分发挥现有文化阵地的优势，坚持不懈地开展宣传活动，大造社会舆论，控制人口增长的先进经验，群众说："文艺形式的宣传，我们看得清，听得懂，有兴趣，受教育深。"许多育龄夫妇看了演出，听了广播，响应党的号召，主动报名终身只要一个孩子。辽宁省计生办 4 月 1 日转发黑山县委、县政府关于计划生育宣传教育工作的几项规定，其中对各部门均有具体要求。

6. 充分使用、管理、保护好已分发给各地宣传的视听设备。近一两年来，我国计划生育工作与国外进行了一些交往，进口了一部分供宣传用的视听设备和宣传车，并逐步为全国2000多个县配备幻灯机、投影仪等。希望同志们在充分利用这些设备的基础上，管理和保护好这些设备。

# 先进光荣　多做贡献*

（1982 年 6 月 10 日）

这次我有机会来参加江苏省召开的计划生育工作会，向同志们学习，感到非常高兴。

今年，国家计生委工作计划中第一项任务，是认真贯彻中共中央、国务院《关于进一步做好计划生育工作的指示》。最近我们先后参加了山东、河南、陕西、安徽、云南、四川、湖北、广东、河北 9 个省召开的工作会、先代会。同时深入基层调查研究，已分别到湖南、四川、浙江、上海、吉林、北京、山东、河南八个省、市进行专题调查。

过去，我虽然多次到江苏省，但参加这样的工作会还是第一次，借此机会向同志们学习，了解新情况与新问题。

## 一、从全国角度看江苏省的成就

70 年代以来，在党中央、国务院的领导下，我国计划生育工作取得了显著成效，人口自然增长率已由 1970 年的 2.6% 下降到 1980 年的 1.1% 以下，10 年累计少生了 6000 多万人，初步扭转了我国人口无计划增长的局面，为国民经济的发展创造了有利的条件。成绩的取得是与各省、市、自治区的共同努力分不开的，是和不断总结新经验、传播新经验的先进单位的贡献分不开的。江苏省在这方面做出了突出的贡献。

1971 年如东县为全国提供了开展妇幼卫生与计划生育工作相结合的经验。为此，卫生部发了文件，普查普治妇女病在全国较普通地开展，使广大妇女在减轻疾病的痛苦、预防疾病方面受到党和政府的关怀。同年 11 月 16～24 日又在如东召开了有 12 个省、市参加的计划生育经验交流学习班，实质是一次现场会。

* 这是作者在江苏省计划生育工作会议上的讲话。

这次会议规模虽小，但对全国计划生育工作的开展起了促进作用。十几年来如东县各级领导和具体工作的同志，不骄不躁继续前进，不断总结出新经验，并在全国历次召开的计划生育会议上多次介绍了经验，保持了先进称号。还热情地接待了大量来自全国各地的参观学习人员。全县人口出生率、自然增长率做到了指标低、保持平衡。目前没有三胎生育，从而使计划生育由必然王国向自由王国过渡，掌握了计划生育的主动权。

在推广节育措施工作中，我们始终提倡因人制宜，采取综合避孕措施。太仓县妇女在试用口服避孕药方面，积极配合上海科研单位进行观察，继后又在全县大力推广，据县计生办统计，至今全县服用口服避孕药的人数仍占节育措施的33.6%。这一经验也为全国使用口服避孕药提供了科学的依据。同时太仓县计划生育工作也是全面发展的，思想发动宣传教育工作做得好。从1971年以来全县人口自然增长率一直保持在1%以下，1981年多胎率占全县出生人数的0.07%，是全省以县为单位最低的，名列第一名，多年来是全省计划生育工作的先进单位，在全国来讲也是名列前茅。

1973年5月22日至31日在苏州召开了全国节育器械生产、供应工作座谈会，省计生办主任夏凤珠同志在会上介绍了全省计划生育工作的情况与经验，受到与会者的赞扬。会后国务院参阅文件上转发这一经验，对全国计划生育工作起了促进作用。

1974年11月，在无锡举办了全国计划生育工作统计学习班，为各省、市、自治区开展计划生育统计工作培训了一支队伍。

1977年11月，卫生部又在如东县召开了全国妇幼卫生工作经验交流会。在这次会议上，第一次把预防遗传疾病，提高民族素质的科学知识作了专题介绍，也向各地提出了逐步开展此项工作的要求。目前不少省、市开展了这项工作，进展也较快。去年中华医学会、中国计划生育协会联合召开了优生科普宣传座谈会，目前正在举办一个学习班培训骨干，制作了一些科普小册子、电视、电影片。

1979年冬在与联合国人口活动基金会合作中，筹建一所计划生育行政管理干部的培训中心，也由江苏省筹建。办好这一培训中心，为提高计划生育工作质量，提高专职干部业务水平有了基地，工作有了保障。

从全国控制人口增长数量的比例上，江苏省也作出了很大贡献。

## 二、几点期望

1. 继续认真学习贯彻中共中央〔1982〕11号文件。中央11号文件的产生，是从1979年以来做了多次调查研究，广泛征求各方面的意见，自上而下、上下结合，集中了许多地方的经验，瞻前顾后，权衡利弊，经过中央书记处、国务院多次讨论反复修改，最后经中共中央、国务院领导批发，来之不易。这个文件的发出至今整整四个月了。据了解，全国各省、市、自治区分别召开了各种类型的会议进行了学习、贯彻。同志们一致反映，中央11号文件是“及时雨”、“上方宝剑”，为我们的工作撑了腰，工作有了依据。文件首先肯定了过去工作的成绩，为我们今后工作鼓了劲。文件中对计划生育工作的战略意义阐述的透彻，任务要求明确，政策既原则又灵活，照顾到基层工作的困难，不“一刀切”，保护了基层干部的积极性。这是我们在20世纪开展计划生育工作纲领性的文件，是计划生育史上的一个划时代的重大决策性文件。因此，要反复学习、深刻领会其精神，坚定不移地贯彻落实，广泛持久坚持不懈地进行宣传。要使群众特别是8亿农民认识到，我国严格控制人口增长的战略意义，认识到提倡“一对夫妇只生育一个孩子”，实行“晚婚、晚育、少生、优生”是我国国情的需要，是为了我们中华民族子孙后代的幸福，关系到我国社会主义现代化建设成败的大事。

2. 注意工作方法，提高工作质量。计划生育工作是一项涉及千家万户的群众性工作。由于我国人口多、基数大，长期以来又受旧风俗、旧习惯的影响，使这项工作不仅任务艰巨，难度大，还存在着一定的阻力。如何把阻力变成动力？毛主席早在二次国内革命战争时期就有“关心群众生活，注意工作方法”的重要论述。时代不同，但革命的道理是一致的，指导我们行动的革命理论是一致的。我们的工作不仅为群众当前的利益服务，也是为中华民族的长远利益而服务。战争年代我们在群众的支持下取得了胜利，在今天建设社会主义实现四化的道路上，我们更要把道理讲清楚，发动广大群众，共同努力工作，取得胜利。

十多年来，虽然我们的工作取得了很大成绩，但在20世纪内要把全国总人口控制在12亿内的任务是十分艰巨的，当前在生育问题上，难度确实大，但事在人为，先进单位的典型事例已为我们树立了榜样。关键是党委加强对这项工作的领导，但参谋部门的作用也不能忽视。需要我们这支队伍树立坚定的信心，勇于承担党和国家赋予我们的重担，充分发挥参谋助手的作用。今年4月中，中央书记处会议上再一次强调指出："计划生育工作十分重要，目前不少地方人口控制得不好，这一件事，一定要认真抓紧，千万松不得。"对于来参加会议的是省、地（市）、县三级专职领导骨干，我认为：

(1) 必须把我们的参谋部门和专干队伍建设好、整顿好、培训好。在各级党委、政府领导下，联系、组织有关部门的力量，分工合作做好这项工作。要使这个班子做到热爱本职工作，事业心强，具备革命化、知识化、年轻化、专业化的标准，成为一个得力精干的参谋部门。目前，在公社一级要配备计划生育专职干部（或助理员），从而使计划生育战线建立了一支初具规模的专业队伍。为适应工作需要，这支队伍亟待加强专业技术科学知识、政策理论等方面的培训，希望你们能尽快地有计划地进行安排。国家干部制度改革后，退到二线三线的同志，也还可继续为此项工作贡献力量。我们出国访问的一些资本主义国家、发展中的国家，计划生育工作的许多事，是由自愿者、群众组织来承担的。

(2) 发现新情况，研究新问题，总结新经验，提出新办法。工作在前进，事物在发展，情况在不断地变化，任何工作都不能是一帆风顺的，都是在与困难、与矛盾、与阻力做艰苦的斗争中前进的，计划生育工作更是如此。这项工作还有一个突出的特点，就是对周围事物非常敏感，并受其影响。如中发〔1978〕37、42 号文件的贯彻；农业生产责任制的建立；新婚姻法的颁发；甚至报刊发表的某些文章、报道等，如果在贯彻时不作具体分析，及时解决思想认识问题，采取具体办法，都会给这项工作带来不同程度的影响。今后还会出现新的情况，如宪法修改草案中关于在农村实行政、社分开，建立乡政权，农村按居民居住地区设村民委员会，党政与经济管理分开，计划生育工作如何实现两种生产一齐抓，两种责任制一齐建，等等，都需要要认真研究，把工作跟上去。我国近几年在经济建设中贯彻"调整、改革、整顿、提高"的方针，工、农、商各经济部门都在不断地变化。因此，希望同志们要头脑清醒，注意发现新情况、研究新问题，做到心中有数，掌握主动权。

(3) 中央 11 号文件中指出："不论哪一种情况都不能生三胎。"降低多胎生育，巩固、提高一胎生育率是衡量工作成绩的指标之一。从全国来看，降低多胎生育率的工作很不平衡，以省市为单位计算，1981 年低的已控制在 0.2%，高的仍达 41%，全国平均为 16.1%，约有 280 万个孩子属于多胎生育，因此工作量还很大。

从江苏省看发展也不平衡。南通地区在降低多胎率工作方面又一次取得了好成绩，1981 年已控制在 1% 以内。希望江苏争取在"六五"期间，逐年降低，

1985 年时把全省的多胎率控制在一个低水平 1% 以内。在降低多胎生育的同时，还要继续抓紧、抓好一胎率的提高和巩固工作。

从江苏省的人口与土地相比，人口密度高；从计划生育工作看，基础好，积累了丰富的经验。江苏的工农业生产、经济基础、文化教育、生活水平都是比较好的，在过去的十年里江苏省为全国降低人口增长和为全国计划生育工作做出了贡献。希望在今后的五年、十年、二十年内再接再厉，继续保持光荣，为我国四化建设，为 20 世纪末把人口控制在 12 亿以内做出更大成绩。

# 少数民族也要提倡计划生育*

（1982 年 8 月 30 日）

我有机会参加这次会议，向同志们学习，又到甘南藏族自治州夏河县去参观，了解藏族人民的生产、生活、宗教活动情况，收获很大。

人口学会成立一年多，召开少数民族人口调查研究专题讨论会已两次，说明这个问题的重要性，说明过去在这方面缺乏调查研究及系统的资料，同时也说明同志们对它的关心和支持。我没有直接参加调查研究工作，但也是积极分子，挤出时间来参加会议，了解情况，增添见识。

会上同志们把本省、区的调查资料发给代表，本着“双百”方针的精神，各抒己见，因时间所限，可能有些同志未能畅所欲言，深入探讨，总的说来，讨论还是比较充分的，会议开得好。人口问题涉及面广，我国又是一个多民族的国家，可以说对于少数民族的人口的调研工作，仅是开始，还有大量的工作需要研究。希望各地的理论工作者和实际工作者，继续深入地做调查，为研究少数民族人口问题做出贡献。

研究少数民族人口问题，必然要涉及计划生育问题，需要对少数民族的人口情况进行深入了解。情况明，决心大。要从实际出发，制定出能被群众所接受的政策。

少数民族要不要搞计划生育，已不是个争论的问题。1980 年党中央发出了《关于控制我国人口增长问题致全体共产党员、共青团员的公开信》，今年中央又发了 11 号文件，指出：少数民族也要提倡计划生育，在政策要求上可以适当放宽一些，具体规定由民族自治的地方和有关省、区根据当地情况自行制定，报上一级人大常委或人民政府批准后实行。现在的问题就是如何制定好具体的政策，这就需要做大量的调查研究，包括人口本身、经济、文化水平、生态平衡、地理资源等情况，而后确定具体方案。在工作进程中，我们仍需要做出坚持不懈的努

* 这是作者在全国少数民族人口调研会上的发言。

力，广泛搜集资料，研究新问题，总结新经验。提高理论水平，更好地为实际工作服务。

五届人大四次会议的政府工作报告中指出："限制人口的数量，提高人口的素质，这就是我们的人口政策。"因此，我们在调查研究少数民族人口问题过程中，必须遵循我国现实的人口政策，做到不仅要研究如何控制人口的数量，做到有计划的增长，还要研究如何提高中华民族的素质。党中央提出要把我国建设成为具有高度物质文明和高度精神文明的社会主义强国，我认为"控制人口数量，提高人口素质"，就是高度精神文明的具体表现。它是建立两个高度文明的组成部分，是对两个文明早日实现起促进的作用。目前提高人口素质，实行优生优育的问题已提到议事日程。在少数民族地区如何更快的提高人口素质，尤为迫切。同志们在调研中也涉及了这一问题，如少数民族人口素质与文化水平、卫生条件、宗教信仰、风俗习惯、婚姻状况等方面都有极密切的关系，建议在今后的调研中进一步探讨，把情况搞得更清楚一些。

这项工作不仅需要在座的同志继续做艰苦的努力，还需要团结更多的关心这项工作的同志们参加，特别是组织少数民族干部参加。因为民族干部最懂得、最熟悉少数民族群众的心理状况、生活习惯、语言和风俗。要同心协力进行这项工作，会议讨论中，有些同志也提出，希望在今后这样的调研会议，要吸收民族干部和从事实际工作的同志参加。这次会议参加的 50 多位代表中，包括汉、藏、回、白、彝、侗、东乡共 7 个民族，来自 10 个省、区和国家有关部门。有从事科研理论工作者，有行政工作干部。

人口问题，在国际上是个重要问题，在我们国家也是一个重要问题。我们人口增长的快慢对国际影响也大。我们有 10 亿多人口，约占世界人口总数的 22% 多。控制我国人口的过速增长是一项战略任务，是基本国策。五届人大四次会议政府工作报告中提出的"我们要求全国上下为着人民的利益、民族的利益，为实现在本世纪末把我国人口控制在 12 亿以内的目标，作出坚持不懈的努力。"同志们，完成这一任务，的确很艰巨，要勇于承担，这是历史赋予我们的重任！

如何开展好这项工作，中共中央 11 号文件已讲得很清楚了。8 月中旬又在北京召开了全国计划生育工作会议，交流了各地贯彻 11 号文件的经验，研究解决工作进程中的一些新问题。在会议结束时，中央领导同志接见了部分代表，并讲了话。指出，控制人口是我们的基本国策，要长期坚持下去。当前，计划生育工作要继续抓紧，特别要注意研究农村实行生产责任制以后出现的新情况，总结、推广新的经验，使之适应新形势。控制人口过速增长是一件大事，放松不得，我们正在制订长远的经济、社会发展规划，人口规划就是其中一个重要的组成部分。人口控制得好不好，对我国四化建设的前途将产生重大影响。又说：我们的国情特点，是人口多，耕地少，可开垦的土地也很少。其次，我国农业资源虽然很丰富，但按人口平均的占有量并不多。人口太多，还会影响人口质量和民族素质。从全局来讲，人口非控制不可。各地要加强领导，认真地把计划生育工作抓好。同时，也需要很好地进行调查研究，探索、分析新的问题，总结新的经验。这样，我们的计划生育工作的路子就会越走越宽，计划生育工作给人们带来了思想变化，起到了移风易俗的作用。

中央领导同志还指出，计划生育是一项难度很大的群众工作。他赞扬计划生育工作战线的同志们任劳任怨，克服困难，取得了很大成绩。取得了哪些成绩呢？

在这里向同志们简单介绍几个数据：

| | 1981年（%） | 1982年1~6月（%） |
|---|---|---|
| 一胎率 | 57.7 | 59.97 |
| 多胎率 | 16.3 | 15.32 |
| 《独生子女父母光荣证》领证率 | 60.1 | 63.06 |
| 女性晚婚率 | 68.8 | 66.74 |
| 计划生育率 | | 68.64 |

（以上数据不包括青海、西藏）

这次到夏河县，看到了藏族人民对宗教信仰的虔诚，使我联想到去泰国、印度尼西亚考察时，他们在介绍的情况中就谈到工作开始时，阻力之一是宗教信仰的影响。为解决这些阻力，首先做宗教领袖的工作，再通过宗教领袖讲经时宣传计划生育，群众从思想上更易接受。这些经验我们可以借鉴。我们主要靠各级党政领导、有关部门做工作。党、团员、干部带头。也可通过宗教的组织向群众做宣传，变阻力为动力。希望懂得教义的同志在这方面做出贡献。

# 在《中国人口》丛书编委会第一次扩大会议上的讲话*

(1983年3月12日)

今天能有机会参加我们人口丛书编委会第一次扩大会议感到十分高兴。原来只打算参加会议，看看同志们，听一听教育部和经济学院对于这一项工作有什么新的精神和安排，我是抱着学习的态度来的，原没准备发言，现只想谈谈自己的一些想法。自去年2月我们人口丛书编写筹备会议在北京召开到现在整整一年的时间，这一年的筹备工作进度非常快也很顺利，因此我也为在1982年工作中所取得的成就向同志们表示祝贺。为什么呢？因为任何工作都是开头难的，通过参加这项工作的同志们的积极努力，主动地争取各方面的支援，才能有今天这样好的进度。实践证明，我们1982年的工作是非常有成绩的，正像同志说的，我们现在参加丛书编写的队伍已经有500人，再扩大一些来讲包括间接参与这项工作的人员已达1000人，这支队伍是相当可观的。因此，我讲的第一点就是向到会的同志们表示祝贺。

第二点就谈谈这项工作的战略意义。这是项重大的历史任务，因为我们知道人口问题是个战略问题，搞好计划生育是中央指出的一项基本国策，是一项战略任务，我们编这套丛书，不仅是在人口科学方面有贡献，而且对国家四个现代化，对到2000年时工农业总产值翻两番，把人口控制在12亿，使我国人民达到小康生活水平也有贡献。我们这套丛书是为国家四个现代化建设服务的，所以说意义是非常重大的，承担编写这套丛书的任务也是非常光荣的。当初我一听到孙敬之和李慕真同志讲到这个问题时，就非常高兴并表示积极支持这项工作。因为从计划生育方面来讲，我们要从中国的实际出发。中国人口的实际就是我国人口的地理分布、密度以及其他各方面都是不同的，我们要处理好这个问题，那就必

* 这是作者1983年3月12日《中国人口》丛书编委第一次扩大会议上的讲话，此讲话刊登在《中国人口》丛书编委扩大会议文件中。

须了解各地的情况，要找依据。现在提出对人口工作要分类指导、分区指导，这就需要我们做很多调查研究工作，而计划生育战线这方面能做的工作也很有限，这主要就要依靠我们各方面的支持。我们人口丛书的编写就是对我们计划生育工作的莫大支持，它将为计划生育工作提供所需要的科学依据。

我得知计生委准备在3月20日在昆明召开一个关于人口区域规划的会议，研究分区指导的方法，这也需要在座同志们的支持。第三次人口普查为我们提供了详细的全国人口资料，这是中国有史以来未曾有过的宝贵资料，为我们编好人口丛书提供了更好的条件。

第三点，我们国家在各方面都在开创新局面，编写人口丛书是各方面都十分重视的工作，这是我们开创新局面的有利条件。大家对人口问题越来越重视，因此我们的编写工作也会得到更多的支持，我们希望编委会的所有同志，在马列主义毛泽东思想指导下，在各级党委的领导下，经过全体同志的艰苦奋斗，为把这套丛书编写成一套高质量的科学著作做贡献。

# 栗秀真在全国计划生育技术经验交流会闭幕式上的讲话*

（1983 年 10 月 2 日）

今天谈两点：

一是表示感谢，感谢妇幼卫生司的同志给我机会参加会议，能看望老战友和新同志。各省、市、自治区计划生育技术指导战线工作的同志，经过几年来辛勤劳动，总结经验，进行交流和讨论，对我是一次很好的学习机会。多年来，同志们为贯彻我国控制人口数量，提高人口素质的战略任务做了大量工作，计划生育工作取得的显著成就与同志们辛勤劳动分不开，紧密结合在一起，我代表计划生育委员会向同志们表示感谢。

二是提两点希望：

**（一）计划生育技术指导工作要开创新局面**

在党的十二大工作报告中指出："在我国经济和社会发展中，人口问题始终是极为重要的问题。实行计划生育，是我国的一项基本政策。"过去虽然做了不少工作，取得显著成绩，但与其他工农业生产、文教卫生事业方面来比，还是个新问题，是一个艰巨的任务，控制人口数量，提高人口质量，涉及社会科学、自然科学、行政管理各方面，都要在前进中继续探索、创造研究新的经验。到 2000 年我国人口控制在 12 亿，这个数据全世界都知道，有的人在观望，也有的人认为做不到，各种议论都存在。我们要完成这一任务，的确是艰巨的，从 1983 年计算，今后 18 年平均每年增加人口 1000 万，才能达到这个目标。这是一个艰巨的任务，如何优生又是一个新的工作，需要我们这条战线的老同志、新同志有一个革命的毅力，坚韧不拔、百折不挠的愚公移山的精神，陈毅元帅有首诗"大雪压青松，青松挺且直。要知松高洁，待到雪化时"。我们不但要有愚公移山的精神。而且还要有像高山的无数松柏做无名英雄的精神，我们是为人民的利益服务

* 这是作者 1983 年 10 月 2 日在全国计划生育技术经验交流会闭幕式上的讲话。

的，不但为目前的利益，而且要较全面地看到长远的子孙后代的利益，可是，某些人在没有认识到这个问题重要性的时候，并不接受，并不是那么自觉地执行的。因此，要做许多宣传教育动员工作，要有毅力来开创新局面。在党的十二大上，胡耀邦总书记报告的题目是“全面开创社会主义现代化建设的新局面”，全会并做了决定，各条战线都要开创新局面，计划生育战线技术科研方面也要开创新局面。

这几年来，我们是有成就的，发展快。对过去的成就有个充分的估计，但不能停留在已有的成绩上，要加快步伐，在具体工作上提高质量，在总结经验的基础上，又应有新的发明、新的创造。

**（二）加强计划生育的宣传工作**

今年春天，国家计划生育委员会在山东省荣成县开了经验交流会，推广荣成县开展计划生育工作的好经验，这个经验叫“三为主”，一宣传教育为主，二避孕为主，三经常工作为主。最主要的还是靠宣传教育，提高大家的认识，自觉实行计划生育，贯彻基本国策，国家提倡一对夫妇只生育一个孩子，青年夫妇响应生一个，也就是为四化做了一份贡献。关于避孕、人工流产、引产的问题。我们的政策是避孕节育为主，不是以流、引产为主，流、引产可以控制当年的人口数字，但这不是我们提倡的，我们就是要群众有计划地生育，无生育指标就避孕，落实节育措施。今后衡量一个地方工作质量，要看出生率低，自然增长率低，人工流产数量要逐步降低，引产要大量降低，避免出现大月份引产，落实节育措施高，提高节育技术质量，起到节育的效果，这是我们希望的。

经常工作为主，是指经常工作与突击活动，以经常工作为主。计划生育没有一定的声势、一定的舆论很难开展。目前来看，必要的突击是需要的，但突击以后，经常工作要跟上去，坚持下去，这样突击就会减少了。荣成“三为主”的经验是好的，从全国来讲，不仅是荣成，其他地方的老典型、新典型也是按这个规律办事情。

坚持“三为主”特别要提出宣传为主的问题。在宣传月活动中，全党全民都要宣传，接受教育。我们处在第一线的技术人员向受术者做好宣传是更重要的，起的作用会更大。1982 年接受手术约 3370 万人次，这一年在育龄夫妇人群中，有 3370 万人次和医生、卫生人员见面，如果医务人员通过手术中、手术前后针对性地做好宣传工作，效果就更大、更深刻。除口头讲，还可以搞一些宣传小册子、宣传品。让受术者带回去。宣传品需要点钱，与计生委联系可以给点。另一个时机即每年有 1000 多万对新婚夫妇结婚登记，民政部门、计划生育部门利用这个机会进行宣传，作用也是大的。

计划生育工作的开展，宣传教育很重要，把此放在首位。中央已批准国家计划生育委员会办计划生育报，欢迎同志们为这个报投稿。

中国计划生育协会是群众性组织，在国家计划生育委员会的具体领导下开展一些力所能及的有关计划生育国内、国际工作。协会出版一个《人生》杂志双月刊，是文艺性的刊物，包括婚姻、家庭、节育、优生、优育的内容，也欢迎同志们投稿，并通过报刊扩大宣传面。

# 中国计划生育协会工作对外宣传要点*

（1983 年 10 月 14 日）

中国计划生育协会成立以来做了许多工作，为了使外界更加深入、准确地了解中国计生协的工作，特拟定了对外宣传的要点如下：

## 一、中国计划生育协会成立的背景

众所周知，中国是一个人口众多的国家，新中国成立之后随着社会制度的改变，经济的迅速发展，人民生活及医药卫生条件的改善，我国的人口状况也发生了重大变化，出现了出生率高、死亡率低、自然增长率高的现象。为了使人口发展与国民经济发展相协调，我国政府在 20 世纪 50 年代、60 年代中期在城镇和人口稠密的农村曾向群众进行要有计划地生育子女科学知识的宣传教育，并对群众提供节育方法和条件。70 年代以来全国普遍、持续地开展计划生育工作。1978 年 3 月第五届全国人民代表大会第一次会议通过的《宪法》第 53 条规定："国家提倡和推行计划生育。"第四次会议上《政府工作报告》指出："我国人口政策包括两个方面：一方面要控制人口的数量，一方面要提高人口素质。"1982 年 9 月中国共产党第十二次代表大会上，胡耀邦总书记在工作报告中提出："在我国经济和社会的发展中，人口问题始终是极为重要的问题。实行计划生育，是我国一项基本国策。"同年 12 月第五届全国人民代表大会第五次会议通过的《宪法》中第 25 条、49 条分别规定："国家推行计划生育，使人口增长同经济和社会发展计划相适应。""夫妻双方有实行计划生育的义务。"

据我国第三次全国人口普查分布：全国总人口为 1 031 882 511 人，大陆 29 个省、市、自治区人口为 1 008 175 288 人，其中男性人口占 51.5%，女性人口占

---

* 本文为作者给中国计划生育协会负责宣传工作的部门拟定的对外宣传口径。

48.5%，少数民族人口占6.7%，城镇人口占20%。1981年29个省、市、自治区人口出生率为20.91‰，死亡率为6.36‰，自然增长率14.55‰。1982年9月全国进行的1‰人口生育率抽样调查：1981年妇女总和生育率为2.63，育龄夫妇节育率69.46%，女性初婚年龄为22.82岁，几年来计划生育工作取得了显著成绩。但由于我国人口多，年龄构成轻，计划生育工作任务艰巨，又是一项长期群众性的工作，为此根据国内、国际计划生育工作的发展和需要，我协会经过热心于计划生育事业的一些知名人士之间的酝酿筹组，经过政府的允准，于1980年5月29日正式成立。

## 二、中国计划生育协会组织概况

我协会是在中国共产党及政府领导下的群众性团体。主要工作任务是协助政府计划生育主管部门动员群众开展计划生育活动。协会现有理事91人，来自社会科学、自然科学以及有关群众组织、文艺、新闻各界热心于计划生育工作的有志之士。协会经全体理事选举产生出会长、副会长、秘书长和19位常务理事。建立了办事机构，现有10位工作人员负责承办协会的日常工作。

目前，全国已先后在北京、天津、上海、河南、河北、辽宁、陕西、山东、江苏、四川、广东、浙江、湖北、吉林等14个省、市内成立有协会的分会、支会，开展了各项工作。现在还有一些省、市、自治区在积极筹备成立分会的过程中。

## 三、中国计划生育协会组织章程（略）

## 四、中国计划生育协会工作情况

我协会从成立至今，始终遵循本协会的宗旨：团结有志于计划生育的工作者和热心于计划生育的各界人士，为控制我国人口数量、提高人口素质，为促进中华民族的兴旺发达、繁荣昌盛，为促进我国社会主义的现代化建设做出贡献。

1. 国内工作

为了在全国范围内广泛、深入、持久地开展宣传教育和普及计划生育科学知识，我协会配合政府，对各省、市、自治区的计划生育宣传干部57人进行了业务培训；与中华医学会联合举办了优生学讲习班，有60名来自全国各地的从事优生学和计划生育工作的人员参加，时间四周；与中央人民广播电台共同举办了九讲

"人口计划生育"讲座；与中国科学技术协会合作，由北京计划生育宣传教育中心承办了"计划生育"展览，接待了4万余人次的参观，还接待了来自15个国家104位"亚洲议员人口和发展会议"的代表；与《工人出版社》合作创办了文艺刊物《人生》杂志，现已由季刊改为双月刊，并已出版了11期，每期为12.5万~15万册；委托《知识出版社》出版了《人口问题通俗讲话》，发行了40万册；协助北京、上海、成都3个计划生育宣传教育中心、分中心为县以下计划生育干部提供教材、教具：教学课本、画页、投影转片、幻灯片、录像带、模型等。协会还通过自己的成员广泛组织动员社会力量，利用报刊、广播、电视、电影、图片、文艺作品、生活用品以及讲演、座谈等方式宣传，把计划生育的重要意义和节育、优生科普知识传播给群众，提高他们实行计划生育的自觉性，使控制人口增长、提高人口素质的政策落到实处。

2. 国际活动

我协会成立以后，分别于1980年与日本家族计划国际协力财团，1982年与人口方案规划组织建立了合作关系。先后出席了在印度尼西亚首都雅加达举行的"八十年代国际计划生育会议"、在斯里兰卡召开的第三届"亚太地区人口会议"。今年我协会与国际计划生育联合会、日本家族计划国际协力财团一起在我国山东省青岛市召开了"三方研讨会"。我协会还先后派出代表团到日本、泰国、英国、印度、南斯拉夫、中国香港等地的计划生育协会进行考察和学习。

## 五、今后设想

我协会在今后工作中仍继续坚持和遵循本协会的宗旨、规定的任务，根据国内、国际计划生育工作情况的发展及新经验，动员全体理事和会员密切联系广大群众，广泛宣传节育、优生、优育科学知识和提高人民群众实行计划生育的自觉性，并提供力所能及的条件，充分发挥群众团体组织的作用，促进计划生育工作开展。

附件：

中国计划生育协会组织章程（略）

# 在“国际计划生育联合会”第三次会员国代表大会上的发言

（1983 年 11 月 19 日、20 日）

1983 年 11 月 17 ~20 日，我在肯尼亚首都内罗毕，参加国际计划生育联合会（简称“国际计生联”）第三次会员国代表大会。会议期间，我有两次发言。一次是在大会通过接纳中国计划生育协会为该组织的会员国时的发言；第二次是大会讨论“人、自然资源和环境”问题时的发言。现分述如下：

## 第一次发言

今天很高兴，中国计划生育协会能成为“国际计生联”大家庭中的一个成员，谢谢各位朋友代表的支持。我们的协会成立不久，今后还要向各会员国学习你们的经验，也愿同各位一起为人民群众的健康、幸福作出贡献！

## 第二次发言

今天大会的议题是讨论“人、自然资源和环境”问题。我认为这是一个很重要的问题。我愿就此议题谈一些看法。

人与自然资源环境之间的关系是互相依存，相互制约的。自然资源环境是人类赖以生存和发展的物质基础，而人类是改造环境的主人。随着社会生产力的发展，人类利用和改造环境的深度和广度不断扩大，而环境可以提供的资源及环境可以容纳人口的数量，在一定的时间和科学技术水平的条件下，总是有一定限度的。

中国是一个发展中国家，在社会主义现代化建设中出现了人口增长对环境的压力问题。对于这个问题，我们的观点是：第一，必须正视它。第二，必须采取有效的政策和措施，妥善解决两者之间的矛盾，使其相适应。

在协调人口与环境的关系方面，我国是十分重视的。目前，正在动员全国人民充分利用自然资源进行经济建设，提高城乡人民的经济文化生活水平。

在发展经济的同时，十分重视有计划地控制人口数量的过速增长，积极提高人口素质。我们提出的口号是“两种生产一起抓”。我国宪法规定：“国家推行计划生育，使人口增长同国民经济和社会发展计划相适应”；“夫妻双方有实行计划生育的义务”。为此，政府建立相适应的组织机构，制定相应的政策和具体措施。经过多年的工作，虽然已取得了显著的成就，但由于我国人口基数大，人口构成属年轻型，今后的任务还相当艰巨。

在合理利用，保护自然资源方面，我国每人平均占有的环境资源，不论是耕地资源，还是水资源、森林、草原，都低于世界人均值。摆在我们面前的现实问题，是努力提高环境资源的再生殖能力，提高环境资源的利用率，求得人口和环境的协调发展。

在防止工业污染、改善环境卫生、绿化大地等方面，我国都列入重要议事日程，建立了领导组织和办事机构。如新中国成立初期，成立了从中央到城乡基层的各级爱国卫生运动委员会；1973 年国家成立了国务院环境保护办公室，1982 年改为城乡环境保护部。国家还建立有林业部、中央绿化委员会等组织机构，并制定有关政策、法令、行动计划等。

在环境保护方面，正在进行以下几项主要工作：积极改善城乡群众饮用水源。目前城市自来水供应率达85%，农村达40%。改善城乡群众居住区的环境卫生，建立清洁扫除制度，在农村因地制宜地兴建沼气设施，既可以使粪便经过发酵达到无害，又可提供群众做饭、照明的能源。为防止工业对环境的污染，国家对工业废水废气废渣的处理，制订了排放标准及实施方案。同时采取发展中小城市的规划，严格控制大城市人口无计划的发展。为绿化大地，国家大力提倡植树造林活动，确定每年 3 月 12 日为植树节，要求每人平均植树 3 ~ 5 株，力争在 2000 年时使森林覆盖率由目前的 12.7% 上升为 20%。

中国在协调人口增长和环境保护关系方面做了一些工作，取得了一些成就。但是任务仍很艰巨繁重，我们愿意学习各国有益的经验，为使我国人民在良好的环境中生活而努力。

我们认为，国际计划生育联合会积极地与国际有关组织取得密切结合，互相支援，宣传环境保护问题是很必要的。

# 中国的评价*

（1984 年 8 月）

中国的人口在过去十年里发生了重大变化。由于在理论和实践方面的意义深远的变革，才使世界上人口最多的国家近几年来取得了控制人口的成就。对这个转变过程更为重要的是人们加深了对人口问题的认识：中国共产党和政府越来越关心人口问题，围绕人口问题所组织的活动越来越多，提高了群众的觉悟及对人口问题的新看法。

许多年来，中国人低估过多的人口对社会经济发展产生的不利影响，1966～1970 年“文革”期间人口增加了一亿，这是难以忘记的历史教训。1974 年毛泽东同志强调说：人口必须有控制地增长。

70 年代以前，中国未对人口发展趋势进行什么研究。人口与经济发展因素的相互作用已变得很明显了，人口增长必须被看做是发展战略的一个组成部分。控制增长迅速的人口是努力实现四个现代化的一部分。

尽管中国幅员辽阔、资源丰富，但许多资源人均占有量却低于世界平均数。例如，人均可耕土地只有世界平均数的 30%。但是直到 70 年代才引起全世界的注意，才对环境因素予以考虑。虽然人口增长的压力不是导致生态失去平衡的唯一原因，但是通常是促进因素。例如粮食、燃料、建筑材料不足导致了盲目砍伐森林及其他生态破坏，而迅速增长的人口则引起空气、水和土地的污染。

## 党和政府越来越重视

70 年代以来，特别是 1978 年以来，各级政府非常重视人口问题。现在，人口计划已成为社会经济计划的一部分，政府向人大作的政府报告包括人口和计划生育问题。1980 年中国共产党中央委员会发表了《关于控制我国人口增长问题

* 1984 年 8 月登载于《人口危机》（国家计生委的刊物）。

致全体共产党员、共青团员的公开信》。后来，胡耀邦总书记在党的十二大所作的报告中明确指出，人口问题是个非常重要的问题，计划生育是一项基本国策。

现在宪法规定每一个公民都有权利和义务实行计划生育。1982年制定的新宪法指出："国家鼓励实行计划生育，以使人口增长同社会、经济发展计划相适应。"新婚姻法规定夫妇双方都有实行计划生育的义务，并鼓励晚婚、晚育。

## 加强计划生育活动，扩大计划生育组织

一个拥有面积960万平方公里、人口10亿的国家，需要建立专门机构，有效地贯彻国家政策。

中国国务院下设计划生育委员会，各省、市、县也都设计划生育委员会。基层计划生育工作人员经过专门培训，进行数字统计和宣传、教育、分发避孕药具和技术指导，一些地方计划生育委员会还同高等院校合作建立专门培训机构，在一些省、市的中学开设人口课。

1978年以来，许多人口研究所相继建立。现在，近30所高等院校设有专门人口研究所。1979年，中国人民大学招收了攻读人口学的研究生。1981年，中国人民大学和复旦大学的在校学生准许进修人口课，中国社会科学院和部分省市也建立起人口研究室。最近发表的有关人口普查和全国生育率调查将极大地推动中国的人口学研究工作。现在还出版一些面向全国发行的刊物，如《人口研究》、《人口与经济》、《西北人口》等。

## 提高群众的觉悟

不改变群众的态度，扭转社会习惯势力，使之赞成晚育、少生是不可能的。1975年以后社会习惯势力正在扭转，无论是城镇还是农村的妇女同十年前相比，其结婚的时间平均推迟了两年，这对减少平均的家庭规模起了很大的作用。尽管新婚姻法允许早一点结婚，但许多妇女继续实行晚婚，这就足以证明妇女也改变了态度。

1981年中国妇女的节育率达69%，这也说明群众的觉悟有所提高。另外据估计，1981年头胎出生的婴儿占总出生婴儿的47%，同1970年的占总出生率的21%相比有很大的提高。1981年三胎或三胎以上只占总出生人数的27%。

为了实现理想的人口增长，必须在人口动态的三个方面进行仔细规划：遵循控制人口数量，提高人口质量的方针是非常重要的。尽管中国的出生率在过去几

十年里大幅下降了，但由于年龄构成轻，仍存在着生育回升潜在危险。为了实现社会经济发展相平衡，中国力争在20世纪末把人口控制在12亿以内。这就要求在今后17年里每年平均增长的人数不得超过1000万，可是在这个时期内，平均每年进入结婚、生育年龄的夫妇达1100万对。但是，中国有十年计划生育工作的经验，完全能够控制其人口的增长。

劳动年龄人口的短期性增长是不可避免的，但必须做好调节。每年两千多万60年代生育高峰期出生的人口，现在逐步进入劳动大军，对比之下，20年代出生的人口（现已退休）当时每年进入劳动大军的只有500万～700万。这样，每年净增的劳动人口为1000多万，这种趋势还会保持一段时间，并将迅速增加劳动年龄人口在总人口的比例。到2000年，劳动人口数将超过8亿，约占总人口的70%。由于这些未来的劳动者已经出生，因此必须有效地利用这支庞大的劳动大军。

密切注意人口“老化”问题。降低死亡率，提高预期寿命，降低出生率，将不可避免地使中国人口中的老人增多。据预测，到2000年，年龄在65岁以上的人数将达九千万，只占总人口的8%，比目前美国、加拿大、日本的水平低，也大大低于西欧。如果中国人口出现“老化”的话，近期内也不会成为问题。如果在将来，由于50年代、六七十年代高出生率而出现人数众多的老年人，国家的人口政策还可以调整。

过去十年中国人口的变化是很大的，尤其是生育大幅度下降。在发达国家，这种下降形式的形成需要几十到一百年的时间。到现在为止，中国已在困难的情况下取得了降低出生率的成效，这就使中国更有信心最后取得人口计划的成功。

国家计划生育委员会顾问、中国计划生育协会副会长　栗秀真
中国人民大学人口学教授　邬沧萍

# 中国人民在生育问题上的飞跃*

（1984 年 10 月 30 日）

今年 10 月 1 日是中华人民共和国成立 35 周年喜庆的日子。中共中央政治局常委、中央军委主席邓小平同志在天安门城楼上作了重要讲话，他指出："三十五年前，我国各族人民的伟大领袖毛泽东主席，在这里庄严宣布了中华人民共和国的成立，并且宣告：我们中国人民从此站起来了。三十五年来，我国不但完全结束了旧时代的黑暗历史，建立了社会主义社会，也改变了人类历史的进程。特别是中国共产党第十一届三中全会以来，由于彻底纠正了'四人帮'反革命集团的倒行逆施，恢复和发展了毛泽东同志的实事求是的思想方法，陆续实行了一系列适合新情况的重大政策，全国的面貌更是焕然一新。""我国的经济获得了空前的蓬勃发展，其他工作也都得到了公认的成就。今天，全国人民无不感到兴奋和自豪。"

在生育问题上，随着社会主义革命、社会主义建设事业的发展，党和政府对这项工作极为重视，35 年来，今昔对比无论从理论认识、人民生育观的改变，从人口的数量和人口素质的变化，从工作力量与工作经验等方面，均在旧的基础上出现了一个新的飞跃。

例如，在人口理论方面：早在50年代中毛泽东主席就提出："人类在生育上完全无政府主义是不行的，也要有计划生育。""人类要控制自已，做到有计划地增长。"通过实践，使更多的人们认识到在社会主义制度下人口的增长要有计划地进行，要与国民经济和社会发展相适应。在 1982 年全国五届人大五次会议通过的宪法中第二十五条指出："国家推行计划生育，使人口增长同经济和社会发展计划相适应。"早在 1884 年恩格斯在《家庭、私有制和国家的起源》一书的序言中，对两种生产的观点作了精辟的概括。他指出："根据唯物主义观点，历

---

* 这是作者为纪念新中国成立 35 周年写的文章，原载《人生》杂志 1984 年第五期。

史中的决定性因素，归根结底是直接生活的生产和再生产。但是，生产本身又有两种。一方面是生活资料即食物、衣服、住房以及为此所必需的工具的生产；另一方面是人类自身的生产，即种的繁衍。”我们通过实践、探索，进一步总结了“两种生产”一起抓、“两种生产”同步进行的经验，这一理论将继续指导我们今后的工作朝着胜利的方向迈进。

人民生育观的变化：几千年来封建思想、旧的传统在广大人民群众中影响较深，但随着社会、经济、文化、科学、卫生等事业的发展，计划生育重大意义和节育科学知识的宣传和普及，人们的生育观已逐步在改变，晚婚、晚育、有计划生育子女为荣的社会新风尚逐步形成。党的十一届三中全会以来，广大干部、群众从国情的特点出发，关怀子孙后代的幸福，响应党和国家的号召，自愿终身只生育一个孩子，1983 年底有 2477 万对育龄夫妇领取了《独生子女父母光荣证》，领证人数占已婚有生育条件妇女的 21.2%，妇女总和生育率由 50 年代平均为 5.87，1983 年降为 2.07，两数相比下降 3.8，也就是平均每个妇女少生三个多孩子。从而对妇女解决，对保护妇女儿童健康等起到重大的促进作用。

人口数量的变化，旧中国广大劳动人民处于饥寒交迫疫病流行，人口处于生得多、死得多、增长慢的状态。在一些疫病流行严重地区，广大劳动人民处于“千村霹雳人遗失，万户萧疏鬼唱歌”的悲惨处境。35 年来随着经济的发展。卫生医药事业的改善，我国人口由生得多、死得多、增长慢过渡到生得多、死得少、增长快这样一个变化。在毛泽东主席、周恩来总理的领导和关怀下，70 年代以来坚持不懈的开展计划生育工作，人口出生率、死亡率、自然增长率逐年下降变为“三低”的类型。人口出生率由 1949 年的 3.6% 降到 1983 年的 1.86%；人口死亡率由 1950 年的 2% 降到 1983 年的 0.71%；人口自然增长率由 1949 年的 1.6% 降到 1983 年的 1.15%。使周总理生前极为关心把我国人口自然增长率降到 1% 的夙愿基本实现。

人口素质的提高：我们甩掉了旧中国被帝国主义者污蔑为“东亚病夫”的帽子。我国人口死亡率在迅速下降，在世界人口平均死亡率约为 1.1% 指标以下。婴儿死亡率新中国成立前约为 20%，1954 年据 14 个省五万余人的调查为 13.85%。1983 年已降到 3.47%。青少年儿童平均身高、体重、胸围也再增加和提高。人口平均预期寿命由解放初期的 35 岁提高到 1981 年全国人口普查时 68.79 岁。超过 1974 年布加勒斯特世界人口会议制定的《世界人口行动计划》预计到 1985 年平均预期寿命 62 岁的目标。

工作队伍的成长和提高：从事于人口、计划生育工作的组织机构、从事这项工作的社会、自然科学的科学人员及行政管理工作者从数量、质量等方面随着工作的需要，从无到有，从小到大，从少到多，由低到高迅速地发展起来了。通过反复实践，提高了理论水平，研制了满足群众节育需要的药具和技术服务，并总结了工作的经验，为今后工作的开展奠定了基础。

在党中央和国家对外开放政策的领导下，十一届三中全会以来先后与联合国人口活动基金、国际计划生育联合会、日本家族计划国际协力财团、日本政府及其他国际人口组织建立联系，制定了合作项目。在计划生育工作方面的国际交流合作日益发展，我们的朋友遍天下。

综上简述，我国的人口、计划生育工作是在同祖国前进步伐中不断发展的，也正像小平同志讲的："其他工作也都得到了公认的成就。"

# 在全国优生科学讨论会闭幕式上的讲话

（1984 年 12 月 16 日）

全国优生科学讨论会将要闭幕了，借此机会代表国家计划生育委员会的领导向全体代表问好。

我有机会参加这次盛会，向同志们学习，并通过会议了解优生工作方面的动态及其新的进展，感到高兴。优生科学讨论会内容丰富，共收到了 757 篇论文，这是十分可喜的。这次到会的代表有 654 人之多，代表性之广泛，在我国优生工作史上是第一次。这次会议不仅是学术交流会，也是一次认真贯彻 1984 年中共中央 7 号文件的大会。中共中央 7 号文件中指出：“要大力提倡优生学、宣传生命科学，特别是在少数民族地区和偏僻山区，要大力宣传婚姻法，宣传近亲结婚的害处，防止近亲结婚。”因此，这次会议为今后进一步广泛开展优生工作，不断提高我国人口素质，具有深远的历史意义。

这次会议在重庆市召开，受到了四川省、重庆市计划生育委员会的重视，特别是重庆市计划生育委员会在市委、市政府领导的支持下，全力以赴为大会提供了优越的住、食等条件，在短短的时间内承担了 650 多位代表们的迎来送往的繁重任务，我代表国家计生委向他们表示衷心的感谢！

短短的五天会议，完成了会议预期的目的。这与筹备组的同志们一年多来辛勤的劳动、组织联系和与会的专家们的努力工作分不开的。与我接触的代表们一致认为会期虽短，收获匪浅。

会议首先进行了广泛的学术交流，互相启发提高，集思广益，讨论出哪些条件不能结婚，不能生育，不能安排第二胎生育及优生产前诊断四个规范的建议，为有关领导和部门在制定党和国家政策法令中提供了科学依据。同时对今后的科研规划进行了讨论，使规划进一步接近实际。经过民主协商并推选出新的协作组领导班子，为今后加快科研进度有了组织保证。相信通过这次会议将促使全国的优生工作出现新的飞跃！

# 中国计划生育协会工作汇报*

（1985 年 2 月 1 日）

中国计划生育协会经国务院批准，1980 年 5 月 29 日在北京正式成立。中国计划生育协会是在中国共产党及政府领导下的群众性民间团体。其宗旨是团结计划生育工作者及热心于计划生育工作的各界人士，为控制人口数量、提高人口素质，为促进我国社会主义现代化建设做出贡献。主要任务是：协助政府计划生育管理部门广泛普及计划生育科学知识；贯彻执行国家制订的计划生育工作方针、政策和任务；动员群众自觉地实行计划生育；有计划地开展国际合作交流，根据实际情况与其他国家和国际计划生育组织建立双边、多边合作关系。

中国计划生育协会会长由王首道同志担任，栗秀真、林巧稚、吴阶平、林佳楣、于旺 5 位同志任副会长，19 名常务理事，共 91 名理事。协会理事分别是来自社会科学、自然科学、文艺、新闻以及有关群众组织等各界热心于计划生育工作的有志之士和全国各省、自治区、直辖市从事计划生育工作的专业人员。协会通过全体理事在不同岗位结合本职业务，配合政府积极、广泛地开展计划生育工作。

中国计划生育协会成立四年多来，分别在国际交往和国内宣传方面配合国家计划生育委员会作了一些工作，起到了助手作用。

## 一、国际交往

1. 1980 年与日本家族计划国际协力财团（JOLCFP）建立了合作关系，并在 6 月底接待了以山地一寿理事长为首的日本家族计划国际协力财团友好访华团。1981 年 9 月协会派出以副会长于旺同志为团长的友好访日团，并在东京签订了中国计划生育协会、日本家族计划国际协力财团“关于合作会谈纪要”，合作期自

* 这是作者 1985 年 2 月 1 日向国务院和有关部委领导汇报计划生育协会工作的材料。

签订之日起，有效期为五年。合作内容：双方每年互派考察团进行人口、计划生育方面的考察与经验交流，通过这一活动交流工作经验，加强双方的了解，增进友谊。1983 年 6 月双方又签订了在我国山东泰安市、江苏太仓县开展以“计划生育、妇幼保健、控制寄生虫”的三结合项目。

2. 1981 年经国务院批准与国际计划生育联合会（IPPF）建立了合作关系，国际计划生育联合会（以下简称国际计生联）是国际计划生育民间组织，总部设在英国伦敦。目前已有一百二十多个国家和地区参加了这个组织。1981 年 3 月协会接待了以国际计生联会长侯赛因女士为首的五人访华团，双方在北京互换了函件，确定了合作项目并向我协会提供开展活动的经费。我协会申请加入该组织。1982 年批准接受我协会为准会员，1983 年 11 月，中国计划生育协会副会长栗秀真、联络处副处长王湘英一行二人参加了国际计生联在肯尼亚内罗毕举行的第三次代表大会，在这次会议上我协会被接纳为“国际计生联”的正式会员。四年来“国际计生联”在设备、培训、出国考察等方面都给予我们一定的援助和支持。

3. 1981 年 12 月经国务院批准与国际人口方案规划管理委员会（ICOMP）建立了合作关系。1982 年 7 月我协会派代表出席了人口方案规划管理委员会在马来西亚首都吉隆坡召开的第八届年会，1984 年 3 月协会派人参加了在菲律宾首都马尼拉亚洲管理学院举办的计划生育管理人员学习班。

4. 几年来，中国计划生育协会先后派代表或代表团出席、参加了在印度尼西亚首都雅加达召开的“八十年代国际计划生育会议”（1981 年 4 月）；在我国首都北京举行的“亚洲议员人口会议”（1982 年 9 月）；在斯里兰卡首都科伦坡召开的“第三届亚太地区人口会议”（1982 年 9 月）；在印度首都新德里召开的“亚洲议员人口与发展论坛第一次会议”（1984 年 2 月）；在墨西哥首都墨西哥城召开的“国际人口会议”（1984 年 8 月）等有关国际会议。协会还分别派代表团到日本、英国、美国、哥伦比亚、南斯拉夫、印度、泰国、中国香港等国家和地区计划生育协会进行了考察和学习。

5. 从 1982 年至 1984 年连续三年与国际计生联，日本家族计划国际协力财团合作先后在日本、中国、美国召开了“三方研讨会”，在计划生育工作上共同进行交流与探讨。

中国计划生育协会成立以后，有计划地与国际计划生育民间组织和一些国家开展了合作交流，并多次接待了来我国访问的代表或代表团，在交往活动中，不仅增进了相互间的了解，广交了朋友，同时还学习了各国在计划生育工作的先进经验，及时掌握了国际上在计划生育工作方面的信息，有利于促进我们的工作。

## 二、国内工作

党的十一届三中全会以来，全党工作重点转移到社会主义“四个现代化”建设方面来，党和国家对计划生育工作极为重视。1980 年 9 月中共中央向全体共产党员、共青团员及干部发表了《公开信》，1982 年中共中央、国务院发了 11 号文件，同年党的十二届代表大会工作报告中指出：“计划生育是我国的基本国策。”1984 年中共中央又发出 7 号文件指出：“过去几年的计划生育工作取得了很大的成绩，今后要继续大力抓紧抓好，抓紧抓好的标志是发扬成绩、克服缺点、解决问题。”“要把计划生育政策建立在合情合理、群众拥护、干部好做工作的基础上。这是计划生育工作的过硬功夫。”中共中央 7 号文件为我们今后努力做好计划生育工作开创新局面提出了要求，指明了方向，各级党委和政府加强对计划生育工作的领导，并结合本地区的实际情况对协会工作给予大力支持。

1. 组织情况

1981 年 12 月 27 日在北京召开了第一次全体理事会，陈慕华同志、王首道会长都到会并讲了话。会议通过了中国计划生育协会章程和会徽。

目前，全国已有：上海、北京、天津、河北、内蒙古、辽宁、吉林、江苏、浙江、福建、山东、河南、湖北、湖南、广东、四川、云南、陕西、甘肃 19 个省、自治区、直辖市分别成立了协会或科学研究会，省、直辖市所属的一些区、县、市也成立了协会。

2. 培训工作

1981 年协会配合国家计划生育委员会在北京举办了全国计划生育宣传工作研讨会，为各省、直辖市、自治区的计划生育宣传干部 57 人进行了业务培训，同年还与中华医学会联合举办了优生学习班，有 60 名来自全国各地的从事优生学工作和计划生育科研、妇幼保健的医务人员参加了为期四周的学习。这两期学习班分别为各地继续训练基层计划生育干部提高工作水平提供了师资。1982 年与中央人民广播电台共同举办了九讲“人口、计划生育讲座”，并委托知识出版社出版了《人口问题通俗讲话》，发行了 40 万册，为基层训练提供了课本。1984 年 5 月与国际计生联共同在北京举办了“计划、规划、预算、报告制度”培训班，国际计生联计划预算专家马什特先生讲课，为已成立协会的省、自治区、直辖市协会培训了骨干。除以上在国内的培训以外，还利用国际计生联的援款选派九位同志到国外进修人口、计划生育统计等专业。

3. 宣传工作

与中国科技协会合作，由北京计划生育宣传中心承办了“计划生育展览”，共接待了四万多人次参观，还接待了来自15个国家的104位“亚洲议员人口会议”的代表。

与《工人出版社》合作，共同创办了文艺刊物《人生》，用文艺形式向群众宣传婚姻家庭、优生优育，计划生育移风易俗的新思想、新风尚。从1981年创刊，由季刊改为双月刊。每期出版12万册。

1981年底与中华医学会联合召开优生遗传学术讨论会。

4. 设备建设

利用国际计生联的援款订购宣传、视听、办公、医疗、交通等设备，有计划地分配，加强各协会和计划生育服务站，为使基层更好地为群众服务创造了条件。

5. 基层协会工作

北京西城区计划生育协会、河北南宫计划生育协会工作概况（略）

中国计划生育协会成立四年，如何在实际工作中密切配合政府做好工作，建立具有中国特色的计划生育协会，还在不断总结与探讨，为使我国的计划生育开创新局面做出新贡献！

# 我为计划生育事业献余热*

（1985年2月10日）

自然规律不以人们意志为转移。瞬时间，我已由青年到中年，又进入老年行列。年龄接近古稀的我，理应响应党中央的号召和国家的决定，退居二、三线。

回想我年轻时代，只不过是一个信仰宗教的医务工作者。“七·七”事变爆发后，在绝不做亡国奴的意志驱使下，就地参加抗日救亡宣传、募捐、训练救护人员等活动。10月末红十字总会发出募征卫生医务人员赴前线服务的号召，我只身离开家乡和原工作岗位，奔赴战争前沿地带——南京，直接参加医护前线下来的伤员的工作。时仅一旬，上海失守，南京告急，医院奉命将伤员分散转移。我同医院的部分工作人员于一个深夜冒雨乘船转迁武汉，本想组建新的医院，事未成。继南京沦陷，几十万南京人民遭受日寇屠杀，痛心之极！又看到国民党节节败退，国民党政府西迁四川，对他们完全失去了希望。武汉是军事要地，在这种情景下，人心浮荡，感到前途渺茫！我亲临其境，正处于徘徊之中，幸于1938年秋，一个偶然的机会，到中共湖北省委、鄂中特委陶铸、杨学诚等同志领导的临时学校，为二百五十多名学员、教员的健康服务。受到陶铸同志的教育启发，又为教员、学员们那种朝气蓬勃、斗志昂扬的精神所影响，提高了我对共产党的认识和积极参加抗日游击战争的信心和决心。1939年我便从一个宗教信仰者光荣地参加了共产党。在一座高高的山冈上，密密的丛林中，举起右臂向党庄严宣誓：愿为共产主义事业奋斗终生。

在将近五十年的时间里，我从未离开过医务工作，在党的领导下，政治业务等各方面都有长进。但终因年龄大了，精力不比从前，事实证明，即使退居二、三线，还是能够做到“老有所为”的。

由于我从事计划生育工作时间较长，了解这一工作的重要性。正如胡耀邦同志在党的十二届代表大会上所说：“是我国的一项基本国策”，“人口增长过快，不但影响人均收入的提高，而且粮食和住宅的供应，教育和劳动就业需要的

---

* 此文发表在1985年12月出版的《新的起点》。

满足，都将成为严重的问题，甚至可能影响社会的安定，所以计划生育工作千万不能放松。”由于我对这项工作的政治责任感和长时期的工作上的感情，虽退居二、三线，并将离休之际，仍然决定为控制我国人口增长过速，提高人口素质的艰巨事业发挥余热，做点贡献。

1983 年 11 月 17 日至 20 日，我代表中国计划生育协会参加了“国际计划生育联合会”在中非肯尼亚首都内罗毕美丽的城市里召开的第三次代表大会，到会代表二百多人，来自 119 个国家和地区。中国代表是首次参加，我们在会上介绍了中国在人口、计划生育方面的情况、成就与观点，受到与会者的赞扬。会上一位爱尔兰的医师介绍，在他的诊所里，由于为群众进行节育知识指导发给避孕药具，竟要受到政府监禁一月或罚款一千英镑的处分。到会全体代表对他表示同情和经济上的支持。1984 年 8 月 6 日至 14 日，我又参加了在拉丁美洲墨西哥合众国首都墨西哥城召开的国际人口会议。该会代表达 3000 余人，有 149 个国家、地区派代表团参加，有一百七十多个国际民间组织的代表和各国新闻工作者。会上通过了“关于人口与发展的墨西哥城宣言”等文件。会后考察、顺访了位居南美西北部的哥伦比亚共和国计划生育协会和美国、日本的民间计划生育协会。

考察中印象较深的，是愿为人民群众服务的事业，在不同的社会制度、宗教信仰的社会中，有不同的遭遇，不是一帆风顺的。拿哥伦比亚来说，他们自称 90% 的人民信奉天主教，而天主教的上层人物对群众采取节育手术极力反对，对计划生育协会的活动进行指责。政府对计划生育的政策较为“超脱”，对群众计划生育协会的态度是，既不支持鼓励，也不反对限制。政策不但经济上不给资助，还不许开展活动。但是协会克服种种阻力，艰苦奋斗，使该国人口自然增长率，由 1965 年的 32‰下降到 1983 年的 20‰，他们听到中国计划生育工作的概况后，颇为赞赏，曾在报上作了宣传。

我除了参加以上计划生育协会的国际活动以外，主要也担负了计划生育协会内部的具体工作。1984 年 4 月党中央为了加强计划生育工作，又发出了中发 7 号文件，重申计划生育是我国的基本国策，关系到中华民族兴旺发达的大事，同时又指出，过去几年的计划生育工作取得了很大的成绩，今后要继续大力抓紧抓好。并指出要把计划生育的政策建立在合情合理、群众拥护，干部好做工作的基础上。还要求，要大力提倡优生学，宣传生命科学，特别在少数民族地区，偏僻山区，要大力宣传婚姻法，宣传近亲结婚的害处，防止近亲结婚。

我们计划生育协会的一切工作，都是根据中央以上方针布置和实践的。《关于经济体制改革的决定》公布后，我觉得我们最大的课题，是探索在新形势、新情况下，如何更好地服从、服务于全局，使人口继续得到控制，干群关系更加密切，政策更趋完善，工作效果更为显著。

我在计划生育的工作中，深感这项工作的宣传教育是关键。我们应当通过多种形式广泛、深入、持久、耐心地进行宣传教育，启发群众提高认识，自觉地响应党和国家的号召，改变旧的生育观，实行晚婚、晚育、少生、优生，并把孩子养好，教育成为一个有理想、有道德、有文化、有纪律、身体健康的社会主义建设事业的接班人，这是任重而道远的。我们协会要做好工作，除了紧紧地依靠党和政府外，也需要广大社会热心人士的支持和帮助。

毛泽东同志生前曾教导我们："都应当学好鲁迅的榜样，做无产阶级和人民的'牛'，鞠躬尽瘁，死而后已。"我是党亲手抚育起来的党员，今后唯一的要求，就是"老有所为"，做一头人民的"牛"，而奋斗终生呢！我离开领导岗位后，两年来的体会是：时刻以一个共产党员的标准，与党中央保持一致，力争尽快地适应新的环境；抓紧时间整理有关历史资料；开辟力所能及的对社会有益的群众性义务活动；献出自己的一切余热，努力培养新一代接班人。

# 独树一帜*

(1985年3月25日)

哥伦比亚西临太平洋，北接大西洋的加勒比海。首都波哥大地区终年气候温和，花繁树茂，四季常青。它的面积近114万平方公里，人口2800万，在南美可以算地大物博、人口众多的大国之一，尽管哥伦比亚是个传统的天主教国家，却从60年代中叶起就开始抓计划生育了，这在西半球可谓独树一帜，难能可贵。

哥伦比亚的天主教教会势力，在拉美各国中是以强大和保守而闻名的，90%以上的哥伦比亚人自称是上帝的忠实信徒。反对“阉割”、“残体”和“剥夺生的权利”等耸人听闻的呼声不时从布道坛甚至从电视、广播里传出，报章杂志上这方面的文章也是连篇累牍，政府对计划生育工作的态度颇为“超脱”，既不支持鼓励，也不反对限制。1965年，著名的妇产科医生塔玛约博士创立了哥伦比亚计划生育协会，计划生育这个新生事物在哥伦比亚开始了它的艰难历程，经过20个年头的实践，事实又一次证明得道多助。今天，协会已经在全国22个省中人口最密集的十个省里建立了组织和服务机构，共拥有规模不等的服务中心28个。最大的中心即协会总部，工作人员达150人，还配备有较先进的电脑设备。最小的中心也有8~10名工作人员中，中等的为30人左右。药具分售点在各地星罗棋布，总数已达3580个。在波哥大、卡利、布韦那文图拉和特卢卡的中心里，都能进行结扎手术，放置节育环和培训人员等工作。1983年，协会共举办关于计划生育的报告会和讲座7900余次，参加人数达19万人次；培训医生178名（其中外国医生51名）、护士80名（其中外国人11名）。同年，全国销售口服避孕药340万“周期”，避孕套450多万个，女外用药490万片，其中50%以上是通过协会的分售点销售的。当年，全国350万名已婚育龄妇女中有193万人采取了避孕措施，其中做绝育手术的即达5.3万人。协会承担的计划生育工作量占全国

---

* 这是作者写的一篇有关哥伦比亚的民办计划生育事业的介绍，原载《人生》杂志1985年第一期。

的65%左右。1983年，哥伦比亚的人口增长率已从1965年时的3.2%降至1.9%。虽然哥伦比亚国内至今对计划生育仍然是毁誉不一，但不带偏见的人都一致认为，协会对减缓人口增长立下了汗马功劳。

由于是民办，协会不仅要在纷至沓来的攻击声中力排众议，起中流砥柱的作用，而且还要在求得生存、发展方面苦心经营，自筹奖金。以1983年为例，协会总开支约700万美元，其中1/3是受益于国际计划生育联合会，其余2/3则主要靠提供服务和分售药具积累及国内大企业捐赠。这一年，服务费用占总收入的22.96%，药具盈利占16.31%。协会所属中心做绝育手术等是收费的，有固定的收费标准，但对经济困难者，则酌情减费或只象征性地收费。这不但是出于经济上的需要，也是出于道义上的需要。除夫妇双方均须填写施行手术申请书外，交费才给做手术，这就更可以证明接受手术者完全是自愿的，纵令攻击者巧舌如簧，也不能把“强迫”或“欺骗”的帽子扣在协会头上了。除做绝育手术、上节育环外，协会还进行妇科防癌检查、治疗不育症、试管婴儿科研，并在发售避孕药具的同时代售治疗寄生虫病的药品。这不仅增加了协会的经济收入，也增强了居民对协会提供的服务的信任感。从我们亲眼看到的腹腔镜，小切口输卵管结扎手术和输精管结扎手术看，哥伦比亚医生的医术还是比较高超的。此外，协会还从事兴办托儿所、幼儿园和收养弃婴等活动，视情况收取适当费用，将其所得用于发展计划生育。

人工流产在哥伦比亚至今仍属非法，协会的节育工作因舆论的影响也仅限于做绝育手术和避孕。据当地报纸披露，哥伦比亚每年的非法人工流产手术达20万~25万例，死亡者在3000人上下。因其非法，人工流产手术只能偷偷摸摸地进行，据估计只有15%~20%是在基本具备条件的私人诊所做的（每做一次人工流产，一般收费150美元左右），

哥伦比亚计划生育协会会长塔玛约博士，已年逾花甲，他40年代末在哥伦比亚国立大学获医学博士学位，50年代赴美国在妇产科方面进行深造，是誉满全国的一代名医。他曾任哥伦比亚圣约翰医院院长和哥伦比亚外科医生协会会长。1965年，为满足多子女父母的要求，他毅然置教会和社会舆论的非议于不顾，创立了以节制生育为已任的哥伦比亚计划生育协会，并担任会长直到今天，不遗余力地为促进计划生育事业的发展而奋斗着。这位20年如一日致力于计划生育事业而又不领取协会工资报酬的医学博士，对计划生育事业矢志不渝的精神，是令人尊敬的。

# 全国优生协作组领导小组会议纪要*

（1985年12月2~3日）

全国优生协作组领导小组会议，于1985年12月2~3日在广西桂林市召开。来自全国26个省、市、自治区的协作组领导小组成员共41人参加了会议。协作组顾问、中国计划生育协会栗秀真副会长、李璞教授亲临会议，并讲了话。

会议总结交流了一年来的工作情况。一致认为从去年重庆会议以来，全国优生工作发展得很快。目前已有8个省、市、自治区新成立了优生协作组、优生协会和优生学会，加上各省原有的优生产前诊断协作组，使全国纵横交错、脉络相通的群众性的优生协作网，更趋全面、完善。

一年来，各省、市、自治区做了大量工作，举办了各种类型的优生学习班，共约193期，约有17 585人参加了学习；开展了各种有关优生的调查和遗传病的群体调查，调查对象达90万人以上；各地采用电影、录像、举办展览会、设街头宣传窗，以及编辑出版书刊、小册子等各种各样形式，向群众广泛宣传普及优生知识，受到群众欢迎，取得了很好的效果；在优生科研上，绒毛孕早期产前诊断的技术已在全国100多个单位推广，并有新的发展和突破。所有这一切，说明一年来我国优生工作的成绩是十分喜人的。

然而，会议认为，从全面来看发展还不平衡，有的省工作进展不大，主要原因是归口不够明确，领导不够重视。

与会代表一致认为，优生工作当前首先要解决的还是管理体制问题。由于优生工作涉及的学科非常广泛，涉及的部门也很多，为了集中人力、物力和财力，把优生工作搞上去，应归口到政府的一个部门来统一领导、管理。

优生科学是一门综合性的科学，必须组织和团结各学科、各方面的专家、学者来开展优生立法、科研、临床、教育和科普宣传，才能不断提高我国优生科学的学术水平，把优

* 作者积极支持全国优生协作组的工作，参加会议、讲话、提建议。因无文字记载，而本纪要反映了她讲话的内容和意见，故收入本书。

生工作推向新的阶段。为此，会议认为，应尽快成立群众性的优生学术组织——中国优生协会。根据工作需要，会议决定成立学术交流、科普宣传、对外联络3个专业组，连同原有的秘书组，作为全国优生协作组下设的4个工作小组。会议还就办好几个优生刊物以及1986年的学术活动等问题进行了讨论，认为协作组应集中全力开好拟于1986年召开的全国优生科普宣传交流会。

会议认为，当前优生工作面临的形势很好。全国党的代表会议以后，我国政治和经济形势都发展得相当快。明年是“七五”规划的第一年，“七五”规划明确指出要加强计划生育和优生优育工作。会议希望协作组领导小组的同志，认清大好形势，依靠各级领导，团结广大优生工作者，在新的一年里，再接再厉，再展宏图，争取做出更大的成绩。

# 在全国孕早期产前诊断学术会议上的发言*

（1985 年 12 月 4 日）

同志们：

全国孕早期产前诊断学术会现在已开幕。我代表中国计划生育协会向到会的同志问好。并祝会议开得成功。

会前我参加了优生协作组的领导小组的会议。各地代表在会上汇报了重庆会后一年来工作的概况。各省、市、自治区程度不同地都进行了一些工作，无论从组织建立、群体调查、优生科学知识的宣传、科研成果的推广、干部培训等方面都做了大量工作。通过同志们的辛勤劳动，使越来越多的领导与群众加深对遗传性疾病危害的认识，使不少受检查的就诊者解除顾虑与负担。为提高人口素质，减少个人及社会负担做出了贡献。因此，我认为优生工作的进展形势是好的，通过这次会议，形势会越来越好。

这次专题学术会议，代表们来自四面八方，收到各种论文 200 多篇，通过大会交流、小会讨论，会外商讨和取长补短，是一个很好的促进会。这次会议时期很好，开在全国党代会后，党代会上通过了国民经济和社会发展第七个五年计划的建议。建议全文分七段 70 条，其中第六段 61 条提出，必须坚定不移地严格控制人口的增长，同时进一步发展卫生保健事业，提高人民健康水平。“七五”期间进入婚育年龄的人口处于高峰，一定要把计划生育工作放在更加重要的地位。坚持不懈地搞下去，力争在 5 年内把人口年平均增长控制在 12.5‰左右。要大力推行优生优育、加强妇幼保健。这个建议已给我们这条战线上的工作指明了方向，提出了具体的奋斗目标。小平同志在会上的讲话指出：“‘七五’计划的建议、方针、政策是正确的，确定的目标是切合实际的。”建议中“要大力推广优生优育”。我们可以沿着建议的要求努力工作，为总任务总目标服务，力争多做贡献。

---

* 这是作者于 1985 年 12 月 4 日在全国孕早期产前诊断学术会议开幕式的发言。

我们党的总书记胡耀邦同志在党代会开幕词中讲：“摆在我们党的前面的任务集中到一点，就是团结奋斗，再展宏图。”我们参加这次会议的代表，过去在控制人口的过速增长、提高人口素质方面做过贡献，在“七五”计划期间还是任重道远，我们更要团结奋斗，再展宏图。

# 团结奋斗　多做贡献*

（1986 年 2 月 25 日）

1986 年开始，跨入了国民经济和社会发展计划第七个五年计划的第一年。“六五”期间，全国上下沿着党的十一届三中全会指引的路线方向，全面实现、超额完成原定经济发展的计划指标。人口增长规划，也按计划实现，政策进一步完善，党群关系进一步改善。提高人口素质方面，也逐步引起更多的科学家、实际工作者的重视与实践，广大干部、群众对优生、优育，生一个健康孩子，教育好一个后代的要求更加迫切。近几年来，一些城市开展了婚前健康检查、遗传疾病的咨询，产前、孕期保健、提高产科质量，儿童定期健康检查，计划免疫、幼儿教育、婴幼儿保健科学知识的普及等做了大量的工作，全国群众性的优生协作组于 1984 年末在重庆，1985 年末在桂林分别召开了规模较大的全国性的优生学术交流、研讨会，交流研究成果，制定研究规划，统一操作规范，分工协作，调动遗传、医学及有关学科的科学家的积极性，自觉地参与这一具有重大意义的科研、科普工作。协作组还拟于今年中期召开一次全国优生科普宣传交流会，通过广泛宣传，进一步提高广大干部、群众对优生、优育、人口素质重要意义的认识和科学知识的水平。

《人生》杂志，诞生于 1981 年，是由中国计划生育协会主办，是协会宣传工作的阵地。5 年来，由创刊时的季刊后改为双月刊，借此阵地，宣传党和政府计划生育工作的方针、政策，宣传节育、优生、优育的科学知识，宣传计划生育工作中的先进人物、先进单位的先进事迹，宣传恋爱、婚姻、家庭方面的伦理道德，介绍国际方面有益的科学知识与动态信息，为我国实现“六五”人口增长规划，提高我国人口素质的伟大事业起一个添砖加瓦的作用。它在成长的过程中，也是不断地克服困难，探索着前进，经过不懈的努力，赢得了广大读者的好评。

“七五”计划已经开始，去年 9 月党的全国代表会议上，一致通过了《中共中央关于制定国民经济和社会发展第七个五年计划的建议》，会议认为这个建议把经

* 这是作者为《人生》杂志创刊 5 周年写的文章，原载《人生》杂志 1986 年第一期。

济建设计划和社会体制改革计划结合起来，所提出的指导方针，奋斗目标，建设速度，改革步骤，都是符合我国实际情况的，是正确的、可行的。小平同志在会议上的讲话中也指出："这次会议通过的制定'七五'计划的建议，方针政策是正确的，确定的目标是切合实际的，是一个好文件。"在讲关于精神文明建设时，指出："思想文化教育卫生部门，都要以社会效益为一切活动的唯一准则，它所属的企业也要以社会效益为最高准则。""思想文化界要多出好的精神产品。""七五"计划建议中第六十一条对计划生育工作提出了具体要求："必须坚定不移地严格控制人口的增长"，"'七五'期间，进入婚育年龄的人口处于高峰，一定要把计划生育工作放在更加重要的地位，坚持不懈地抓下去，力争5年内人口平均增长率控制在1.25%左右。要大力推行优生优育，加强妇幼保健。"上述任务要求，按期完成是艰巨的，但也是可行的。总结以往经验，只要全国上下领导干部、群众、专职干部继续提高认识，统一思想，克服困难，努力工作，确定的人口增长目标是能完成的。

"七五"期间，《人生》杂志应围绕党的总路线、总任务、总的奋斗目标加倍努力，多出好的精神产品，为落实我国人口政策、计划生育的全面实现服务，在今后的五年内团结奋斗，力争多做贡献。

# 在中国计划生育协会代表大会上的工作报告

（1986年3月18日）

中国计划生育协会全国代表大会今天开幕了，我代表协会第一届常务理事会，向大会作工作报告，请代表们审议。

## 一、过去4年工作的回顾

1981年12月底，我协会召开了第一次全体理事会，距今已4年多了。在这期间，全国正处在第六个五年计划时期，1982年9月中国共产党召开了第十二届全国代表大会。全国在党的十二大全面开创社会主义现代化建设新局面的精神指引下，在全国农村、城市进行了经济体制改革，组织机构、干部管理制度改革等项重要工作。

党和国家政府对人口、计划生育极为重视，党的十二大报告中指出："在我国经济和社会的发展中，人口问题始终是极为重要的问题，实行计划生育，是我国一项基本国策。"1982年12月第五届全国人大第五次会议通过的《宪法》，指出："国家推行计划生育，使人口的增长同经济和社会发展计划相适应"；"婚姻家庭、母亲和儿童受国家保护，夫妇双方有实行计划生育的义务。"会上作的第六个五年计划的报告中指出："第六个五年计划期间，要严格控制人口增长"，"今后人口的年增长率必须控制在1.3%以下，1985年29个省、市、自治区的总人口，必须控制在10.6亿左右。"1984年4月中共中央以中发7号文件批转了国家计划生育委员会党组《关于计划生育工作情况的汇报》，文件指出："计划生育是我国的基本国策，是关系到中华民族兴旺发达的大事。"要把计划生育政策建立在合情合理，群众拥护，干部好做工作的基础上。"要大力提倡优生学，宣传生命科学，特别是在少数民族地区和偏僻山区，要大力宣传'婚姻法'，宣传近亲结婚的害处，防止近亲结婚。"这些重要决定，深刻分析了我国的国情，阐明了我国计划生育工作的奋斗目标、方针、政策，为深入开展计划生育工作指明了方向。

中国计划生育协会是一群众性组织。协会的宗旨是：团结热心于计划生育工作的各界人士，为控制人口数量，提高人口素质，为促进我国社会主义现代化建设做贡献。4 年来根据协会本身的条件做了一些工作。

**（一）国内工作**

在第一次全体理事会后，完成了理事会的后继工作，整理会议文件汇集成册，分送各理事及有关单位。确定中国计划生育协会的会徽图案，先后两次委托上海计生委制作了25 万枚，分发各理事，绝大部分由省、自治区、直辖市分发给各地协会理事与会员。

在组织建设方面：协会办事机构自 1982 年 6 月经国家编委批准十人编制。1982 年春经国家计委批准办公基建工程，目前已竣工，今年开始使用。

地方协会，全国已先后有 25 个省、自治区、直辖市成立了协会，并根据本地具体工作需要设立办事机构，配备专、兼职协会工作人员。据了解，河北、四川、江苏、湖南等省计划生育协会成立后分别召开理事会、年会、研讨会、现场会，组织学术报告会交流协会工作经验等。目前宁夏、江西正在筹备过程中。许多地、市、县也根据本地实际工作的需要成立了协会。据最近河北、四川、湖南、辽宁送来的资料看：河北省目前共建立县级以上协会 78 个，占全省、县、市总数的 52.4%，县以上协会理事 3246 人。乡、村级协会 2278 个，会员 14.29 万名。四川已建立各级协会 180 多个，发展了 3 万多名会员。辽宁省 5 市、1 县、1 乡先后成立了协会。

在宣传教育方面：协会与工人出版社合作创办了《人生》杂志，采用文艺形式向群众宣传婚姻家庭，优生、优育、计划生育、移风易俗的新思想、新风尚。1981 年、1982 年杂志为季刊，1983 年改为双月刊，目前已出版 25 期，还出版了“性科学与避孕”增刊和“避孕需知”专号，1985 年与“北京日报农村版”、“北京电视台”、“广播电台”联合组织了“计划生育科学育儿”的知识竞赛。几年来，有的作品在评比中获奖，有的被改编为“电影”、“电视剧”、“广播剧”。

与中华医学会在 1981 年 11 月共同举办了一次优生科普讨论会议后，又于 1982 年 6 月 14 日举办“优生和防治智力低下学习班”，有 25 个省、市近百人参加了培训，为各地开展优生工作培养了师资。

1982 年春与中央人民广播电台共同举办了“人口、计划生育讲座”，并委托知识出版社出版了《人口问题通俗讲话》，向全国发行了 40 万册，为基层培养干部提供了教材。

各地方协会结合宣传贯彻党和国家政府对计划生育工作的方针政策与要求，充分发挥各位理事、会员的专长，广泛开展群众性宣传教育、培训、咨询及多种服务活动。天津计划生育协会出版了“家庭报”；云南、湖南、广东、石家庄市计划生育协会分别编印出版了“云南人口通讯”、“湖南协会通讯”、“科学育儿咨询解答”、“广东省计划生育服务站经验汇编”、“优生基础知识”等宣传资料，向广大群众传播避孕节育、优生、优育、优教及妇幼保健等方面的科普知识。与此同时还帮助群众解决实际困难。如河北省南宫县成立协会后，创办了“会员之家”、“五老会员队”（老党员、老干部、老模范、老复员军人、老长辈）密切联系群众，为群众服务，通过“会员之家活动室”引导群众自觉做生育主人。遵化县、唐山市计划生育协会主动关心独生子女家庭，为他们提供生产、生活、致富等方面的信息，还为独生子女办起托儿所、幼儿园。石家庄市华北制药厂成立计划生育协会以后，实行了婚前检查、结婚、怀孕、生育、入托、入学的一条龙服务。北京市西城区、计划生育协会理事中从事文艺工作的著名艺术家、歌唱家纷纷表示：“我们要尽自己的力量，为计划生育工作做贡献，用艺术去宣传群众，使广大群众了解我国的计划生育政策。”组织文艺汇演，著名相声演员姜昆理事亲自登台演出，徐悲鸿纪念馆的理事积极参加举办计划生育书画展览；北京科学教育电影制片厂的理事为协会筹集活动经费，免费提供了“为了明天”、“智力启蒙”、“遗传与优生”、“计划生育”等科教影片。

在培训与咨询工作方面：为了提高我国的人口素质，使年轻的父母们生一个健康、聪明的孩子，医务界的理事们利用办培训班，举办讲座开展咨询等活动，广泛进行科普知识宣传，如北京市西城区计划生育技术指导中心举办“遗传与优生”、“妇幼卫生保健知识”培训班，还协助政府在十个街道办起了十所孕妇学校，孕妇学校的教师全部是协会的理事和会员。孕妇学员们一致反映：“孕妇学校办得好，增长了科学知识，体现了国家对妇女、儿童的关心和爱护。”全区共建立了134个咨询站，每周咨询一至二次，对特殊情况还给予具体指导，利用节假日在公园举办咨询服务活动，深受广大群众欢迎。贵州省计划生育协会为开展对少数民族遗传病的普查工作举办培训班，训练了骨干，为开展少数民族地区的优生优育工作打下了基础。

在调查研究工作方面，协会几年来先后到北京、四川、湖北、江苏、云南、吉林、辽宁、河北、新疆、贵州、广西、湖南等地了解协会的工作情况，交流工作信息。协会还分别参加了全国优生协作组中华医学会妇产科学会、全国婚姻家庭研究会、中国人口学会等民间学术团体召开的会议，学习经验，互通信息，努力为计划生育事业多做贡献。

地方计划生育协会针对农村、城市经济体制改革新情况，计划生育工作中出现的新问题，进行调查研究，了解群众生育意愿，向政府反映情况和提出建议。

其他社会服务方面，如举办幼儿园、家庭幼儿班，解决独生子女入托难的问题，组织社会力量关心孤寡老人的生活，使老有所养，老有所乐，解除群众后顾之忧。

**（二）国际交往**

与“国际计划生育联合会”的合作。1981 年 3 月我协会接待了以“国际计生联”会长侯赛因为团长的访华代表团，经过访问交谈，双方在北京互换了函件，确定了合作项目，并向我协会提供部分活动经费。于 1982 年接受我协会为准会员。

1983 年 11 月“国际计生联”在肯尼亚首都内罗毕举行的第三次代表大会上通过中国计划生育协会为“国际计生联”正式会员。自 1981 年以来，国际计生联在设备、培训及参加国际会议及接纳我协会为正式会员等方面给予了积极的支持。具体活动有：

资助经费参加国际会议。几年来，我协会先后派代表参加了 1982 年 9 月在斯里兰卡召开的“第三届亚太地区人口会议”；1984 年 3 月在印度召开的“亚洲议员人口与发展论坛第二次会议”；1984 年 8 月在墨西哥召开的“国际人口会议”；先后以观察员身份参加了在马来西亚、在中国香港召开的“国际计生联东亚、东南亚及太平洋地区理事会议”。

1982 年春在日本东京，1983 年秋在我国山东省青岛烟台，与国际计生联、日本家族计划国际协力财团合作召开了“三方研讨会”。1984 年 10 月又与国际计生联在美国举办“女性节育技术研讨会”。通过以上会议、访问，了解国际上在人口、计划生育方面的动态和经验，对我们工作有所借鉴和促进。

提供奖学金培训干部方面。从 1982 年至今在国际计生联的帮助下，共派出五批 12 人赴英国加地夫大卫·欧文中心学习，派 3 人赴国际计生联总部进行短期培训，派一人在英国伦敦卫生、热带病学院进修。1984 年国际计生联派马西特先生来我国举办“计划、规划、预算报告制度”培训班，为期一周，有 14 个省、自治区、直辖市的 15 名干部参加了学习。

几年来，以协会名义先后派代表团、组，赴日本、泰国、英国、印度、哥伦比亚、美国、中国香港、国际计生联总部等国家和地区进行了考察访问活动，广交了朋友，吸取工作经验。今年 1 月以周伯萍同志为团长的一行 6 人，应国际计生联的邀请，到伦敦“总部”进行访问。

接待来访：1983 年 4 月接待了国际计生联中央理事会主席吴坤煌先生，秘书长卡尔·瓦伦先生和助理秘书长阿鲁维海尔先生来我国访问，在京期间受到王首道会长的接见。同年9月，助理秘书长阿鲁维海尔先生赴日访问顺访北京与我会谈关于参加国际计生联第三次代表大会的有关事宜。1984年5月接待了助理秘书长阿鲁维海尔和马西特先生，除举办培训班外，又就协会的工作组织情况，合作奖金使用、增加会章内容等交换意见。1985年应国家计生委王伟主任的邀请，接待了国际计生联新任秘书长维拉孔先生一行三人。除在京访问会谈外，又到新疆、杭州、上海等地参观访问。同年五六月间，配合国家计生委接待了尼泊尔计划生育协会10人组成的访华代表团为期两周的访问。

经费与设备：自1981年至今，国际计生联共向我协会提供经费210万美元。除用于出席国际会议、培训、考察、访问外，主要用于订购办公、交通、宣传、医疗诊断等设备，并分发各地协会、团体会员使用。

与日本家族国际协力财团的合作：从1980年9月12日在东京签订了“关于计划生育合作问题的会谈纪要”后，双方通过派遣计划生育人员互访，我方在五年内组织五批共75人去日本参观访问，受到日方热情接待。日方在五年内组织两次代表团共38人来我国参观访问。相互交流人口、计划生育、妇幼保健领域的经验。通过互访，达到互通信息、加深友谊的目的。1985年10月22～26日于旺副会长再次赴东京签订了继续合作的议定书。双方同意在平等、互利的基础上进行合作。

在中日双边互访活动的基础上，于1983年又签订了在我国山东省泰安市、江苏省太仓县开展以“计划生育、妇幼保健、寄生虫预防”的三结合项目，日方每年提供资金30万美元，用于人员交往、购买设备。主要为：（1）培训基层计划生育、妇幼保健人员，提高管理和技术服务的水平；（2）进行宣传教育和普及避孕知识，提高群众实行计划生育的自觉性；（3）在推广从日本引进的《母子保健手册》的基础上，开展了从婚前教育至学龄前儿童保健的管理和服务；（4）开展了肠道土源性蠕虫病的普查普治，抓了以水管、粪管为重点的环境卫生工作。两年多来，试点项目，效果显著，双方满意。

与国际人口规划管理委员会的合作：该组织是一国际民间人口管理学术性的组织，总部设在马来西亚首都吉隆坡。1981年10月该组织负责人在京向我协会介绍该组织的性质、工作范围等，希望我协会参加他们的组织。1982年以协会名义派代表杜祥金同志出席“国际人口方案管理委员会第八届理事会”。会后，经研究同意与其合作。

该组织于1983年6月召开的理事会上通过中国计划生育协会作为一个单位参加为该组织成员之一。

自1983年合作以来，1984年3月在菲律宾首都马尼拉、1985年8月在马来西亚首都吉隆坡举办“计划生育宣传、管理培训班”，两次我共派20人参加学习。

## 二、今后工作的意见

这次代表会的召开，正值国民经济建设跨进第七个五年计划的开始时刻。去年九月党中央召开了中国共产党全国代表大会，9月18日胡耀邦总书记在开幕会上以“团结奋斗，再展宏图”为题致了开幕辞。国务院总理作了《关于制定“七五”计划》的建议说明，会议通过了《中共中央关于制定国民经济和社会发展第七个五年计划的建议》。邓小平同志、陈云同志在会上都作了重要讲话，李先念同志致了闭幕词，是一次非常重要的会议。在“七五”计划建议中指出：“必须坚定不移地严格控制人口的增长。”“七五”期间，进入婚育年龄的人口处于高峰，一定要把计划生育工作放在更加重要的地位，坚持不懈地抓下去，力增5年内人口平均增长率控制在1.25%左右，要大力推行优生优育，加强妇幼保健。邓小平同志在讲话中指出精神文明建设的重要性，“不加强精神文明的建设，物质文明的建设也要受到破坏，走弯路。”又指出：“有了共同的理想，也就有了纪律。无论过去、现在和将来，这都是我们的真正优势。”“思想文化教育卫生部门，都要以社会效益为一切活动的唯一准则，它们所属的企业也要以社会效益为最高准则。思想文化界要多出好的精神产品。”

中国计划生育协会的宗旨，就是要通过协会的理事、会员团结各界热心于计划生育工作的人士，贯彻执行党和国家的方针、政策、任务与要求。今后的工作指导思想和工作任务就是要团结奋斗，再展宏图，为实现党和政府的控制人口数量、提高人口素质的事业多做贡献。

1. 做好计划生育的宣传教育。要围绕国家和各级计划生育委员会制定的计划生育宣传工作的方针、政策、任务、规划，在协会这个群众团体的职能范围内，利用各种可以利用的形式，广泛地展开宣传教育。

2. 做好团结积极分子的工作。要把广大群众和各界人士中热心于计划生育的积极分子团结起来。今后县及县以上的各级协会、理事会本身就是团结积极分子的组织形式。各级地方协会，特别是城市的街道和农村的乡一级基层协会，可以吸收会员，历年来群众性计划生育活动中涌现出来的积极分子都可以吸收为会员。会员有在计划生育事业中起模范、带头、骨干、桥梁作用，有听取同级或上级计划生育委员会就制定和部署的方针、政策、任务的权利。街道和乡一级基层协会，应组织全体会员的活动，如作报告、放电影、电视、录像、看展览、办学习班等，以提高他们对计划生育方针、政策、任务、规划的认识，增强计划生育科学技术知识。

3. 做好各种服务活动。各级计划生育协会，应在群众团体的职能范围内，开展各种服务活动，如组织育龄夫妇培训、独生子女智力竞赛、独生子女及家长的运动会、待婚青年的性教育，举办托幼、敬老事业等。

4. 开展国际合作。遵循国家的对外方针、政策，积极开展国际上有关非政府组织之间的多边和双边合作，更好地为国内工作服务。进一步加强同国际计划生育联合会的合作。今年拟参加国际计生联东亚、东南亚及大洋洲地区组织。争取尽早地进入“国际计生联”的领导机构。继续发展同日本家族计划国际协力财团的合作。继续同国际人口方案委员会进行合作，以第三世界为重点，开展双边合作。国际上有关计划生育业务的非政府组织，为数甚多，很多组织希望与我国计划生育组织合作，根据需要和可能，有选择地进行。

关于领导关系。由于计划生育协会是群众团体，其方针任务是围绕国家和各级政府计划生育委员会制定的方针、政策、任务、规划开展活动，因此，中国计划生育协会受国家计划生育委员会党组领导，各级计划生育协会受同级地方党委或计划生育委员会党组领导。中国计划生育协会与各省、市、自治区计划生育协会之间，无直接领导关系、除定期召开理事会、全国代表会议外，可通过信息传播、经验交流、典型示范、出版书刊等方式联系。市、县一级计划生育协会对区、街道、乡一级计划生育协会应加强指导，密切联系。

各级协会工作的侧重点应有不同，中国计划生育协会除定期进行理事会活动，办好书刊出版外，侧重做好国际合作。县一级到省一级计划生育协会，主要抓好理事会的活动。区、乡基层计划生育协会，主要开展会员活动，使会员真正起到计划生育的模范、带头、骨干、桥梁作用。

关于协会、地方协会活动经费，目前主要来源是各级计划生育委员会资助，今后，仍应根据需要与可能，编造年度计划，请政府继续给予资助。

各年度计划，除国际合作试点项目按总的进度要求安排外，各协会可根据具体情况进行部署。

## 为《中国优生画刊》题词

（1986年7月）

"优生"涉及神州十亿千家万户，
普及科学知识实为首要任务。
《中国优生画刊》问世城乡福音，
文图并茂精法简明群众喜读。
控制数量提高素质人口政策，
任重道远团结奋斗再展宏图。

为《中国优生画刊》出版致贺！

栗秀真

一九八六年七月于北京

# 新中国成立后计划生育历史回顾*

（1986 年）

有计划地生育子女，是从我国的国情、人民群众眼前利益和长远利益的实际需要出发的，是我国的一项基本国策。随着国家、社会、经济建设的发展，人民群众物质、文化生活水平的逐步提高，计划生育工作相应地逐步开展起来，形势越来越好。

回顾解放 30 多年来计划生育工作的历程，各级干部和广大群众对其重要意义的认识不断提高，政策不断完善，避孕节育技术措施不断创新，组织机构不断加强与充实，从中央到基层形成了一套强有力的组织网。广大基层干部通过大量的宣传服务、技术服务、生活服务，把党和国家的计划生育政策逐步变成了群众的自觉行动。我国的人口出生率已由 1970 年的 3.34%，降到了 1985 年的 1.78%；人口自然增长率也由 1970 年的 2.58%，降到了 1985 年的 1.12%。在控制人口增长方面取得的成就是国际公认的。与此同时，人口质量问题也越来越被人们所重视。在开展优生、优育咨询和科学知识的普及工作方面，也取得了一定成绩。

## 一、计划生育的提出是从人民利益出发的

新中国成立初期，党和政府组织人民恢复生产、休养生息，医治战争的创伤。经过短短三年的恢复时期，生产得到发展，人民生活得到改善，健康水平有了提高，很快改变了过去在生育方面的高出生、高死亡、低增长的状况。城乡劳动妇女，为了有精力参加社会生产劳动，特别是妇女干部、工人，对节制生育的要求越来越迫切。针对社会出现的新情况，国务院于 1953 年 8 月，指示卫生部帮助群众节育，批准了卫生部修订的《避孕及人工流产的办法》。1954 年 12 月

---

* 本文原载《中国计划生育有年鉴（1986 年）》。

27 日，刘少奇同志在国务院主持召开的节制生育座谈会总结发言中明确指示："现在要肯定一点，党是赞成节育的。""我们在陕北时提过'人畜两旺'的口号。据我所知，当时陕北婴儿死亡率很高，生下来的孩子有 50% 都死了。人民要求改变这种状况，我们才提出'人畜两旺'。我们并未提倡多生，主要是降低婴儿死亡率。堕胎、绝育等问题，卫生部应有具体规定。现在，结扎输卵管要生过 6 个孩子，限额太高了，特别是有病的人，最好一个孩子都不要生。""现在乡下人也在叫苦，他们不知道如何节育，也不知道可不可以不生孩子，还有弃婴儿的，特别是在贫苦农民中较多。可见农民中也不是没有人要求节育。做妇女工作的同时就应该采取适当的方法，告诉她们如何节育。"1956 年，毛主席主持制定的《全国农业发展纲要》四十条中规定："除了少数民族的地区以外，在一切人口稠密的地方，宣传和推广节制生育，提倡有计划地生育子女，使家庭避免过重的负担，使子女受到较好的教育，并且得到充分就业的机会。"1956 年 9 月，周恩来总理在党的第八次代表大会上所作的《关于发展国民经济的第二个五年计划的建议报告》中又指出："为了保护妇女和儿童，很好地教育后代，以利民族的健康和繁荣，我们赞成在生育方面加以适当的节制，卫生部门应该协同有关方面对节育问题进行适当的宣传，并采取有效的措施。"

在三年自然灾害时期，党中央、国务院要求卫生部门配合各级有关部门，集中精力在广大农村防治营养不良等疾病，扭转当时低出生、高死亡的局面。随着经济的恢复，人民群众体质有所好转，1962 年出生率开始回升之际，党中央、国务院又及时指出，计划生育工作还要抓起来，并着手草拟文件，于 12 月 18 日联合发出了《关于认真提倡计划生育的指示》。指出："在城市和人口稠密的农村提倡节制生育，适当控制人口增长率，使生育问题由毫无计划的状态逐步走向有计划状态，这是我国社会主义建设中的既定的政策。认真、长期地实行这一政策，有利于保护母亲和儿童的健康，有利于教养后代，有利于男女职工在生产、工作、学习中充分发挥自己的力量，也有利于我国民族的健康和繁荣。因此，提倡节制生育和计划生育，不仅符合广大群众的要求，而且符合有计划地发展我国社会主义建设的要求。"

1963 年九、十月间，党中央、国务院在北京召开第二次城市工作会议时，把计划生育作为一个议题进行了讨论。并将会议精神向全国转发，提出了实行计划生育"六个有利"，即有利于社会主义建设的计划性；有利于控制城市人口的增长，减轻农业的负担，缓和城市的生活供应以及住宅、校舍和其他市政设施的紧张状况；有利于增加国家积累和提高人民的消费水平；有利于职工的生产、工作、生活和学习；有利于保护母亲和儿童的健康；有利于第二代的教养。还要求卫生部门加强计划生育技术指导；各级综合医院和妇幼保健机构，都应当迅速建立和切实加强避孕指导门诊，保证手术的质量，严防发生事故；卫生部门应当会同科学研究部门和医药院校，努力研究安全、有效、简便、经济的避孕方法；化工、商业部门积极安排节育药品、用具和器械的生产，保证原料、材料的供应。同时还提出，“今后，职工做节育和结扎手术，一律免费，并给予短期休养时间，工资照发。居民做节育和结扎手术的费用，可以酌情减免。”

1965年1月9日，毛主席和美国友好人士斯诺谈话时讲道，“最好能制造一种简便的口服避孕药品。”在“文化大革命”动乱的岁月里，周总理在日理万机的繁忙工作中，还关怀询问口服避孕药的科研工作情况。甚至在身患重病时，还询问计划生育工作的进展，口服避孕药对妇女健康有无影响、副作用大小、群众欢迎接受程度、节育环有无副作用等。周总理还亲自把人民大会堂的几个服药避孕的女青年请来询问服药后的反应等。

1979年6月，五届人大二次会议通过的《政府工作报告》中提出，“要订出切实可行的办法，奖励只生一个孩子的夫妇，对无子女的老人逐步实行社会保险。”1980年9月25日，中共中央在《关于控制我国人口增长问题致全体共产党员、共青团员的公开信》中指出：“提倡一对夫妇只生育一个孩子，这是一项关系到四个现代化建设速度和前途，关系到子孙后代的健康和幸福，符合全国人民长远利益和当前利益的重大措施。”1984年4月，中共中央发出的〔1984〕7号文件指出：“要把计划生育政策建立在合情合理、群众拥护、干部好做工作的基础上。”综上所述，党所制定的计划生育政策是从人民群众的需要和利益出发的，是为群众的眼前利益和长远利益服务的。

## 二、采取相适应的措施

如何贯彻中央的指示，使之收到实际效益，必须采取相适应的政策和措施，综合多年的计划生育工作，主要有如下几个方面：

**（一）加强宣传教育、统一思想是计划生育工作的中心环节**

有计划地生育子女是从人民群众的需要和长远利益出发的。但是由于中国长期处于半封建半殖民地的社会、“多子多福”等封建思想在人民群众中的影响，以及我国人口80%以上生活在农村，经济、文化比较落后，提高群众认识，才能把计划生育变成群众的自觉行动。50年代和60年代，做了大量的口头、文字、图表宣传教育工作。

从70年代开始，逐步采用广播、电视、电影、文艺演出等新的形式进行宣传。为提高城乡基层骨干、积极分子的宣传能力，1971年起即编写了《计划生育宣传手册》，先后出版了1153万余册；为提高专业干部人口理论与政策水平，1974年开始，在各地党校陆续举办了多期人口理论学习班；1979年春，开始出版面向基层专干的《计划生育宣传资料》半月刊，主要介绍计划生育的方针、政策、工作动态、先进经验、人口理论和避孕、优生、优育科学知识等。这张小报深受各级专业干部、基层骨干、积极分子的欢迎。印刷份数由最初的每期40万份，发展到每期125万份。

80年代宣传力量又有新的发展。随着国家实行对外开放政策，在人口、计划生育领域与联合国人口活动基金签订了合作项目。计划生育宣传教育是其中的一个内容，分配金额第一个周期为830万美元，占总合作金额的16%强。该项资金主要用于进口国外教育视听设备和派人出国考察、学习。该项援款已为新建的北京计划生育宣传教育中心，上海、成都分中心和1000个县购进了不同类型的设施，并为28个省、自治区、直辖市提供了60辆宣传车。该项目的实施，为我国开展计划生育、优生、优育宣传教育提供了新的手段。1981年元月，在京召开了全国计划生育宣传工作座谈会，经过讨论，按地区划片成立了三个宣传协作组，互相学习，交流宣传工作经验，并在宣传品制作方面互通有无。会议结束前，中央书记处书记、中宣部部长王任重同志到会讲话。他指出，在计划生育工作中，要把宣传教育放在首位。从而进一步引起了各级党委宣传部门对计划生育宣传教育工作的重视。1982年，党中央发出了《关于进一步做好计划生育工作的指示》。要求："宣传工作不仅有一定的数量，还要不断提高质量，加强针对性。"1983年元旦春节期间，在全国开展了一次"计划生育宣传月活动"。各级领导、有关方面的专家深入基层宣传，特别在农村广泛开展了"算账对比"的宣传活动，使群众把个人的生育问题与国家，集体的利益结合起来，取得了良好的宣传效果。

**（二）加强节育技术指导，搞好避孕药具供应，使群众有"安全感"**

多年来，党和国家领导同志对做好避孕药具供应以及节育技术安全问题十分重视。如1954年刘少奇同志即指示，要求卫生部门编写一些通俗的节育技术指导的小册子，并对避孕药品与用具的供应也做了重要的指示。

1962年，中共中央、国务院联合发出的《关于认真提倡计划生育的指示》。1965年中央在批转上海市人民委员会关于计划生育工作的报告时又再一次要求各有关部门应当加强计划生育工作的各项技术措施，积极开展科学研究工作，努力提高计划生育的科学技术水平，不断改进和提高避孕用具、药品的质量，降低成本，及时组织供应。1963年二三月间，在全国医药工作会议中，首次成立了计划生育科研专题组，并制订十年科研规划。1964年1月，卫生部在京召开了全国计划生育技术工作经验交流会。会上总结各地的经验，介绍新的科研成果，并讨论提出了几种节育手术常规草案和避孕套规格标准的建议等。1964年3月，在聂荣臻副总理的领导下，国家科委、卫生部、化工部在上海协同召开了计划生育科研工作座谈会，对节育技术进行了座谈。1964年6月初，中华医学会上海分会又主持召开了全国计划生育学术会议，进一步交流经验，总结了手术的改进方法及应注意的事项。

70年代在开展计划生育工作的过程中，各级医疗卫生部门和有关科研机构都把提高节育手术质量，预防事故发生，培训、扩大技术队伍，研究新的避孕方法，满足群众的节育要求，列入了自己工作的重要议事日程。做到定期召开不同类型的会议，总结交流经验；举办培训班，提高技术及理论水平；在总结技术的基础上，先后两次修改《节育手术常规》。在科学研究方面，国家对60年代科研规划项目和以后新发展的项目，都坚持不懈地给予了支持、督促。1978年2月，国务院批转了全国计划生育汇报会的报告。1978年3月，党中央在京召开了全国科学大会，计划生育科研被列入国家科研重点项目之一，拨了专款，重新组建计划生育专题领导组。1979年春，开展了与国际间的技术、科研交流与合作。接受世界卫生组织、联合国人口活动基金的支援，增添先进的科研仪器设备，派专业人员参加国际有关计划生育、生殖生理等学术活动，进行出国考察和较长期的专业学习，并请国外学者来我国讲学、举办学习班，或参加科研试题，对加速提高我国的科学研究水平起了促进作用。长期以来，党中央、国务院对人民群众健康高度重视，这是我国能顺利开展计划生育工作的重要原因所在。

### （三）根据国情制订合情合理的计划生育政策

我国的计划生育政策，是根据我国的国情，人口与社会经济的发展，地区与民族的区别，人民群众认识水平而制订的。50年代中期，少奇同志讲“党是赞成节育的”。1956年《全国农业发展纲要》草案规定：“除了少数民族的地区外，在一切人口稠密的地方，宣传和推广节制生育，提倡有计划地生育子女。”1957年毛主席在最高国务会议上的讲话中指出：“人类要控制自己，做到有计划地增长。”同年10月，在八届三中全会总结发言中又讲：“我主张中学也加一门节育课，人类在生育上完全无政府主义是不行的，也要有计划地生育。”

1962年，中央指出：“在城市和人口稠密的农村提倡节制生育，适当控制人口自然增长率，使生育问题由毫无计划的状态逐渐走向有计划的状态，这是我国社会主义建设中的既定政策。”“在少数民族地区、在人口稀少或自然灾害严重、妇女病很多的地区，以治病、生产救灾为主，不作普遍宣传；但对个别生育过多过密，有节育要求的男女职工和社员，也应当做好技术指导。”1963 年，党中央、国务院联合发出的文件中，对实行计划生育在奖励、限制方面也有明文要求，指出“职工生活福利、劳动保险、公费医疗等规定，凡是不利于计划生育的，应当由有关部门适当修改。”“今后，职工做节育和结扎手术，一律免费，并且给予短期休养时间，工资照发。”“对居民做节育和结扎手术的费用，可以酌情减免。”从 1964 年起，国家每年拨出计划生育业务费专款。1969 年，两种口服避孕药经过鉴定后推广使用，国务院即决定拨专款免费提供口服避孕药。化工部门积极建立生产基地，一年中即生产了 3000 万人份，由商业部门分发各地。

1971 年国务院批转卫生部军管会、商业部、燃料化学工业部《关于做好计划生育工作的报告》，提出：“除人口稀少的少数民族地区和其他地区外，都要加强对这项工作的领导”；“在开展计划生育工作的同时，还要积极推广新法接生，做好妇幼保健工作。”

1973 年春，周总理亲自审批修改了我国代表参加亚洲及远东经济委员会第 29 届会议上的发言稿。指出：“我国节制生育的工作，是按照国家指导和群众自愿相结合的原则进行的，各级政府和社会团体，通过广泛的宣传教育，发动群众，自觉地实行生育计划。国家免费供应避孕药具和有关的医疗服务。对于个别患有不孕症的，也积极给予治疗。”

1974 年，中央转发了上海、河北开展计划生育工作的经验。文中对生育问题提出了“晚、稀、少”的具体要求。1978 年 10 月，中共中央批转《关于国务院计划生育领导小组全体成员第一次会议的报告》，文中对政策方面具体要求为：“提倡一对夫妇生育子女数最好一个，最多两个。生育间隔三年以上。”

1979 年 6 月，五届人大二次会议通过的《政府工作报告》中关于计划生育政策方面提出：“要订出切实可行的办法，奖励只生一个孩子的夫妇，对无子女的老人逐步实行社会保险。在农村的口粮分配上要坚持按年龄分等定量的制度，在城市住房分配和职工福利方面要规定有关的适当措施，使社会经济政策有利于计划生育的开展。”

1980 年，党中央《关于控制我国人口增长问题致全体共产党员、共青团员的公开信》中，号召党、团员响应国务院的号召，提倡一对夫妇只生育一个孩子。同时提出“某些群众确实有符合政策规定的实际困难，可以同意他们生育两个孩子，但是不能生三个孩子。对于少数民族，按政策规定，也可以放宽一些。节育措施要以避孕为主，方法由群众自愿选择。”1981 年 11 月，五届人大第四次会议政府工作报告中提出：限制人口数量、提高人口素质，这就是我们的人口政策。在 1982 年 2 月，中央发出《关于进一步做好计划生育工作的指示》对控制人口数量，提高人口素质，实行必要的奖励和限制，保证计划生育工作的顺利开展等方面有较具体的规定与要求。

1982 年 7 月，党的第十二次代表大会上，胡耀邦总书记的报告中指出："在我国经济和社会的发展中，人口问题始终是极为重要的问题。实行计划生育，是我国的一项基本国策。"11 月，全国五届五次人大会议国务院总理作的《政府工作报告》有关计划生育部分指出："必须采取切实可行的措施，普遍提倡晚婚，提倡一对夫妇只生一个孩子，……必须向全国人民，特别是农民进行有说服力的教育，大力破除重男轻女、多子多福的封建习俗，着重保护女婴和生女婴的母亲。只生一个女孩并且把她抚养好、教育好，比只生一个男孩更应该受到表扬、支持和奖励。全社会对于溺害女婴和虐待女婴母亲的犯罪行为都要坚决予以谴责，司法机关要坚决给予法律制裁。"这次会议修改的宪法第二十五条规定，国家推行计划生育，使人口的增长同经济和社会发展计划相适应。第四十九条规定，婚姻、家庭、母亲和儿童受国家保护。夫妇双方有实行计划生育的义务。

1984 年，中共中央批转国家计划生育委员会党组《关于计划生育工作情况的汇报》规定：要继续提倡一对夫妇只生育一个孩子。同时要进一步完善计划生育的具体政策。要大力提倡优生学、宣传婚姻法、宣传近亲结婚的害处、防止近亲结婚等。

**（四）切实加强领导，建立健全必要的行政和专业组织机构，具体执行党的方针、政策和任务**

计划生育的行政、事业组织和机构的建立，是随着计划生育工作的发展而逐步发展起来的。1957 年毛主席在最高国务会议讲话中指出：政府应设一个部门或者设一个委员会、节育委员会，作为政府的机关。也可以组织一个人民团体来提倡。当时除中华医学会组织中西医、内、外、妇、药、卫生各方面的 55 名专家学者组成的一个计划生育技术指导委员会外，行政方面无专门组织，一般工作由卫生行政部门承担。1963 年党中央、国务院在批转第二次城市会议纪要中提出："加强计划生育工作的领导，各地党委和人民委员会要把计划生育工作列入重要的议事日程之一，一年抓几次，中央和地方，都要成立计划生育委员会，具体领导这方面的工作。"1964 年元月，国务院着手成立了在国务院秘书长领导下的国务院计划生育办公室。各省、自治区、直辖市先后也相应地成立组织或在卫生厅内指定专人负责。这些组织机构建立不久，在"文化大革命"动乱冲击下瘫痪、撤销了。1971 年，在周总理的直接关怀领导下发出文件指出："计划生育是毛主席提倡多年的一项重要事情，各级领导同志必须认真对待。除人口稀少的少数民族地区和其他地区外，都要加强对这项工作的领导。"并"建议省、自治区、直辖市党委和革委会认真抓好计划生育工作。卫生部门要在现有编制内设一个小的办事机构。”此文发出后，各级卫生行政部门由于本身编制有限，多在妇幼卫生科、处指定专、兼职人员负责此项工作。1973年春，为了适应计划生育工作深入开展，党中央、国务院决定成立国务院计划生育领导小组，下设办公室编制暂定10人。该领导小组由国务院、有关部委，几个人口稠密的省、市领导23位成员组成，于1973年8月正式办公。

粉碎“四人帮”后，1978年6月为进一步加强对计划生育工作的领导，适应新时期总任务对计划生育工作的需求，决定对现国务院计划生育领导小组作一次调整。新的领导小组成员由35人组成。办公室的编制由原来的10人增加到20人，简称国务院计划生育办公室。同年10月，对计划生育工作的组织建设又有新的发展，具体要求：“县以上革委会建立健全计划生育办公室，配备精干得力的工作班子，人员列入行政编制。”“农村公社、城市街道和大的厂矿企、事业单位，要设一名计划生育专职人员。”“军队也要设相应的计划生育工作办事机构。”从此，各级政府、企事业单位、军队都有计划生育工作的组织机构和专职人员，层层有人负责抓贯彻落实。

1979年4月，为适应对外开放政策的需要，承办与联合国人口活动基金会合作项目的制订与执行，曾由国务院批准成立了国务院人口小组，小组下设联络处，编制12人，联络处设在国务院计划生育领导小组办公室。1981年，为了与国际合作项目归口管理，国务院决定人口小组联络处的业务归口到“外经部”，人员编制划给国务院计划生育办公室。总编制为32人。

1981年3月，姬鹏飞副总理在五届人大常务理事第十七次会议上，作了关于设立国家计划生育委员会的说明。说明指出：“目前国务院计划生育领导小组作为一个临时性机构，与它所承担的任务是不相适宜的。设立国家计划生育委员会，是为了加强对计划生育工作的领导，统一管理全国的计划生育工作。”此时，委员会的办事机构编制增加到60人。

30多年的实践证明，计划生育专业组织机构的建立、健全是十分必要的。为适应今后的工作任务，只能加强，不能削弱。

**（五）做好服务工作**

计划生育工作是联系着家家户户，极其广泛的群众性工作，是在人类生育意识形态领域与旧的传统生育观念决裂的一场革命，使无计划生育走向有计划地生育。在节育措施的优、劣方面，直接关系到广大育龄夫妇的安全、健康，因此，全心全意高标准地为育龄夫妇服务，是计划生育工作者应当遵循的准则。

多年来，在计划生育战线涌现出许多先进模范单位与个人，特别在基层直接与群众面对面工作的专、兼职人员，把宣传工作送上门，把避孕药具送上门。在群众采取节育手术时上医院服务，看门守户，照顾孩子，喂猪喂鸡；在医院时送茶送饭，铺床盖被，关怀无微不至，使受术者安心休养，早日康复。这些行动也深深地感动了不少受术者及其亲属。由原来的担心、抵触情绪变为感激的心情。也使不少聋哑人自愿地落实节育措施，按计划生育子女。近年来，在全国各地总结出“五访五问”、“三服务到家”（宣传服务、药具服务、妇幼保健服务到家），为群众“排忧解难”等服务活动，深受广大群众欢迎，进一步密切了党群关系，提高了群众的自觉性。

计划生育要实行“两种生产一起抓”。目前，许多城市、农村推广“五好家庭”、文明街、文明村、文明单位、文明户的活动，把计划生育作为内容之一，有机地结合起来。因此，只要计划生育战线的全体同志在各级党委、政府的领导下，积极做好各项服务工作，形势会越来越好，艰巨的任务是可以胜利完成的，一定能够为社会繁荣、人民幸福做出更大的贡献。

# 新中国预防医学历史经验*（第四卷）
# （有关妇幼卫生工作和计划生育工作的节选）

（1990年8月）

## 第一章 妇幼卫生工作的发展

我国的妇女、儿童医疗保健工作，早在战国时期即有历史记载。旧中国的以及中国共产党领导的革命根据地的妇产科、小儿科和妇幼卫生工作者，都在临床和妇幼保健方面开展了一些工作，探索和积累了一些经验。中华人民共和国成立后，妇幼卫生工作获得了广阔发展的前景。30多年来，妇幼卫生工作在中国共产党和人民政府的领导下，随着国家政治、经济形势的发展和卫生工作的发展，取得了可喜的成绩。

### 第一节 中华人民共和国成立前的妇幼卫生

#### 一、传统医学中的妇幼卫生

我国的传统医学中，早就有了关于妇女、儿童卫生的论述。《史记·扁鹊仓公列传》即有扁鹊“为带下医”、“小儿医”的记载。该传仓公（淳于意）病案25则中，即有“月事不下”等病例。《黄帝素问·上古天真论》有“女子不月”、“血枯”等病，以及诊脉辨别怀孕与疾病的记载，并制定了妇科史上最早的通经方剂。马王堆汉墓出土的公元前2世纪帛书《胎产书》中，对妊娠的养生

* 这是作者组织从事妇幼卫生和计划生育工作的老同志、专家以及在职人员共同编写的医学史，作者本人亲自参加编写和全稿审定工作，参与编写人员还有林佳楣、严家裕、左奇、杨光、王诗锦、苏群、张茝芬、于箐华、夏雪红、高淑芬、聂耀志、孙宝淑、包洁、于惠文等。1990年8月以《新中国预防医学历史经验》编委会名义出版。

有了一定的认识。东汉张仲景对于“带下”、“病经”、“经闭”、“妊娠辨脉”、“胎胀”、“胞阻”、“产后”等，记载更为详细。华佗可以应用汤药或针刺使死胎产下，甚至能施行手术取出死胎。

妇产科的诊治逐步有了较大的发展。南北朝时期，北齐徐之才对孕妇的卫生保健和孕期疾病的防治作了论述。隋·巢元方在《诸病源候论》中详细地记述了月经病、不育症、妊娠病、产后病等的发病机理。唐代孙思邈在《备急千金方》中，对求子、种子、养胎与禁食、难产等都作了系统的论述。他极重视胎教，对妊娠期间的饮食起居、精神调养及治疗等，都提出了要求。他强调临产时应镇定、舒畅，不要制造紧张、忧郁的气氛，否则会导致难产的发生。婴儿出生后，要立即擦去口中的分泌物；对于新生儿窒息处理，首创了刺激疗法和口对口人工呼吸等急救方法；还提出“脐中水则腹痛”，要求洗澡时防止水入脐部。

妇产科自宋代成为独立的专科后，陆续出现了一些妇产科专书。这些著作中对妇幼卫生都作了较为详细的论述。

关于经期卫生，宋朝的《妇人大全良方》提出，“宜谨慎”，要防止“惊怒劳役”，要注意饮食营养，防止“荣卫不足”，要“禁房室”等。

关于婚姻卫生，《妇人大全良方》提出“合男女必当其年，男虽十六而精通，必三十而娶，女虽十四而天癸至，必二十而嫁，皆欲阴阳完实”。其意即阴阳不完实，过早结婚，对社会及男女双方的健康都不利。

关于孕期卫生，吴谦的《医宗金鉴》提出，“受孕分房宜静养，谨戒食味使脾安，调其喜怒防惊恐，慎厥起居避风寒”。清·肖赓六的《女科经论》提出，孕妇要注意胎教，使之“外象而内感”；提出孕期“勿乱服药，勿过饮酒，勿妄针灸”，“勿举重登高，勿恣意行房”，“勿劳力过度”，“勿多睡卧”，要“时时步行”等。

关于产时卫生，《妇人大全良方》提出“勿令饥渴，恐乏其力”以及“不要强服催生药”，不要“早于坐草”等。清·亟斋居士的《达生篇》提出“六字真言，一曰睡，二曰忍痛，三曰慢临盆”。《医宗金鉴》总结的要诀为，“妊娠临床要端详，腹内虽痛切莫慌，舒身仰卧容胎转，静待生时不用忙”；“产室寒暖要适时，严寒酷暑总非宜，夏要清凉冬要暖，病者医生俱要知”。

关于断脐方法，我国古时有咬断、烧断、用瓷片或篾片切断，以及用剪刀剪断等。宋·刘昉的《幼幼新书》提出，处理脐带要防止“伤外风即口噤不可救”。明·薛己首次用烧灼断脐法，当时已知此法可以预防新生儿破伤风。

《幼幼新书》主张婴幼儿要进行体格锻炼，说：“儿始生，肌肤未成，衣暖筋骨软弱，不见风日，肌肤脆软，便易损伤”；“天暖无风，抱儿日中嬉戏，数见风则血凝气刚，肌肉硬密，堪耐风寒，不致疾病，不然，如阴地草木，软脆不任风寒。”

关于婴幼儿添加副食和人工喂哺，古书记载有喂猪乳、驴乳、羊乳及增加粥等。宋·钱乙的《小儿药证直诀》说，“儿多因爱惜过当，三两岁犹未饮食，致脾胃虚弱，平生多病”，“半年后，宜煎陈米稀粥，而时时与之。十月后渐予稠粥烂饮，以助中气，自然易养少病”。

关于人工免疫，我国于1567～1572年，即发明了接种人痘预防天花，推广后逐渐改进为熟痘法，使种痘更趋合理，不久即远传海外。英国人琴纳的种痘法（1796年），较我国人痘法已晚了200多年。

此外，诸如产婆选择、乳母选择、哺乳法等，古籍都有记载，有的叙述还较详细。而群众中的一些良好的风俗习惯，如“坐月子”不见生人，以及母乳喂养等，对于防止疾病和增强母婴体质，都有好处。

纵观以上祖国医学中这一部分的论述，已可看出我国很早就有了“上医治未病”的预防保健思想；有了经期、婚前、优生、孕期、产期、产后及新生儿、婴幼儿卫生等妇幼卫生论述。1000多年前已有这样的论述，足见我们的祖辈在传统医学方面早已有了很深的造诣。但是，由于受当时社会制度和科学发展的限制，这些重要的论述并没有普及到人民之中，并为广大群众所掌握；加上封建迷信的影响，有些论述也难免有某些偏颇之处，如“食螃蟹令子横生”，“食兔肉可致子缺唇”，不育原因为“坟墓风水不利”，“夫妇年龄相尅”等。而孕妇忌食及产后百日梳头洗足等旧风俗习惯，也不符合卫生学要求。但这些疵点，丝毫也不能减弱我国传统医学在保护妇女、儿童健康方面所起的作用。

## 二、现代医学中的妇幼卫生

### （一）旧中国的妇幼卫生

从16世纪开始，现代医学即随天主教传入中国，对我国医学发展起了一定的促进作用。但它的传入，主要是在1840年后，伴随着帝国主义对中国的侵略，通过开办医院和学校等途径进行的。在妇幼卫生方面办得较早的，如1884年由美国女公会罗夫施耐德（Rlifsnyder）医师创办的上海西门妇孺医院（现上海医科大学妇产科医院的前身）和北京的产婆养成所（1915年）、孕妇检查所（1921年）等。

1928年，国民党政府卫生署设立了保健司，开始注意到妇幼卫生。当时的中央卫生实验院妇婴卫生组曾编写出版了《妇婴卫生学》和《妇婴卫生纲要》，开展了孕产妇和婴儿情况调查，并针对发现的问题，做了一些有关妇女、儿童的保健工作。1929 年，著名的中国近代妇幼卫生创始人杨崇瑞博士在北京首创国立第一助产学校并附设产院，培训了一批高、中级妇幼卫生人员；1933 年又在南京建立了中央助产学校，以后又建立了妇幼卫生事务所、节育指导所。著名的妇产科教授林巧稚、王淑贞，儿科教授诸福棠、苏祖斐等，也在妇产科、小儿科临床及妇幼卫生方面做出了贡献。

抗日战争时期，在日寇的炮火、屠刀下，无数儿童惨遭劫难，幸存的也饥寒交迫，流离失所。为培育无家可归的儿童，中国共产党长江局妇女委员邓颖超同志和沈钧儒、郭沫若、李德全、刘清扬、沈兹九等联络各党派和各界知名爱国人士共 184 人筹备、发起，于 1938 年 3 月 10 日在武汉成立了中国战时儿童保育会。保育会推选宋美龄为理事长，李德全为副理事长，邓颖超为常务理事；聘请了包括国共两党领导人蒋介石、孔祥熙、李宗仁、毛泽东、周恩来、朱德、叶剑英以及国际友人史沫特莱、斯诺、司徒雷登等 286 位名誉理事。战时儿童保育会在各省市、陕甘宁边区及香港和南洋群岛相继成立了 20 多个分会，抗战 8 年中先后建立了 53 所儿童保育院，收容保育难童 3 万多名。

旧中国的妇幼保健工作取得了一定成绩，至 1949 年中华人民共和国成立时，据 1950 年统计，全国有公私立产科医院，儿科医院，妇幼保健院、所共 126 所，床位 2825 张（见表 1）；助产学校 54 所；助产士 1.39 万人，接生员 3.2 万人。这些机构和人员，虽然数量不多，但在妇产科、儿科疾病的医疗方面，做了一些工作；在儿童健康检查和孕产妇检查等方面，也进行了探索。

**表 1　1950 年全国公私立妇幼卫生机构统计表**

| 产科医院 | | | | 儿童医院 | | | | 妇幼保健院 | | 妇幼保健所 | 合计 | |
|---|---|---|---|---|---|---|---|---|---|---|---|---|
| 公立 | | 私立 | | 公立 | | 私立 | | 公立 | | 公立 | 公私立 | |
| 所数 | 床数 | 所数 | 床数 | 所数 | 床数 | 所数 | 床数 | 所数 | 床数 | 所数 | 所数 | 床数 |
| 20 | 996 | 78 | 1131 | 2 | 78 | 4 | 86 | 18 | 534 | 4 | 126 | 2825 |

## （二）解放区的妇幼卫生

中国共产党一成立，就十分重视保护妇女、儿童健康的工作。

第一次国内革命战争时期，中国共产党在她所领导的第二次、第三次、第四次全国劳动大会上，揭露了旧中国女工、童工被严重迫害、剥削的事实，并通过了关于女工、童工问题的决议，提出了禁止女工、童工做有损健康的工作，不许派孕妇和在哺乳期的女工做夜班，产妇休息 8 星期工资照发，以及女工在哺乳期内应有一定的哺乳时间等一系列保护女工、青工的要求。

第二次国内革命战争时期，中国共产党领导的中华全国苏维埃第十次代表大会（1933 年）发布了《劳动法令（草案）》，对于女工从事某些特别繁重和危险工作的问题，怀孕和哺乳期女工严格禁止作夜班的问题，女工产前产后休息 8 星期工资照发和哺乳期女工在工作时间内每 3 小时喂哺小孩一次不扣工资的问题，严格禁止雇用 14 岁以下儿童和禁止 18 岁以下青工作夜班的问题等，都作了明确的规定。

1930 年 3 月，上海地下党为了收容革命者子女，抚育革命后代，创建了一所红色摇篮——大同幼稚院，由董健吾同志任院长。院址先设在戈登路（现江宁路），1931 年迁至陶尔斐斯路 341 号（现南昌路 48 号）。该院对外则作为圣彼得堂教会的附属福利事业，以掩人耳目。先后入院儿童 20 多人，包括毛泽东的 3 个儿子，蔡和森、恽代英、彭湃、李立三的孩子等。1932 年 1 月，大同幼稚院因有暴露危险而解散，孩子们被安全转移。

抗日战争时期和第三次国内革命战争时期，中国共产党领导的革命军队和革命根据地政府，克服了战争所带来的各种困难，开展妇幼卫生工作。1939 年，陕甘宁边区制定了优待孕妇、产妇和婴儿的各项制度，成立了保育院、托儿所，医院普遍设立了妇产科。中央总卫生处和边区妇联派出了巡回医疗组，协助当地开办助产训练班，推广新法接生，提高了婴儿成活率，深受广大群众欢迎。其他根据地根据形势发展的需要，也相继开展了有关工作。新四军四师淮北根据地在安徽省淮宝县、豫鄂边区挺进纵队在湖北省京山县创办了临时产院，解决革命队伍中的孕妇生孩子的问题。

在当时的困难条件下，对革命队伍中的女干部、女战士和她们的孩子进行特殊照顾，如给每个女同志发卫生费；怀孕女同志吃细粮；给产妇发红、白糖和鸡蛋；对婴儿按成人标准发一份供给；女干部因工作需要不能自带孩子的，可送保育院，或者雇保姆、奶姆，由公家负担费用。为了落实这些措施，各边区政府还相应作出了具体规定。如山东省根据形势的变化，从 1940 年到 1946 年曾 8 次修订、提高女干部保健及婴儿保育的供给标准（见附件）。

## 附　脱离生产妇女干部产期保健及婴儿保育办法

（山东省政府 1946 年 3 月 28 日）

一、产妇在生产期间保健规定

甲、在产期前后共休养两个月（身体羸弱经医生证明可延长休养期），在怀孕 7 个月后吃细粮至休养期终了为止。

乙、产期发红、白糖各1斤，鸡子90个，鸡2只，草纸150张；小儿用棉花2斤，宽幅白布2丈，衣服2套（细布8尺）。除食品可于产后发给外，其他物品须于怀孕8个月后发给，不得过晚。

丙、怀孕4个月以上小产者，按大产保健，4个月以下者，按大产折半发给。

二、婴孩能由母亲自带者尽量自带，实在不能自带者找奶姆养育。找奶姆安置养育之婴儿，其父母与家庭有联系者，尽量由家庭接济，其不能接济者始由公家负责供给。由母亲自带及安置地方由公家供给者之保育规定如下：

甲、初生1周岁：

1. 婴儿保育费每月40元（自带者亦同）。

2. 自带者，母亲吃细粮。

3. 安置地方养育者，婴儿每月发细粮20斤。

乙、1周岁至4周岁：

1. 婴儿每月发保育费60元，细粮20斤至40斤（每岁加10斤）。

2. 1周岁起每年发棉被一床（按婴儿被子尺寸）。

3. 鞋袜按成人规定减半折价发给。

4. 每年发单衣棉衣各两套（按婴儿尺寸）。

丙、4周岁至7周岁：

1. 每月发保育费80元。

2. 4周岁以上儿童，衣食按成人待遇。在此范围内可以自行调剂，增加儿童营养。

3. 尽量吃细粮。

丁、保姆随机关行动者，其待遇：粮食、菜金、津贴与一般人员同，服装、鞋袜及其日用品减半发给。不脱离生产者，每人每月发粮食70斤（吃粗时发粗，吃细时发细）。

戊、婴儿医药费按成人待遇。

三、安置地方养育之婴儿，其供给一般由其母（或父）之工作机关供给外，其父母远离者，可由原供给机关介绍给当地政府负责，统由政府发给供给证，以作领物之凭据。

四、各行政公署、专署可根据情况试设托儿所、幼稚园等机关，更有利于儿童的保育。

五、实行薪给制及公营企业部门妇女不适用本办法。

延安第一、第二保育院和洛杉矶托儿所，是陕甘宁边区保育院的代表和典型。第一保育院是徐特立同志创办的，第二保育院是宋庆龄同志领导的中国福利会主办的。当时的物质条件都很差，但工作人员克服种种困难，精心培育着革命的后代。1947年国民党进攻延安时，保育院和托儿所历经艰难险阻，随军转移。

边区政府和革命军队，还在群众中开展妇幼卫生工作。1945年，晋察冀军区卫生部发出了《关于如何配合地方进行妇婴卫生给各级机关的指示信》，要求他们帮助妇女工作部门，把妇幼卫生工作列为妇女运动的三大任务之一。各地开展妇幼卫生工作的主要内容和方法有：①配合各级妇女会等组织，利用各种形式宣传妇幼卫生常识，如印发各种小册子等。②编写妇幼卫生教材，举办训练班，培训接生员和团结、改造旧产婆，推行新法接生。③进行预防接种，为儿童种牛痘预防天花，注射母血预防麻疹。④把妇女组织起来，讲究卫生，制订卫生公约。河北省子弟兵母亲戎冠秀领导下盘松妇女制订的卫生公约是：有病请医生，不烧香，不求神；怀孩子要注意，不干重活不下地；衣服手脸常常洗，不吃“死气饭”，不吃“旧窝窝”等。

在中国共产党领导下的妇幼卫生工作者，在革命的各个不同时期和不同地区，开展了一些工作，取得了一定的成绩，为新中国建立以后的妇幼卫生工作，积累了宝贵的经验。

## 第二节 中华人民共和国成立后的妇幼卫生

1949年10月1日，中华人民共和国成立。从此，我国劳动人民获得了解放。妇幼卫生工作在党和政府的领导下，充分发挥社会主义的优越性，与妇联、工会等群众组织密切配合，逐步地、有计划地得到开展，30多年来，随着全国政治、经济形势的变化，经历了一个曲折的发展过程。

### 一、1949~1957年时期

从中华人民共和国成立到1957年，这是我国国民经济恢复和执行第一个五年计划的时期。在这个时期内，国家作出了许多重要的与妇幼卫生有关的规定，如：1951年政务院公布的《中华人民共和国劳动保险条例》，其中规定“女工人与女职员生育，产前产后共给假56日，产假期间，工资照发”[①]。规定工厂中女职工多的，要设立托儿所、哺乳室等。1954年，国务院批准了《第一届全国工业

① 《中华人民共和国劳动保险条例》、《劳动保险文件选编》，工人出版社，1981年1月第一版，第9页。

卫生会议决议》；1956年，国务院通过了《工厂安全卫生规程》，规定了工厂要设立女工卫生室等妇幼保健设施。1957年，中共中央发布了《1956～1967年全国农业发展纲要（修正草案）》，规定了“农业社在必要和可能的条件下，可以成立适合需要的临时简便的农忙托儿组织；在分配工作的时候，对于女社员的生理特点应当予以照顾”①；“卫生部应当训练助产员，积极推广新法接生，保护产妇和婴儿，降低产妇的染病率和婴儿的死亡率”②等。

中华人民共和国卫生部成立于1949年11月。当时即设有妇幼卫生局。以后，各大区、各省、市、专区及县卫生局，也相继成立了妇幼卫生机构或设专职干部。1950年8月，卫生部召开了第一次全国卫生会议，确定了“面向工农兵、预防为主、团结中西医”及1952年底增加的“卫生工作与群众运动相结合”的卫生工作方针。第一次全国卫生会议后，卫生部召开了第一次全国妇幼卫生工作座谈会，贯彻执行全国卫生会议方针，根据当时产妇和婴儿死亡率高、新生儿破伤风发病率高的实际情况，继承新中国成立前妇幼卫生工作的经验，确定当时的基本任务是推广新法接生，团结、改造旧产婆，培训新法接生员，减少产褥热和新生儿破伤风的发病与死亡。

妇幼卫生工作座谈会后，卫生部与各级卫生部门，普遍组织了妇幼卫生工作队，深入基层，开展了训练妇幼卫生保健员和新法接生员，团结改造旧产婆，推广新法接生的工作。同时编写各种宣传材料，开展了关于妇幼卫生科学知识的宣传工作；举办干部训练班，编写教材，培训各级妇幼卫生人员。卫生部妇幼卫生局办的高级妇幼卫生人员训练班，对推动全国妇幼卫生工作起到很大的作用。1950年，卫生部建立了中央妇幼保健实验院、妇幼卫生人员训练所和实验托儿所，开展了儿童健康检查、新法育儿、儿童卫生系统管理、幼儿体格锻炼、孕产妇系统管理以及建立三级妇幼保健网等实验科研工作，带动了各地工作的开展。1951年“六一”儿童节，卫生部组织了一次较大规模的儿童健康检查。1952年，卫生部与国家建设委员会联合颁发了《工业企业设计暂行卫生标准》，对新建企业要设置保护女工的设施等提出了要求。1953年，卫生部制定了《1953～1957年妇幼卫生第一个五年计划草案》。1954年，国务院批准了《第一届全国工业卫生会议决议》，卫生部妇幼卫生局根据会议精神集中主要精力，贯彻落实了工业妇幼卫生工作，包括宣传女工经期卫生，建立女工卫生室，实行月经卡片制，调查防治滴虫性阴道炎和痛经，对工厂托儿所、保健站进行业务指导等。

---

①②《1956～1967年全国农业发展纲要（修正草案）》、《社会主义教育课程的阅读文件汇编（第一编）下》，人民出版社，1957年第1版，第642页。

1955 年，卫生部制定了妇幼保健院，妇幼保健所、站等 7 种专业机构的试行简则，对这些机构的任务、组织机构、人员编制等都作了明文规定。1956 年，卫生部与教育部、内务部联合发出通知，确定托儿所的业务由卫生部领导。1957 年，中共中央发布《1956～1967 年全国农业发展纲要草案》后，卫生部两次发出了《关于农业生产中注意农村妇女、儿童劳动保护，加强妇婴卫生知识宣传，对农忙托儿所进行指导的通知》和“再通知”，要求各级卫生部门密切配合妇联，宣传妇女卫生和儿童保健常识，了解农村中适合妇女做的农活种类，总结推广农业社男女分工分业，农活分类，劳力排队，实行月经登记等工作经验。

总之，1949～1957 年，这是我国妇幼卫生工作发展较快的几年。其间尽管在卫生教学机构院系调整中，把多年来在培训助产士方面起了重要作用的助产学校调整掉或改为卫生学校，影响了对助产士的培训工作；在国家精简、整顿各种组织机构时，有的地方也一度把刚刚建立起来并深受群众欢迎的妇幼保健专业机构与县卫生院合并了，但总起来讲，全国的妇幼卫生工作在此期间内发展是迅速的。1957 年，全国有妇幼保健院、所、站 4599 所，这是我国历史上妇幼保健专业机构设置数量最多的一年。很多城市和有的省、自治区的妇幼保健机构日趋健全，部分地区的妇幼保健网也基本形成，妇幼卫生工作进展顺利，效果显著。京、津、沪三大城市的城区，1957 年婴儿死亡率，分别降至 35.4‰、32.0‰和 24.9‰。

## 二、1958～1965 年时期

1958 年，党中央提出了社会主义建设时期总路线，发动了“大跃进”和人民公社化运动。同年 11 月，党中央在《关于人民公社若干问题的决议》中，对妇幼卫生工作提出了要求。如“一定要保证妇女在产前产后的充分休息，……不做重活，不下冷水，不熬夜”；“对老人、小孩、病人、孕产妇和哺乳的母亲，在伙食上要给予必要和可能的照顾”；“要办好托儿所和幼儿园，使每一个孩子比在家里生活得好，教育得好”；“公社必须大量培养托儿所和幼儿园的合格的保育员和老师”等。

在“大跃进”期间，从事妇幼卫生工作方面的同志，和全国人民一样，以高度的积极性，适应当时农村群众生产、生活形势发展的需要，在农村较普遍、迅速地办起了产院和农忙托儿所。以后，随着形势的变化，许多条件差的农村产院和农忙托儿所停办，少数有群众基础并办得较好的托儿所保留了下来。

1959 年以后，我国发生了三年严重自然灾害，随之，小儿营养不良、妇女闭经、子宫脱垂的发病率有所增加。

三年困难时期，康克清同志与乌兰夫同志商理，并得到周恩来同志的同意和支持，先后把上海、江苏、浙江、安徽等地的几千名营养不良的孤儿送到了内蒙古，交给喜欢孩子的牧民抚养。为做好这一工作，内蒙古成立了以自治区卫生厅厅长为首的专门机构，抽调了一批医护、保育人员，负责孩子们的医疗保育工作。这批孩子大的不到7岁，小的只有2岁。大的，直接送牧民抚养；小的、弱的，先送专设的育婴院抚养，然后再交牧民抚养。后来，这一批孩子成了牧民的后代。这件事，不仅为这批孤儿找到了最好的归宿，而且对繁荣牧区，都很有意义。

1960年5月，中华医学会妇产科学会在庐山召开学术会议，提出了《关于防治子宫脱垂的意见》。同年8月，卫生部发出了《进一步防治子宫脱垂的通知》。由此，各级卫生部门组织了以妇产科医师和妇幼卫生工作者为主的医疗队，深入农村，开展了以防治子宫脱垂、闭经和小儿营养不良为中心的普查、普治工作。

在工业卫生方面，1960年，中共中央批转了《关于女工劳动保护工作的报告》，提出了要减轻女工劳动强度，给怀孕7个月以上的女工以工间休息，给哺乳女工以工间喂乳时间等。1962年，卫生部发出了《关于进一步开展工业厂矿及家属中的妇幼卫生工作的通知》，提出了要加强女工劳动保护和妇科病的防治，并防止早产、流产等。同年，国家计划委员会和卫生部联合修改并颁发了《工业企业设计卫生标准》，对新建企业进一步提出了必须建立孕妇休息室和女工保健设施等要求。

1961年，卫生部与教育部、全国妇联、共青团中央联合发出了《关于防治女学生月经病的通知》和《关于女学生经期卫生与劳动几项原则规定》。提出了要注意女学生的劳逸结合、经期保健等要求。

通过以上工作，当时妇女、儿童的健康状况逐步有所好转并有所提高。

1960年冬，党中央对国民经济提出了“调整、巩固、充实、提高”的方针。各级卫生部门贯彻这一方针，进行了整顿组织、精简机构、下放人员的工作。但在调整中也出现了妇幼保健专业机构过多地被兼并或撤销，以致出现旧法接生率回升、新法接生率下降的现象。

根据以上情况，1963年3月，卫生部召开了全国妇幼卫生工作座谈会，讨论了如何加强妇幼卫生工作等问题。同年6月，卫生部发出了《关于当前妇幼卫生工作若干问题的意见》，强调“妇幼卫生任务繁重，机构力量薄弱，必须进行调整、充实和加强”；“妇幼卫生专业机构要提高工作质量，县和基层必须有专人负责”等。1964年12月，卫生部发出了《关于加强新法接生工作，消灭新生儿破伤风，降低产妇感染率的通知》。1965 年 11 月，中华医学会召开全国妇产科学术会议，周恩来总理接见代表并作了报告。他提出计划生育和妇幼卫生工作要面向农村、面向多数，基层卫生人员要会接生、能治妇女病。会后，卫生部召开妇幼卫生科、处长座谈会并发出会议纪要，提出了“县妇幼保健所（站）的主要工作在农村，应经常保持 2/3 的人员下乡工作”；同时，又一次提出了“妇幼保健工作只能加强，不能削弱，要有专人负责这一工作”。由此，妇幼保健专业机构又逐步恢复。

从 1958～1965 年这一段妇幼卫生工作起伏变化的情况看，妇幼卫生工作基本上是随着国家形势的发展变化而发展变化的。形势好，妇幼卫生工作随之发展；反之，妇幼卫生工作也随之受到挫折。但另一方面，由于几千年轻视妇女的封建思想的影响和对妇幼卫生工作重要意义认识不足，以及已建立起来的妇幼卫生机构基础差等因素，致使在精简机构、调整人员的时候，妇幼卫生方面受到的影响，往往比其他方面严重得多，这是妇幼卫生工作长期处于薄弱环节的一个重要原因。事实证明，开展妇幼卫生工作的过程，实际上是一个反对封建迷信思想残余、移风易俗的过程。当然，改变几千年的习俗和影响，不是几年、几十年所能完成的。从事妇幼卫生工作的同志必须认清这一工作的艰巨性，不论在任何场合，都要坚持妇幼卫生发展的方向，努力地把工作推向前进。

## 三、1966～1976 年时期

十年动乱中，妇幼卫生工作和其他工作一样，遭受到严重的破坏，卫生部各业务司局被撤销；妇幼保健专业机构大部分受到冲击；不少专业人员下放劳动或改行，有的甚至受到摧残和迫害；医疗设备和资料遭到破坏或散失；许多行之有效的保护母婴健康的常规、制度无人执行。由此，在广大农村，旧法接生率再次回升，新法接生率普遍下降；在城市，医疗质量下降，工作混乱；工厂的女工卫生室、孕妇休息室等无人管理，甚至取消。

在这动乱的年代中，周恩来总理在日理万机的情况下，仍然关心妇女、儿童的健康。1967 年大批医疗队下乡时，周总理指示，“医疗队必须有妇产科医师”，“农村生产大队要有会接生的女赤脚医生”。由此，各医疗队下乡后培训的大批女赤脚医生，学会了开展新法接生等妇幼卫生工作。1971 年 7 月，国务院批发了卫生部军管会、商业部、燃料化学工业部《关于做好计划生育工作的报告》，作出了“各级医疗卫生单位和农村巡回医疗队，都要积极宣传计划生育知识，做好技术指导，提高节育手术质量”；“在开展计划生育工作的同时，还应积极推广新法接生，做好妇幼保健工作”等一系列重要指示。

在当时的困难情况下，有一些妇幼保健机构，如吉林省延边朝鲜族自治州、四川彭县等地区，它们克服了种种困难，坚守岗位，继续工作，不仅使当地的妇幼卫生事业延续了下来，而且还取得了一些新成就。1971年11月，卫生部在江苏省如东县开办了13个省的计划生育工作经验交流学习班，推广这个县开展计划生育、妇科病普查普治和儿童保健等工作的经验。

1973年9月，卫生部成立了妇幼卫生组。1974年，卫生部发出了《关于认真搞好新法接生的通知》，要求各级卫生部门“加强新法接生队伍的培训和组织管理工作”，“争取在今冬明春达到每个生产大队（村、屯）有1名女赤脚医生（会做接生工作）或一两名接生员”。1975年，国务院批转了卫生部《关于全国卫生工作会议的报告》，强调了对赤脚医生、卫生员、接生员的培训，提出要把计划生育、妇幼卫生工作提到重要日程，要加强领导等。同年8月，卫生部恢复了妇幼卫生局，并于11月在湖北省应城县召开了全国新法接生现场座谈会，提出了恢复各级妇幼卫生机构，充实加强妇幼卫生队伍；提出了普及新法接生的标准和推广新法接生的要求。

从1971年国务院批转《关于做好计划生育工作的报告》到1976年间，随着计划生育工作的推行，带动了妇幼保健工作的开展。

## 四、1977～1985年时期

1976年10月后，特别是1978年中国共产党十一届三中全会以后，妇幼卫生工作和其他工作一样，得以较快的恢复和发展。

1979年1月11日，中共中央发布了《农村人民公社条例（试行草案）》，明确规定“对女社员生理特点和少年身体发育，在组织劳动中要加以照顾”；“举办托儿所、幼儿园和缝纫组，减轻社员家务劳动”等。同年，卫生部和国家建委、国家计委、国家经委、国家劳动总局，又一次修改并制定了《工业企业设计卫生标准》，以适应大规模经济建设的需要。1980年，卫生部制定了《妇幼卫生工作条例（试行草案）》，经过试行和修改，1986年正式颁发了《妇幼卫生工作条例》，对妇幼卫生工作的任务、组织机构、人员编制以及有关政策等，进一步作了明确的规定。

在业务工作方面，卫生部又一次发动和组织了在城乡、特别是在农村普及新法接生的工作。1978年3月，国务院批转了卫生部《关于普及新法接生的报告》，要求各级“加强领导，广泛宣传，采取措施，认真抓好，力争在短期内在全国基本普及新法接生”。1977年和1978年，卫生部先后在江苏省如东县召开了全国妇幼卫生工作现场经验交流会，在陕西省柞水县召开了山区普及新法接生现场经验交流会，接着又组织宁夏、甘肃等7个少数民族较多的省和自治区，到内蒙古自治区鄂克特旗进行牧区新法接生现场参观。这三个会议，有力地推动了农村，特别是山区和牧区普及新法接生的工作。以后几年，在农村进一步普及新法接生和努力提高产科质量；在城市则开展了围产保健和孕产妇系统管理，部分城市开展了婚前咨询和婚前健康检查等工作。1985年，卫生部下达了《全国城乡孕产期保健质量标准和要求》，对城市、农村不同地区的孕产期保健工作，提出了不同的标准和要求。

在妇科病防治方面，1978年以来，按照党中央和国务院领导同志的指示，在农村普遍开展了以治疗子宫脱垂和尿瘘为中心的妇科病普查普治工作，获得了良好的效果，深受群众欢迎。

在儿童保健方面，结合联合国1979年“国际儿童节”和1984年“世界卫生日”，广泛地开展了科学育儿知识宣传、儿童健康检查以及免费驱蛔等工作。曾召开全国儿童保健座谈会和全国城乡托儿所保教工作经验交流会。制定了《城乡儿童保健工作要求》、《城乡托儿所工作条例》、《托儿所、幼儿园卫生保健制度》、《三岁前小儿教养大纲》和小儿常见病防治方案。编辑出版了有关托儿所人员的培训教材。同时，组织力量进行了农村儿童保健工作试点、儿童生长发育、母乳喂养等调查研究工作，针对存在问题，提出了改进工作的建议。

在计划生育技术指导方面，卫生部与国务院计划生育领导小组、国家计划生育委员会合作，进行了大量的计划生育技术指导、科学研究工作，先后召开了4次全国性的节育技术经验交流会，发出了《认真做好计划生育技术指导工作的指示》和《关于提高节育手术质量的通知》。修订了《节育手术常规》，制定了《计划生育技术管理工作条例（试行）》、《计划生育技术人员考核标准》。这些，对我国的节育技术水平不断提高，起到促进作用。

为了完成上述任务，第一，加强了在职妇幼卫生人员的培训。各级卫生部门举办了各种学习班；同济、上海等医科大学，重庆、兰州、西安等医学院增设了妇幼保健班、妇幼保健研究生班或增设了妇幼保健系，加强了对高级妇幼保健人员的培养。许多中等卫生学校恢复了妇幼医士、助产士等的培训。1984年，卫生部对全国从事妇幼保健工作30年以上的干部共5600名，颁发了奖状，进行了表彰。

第二，大力开展妇幼卫生宣传。各级卫生部门按照中央关于加强精神文明建设的精神，运用多种形式和手段，进行了妇幼卫生科学知识的宣传工作。

第三，1980年以来，卫生部接连召开了几次妇幼卫生工作座谈会。1982年，卫生部召开了妇幼卫生工作会议，薄一波同志接见了全体代表并讲了话。他鼓励从事妇幼卫生工作的同志是“无名英雄，为国家民族做了很多的事情”。这几次会议，贯彻执行党的“调整、改革、整顿、提高”的八字方针，进一步明确了妇幼卫生工作的以预防为主、以基层为重点、防治结合的工作方针；推广了建立责、权、利相结合的责任制和按任务补助经费的办法；采取了多形式、多层次、多渠道办妇幼卫生事业的方法。由此，出现了不少集体的、个体的妇幼保健机构，增强了妇幼卫生工作的活力，提高了工作质量和经济效益。1985年，卫生部与国家民委、全国妇联在贵州省遵义市联合召开了少数民族地区妇幼卫生工作会议，推动这些地区工作的开展。

此外，在国际交流活动方面，1979年以来，卫生部与世界卫生组织、联合国人口活动基金会、儿童基金会以及美国、日本、意大利等国家，开展了一系列的妇幼保健技术协作和学术交流活动。

经过以上几年的努力，妇幼卫生工作在机构设置、人员培训、技术装备、工作质量等各方面，都出现了一个生机蓬勃的好势头，并取得了较快的发展。

综上所述，30多年来，妇幼卫生工作虽然经历了一些艰难和曲折，但由于党和政府的关怀，广大群众的需要和全体工作人员的努力，仍然取得了显著的成绩。城市和农村的妇幼保健网基本形成，一支由高、中、初级人员组成的专业队伍遍布全国各地。全国新法接生率1985年达94.5%，儿童计划免疫基本形成制度，小儿急性传染病已基本消灭或得到控制，妇女、儿童的常见病发病率逐年下降，孕产妇和婴儿死亡率明显减低，人口平均预期寿命上升，妇女、儿童健康水平逐步提高。据1975年和1985年两次对9市0~7岁儿童生长发育情况调查，1985年相比1975年，身长平均增长1.1厘米，体重平均增加0.26公斤。

妇幼卫生工作虽然取得了以上成就，但由于地理、经济等各种条件的差异，在广阔的全国范围内发展很不平衡，与国家建设和人民群众的要求相比，与国际先进水平相比，与联合国世界卫生组织提出的“2000年人人享有卫生保健”的要求相比，还存在差距，需要在今后坚持不懈地努力，把妇幼卫生工作提高到一个新的水平。

## 体　　会

综上所述，我国预防和治疗妇女、儿童疾病的历史悠久，新中国妇幼卫生事业成就辉煌。回顾妇幼卫生工作发展的历程，吸收可资借鉴的经验和教训，展望今后妇幼卫生振兴之路，无疑是很有必要的。

我国从扁鹊开始，即有预防和治疗妇女、儿童疾病的历史记载。旧社会妇幼卫生工作的先驱者曾经为开辟妇女、儿童的医疗卫生工作，努力奋斗，却始终未能拯救妇女、儿童使其从贫病交迫的苦难中解脱出来。只有中国共产党领导全国劳动人民，推翻了压在中国人民头上的三座大山，建立了新中国，制定了一系列保护妇女、儿童的方针、政策后，才开始了妇幼卫生工作的新纪元。

新中国成立30多年来，妇幼卫生工作在党和政府的领导和关怀下，有各有关部门的密切配合，有广大人民群众的积极参加，我国目前已经从过去的高出生、高死亡、短寿命的“东亚病夫”中解脱出来。在短短的几十年期间，使严重危害母婴生命与健康的疾病，如新生儿破伤风和产妇产褥热以及白喉、小儿麻痹症、麻疹等多种疾病的发病率和死亡率显著下降，有的已接近于消灭。与此同时，治疗了严重摧残妇女身心健康和数百万人的子宫脱垂和尿瘘病，并积极预防新发病例。其他如妇女宫颈癌、小儿肺炎、小儿腹泻、小儿佝偻病等疾病的发病率也显著降低，孕产妇死亡率和婴儿死亡率也大幅度下降，妇女和儿童的健康水平普遍得到提高。

新中国妇幼卫生工作所取得的巨大成就和经验，充实、丰富了妇幼卫生学科的理论和实践，提高了妇幼卫生学科的水平，为进一步开展妇幼卫生工作，奠定了一个良好的基础。

新中国妇幼卫生工作取得巨大成就的最根本、起决定性作用的因素，是有伟大的中国共产党的领导和优越的社会主义制度。中国共产党从建党开始，就重视妇女、儿童的利益，注意保护妇女、儿童的健康。毛泽东同志早在1934年“十年内战”时期，就提出了要关心妇女“生小孩子的问题”。周恩来总理在“十年动乱”的最困难时期，还为农村普及新法接生多次作出指示。新中国颁布的宪法以及各项重要法令、规定，都有保护妇女、儿童的内容。1950年第一届全国卫生会议确定了“面向工农兵”、“预防为主”和“团结中西医”，为我国卫生工作三大原则。正是由于党和国家对保护妇女、儿童制定了明确的方针、政策，又在实际工作中加强领导，我国的妇幼卫生工作才取得了旧社会千百年也没有达到的惊人成就。

几十年的实践告诉我们，妇幼卫生工作涉及10亿总人口中的2/3，数量大而且遍布城乡每个角落，只要有人群的地方就有妇女，就要生育子女，传宗接代，就需要妇幼卫生工作，这就决定了妇幼卫生工作具有广泛性。妇幼卫生是按照妇女、儿童的生理特点和生理要求进行保护工作的，过去需要，现在需要，今后无限的岁月里，都需要做好妇幼卫生工作。妇幼卫生必须为社会、经济发展服务，必须与社会、经济发展相适应，它随着社会、经济的发展而逐步发展，有一定的发展过程和发展规律。同时，保护妇女、儿童健康的每一项措施，预防治疗妇女、儿童每一种疾病，都必须按照妇女、儿童的生理特点和疾病的发生、发展规律。按照客观规律指导实践，才能取得工作的主动权，取得成效，这又使妇幼卫生工作具有科学性。我国几千年来的封建迷信思想、男尊女卑、“儿女多少命中注定”等思想，在我国人民中根深蒂固，长期形成的一些陈规陋习，经常阻碍着妇幼卫生工作的开展，冲破这些影响和习惯势力，移风易俗，更增加了妇幼卫生工作的艰巨性。30 多年来，妇幼卫生工作就是针对这些特性和规律，积极创造条件，开展工作的。实践证明，什么时候对这些特性和规律掌握得好，什么时候工作就主动，成绩也就大。

实践证明，开展宣传教育工作，提高人们对妇幼卫生工作重要意义的认识，提高群众的妇幼卫生知识水平，是做好妇幼卫生工作的重要手段。妇幼卫生工作既然社会性、群众性、科学性很强，工作要做到每家每户，落实到人，不动员千千万万群众参加，是不可能做好此项工作的。为此，需要把做好这一工作有利于国家的物质文明和精神文明建设、有利于中华民族健康水平的提高、有利于人民生活和千家万户的幸福等重要意义，向各级领导、向有关部门和单位，认真地、反复地说清楚，提高他们对妇幼卫生重要性的认识，动员他们积极地支持、参与并做好这项工作。同时，针对妇幼卫生工作服务对象广泛的特点，利用各种各样的宣传手段和宣传方式，向广大群众普遍地、经常地宣传保护妇女和婴幼儿的卫生知识。要把科学知识交给群众，动员群众自己起来，向危害妇女、儿童健康的各种疾病和不良因素作斗争。否则，只靠少数专业人员，是不可能把工作真正做好的。50 年代，全国各地大张旗鼓宣传新法接生，克服旧思想、旧习惯阻力，团结、改造旧产婆、培训接生员，短短几年，新法接生就如雨后春笋在全国城市和农村迅速普及起来，这件事例就是一个明证。

妇幼卫生的宣传形式多种多样。有利用节假日开展“宣传月”、“宣传日”活动，大张旗鼓造声势，造舆论，做到家喻户晓；有举办展览会，用实物、文字、口头讲解相结合的方式，宣传效果较好；有利用医疗保健单位候诊室进行卫生宣传，这也是一个重要的宣传阵地；有通过文字宣传，编印宣传画、小册子、宣传文章等，传知识、讲道理；有采取逢会插一脚，干部会、妇女会、群众庙会，有针对性地宣传一两个问题；有组织文艺表演，用快板、小演唱等群众喜闻乐见的形式进行宣传；还有针对性地谈心或个别教育，即“一把钥匙开一把锁”。近年来，各地采用许多电化宣传手段，广播、电视、电影宣传，还有举办学习班和讲座等，使宣传工作更加生动活泼。总之，要因地制宜，因时制宜，因人制宜，讲究实效，为妇幼卫生事业前进开路。

实践证明，妇幼卫生工作的发展与提高，必须加强科学研究工作，使科学研究与实践相结合。科学研究获得成果并应用于实际，可以为人民大众解除痛苦，推动工作进步。我国防治天花、白喉、麻疹和小儿麻痹症等疫苗的研究成功和制备，计划免疫的实行，使婴幼儿发病率和病死率急速下降；研究、掌握了妇女宫颈癌和病死率；避孕药具的研制成功，节育手术的改进，促使我国人口出生率迅速下降。而群众在与疾病作斗争中所采取的一些行之有效的方法、新的发现和创造，也给科学研究带来了启示，提出了收集、整理，使之上升为科学理论的任务。科学研究工作的进一步发展，定会给我国妇女、儿童带来更多的裨益。

科学研究工作要在较短时间内取得成果，需要发挥社会主义协作精神，组织专业协作组，利用有限的人力、物力和条件，上下左右有关部门、专业人员的互相结合，制定统一计划、统一标准，分头进行调查研究，集中综合整理，作出结论。我国妇女、儿童的各种生理常数、常见病、多发病的流行病学调查，一些药物的研制，都是通过这种组织形式较快地取得了成果。这些科研成果在实际工作中的应用，必将进一步检验它的准确性，充实和丰富科学内容。

为了更多、更快地取得科研成果，除继续发扬协作精神外，从全国来讲，需要建立中央一级的妇幼保健科学研究机构，以便通盘考虑，做出远期、近期科研规划，提出科研课题，统一组织，协调力量，使科研工作能够更加有计划地顺利进行。

实践证明，组织社会主义协作，与各有关部门互相配合，是做好妇幼卫生工作的必要条件。保护妇女、儿童是党和国家的一项重要方针、政策，妇幼卫生只是这个整体工作中的一个方面，一个组成部分。保护妇女、儿童的工作，涉及各有关部门，在卫生部门内部也涉及各有关司局和组织。因此，与各有关部门密切配合，共同协作，具有它客观的必然性。

回顾妇幼卫生工作的发展过程，是一个与妇联、工会、宣传、科学技术、计划生育等部门互相协作的过程。妇联从保护妇女、儿童出发，工会从保护女工及职工家属出发，都积极参加了这一工作。妇联与工会组织机构健全，在群众中享有崇高的威信，基层妇女组织和厂矿女工委员与群众交往甚密，了解群众，有的被誉为群众的贴心人，由她们来宣传动员和组织群众实施妇幼保健和计划生育，可以收到事半功倍之效。新中国成立初期，妇联与卫生部门一起深入基层，推广新法接生，共同完成了任务。在防治子宫脱垂和尿瘘的工作中，除妇联外，政府的民政、粮食等许多部门都参加了这一工作。如粮食部门给进城治病的病人及其家属发粮票，民政部门给生活困难的病人经济补助等。这种在党委统一领导下，各有关方面集中力量、共同协作完成任务的做法，是社会主义优越性的又一体现。

妇幼卫生与计划生育的关系更为密切，两者相辅相成，有着不可分割的内在联系。计划生育是我国的一项基本国策。实行计划生育，有利于我国社会主义建设，有利于提高人民的物质和文化水平，有利于提高妇女、儿童的健康水平，有利于提高我国人民的健康素质。做好妇幼保健、优生优育工作，可以促使计划生育政策、任务更好地落实。两者有效地结合，而具体工作又有分工和各有侧重，有益于有效控制人口增长以及提高妇女、儿童健康水平的共同目的。山西省高平县、江苏省如东县及其他一些地区，为两项工作密切结合取得的卓有成效的经验，值得借鉴。

实践证明，妇幼卫生是一项多学科互相交叉渗透的系统工程，它层次多，涉及面广，实施过程复杂，没有切实可行的规章制度，很难协调各方面的力量一起来开展工作。新中国成立以来，国家在宪法和一些重要法令、规定，如《婚姻法》、《劳动保险条例》、《农业发展纲要》等法规中都有保护妇女、儿童的明文规定。1985 年卫生部制定颁布的《妇幼卫生工作条例》等中又具体规定了妇幼卫生工作的各项制度和要求。许多基层单位采取群众自我教育的方法，也制定了一些乡规民约，如 50 年代，为保护经、孕、产、哺乳期妇女健康，曾制定“三调三不调”等。上述这些法令、规定，有的是全社会所有部门、单位和广大群众都必须遵守并执行的；有的是卫生部门必须执行的。这就使妇幼卫生工作有章可循、有法可依，能够统一各方面的力量，有效地开展工作。妇幼卫生的有关规定不少，但总起来讲，妇幼卫生法规还不够系统、完善，需要将国家保护妇女、儿童健康的方针政策和各项规定，以及在贯彻执行中的成熟经验，加以归纳提高，制定出较系统的、完善的妇幼卫生法规以便能够更好地调动各方面力量，更有计划地做好妇幼卫生工作。

实践证明，加强专业队伍建设，提高这支队伍的素质，是做好妇幼卫生工作的关键。随着国家经济建设的发展、卫生事业和妇幼卫生工作的开展，我国妇幼卫生队伍不断充实、壮大和提高，成为具有一定数量质量、为妇女儿童健康服务不可缺少的力量。依靠这支队伍，在不同的历史时期里完成了不同的历史任务和要求。但工作发展不平衡，地区之间存在着很大的差距，需要加倍努力缩小差距。同时，随着社会经济的发展，不断出现新情况和新问题，对妇幼卫生工作也提出了新的要求。为了更好地适应新的情况和要求，急需重视加紧建立一支素质良好、高、中、初级结构相适应的，有较好业务技术水平的妇幼卫生专业队伍。特别要培养一定数量的高级人才充实专业队伍，这是提高妇幼卫生工作质量、科学水平不可缺少的要素。这就需要在高、中级医学院校中增设妇产科、儿科和妇幼保健高等专业；扩大助产、妇幼、保育等中等专业招生；培训提高，更新基层初级人员，使之达到中级技术水平；提高在职人员的知识和技术水平。

在充实专业队伍、提高专业人员技术水平的同时，还需要加强这支队伍的思想建设，发扬艰苦奋斗、勤俭办事业精神，全心全意地为妇女、儿童健康服务。

妇幼卫生工作的对象在基层，特别是在农村，妇幼卫生人员经常深入农村及人口分散的山区和牧区，工作艰巨辛苦。妇幼卫生队伍特点之一是女同志占绝大多数，女同志本身又有其生理特点，长期下乡，生活流动，困难较大；需要给她们创造一定的工作条件，解决她们学习、生活方面的困难，提高她们的政治地位，解决晋级、晋升等问题，使之安心工作，减少后顾之忧。对于工作积极、成绩显著者，应根据各地条件，在精神、物质方面予以表彰和奖励，以增加她们的责任心和光荣感。

实践证明，做好妇幼保健工作，必须有健全的各级妇幼保健专业组织机构。妇幼保健专业组织机构是妇幼卫生工作赖以发展的组织基础，是宣传、动员、组织群众预防疾病和向危害妇女、儿童身心健康的疾病和不良因素作斗争的指挥部，又是各级领导的参谋部。没有相适应的妇幼保健专业组织机构，就很难落实保护妇女、儿童健康的政策。为妇女、儿童健康服务也便是一句空话。

妇幼卫生是一项长期的、面广量大的工作。做好这项工作，必须持之以恒，锲而不舍。许多工作做得好的地区和单位的最重要的经验，就是贵在坚持。几十年如一日的工作，才能取得成果，积累经验，提高水平。反之，组织机构组建、撤并，再建再并，工作多次从头做起，多次反复，就会造成事倍功半，影响工作。回顾以往经历，这方面的教训是深刻的，今后应引以为戒。

为了更好地开展妇幼保健工作，在工作的发展过程中，逐步形成了三级妇幼保健网。保健网的各级机构既分级分工，各司其职，又上下结合，互为依托，互相支持，联结成一个有机的整体。这一组织形式是社会主义制度协作精神和为人民负责的产物。它有利于提高妇幼卫生工作的水平，受到了世界卫生组织和许多国家妇幼卫生工作者的赞赏。继续加强对妇幼保健网的建设，十分必要。

实践证明，闭关锁国无益于妇幼卫生事业的发展，对外开放有利于妇幼卫生事业的振兴。我国在第一个五年计划期间，妇幼卫生向苏联学习，引进技术，培养干部，建立专业机构，使妇幼保健工作发展较快，也为后来的发展奠定了基础。之后多年，由于“左”的影响，我国同世界各国在妇幼卫生方面交往甚少，信息闭塞，拉大了同国际先进水平之间的差距。党的十一届三中全会后，实行对外开放政策，改变了过去的封闭状态，为我国妇幼卫生工作开展国际合作和技术交流开辟了广阔的道路。我国与世界卫生组织、联合国人口活动基金会和儿童基金会以及某些国家、民间团体和个人，在妇幼卫生方面进行了广泛的合作与交往，引进了先进的器械设备、科学技术和管理经验，提高了妇幼卫生的科学水平。同时，我国也向世界各国宣传了我国妇幼卫生事业的成就和经验，使世界各国了解中国，提高了我国的国际声誉。我国基层妇幼保健网的建设，孕产妇和婴儿死亡率的大幅度下降等，受到了许多国家，尤其是发展中国家的赞扬。事实告诉我们，在当今这个科学技术飞速前进、信息畅通的时代，几乎每一项重大发明创造和新技术的开发、应用，都有赖于各国科学家和实际工作者的共同努力和交流合作。坚定不移地执行国家对外开放政策，是加速我国妇幼卫生工作的一条有效途径。

在总结妇幼卫生工作历史经验的时候，我们应当清醒地意识到，社会的发展，人民物质和文化水平的提高将把妇幼卫生工作推进到一个新的历史阶段。我们面临的形势是：坚持四项基本原则，国民经济计划发展到2000年时，工农业总产值翻两番，国民收入人均800~1000美元，达到小康水平。控制人口数量，提高人口质量，到20世纪末，我国总人口控制在12亿左右，这已经成为国家的基本国策。世界卫生组织提出的“2000年人人享有卫生保健”的全球卫生策略等，都对妇幼卫生工作提出了新的更高的要求。面对上述伟大任务，妇幼卫生工作如何为这个伟大任务服务，完成自己所应当承担的责任，使之在过去工作的基础上，进一步提高，向着全面实行优生优育、实行妇幼保健优质系列服务，任务是艰巨而又光荣的。当然，新时期、新任务也会有新的工作条件，只要我们勇于承担责任，善于总结经验，以国内外经验教训为借鉴，同心协力，积极主动地争取和创造良好的工作条件，是可以胜利地完成任务的。

我国地域辽阔，自然条件差别大，经济、文化发展水平悬殊，卫生工作、妇幼卫生工作发展也很不平衡，因此，在实践中应分不同地区，分类指导，分层定标，推动发展。分散在全国农村的8亿多人民，特别在一些人口稀少和分散的农、牧、山区，基础更差，在今后工作部署上，应有计划地给予较多的支持，尽快地缩小差距，使妇幼卫生工作随着社会的发展，时代的前进，为妇女的健康，为婴幼儿的茁壮成长，为人类的幸福，做出更多的贡献。

# 第五章 计划生育的技术指导和科学研究

实行计划生育是我国的一项基本国策，是长期的战略任务。计划生育技术指导和科学研究是一项长期的工作，必须根据党和国家各个时期对计划生育的方针、政策和人口计划的不同要求；根据不同对象，因时因人而异地进行工作。应不断地改进和提高避孕节育技术水平，更好地落实计划生育政策和人口计划，满足群众对避孕节育的要求，为2000年把我国人口控制在12亿左右的总目标而努力。

## 第一节　计划生育和节育技术政策的演变

回顾我国在实行计划生育工作中，确实经历了一个曲折的演变过程。从限制避孕节育到赞成适当地节制生育，到制订人口增长规划指标，纳入国民经济计划；从一般号召到纳入国家宪法、婚姻法。在演变过程中几经坎坷，可以说，计划生育工作是全党和全国人民克服来自各方面的种种阻力和困难，逐步开展、深入、发展起来的。

### 一、限制避孕节育（1949～1953年）

新中国成立到1953年这一阶段，国家对人民群众的生育采取限制节育的政策。分析其原因，主要是新中国成立以前，我国劳动人民长期受“三座大山”的压迫，文化、经济、技术都十分落后，人民生活极端贫困，新生儿、婴儿存活率低；又由于长期战争，卫生条件极差，疾病流行，平均寿命低，世代更替迅速，人口增长缓慢。如，1840～1949年的109年中，全国只增长人口1.3亿多，每年平均增长人口100余万。新中国一成立，劳动人民摆脱了剥削和压迫，过上了安居乐业的生活，纷纷成家立业；同时受“多子多福”等传统观念的影响，要求多生多育，“子孙满堂”。党和国家的工作重点放在医治战争创伤，进行土地改革及其他各项工作的改革整顿，恢复和发展国民经济，使城乡人民群众开始能过上安定的生活。卫生部门也着重建立基层卫生组织，开展爱国卫生运动，组织医疗队、防疫队、妇幼卫生工作队，深入农村、山区、牧区、少数民族地区，免费为群众防病治病、推行新法接生，提高群众的健康水平和新生儿的存活率。又由于少数干部受苏联奖励母亲英雄的影响及受资产阶级人道主义的束缚，对人口增长必须与经济、社会发展相适应的问题认识不足，于是就采取了一系列限制人民群众节育的政策。1950年12月中央卫生部和人民革命军事委员会卫生部联合制定了关于北京地区中央所属各军、政机关、部队限制妇女干部打胎的办法。

1952年5月卫生部制定并经政务院文化教育委员会批准的《关于限制节育及人工流产暂行办法》中，提出人工流产必须具备以下几个条件：①孕妇患肺结核、心脏病、肾脏病、恶性贫血或其他重病，继续妊娠将危害母体生命或对母体健康有重大损害者；②发生流产现象，实施安胎无效者；③因骨盆狭窄、畸形或其他原因剖腹生产两次以上者。对妇女做输卵管结扎绝育手术的条件更是严上加严，慎而又慎，除第一、第二条同人工流产外，还必须具备：已婚妇女年逾35岁，有亲生子女6人以上，其中至少有1人年逾10岁，如再生育将严重影响其健康以致危害其生命者等。即使具备上述条件，其审批手续也相当繁琐。如不按规定擅自手术，则以非法堕胎论罪，施术者和受术者均由人民法院依法处理。药房出售避孕药具，须经当地卫生主管部门核准。购买者，也必须持有医师证明，按限量售买等。

1953年1月卫生部以与国家政策不符为由，向海关行文，禁止进口避孕药品、用具。同年卫生部还发文至各省、市、自治区卫生行政部门要求对避孕药、具的制造和销售严加管理。因此，这个时期有的多子女育龄妇女虽然有节育的迫切要求，但处于避孕无方，人工流产没法的状况。

## 二、赞成适当地节制生育（1954～1961年）

经过三年国民经济的恢复，人民生活、卫生条件有所改善，人口增长速度骤增。如以1953年与1949年相比为例，1949年的人口出生率为36‰，死亡率为20‰，自然增长率为16‰。而1953年的人口出生率为37‰，死亡率降为14‰，自然增长率为23‰。1953年我国总人口已增加到5.8亿多。从1950～1953年仅4年的时间，增加人口4600多万，年平均增加人口1000多万（不含中国台湾和港澳同胞及国外华侨和留学生人数），为新中国成立前109年（1840～1949）的年平均增长数（100余万）的10倍。随着工农业生产的发展，城乡妇女，特别是城市妇女参加社会性生产、工作、学习，深感孩子多的拖累，对节育提出了迫切的要求，纷纷向中央领导和卫生部门反映，要求放宽节育手术的条件，对节育要求提供方便。

1953年8月邓小平副总理指示卫生部要帮助群众节育。1954年5月邓颖超同志给邓小平同志的信中提到，有不少已婚男女干部，由于得不到适当的避孕药具，被迫采取有害于身体的办法，引起疾病，以致造成不良后果；主管部门如不及时注意，将影响干部身体健康和家庭幸福及女同志的工作和学习；……国家卫生机关应拟订办法帮助干部解决避孕问题。邓小平同志批示，“避孕是完全必要的和有益的。请文委和卫生部讨论采取有效的措施”。

卫生部即于1954年11月10日发出了《关于改进避孕及人工流产问题的通知》，提出了避孕节育一律不加限制，但也不公开宣传，凡请求避孕节育者，医疗卫生机关应予以正确的节育指导；一切避孕用具和药品可以不加限制地在市场销售；人工流产问题，凡医学上认为不宜继续妊娠或子女稠密、婴儿才4个月又继续怀孕对哺乳有困难者，经夫妇双方申请，医师证明，所在机关负责人批准，即可进行手术；结扎输卵管，应严格根据医学上认为必要时才能施行。对于由限制到赞成适当节制生育，在社会上，在干部、群众中引起了很大反响。一部分热心于节制生育者纷纷向卫生部门、妇联部门写信献计、献策，献民间的避孕秘方、验方等。反对者则认为：节制生育与国家“人财两旺”政策不符；节制生育不人道；苏联提倡母亲英雄，我们提倡节制生育不好理解；国营公司出售避孕药、具不体面等。

鉴于上述情况，国务院二办于同年12月召开了有关部门及部分省、市领导同志参加的节制生育座谈会，会议代表要求中央明确节制生育的政策。刘少奇同志在会议总结讲话中指出：“现在我们要肯定的一点是，党是赞成节制生育的，在陕北提过‘人财两旺’的口号，是因为当时陕北婴儿死亡率很高，生下来的孩子有50%夭折，人民要求改变这种状况，我们才提出这个口号，目的是降低婴儿死亡率，但并没有提倡多生孩子，关于节育不人道，影响不好，这不是实际问题。”会上还对结扎输卵管不应限制过多，避孕药品器具的供应，不要单纯从商业角度着眼，以及如何宣传等方面提出了较具体的意见。

1955年3月党中央批转了卫生部党组关于节制生育问题的报告。在批示中指出，节制生育是关系广大人民生活的一项重大政策性的问题；在当前的历史条件下，为了国家、家庭和新生一代的利益，我们党是赞成适当节制生育的。并指出，各地党委应在干部和人民群众中（少数民族地区除外）适当地宣传党的这项政策，使人民群众对节制生育问题有一个正确的认识。

1956年1月《全国农业发展纲要》（草案）讨论过程中，建议把宣传和推广节制生育，提倡有计划地生育子女，使家庭避免过重的生活负担，使子女受到较好的教育，并且得到充分就业的机会等问题列入纲要内容。同年9月在中国共产党第八次全国代表大会上，周恩来总理在《关于国民经济的第二个五年计划的建议的报告》中指出，我们赞成在生育方面加以适当的节制，卫生部应该协同有关方面对节育问题进行适当的宣传，并采取有效的措施。这是我国政府第一次在国民经济计划报告中提到节制生育的内容。

1957年毛泽东同志先后在国家及党的重要会议上的讲话中，对人口、计划生育问题均有论述。如2~3月间在最高国务会议第十一次会议上指出：对生产人类自己就是没有计划，就是无政府主义……人类要控制自己，做到有计划地增长；政府可能要设一个部门……或设一个委员会，要拨一笔经费，要想办法，要进行宣传；各人民团体要广泛研究这个问题，想出办法来。同年10月9日在党的八届三中全会的讲话中又指出：计划生育也来个十年规划，要公开作宣传，少数民族地区和人口少的地方不要去推广；就是在人口多的地方，也要进行试点，逐步推广，逐步达到普及；要做到完全有计划地生育，没有一个社会力量，不是大家同意，不是大家一起来做，那是不行的。（摘自毛泽东选集第五卷471页）

在此期间卫生部于1954年11月发出《关于改进避孕及人工流产问题的通知》。1956年8月又发出了《关于避孕工作的指示》的通知。要求各级医疗卫生机构广泛开展避孕知识的宣传与技术指导。对人工流产的条件又作了适当的放宽。通知中强调，首先在医务人员中宣传贯彻避孕政策；加强培训技术与宣传骨干；各级医疗保健机构包括其他系统的医疗保健机构、人民医院、卫生所、妇幼保健院（所、站）均应设专人在规定的时间内进行避孕指导工作；医药公司、药房、供销社、零售商店、医疗保健机构的药房均可出售避孕药、具；各级卫生行政部门应立即行动起来，逐级传达布置贯彻执行。为满足干部群众的要求，1957年5月卫生部又发出了《关于人工流产及绝育手术的通知》，进一步放宽了对节育手术的限制，废除了层层审批的烦琐手续。如夫妇双方有绝育要求，向医师提出申请，经检查无手术禁忌证者，即可进行手术。为防止私自堕胎危害妇女健康，孕期在3个月以内，无手术禁忌证，一年内未做过人工流产，由于某种困难不愿意继续妊娠者，可允许进行手术。同时中国医药公司对避孕药、具，也进行了降价（见表1）。

表1　全国避孕用品价格降低比较

| 品　名 | 原零售价（元） | 降价后零售价（元） |
|---|---|---|
| 国产避孕套 | 0.12 | 0.05 |
| 进口避孕套 | 0.15 | 0.08 |
| 国产子宫帽（纸盒） | 1.50 | 1.00 |
| 国产子宫帽（电木盒） | — | 1.45 |
| 进口子宫帽（日本） | 3.50 | 3.50 |
| 避孕油膏（不带管） | 0.30 | 0.26 |
| 避孕油膏（带管） | 1.15 | 0.72 |
| 避孕栓（电木盒） | 1.00 | 0.60 |
| 避孕栓（蜡纸） | 0.84 | 0.50 |

1957年上海市二届三次人代会上作出决议，号召在市区推广节制生育，要求在第二个五年计划期间，逐步把人口出生率从原来的40‰，下降到20‰以下。天津市由市政协牵头，筹备建立市节制生育委员会。其他一些大城市和部分农村

也广泛地开展节育工作。如河北省1958年春即在全省范围内全面开展，群众中流传的“一儿一女一枝花、多儿多女多冤家”的民间谚语也广为宣传。未婚青年男女提出“学本领，长志气，为祖国献青春”的口号。河北省河间县景和乡就有86%的育龄妇女实行了避孕；柱林乡有87%的男女青年推迟了结婚年龄。山东文登县明星公社7960个育龄妇女中有60%实行了避孕，妇女参加劳动的比例也由50%上升到80%。北京、江苏、杭州、西安、沈阳等地也都开展了群众性宣传活动和技术指导工作。这些都充分说明了广大群众对晚婚、避孕节育有迫切要求，对节育政策是拥护的。主管计划生育工作的卫生部门，也就因势利导，广泛向群众进行节育科学知识，有计划生育子女好处的宣传，提供技术服务，以满足群众对节育的要求。

1958年继反右派斗争的扩大化，错误地批判了马寅初先生的新《人口论》造成人口理论界对研究口理论问题的消沉，认为现在还是“人口多的好”。卫生部门错误地批判了基层采用“算账对比”的宣传发动方法，引起思想认识上的混乱。1960年4月第二届全国人民代表大会第二次会议通过了《全国农业发展纲要》第29条“在一切人口稠密的地方，宣传和推广节制生育，提倡有计划地生育子女，使家庭避免过重的生活负担，使子女受到较好的教育，并且得到充分就业的机会。”对计划生育虽有具体规定，但由于1959~1961年的三年自然灾害，人民群众生活水平下降，营养不良，育龄妇女生育率低下，人口死亡率高。卫生部门这时的主要任务是：动员医疗、防疫、妇幼保健机构的医务人员组织医疗队，下灾区进行防病治病。由此，计划生育工作处于停滞状态。

## 三、认真提倡计划生育（1962~1970年）

1962年国民经济得到恢复和发展，妇女生育率出现了补偿性增长的势头。同年4月卫生部根据党中央、国务院要继续开展计划生育的指示以及出生率增长的状况，发出了《关于进一步开展计划生育避孕知识的宣传与技术指导工作的通知》。同年12月中共中央和国务院联合发出了《关于认真提倡计划生育的指示》，指出：“在城市和人口稠密的农村提倡节制生育，适当控制人口自然增长率，使生育问题由毫无计划的状态逐渐走向有计划的状态，这是我国社会主义建设中既定的政策。”并指出，“决不能把我国提倡计划生育，同反动的马尔萨斯人口论混为一谈。鉴于最近几年节制生育和计划生育工作有所放松，中共中央和国务院认为有必要向各级党委和政府重申要加强对这一工作的领导”。

1963年10月中共中央、国务院批发的《第二次城市工作会议纪要》中提出，要积极开展计划生育工作，并总结了实行计划生育的6个有利，即有利于社会主义建设的计划性；有利于控制人口增长，减轻农业负担，缓和城市的生活供应以及住宅、校舍和其他市政设施的紧张状况；有利于增加国家的积累和提高人民的消费水平；有利于职工的生产、工作、生活和学习；有利于保护母亲和儿童的健康；有利于第二代的教养。并提出了6项措施：①各地党委和人民委员会要把计划生育工作列为重要议事日程之一，一年抓几次，中央和地方都要成立计划生育委员会，具体领导这方面的工作；②在全国形成一个计划生育群众运动，……党员、团员特别是党政机关、群众团体、学校、企业、事业单位的各级干部要以身作则，在群众中起模范带头作用；③加强计划生育的技术指导，各级综合医院和妇幼保健机构都应迅速建立和切实加强避孕指导门诊；④卫生部门应当会同科学研究部门和医学院校努力研究安全、有效、简便、经济的避孕方法，取得可靠效果后，加以推广。有关部门要积极安排节育药品、用具和器械的生产，保证原材料的供应。产品要努力做到质量好、规格全、价格便宜；⑤职工福利、劳动保险、公费医疗等规定，凡不利于计划生育的，应当由有关部门适当修改；⑥大力提倡晚婚，……国务院有关部门对限制早婚应当做出全国统一的规定。此后，如高等教育部作出了不招收已婚学生，在校学生不得结婚和生育等规定。

1965年6月，中共中央、国务院批转上海市委、市人委关于计划生育工作的报告，推广上海市开展计划生育工作的做法与经验。1966年1月批转卫生部钱信忠同志综合各地开展计划生育工作的成就、经验、科学研究等情况的报告。

周恩来总理从1962年到1965年的四年时间内，在党和政府的多种会议上，都讲到了计划生育工作。他再三强调计划生育工作的内容：一是晚婚，一是节育，对年满18岁的青年男女要进行生理卫生知识和晚婚教育，已婚夫妇要实行节育，有了两个孩子的最好实行绝育，要提倡男子绝育。提出推行计划生育主要靠宣传教育。并要求在20世纪末把人口自然增长率控制在10‰以下。他还说，日本能办到，我们有社会主义制度，更能做好计划生育。这些指示，对计划生育工作起到了有力的促进和推动作用。

1963年10月卫生部发出了《关于修改人工流产及男女结扎手术条件规定的通知》。其中突出有三点：一是男女结扎手术，一般由夫妇双方申请，但任何一方要求做手术，只要无手术禁忌证，亦可施行手术；二是努力提倡男子结扎手术；三是一年能否做两次人工流产，由医师根据申请手术者的身体健康状况而定。但一定要做好避孕方法的宣传指导，减少再怀孕，再次人工流产。这一通知满足了群众对人工流产和绝育手术的要求。

国务院为加强对计划生育工作的领导，1964 年初成立了国务院计划生育办公室。财政部划拨了计划生育专款；商业部批拨了计划生育手术专用布匹。卫生部对计划生育手术降低了收费标准，对群众实行减免。工作开展得比较好的天津市、上海市采取了一些有利于开展节育技术指导工作的措施，如节育手术免费；在城区术后休假按公假处理，工资照发，不影响全勤评奖；在郊区农村给予适当的工分补贴。上海郊区还免费供应阴道隔膜等。上述种种措施，使计划生育工作开始向广度和深度发展。

1966 年中后期，周恩来总理在日理万机繁忙的工作中，经常提醒有关部门领导注意抓好计划生育工作，并过问关心口服避孕药研究和推广情况。但由于“文化大革命”的干扰，刚刚建立起来的计划生育行政组织机构瘫痪、撤销，向群众的宣传发动工作几乎完全陷于停顿，生育上处于无政府状态，导致人口出生率持续处于高水平，年平均增长人口 1900 万（见表 2）。

表 2　1962 ~ 1970 年全国人口增长情况

| 年份 | 总人口（万） | 出生率（‰） | 死亡率（‰） | 自然增长率（‰） |
|---|---|---|---|---|
| 1962 | 67 295 | 37.01 | 10.02 | 26.99 |
| 1963 | 69 172 | 43.37 | 10.04 | 33.33 |
| 1964 | 70 499 | 39.14 | 11.50 | 27.64 |
| 1965 | 72 538 | 37.88 | 9.50 | 28.38 |
| 1966 | 74 542 | 35.05 | 8.83 | 26.22 |
| 1967 | 76 368 | 33.96 | 8.43 | 25.53 |
| 1968 | 78 534 | 35.59 | 8.21 | 27.38 |
| 1969 | 80 671 | 34.11 | 8.03 | 26.08 |
| 1970 | 82 992 | 33.43 | 7.60 | 25.83 |

## 四、纳入国民经济发展计划（1971 ~ 1978 年）

1970 年 2 月周总理在全国计划会议上的讲话中指，“文化大革命”中结婚的多了，生孩子的多了，特别是城市人口增长很快，凡是人口多的省、市要特别注意计划生育……使人口增长与经济发展相适应。

1971 年 7 月国务院批转了卫生部、商业部、燃料化学工业部《关于做好计划生育工作的报告》。在报告中提出了在国民经济建设第四个五年计划期间（1971 ~ 1975

年）的人口增长规划指标是："力争在1975年，一般城市人口自然增长率降低到10‰左右，农村降到15‰以下。"国务院在批件中要求各地认真执行，并指出，"人类在生育上完全无政府主义是不行的，也要有计划生育。""除人口稀少的少数民族地区和其他地区外，都要加强对这项工作的领导，深入开展宣传教育，使晚婚和计划生育变成城乡广大群众的自觉行动，力争在第四个五年计划期间做出显著成绩。"国务院这一批件，是在计划生育发展史上具有转折意义的文件。把计划生育、控制人口增长与国民经济计划结合起来。

国务院批件下达后，上海、江苏、河北、山东、浙江、广东等省、市结合当地实际，也制订了发展国民经济第四个五年计划期间的人口增长指标；其他一些省、市也都积极进行调查摸底，搜集制订人口增长规划的数据。全国计划生育工作开始有计划、有目标地发展着。

同年12月全国计划会议上又将卫生部给国务院《关于十三省、市开展计划生育工作的情况报告》列为会议文件之十一。

党中央批发的1973年国民经济计划的主要任务中，再次提出毛主席对计划生育的指示："人类要控制自己，做到有计划地增长。"还指出，"许多地区的经验证明，只要加强领导，有专人抓，大造舆论，发动群众，制定规划，做好避孕药械的生产和供应工作，以妥善的方式送货上门，人口是可以做到有计划增长的。……各省、市、自治区的领导同志在抓好经济建设的同时，要抓好计划生育工作"。明确提出了物质生产和人的生产"两种生产"一起抓的指导思想，揭示了人的再生产必须和物质生产相适应的社会主义的人口规律。

为完成计划生育人口发展规划及满足人民群众对节育的需要，卫生部于1973年5月在苏州召开了节育器械质量、生产、供应座谈会，安排和落实节育器械生产和供应计划。

随着计划生育工作迅速发展，国务院为加强这一工作的领导，于1973年7月成立国务院计划生育领导小组，下设办公室负责具体业务工作。* 办公室设在卫生部。各省、市、自治区也相继成立了计划生育领导小组和办公室。从此自上而下地又形成了计划生育工作的行政组织系统。同年12月国务院计划生育领导小组办公室及时召开了由省、市、自治区计划生育领导小组办公室主任参加的"计划生育工作汇报会"。会上着重交流各地在贯彻国发〔1971〕第51号文件的情况和经验，传达毛主席关于"避孕药和避孕工具不要钱还不行，还要送货上门"的指示。在这次会议上提出了"晚、稀、少"的要求。"晚"是提倡晚婚，

* 1973年7月16日成立国务院计划生育领导小组，下设的办公室于8月开始工作。

一般男青年25周岁以上，女青年23周岁以上结婚；“稀”指两胎生育间隔4年左右；“少”一对夫妇生育两个孩子。是年，河北省革命委员会发出了《关于计划生育若干问题的意见》提出男女青年要实行晚婚、晚育、少生的要求。1974年全省晚婚率达85%，节育率达80%，男到有女无儿家结婚落户的有6800多对。人口自然增长率持续下降。1970～1974年分别为20.24‰、18.57‰、18.05‰、14.57‰和10.39‰。

商业部、卫生部、燃料化学工业部、国务院计划生育领导小组于1974年1月联合发出通知，在全国对14种避孕药具实行免费供应，并要求通过多种渠道、多种方式，组织送货上门。同年9月召开了第二次“全国计划生育工作汇报会”。会中，国务院副总理、国务院计划生育领导小组组长华国锋在讲话中肯定了河北省南宫县领导重视，全党动手，发动群众开展计划生育工作的经验和辽宁省黑山县在基层生产队设“大嫂子队长”等经验。与会代表认为，这两条经验很重要，上靠领导，下靠群众。会后很快在全国得到了推广。

1974年12月中共中央又批转了上海《关于开展计划生育和提倡晚婚工作的情况报告》和河北省《关于召开全省计划生育工作会议的情况报告》。中央在批件中肯定了全国计划生育工作所取得的显著成绩，要求各地加强领导，认真总结和推广上海等先进地区的经验。这就进一步推动了全国计划生育工作的开展。经过上下各方面的努力，克服困难，排除阻力与干扰，1975年终统计，基本完成了第四个五年计划期间的人口规划增长指标。人口自然增长率由1970年的25.83‰，下降到1975年的15.69‰（见表3）。

表3　**1970～1975**年全国人口增长情况

| 年份 | 总人口（万） | 出生率‰ | 死亡率‰ | 自然增长率‰ |
|---|---|---|---|---|
| 1970 | 82992 | 33.43 | 7.60 | 25.83 |
| 1971 | 85229 | 30.65 | 7.32 | 23.33 |
| 1972 | 87177 | 29.77 | 7.61 | 22.16 |
| 1973 | 89211 | 27.93 | 7.04 | 20.89 |
| 1974 | 90859 | 24.82 | 7.34 | 17.48 |
| 1975 | 92420 | 23.01 | 7.32 | 15.69 |

在基本完成第四个五年计划期间人口增长指标的基础上，在全国卫生工作会议上，经过专题研究讨论提出了第五个五年计划期间的人口增长指标。即“力争在‘五五’期间人口自然增长率农村降到10‰左右，城市降到6‰左右的奋斗目标。”同年国务院批转了卫生部《关于全国卫生会议的报告》，并指出：各级领

导进一步加强卫生工作和计划生育工作的领导，认真检查总结，切实解决存在的问题，把工作做得更好。

1977 年 9 月国务院计划生育领导小组办公室又召开了“全国计划生育工作汇报会”，并向国务院写了报告。国务院于 1978 年 2 月批转这次会议的报告，并指出：几年来，在各级党委的领导下，计划生育工作取得了显著成绩，全国人口自然增长率从 1971 年的 23.4‰，预计到 1977 年可降到 12‰左右。批示特别强调要充分发动群众，依靠群众，做深入细致的思想教育工作，广泛开展宣传，提高群众的思想认识和科学知识水平，使晚婚和计划生育成为群众的自觉行动。并因人制宜地落实综合节育措施，加强计划生育科学技术和人口理论的研究。

1978 年 3 月第五届全国人民代表大会第一次会议通过的《中华人民共和国宪法》第 53 条规定：“国家提倡和推行计划生育。”这是我国首次把计划生育列入国家宪法。这次会上通过的政府工作报告又重申，有计划地控制人口增长，必须继续认真抓好。

国务院为适应计划生育工作发展形势的需要，加强对计划生育工作的领导，对国务院计划生育领导小组成员进行了调整和充实。1978 年 6 月召开了第一次领导小组会议。会议由国务院副总理、计划生育领导小组组长陈慕华同志主持。会议在总结各地开展计划生育工作经验的基础上，提出了做好计划生育工作的 36 字方针。即“书记挂帅，全党动手，宣传教育，典型引路，加强科研，提高技术，措施落实，群众运动，持之以恒”。为调整 80 年代即将到来的生育高峰，在计划生育政策上也作了一些调整，提出一对夫妇生育子女数“最好一个，最多两个”的要求。这直接关系到每家每户的育龄人群。为适应计划生育工作面广、难度大的特点，会议代表纷纷提出，在农村人民公社，城市街道办事处，大的工矿、企、事业单位应配备一名计划生育专职干部，军队也设相应的组织及专职人员。这一建议得到了劳动人事部门的支持，从而使各层均有专职干部具体管理此项工作。1978 年 10 月党中央批转了国务院计划生育领导小组第一次会议的报告。在批语中强调，“计划生育是毛主席倡导多年的一项伟大事业。计划生育搞得好不好，直接关系到发展国民经济十年规划纲要和四个现代化的实现，关系到中华民族的健康，科学文化水平的提高和国家的繁荣富强。全党同志必须充分认识这项工作的战略意义，增强抓好这项工作的自觉性”。几年来，在各级党政领导的重视和支持下，计划生育工作在控制人口继续过速增长中取得了新成绩。人口出生率由 1975 年的 23.01‰，降到 1978 年的 18.25‰。每年平均下降 1.58‰（见表4）。

表4 **1975~1978** 年人口增长情况

| 年份 | 总人口（万） | 出生率（‰） | 死亡率（‰） | 自然增长率（‰） |
|---|---|---|---|---|
| 1975 | 92 420 | 23.01 | 7.32 | 15.69 |
| 1976 | 93 717 | 19.91 | 7.25 | 12.66 |
| 1977 | 94 974 | 18.93 | 6.87 | 12.06 |
| 1978 | 96 259 | 18.25 | 6.25 | 12.00 |

## 四、进入新的历史时期（1979~1985年）

1978年12月党的十一届三中全会重新确定了马克思主义的思想路线、政治路线和组织路线。计划生育工作在党的总的路线、政策的指引下，进入了一个新的历史发展时期。

1979年6月在第五届全国人民代表大会第二次会议的《政府工作报告》中，进一步要求，“努力降低人口的自然增长率，对加快实现‘四个现代化’，增进整个民族的健康和福利，具有重大的战略意义，丝毫不能放松”。“要制订出切实可行的办法，奖励只生一个孩子的夫妇，对无子女的老人，逐步实行社会保险”。另外，对人口增长指标，农村口粮分配，城市住房的分配等也提出了有利于计划生育的具体要求。

1979年秋，党中央为著名的政治经济学家《新人口论》的作者马寅初先生平反。从此人口理论学术界结合控制人口增长、计划生育的实践，积极地开展人口理论的研究，发表论文。到1985年全国先后在社会科学院、高等院校、党校等系统成立了50多个有关人口问题的研究所、室。实践证明这是十一届三中全会党制订的从实际出发，实事求是的思想路线、政策所产生的威力。1980年6月中共中央办公厅针对社会上对提倡一对夫妇生育一个孩子的政策所出现的一些疑虑，邀请了社会学、自然科学的一些著名学者进行了广泛的讨论。同年9月25日中共中央发表了《关于控制我国人口增长问题致全体共产党员、共青团员的公开信》。指出，目前30岁以下的人口数约占全国人口总数的65%，今后每年平均有2000多万青年男女进入结婚生育期。因此，党中央号召全体共产党员和共青团员，特别是各级干部要带头响应国务院的号召，并积极、耐心细致地向广大群众进行宣传教育。《公开信》反复强调为在本世纪末把我国人口总数控制在12亿以内，要求在近20~30年的时间内，普遍提倡一对夫妇只生育一个孩子，以减慢人口的增长速度。《公开信》还提出对独生子女应给予优惠的政策。由于各地区的经济发展不平衡，优惠政策在实施中悬殊较大。

由于党中央、国务院和地方各级党委和政府对计划生育工作的重视，计划生育主管部门和有关部门的通力协作，制定了各项具体的方针、政策，采取了一系列相应措施，人口出生率逐年下降。1980年人口出生率为18.21‰，死亡率为6.34‰，人口自然增长率为11.87‰。整个70年代人口出生率逐年下降。1970年出生新生儿为2736万，1980年为1658万。1980年与1970年相比一年少生1000余万新生儿。这为减轻国家经济负担和促进工农业生产的发展，提高人民的物质、文化生活水平，作出了巨大的贡献。

1981年11月第五届全国人民代表大会第四次会议通过的《政府工作报告》中，对计划生育提出了新的要求："限制人口的数量，提高人口的素质。"从此，各地更加重视和开展少生、优生、优育的工作。

1982年2月中共中央、国务院联合发出了进一步做好计划生育工作的指示。强调在生育方面，国家干部、职工、城镇居民，除特殊情况经过批准外，一对夫妇只生育一个孩子。农村在普遍提倡一对夫妇只生育一个孩的情况下，对某些群众确有实际困难，要求生育第二胎者，经过审批可以有计划地安排。但不论哪一种情况都不能生育第三胎。在晚婚、晚育方面，按法定年龄推迟三年以上结婚者为晚婚，妇女24周岁以上生育者为晚育。这对调节生育高峰，对青年的学习、工作及家庭幸福都有好处。对少数民族也明确提出了要提倡计划生育，但要求可适当放宽一些。具体规定由民族自治地方和省、自治区根据实际情况制订，报上一级人大常委或人民政府批准执行。在提高人口素质方面，要求对各族人民，特别是青年，进行优生、优育知识的宣传教育。关于这个问题各省、自治区、直辖市结合各地的实际，都有具体的规定和实施办法。

这个时期卫生部门除继续做好计划生育技术指导和计划生育科研工作外，积极创造条件开展优生、优育的工作。如设立优生咨询门诊、加强孕产保健、婴幼儿喂养和早期教育等诸方面工作。

1982年9月在中国共产党第十二次全国代表大会通过的胡耀邦同志所作的报告中指出"在我国经济和社会的发展中，人口问题始终是极为重要的问题。实行计划生育，是我国的一项基本国策。到20世纪末，必须力争把我国人口控制在12亿以内。我国人口现在正值生育高峰，人口增长过快，不但将影响人均收入的提高，而且粮食和住宅的供应、教育和劳动就业需要的满足，都将成为严重的问题，甚至可能影响社会的安定。所以计划生育工作千万不能放松，特别是在农村。对农民要进行深入细致的思想教育"。1982年12月第五届全国人民代表大会第五次会议通过的《中华人民共和国宪法》，对计划生育工作作了进一步充实。在第25条、49条中规定："国家推行计划生育，使人口增长同经济和社会发展计划相适应。""夫妻双方有实行计划生育的义务"。宪法的明文规定，批驳了生儿育女是个人的私事，多生几个犯不了法，生孩子，计划生育是妇女的事与男人无关的旧思想和旧生育观。

1983年初在全国开展了计划生育宣传月活动，使计划生育基本国策的意义更加深入人心，广大育龄夫妇进一步提高了实行计划生育的自觉性。这一年落实节育措施的人数是开展计划生育工作以来最多的一年。但在工作中，有些地方也出现方法简单，要求过高的问题。

1984年中共中央批转国家计划生育委员会关于《计划生育工作情况的报告》的批示中强调指出，计划生育政策要建立在合情合理、群众拥护、干部好做工作的基础上。要进一步完善计划生育工作的具体政策。对少数民族的计划生育问题，也提出了具体要求。还要求大力提倡优生学，宣传生命科学，特别在少数民族自治地区和偏僻山区，要大力宣传婚姻法，宣传近亲结婚的害处，防止近亲结婚。

1985年9月全国党代会上通过的《中央关于制定国民经济和社会发展第七个五年计划的建议》中指出，"必须坚定不移地严格控制人口增长，把计划生育工作放在更加重要的地位，坚持不懈地抓下去，力争五年人口平均增长率控制在12.5‰左右"。

针对当时的情况，国家计划生育委员会于1985年12月向全国发出了通知。提出，要把计划生育工作列为精神文明建设的一项重要内容，使群众摆脱旧思想、旧传统的影响，更加自觉地实行计划生育。计划生育工作者也要坚持文明的工作作风，办文明事，从实际出发，讲求实效，不搞"一刀切"，以维护国家和群众的利益。

经过各方面的努力，1985年已胜利完成了"六五"计划规定的控制人口增长的任务。全国年平均自然增长率由"五五"期间的13.25‰下降到12.7‰。

回顾三十余年来，开展计划生育工作的过程，总的体会是：

1. 人民群众对有计划地生育子女，节制生育有迫切的要求，政府应提供有效措施，适应群众的需要。

2. 人口增长的速度必须与国民经济社会发展相适应，才能不断提高人民的生活水平。

3. 制定人口政策，必须从实际出发，讲求实效，随着工作的发展逐步完善，做到合情合理，提高群众接受率。

4. 计划生育工作是一项长期的战略任务，不能时紧时松，要常抓不懈，坚持经常，使人口出生规模日趋正常。

5. 计划生育是一项移风易俗，精神文明建设的重要组成部分，是一项伟大的社会系统工程，必须发动和依靠全社会各方面的力量，做好此项工作是关系全局的。

## 第二节 计划生育的科学技术管理

计划生育科学技术管理工作的指导思想是：贯彻党和国家对计划生育工作的方针、政策，协同有关部门完成各时期控制人口增长的指标，为群众提供高质量的服务。具体措施是：制订有关科技工作的方针政策、规章制度、管理条例，并组织力量付诸实施；积极向群众宣传避孕为主、综合节育措施的政策，普及避孕节育、优生、优育等科学知识；及时总结交流新技术、新方法；建立一支政治素质好、技术精湛的科技队伍，使计划生育的科学技术工作更好地为控制人口过速增长，为社会主义“四化”建设多做贡献。

### 一、组织管理

#### （一）行政管理机构的建立

1962 年前，计划生育工作由卫生部管理，具体业务由妇幼卫生司妇女卫生处兼管。1962 年妇幼卫生司增设了计划生育处。1964 年初国务院成立了计划生育办公室，由杨振亚同志任主任。办公室的主要任务是：制订有关计划生育的方针政策；检查促进各地计划生育工作；协调有关部门的协作配合。从此，卫生部门主要负责计划生育的技术指导，节育科学知识的宣传教育，培养技术干部，开展计划生育的科学研究等工作。当时双方分工明确，配合和谐，工作开展顺利。“文化大革命”中，国务院计划生育办公室以及各省、市、自治区的计划生育办事机构相继解体。

1968 年卫生部军管会成立，撤销了卫生部各业务司局，成立卫生部军管会业务组，统管卫生部各项业务，包括计划生育的有关科研技术方面的业务。1971 年底进一步精减行政管理机构，计划生育等工作下放到中国医学科学院。经过实践证明，由于组织机构与工作性质不相适应，开展工作困难较多。

根据全国形势的发展与工作的需要，1973 年 7 月党中央、国务院为加强计划生育工作的领导，成立国务院计划生育领导小组，下设办公室。小组成员由中央、国务院及有关部门和几个人口较多的省、市领导同志参加，共23人组成。办公室编制10人，设在卫生部。负责秘书、制定人口规划、财务管理、药具生产计划；制订计划生育科研规划；开展技术指导、节育科学知识、人口理论、宣传教育等工作。各省、自治区、直辖市也先后成立了计划生育领导小组和办公室。

1975年、1978年国务院曾两次对计划生育领导小组成员进行调整和充实，由原来的23人增加到34人。1978年，国务院计划生育领导小组办公室由设在卫生部改为由卫生部代管，编制由原来的10人增加到20人。下设秘书处、科技处。科技处负责技术指导和计划生育科学研究等工作。领导小组虽属临时性组织，但由于党中央和国务院领导的重视，各成员的积极支持，工作较为顺利。

卫生部为加强对计划生育科学技术工作的管理和领导，1980年8月经国家编制委员会批准，成立计划生育技术指导局。原国务院计划生育办公室科技处撤销，其工作人员调该局工作。技术指导局的任务是：制定有关计划生育技术指导工作的方针、条例、规章和制度；掌握全国节育技术的情况，调查研究，督促检查，进行指导，总结交流经验；开展节育技术的科学研究，推广避孕节育的新技术、新方法；宣传普及计划生育科学技术知识；组织计划生育技术人员的培训。1980年10月卫生部向各省、市、自治区卫生厅、局发出通知，强调各级卫生行政机构要切实加强计划生育科技工作的领导，各省、市、自治区也要建立和健全相应的机构，并有一位负责同志主抓计划生育科技工作。地区和县卫生局要指定专人负责。

1981年4月卫生部在调整部机关建制中，撤销了计划生育技术指导局，将该局的计划生育技术指导处划归妇幼卫生司，计划生育科研处划归科技局，任务不变。

1982年卫生部撤销了计划生育科研处，将该处的工作划归到科教司，设专人负责，削弱了对计划生育科研的组织管理工作。

1981年3月第五届全国人民代表大会常务委员会第17次会议通过决议，撤销国务院计划生育领导小组这种临时性的组织形式，成立国家计划生育委员会，为国务院的一个职能部门。

1981年7月国务院批转了国家计划生育委员会对有关部门的职责分工的意见。确定国家计划生育委员会的任务是：负责统一管理全国计划生育工作，督促检查计划生育方针、政策和法令的贯彻执行；协同国家计委编制国家人口发展的长远规划和年度计划；协同卫生、医药部门落实节育措施、科学研究和药具生产供应；协助有关部门搞好宣传教育和干部培训；承办有关计划生育的外事工作等。卫生部的任务是：负责计划生育、晚婚晚育、少生、优生等有关科学知识的宣传教育；做好节育技术指导和技术人员的培训；负责节育手术事故的检查、治疗及有关技术的人民来信来访；组织计划生育科研项目的实施。1982年国家计划生育委员会又成立了计划生育科研处。这样，计划生育科研工作由两个部门分头管理，全国各地从事这方面工作的科技人员感到工作头多，有时产生矛盾，于工作不利。实践证明，行政管理体制的合理设置和保持相对稳定，分工明确，对工作的顺利开展和收到良好效果，有着密切的关系。因此，改革机构设置应周密考虑，谨慎从事。

**（二）业务组织机构的建设**

1. 计划生育技术指导门诊。自1956年以来，卫生部多次发文要求所有综合医院、妇幼保健院、所（站）成立计划生育技术指导门诊或计划生育科。目前从城市到地、市、区、县的综合医院、妇幼保健院、所（站）一般均有男女节育技术指导门诊。乡、镇卫生院设有专人，除宣传避孕节育知识外，一般能施行2~3种节育手术，并指导村卫生室的工作。村卫生室有乡村医生（赤脚医生），负责宣传节育科学知识和送避孕药具上门。在城乡基本形成了计划生育技术指导网。指导门诊的具体任务是：宣传和咨询晚婚、晚育、少生、优生、优育等科学知识，并给予指导；根据力量和技术水平开展一种或几种男女节育手术；对各种节育方法进行分析对比，研究改进节育手术方式；预防和治疗手术并发症；统计分析节育手术数字和手术质量等有关资料。一般较大的综合医院、妇幼保健院、妇产科医院等还设有一定数量的计划生育床位，其人员也比较固定，技术比较熟练，手术质量较高。有的医院的技术指导门诊，则由妇产科、外科（泌尿科）的医务人员定期轮换，这种形式便于医务人员全面掌握本科的技术。在实践中涌现了数万例手术无事故的先进集体和先进个人，受到了党和政府的表彰和奖励，群众的好评。如北京市卫生部门在先进代表会议上，两次表彰了22名万例手术无事故的先进个人，19个先进集体。天津市韩淑兰医生从事节育手术工作15年，达到2900余例手术无事故，受到天津市双先会的表扬。上海市已发展到按手术类别，手术质量，手术难度来定例数给予表扬。河北、山东、山西以及其他各省、市也都对万例手术无事故的个人或集体进行表扬。

2. 计划生育技术指导所。为做好计划生育技术指导工作，提高服务质量，卫生部于1963年提出，要在1963~1964年于8大城市并逐步扩展到省会所在地和100万人口以上的城市，建立计划生育技术指导所。负责所在省、市的计划生育技术业务指导，当好卫生行政部门的参谋和助手；承担本省、市部分节育手术，并抽一定比例的医务人员下乡、下厂巡回辅导；培训城乡基层医务干部，提高他们的节育技术水平；结合临床实际进行科学研究。至目前为止，沈阳、哈尔滨、吉林、成都、重庆、北京、上海、浙江、内蒙古、云南、山东、南京、天津等省、自治区、直辖市先后建立了计划生育技术指导所（站）。其中上海、沈阳、成都、重庆等市的计划生育技术指导所建立时间较久，工作基础较好，在技术指导和科学研究方面积累了不少经验，取得了较多的成果。

3. 计划生育科学研究所。计划生育科研是一门边缘性的新兴学科。其研究对象是亿万健康育龄男女。为适应群众对避孕节育方法要求的日益提高，建立一定数量的计划生育研究所是形势发展的需要。1978 年国务院批准了国务院计划生育办公室提出的“在 1980 年以前拟建立 2 个综合性的全国计划生育研究中心。有条件的省、市也要有相应的科研组织机构，以加快科研步伐，提高计划生育技术水平”的意见。目前设在北京的北京计划生育研究所以研究男性学为重点。设在上海的上海计划生育研究所，以研究女性学为重点。目前，已初步成为全国的计划生育研究中心，并开始为省、市计划生育培养人才或派科技人员到省、市计划生育研究所进行业务指导，或由省、市派科技人员到两个中心所的实验室工作。这对提高计划生育科研人员的业务水平起到中心的作用。目前，武汉、广东、河南、天津、河北、四川、浙江、辽宁、云南、湖南、江苏、吉林、山东、陕西等 15 个省、市也已建立了计划生育研究所。人口较多的四川省重庆市和辽宁省沈阳市也在计划生育技术指导所的基础上成立了计划生育研究所。这样，全国已有 19 个具有相当规模的计划生育研究所。但有的所急需加强管理，培养和充实人才，增添必需的设备，使在条件、人才、科研手段诸方面符合新形势的要求，在计划生育科研工作中发挥更大的作用。未建立研究所的省、自治区，在医学院校、妇幼保健单位，根据条件与需要也建立了计划生育研究室（组），进行一些专题性的研究。

4. 计划生育学术组织。

（1）计划生育技术指导组。该组织系不脱产的技术性群众性组织。其成员一般由在学术上有丰富实践经验的妇产科、外科（泌尿科）、内科、神经科等科技人员组成。1957 年 3 月中华医学会成立了节育技术指导委员会，由著名妇产科专家林巧稚教授任主任委员，泌尿科专家吴阶平教授等任副主任委员。之后，天津、上海、四川、辽宁、江苏等省、市的中华医学分会也相继成立了节育技术指导委员会。“文化大革命”中停止了活动。70 年代由于计划生育工作发展的需要，各地又重新建立了计划生育技术指导组。目前绝大多数省、自治区、直辖市，乃至地、市、县均成立有计划生育技术指导组。指导组的任务是：开展学术活动，交流新技术；调查研究，对所在地区的技术指导工作进行指导和监督；对手术并发症进行会诊、鉴定；参加疑难病例的讨论和危重病人的抢救；编写节育科学知识的有关资料等。该组织在解除群众痛苦及提高当地技术质量等方面起了巨大的作用。

（2）计划生育学会。随着国内外计划生育科学技术的迅速发展，为便于交流学术经验，互通信息，经全国科协批准，于1985年3月中华医学会成立了计划生育学会。吴熙瑞教授任主任委员，刘国振、肖碧莲、王一飞等教授任副主任委员。之后，吉林、上海、浙江、甘肃等省、市也相继成立了计划生育学会。有的省、市也在积极筹备中。

（3）计划生育科研专题委员会和专题组。为加速计划生育科学研究工作，协调组织各方面的力量，1963年在卫生部召开的全国医药工作会议时，把分散在妇产科、泌尿科、化工等各种有关计划生育研究课题，进行集中管理，成立了计划生育专题委员会。王淑贞教授任主任委员，林巧稚、俞霭峰、熊汝成、王殿翔等教授任副主任委员。委员由卫生、医药、化工等有关专家共24人组成。办事机构设在上海第一医学院妇产科医院。

1964年3月下旬，国家科委、卫生部、化工部在聂荣臻副总理的关怀指导下，在上海召开了计划生育科研工作座谈会。会议汇报交流口服避孕药研制、临床试验情况及其他节育方法的研究情况；安排1964～1965年的科研工作计划。并商定成立国家科委计划生育专题组，由各有关方面专家共34人组成。卫生部副部长钱信忠为组长，黄鸣龙、王淑贞、吴阶平、金大力、鲁之俊、栗秀真等同志为副组长。计划生育专题组分设药物、器械、临床试验三个小组。办事机构设在上海市计划生育委员会。“文化大革命”中，上述两个组织相继解体。

1978年3月在全国科学大会上，将计划生育科学技术规划列为全国科学技术长远规划。会后，为加强对科研工作的领导，在计划生育方面，成立由26人组成的国家科委计划生育专题组。组长由国家科委副主任武衡同志担任，副组长有钱信忠、胡昭衡、秦力生、栗秀真、林佳楣等同志。办事机构设在国务院计划生育办公室。该组织的任务是：起草和组织协调计划生育科学研究长远规划和年度计划；协同规划的主要负责单位检查了解科研任务的执行情况和重要科研成果；向卫生部和计划生育主管部门提出事业发展（包括机构、队伍、设备、经费等）的建议；负责组织鉴定重大科研成果和发明创造，向国家科委、卫生部、计划生育主管部门提出使用推广和奖励的建议；协助有关部门组织、筹备学术会议、学术交流和出版学术刊物等事宜；接受国家科委、卫生部和计划生育主管部门布置的其他任务。

1980年1月，在国家科委、国务院计划生育领导小组、卫生部联合召开全国计划生育科技专业会议上，计划生育专题组发挥了指导和组织作用。1982年由于国家组织机构体制的改革，人事的调整，成员的工作变动，专题组停止了活动。

总之，计划生育科研行政主管部门如能充分发挥计划生育专题委员会、专题组的作用，对计划生育科研工作的发展会更加有利。

## 二、宣传教育

宣传是开展工作的先导，计划生育工作更是如此。计划生育宣传工作的特点是：具有很强的政策性、科学性、思想性和群众性。对干部、群众都必须从社会学、生理学、心理学的角度讲清计划生育的重要意义和各项方针政策，讲清避孕节育、优生、优育诸方面的科学道理，并对因孩子多少、家庭收入、母子健康等方面进行算账对比。宣传时要注意方式、方法，讲究质量和实效，坚持经常。除一般广泛的宣传外，还要区别不同对象针对性地进行宣传。如对育龄男女，着重宣传避孕、受孕的生理知识及具体避孕方法的科学道理；对老年人进行计划生育重要意义的宣传，新旧社会妇女生育情况的对比，破除封建迷信等旧传统生育观；对青少年进行理想教育，讲解青春期生理卫生常识以及晚恋、晚婚的好处。工作开展得好的地区往往出现父母劝子女，子女劝父母的动人情景。

但计划生育宣传工作也是经历了一个曲折的过程。50 年代初期，由于限制避孕节育，不作宣传。50 年代中期，才开始在内部进行适当的宣传。60 年代以后虽然宣传比较广泛，但仍有一定的局限性和内向性。1962 年中共中央、国务院在《关于认真提倡计划生育的指示》中，要求做好计划生育的宣传，但又指出，中央级报刊不进行宣传。70 年代中央各报刊对宣传、报道有关计划生育的方针、政策仍有顾虑。1978 年党的十一届三中全会的改革开放政策，公布了我国的人口数字和我国计划生育工作所取得的成绩后，我国的计划生育、人口问题的报道，在中央级报刊上也较多地开展了起来。

计划生育的宣传教育方式，概括起来为：五六十年代以口头宣传为主，结合一些文字、图画、幻灯、展览会以及专业报刊的文章；70 年代除继续采取上述形式外，还利用广播、电影、电视、文艺演出等方式；80 年代则采用更多的现代化宣传手段。

### （一）利用各种会议进行宣传

利用会议宣传是一种有效的好方式。如召开行政、专业座谈会，农村地头会，逢会插一脚等办法宣传计划生育政策，意义，介绍经验，现身说法等。如河北省总结了“大会宣传政策，小会传授方法，下户具体指导”，宣传、指导、发送避孕药具等结合进行的方法，效果较好。又如河南省林县建国庄提出，开会时进行“三算”、“两找”，即算开支、算缺勤、算缺粮；找生活困难的原因，找妇女、儿童多病的原因。这种宣传方法，群众接受率高。山西省屯留县提出，在宣传时要注意：全面介绍情况，通俗易懂，小型多样，针对群众的心理，耐心细致地解释，但要坚持原则，使群众感到合情合理，愿意接受，提高效果。

**（二）举办避孕展览会**

早在1957年，卫生部就委托北京市在中山公园举办避孕展览会（禁止18岁以下的青少年观看），在展出7个月中，参观人数达164万余人次。同年10月卫生部、化工部、商业部联合举办了一次避孕工作展览会，主要参观对象是中央和地方的部分领导同志及有关单位的领导同志。展出的主要内容有：节育工作的重要性；国内外避孕药具的比较；国内避孕药具生产、供应变化情况及存在问题；介绍宣传方法及节育技术指导；介绍避孕药具新品种等。展览的目的是使有关领导同志了解情况以加强对计划生育工作的领导与支持。展出期间，主办部门还分别召开座谈会，结合各自的业务，讨论如何协同配合进一步做好计划生育工作。之后，全国各地如雨后春笋般地举办各种规模不等、时间长短不一、内容繁简不同的计划生育展览会。如上海市计划生育技术指导所，就设有避孕节育措施优生、优育等科学知识展览室，通过参观，提高育龄人群的感性知识，收效较好。

**（三）培训宣传骨干**

1958年卫生部向各省、市、自治区卫生厅、局发出通知、要求积极培训男、女宣传骨干，普遍开展宣传教育，使避孕节育知识做到家喻户晓。一般由县及县以上医疗卫生部门用一周时间给予培训。培训的内容：计划生育政策、意义，避孕节育科学知识和使用方法等，以后定期复训提高。目前，在城市、一般厂矿、车间班组、街道居委会、农村（每10户有1~2名），都有男、女宣传骨干，在全国形成了一支密切联系群众的强有力的计划生育工作宣传队伍。通过他（她）们的工作，提高群众实行晚婚和计划生育的自觉性。

**（四）制作宣传品**

60年代开始制作计划生育宣传画，放置阴道隔膜、宫内节育器的模型，宣传书册、报、刊等。70年代为充实提高基层计划生育工作人员的工作和科学知识水平，编写内容比较全面的《计划生育宣传手册》，于1972年开始出版，先后共付印14次，累计印发数为1153万余册，是人民卫生出版社出版量最大的一种书刊。

为解除群众在实行计划生育中的一些顾虑和疑问，出版了《计划生育知识问答》，1972~1983年共付印16次，累计印数为615万余册。该书还荣获1981年新长征科普优秀作品二等奖。

1974～1976年，印发了《计划生育文艺宣传材料汇编》、《计划生育工作经验汇编》、《节育手术及避孕方法》、《男性计划生育—节育与不育》、《绝育与避孕》、《新婚卫生必读》和《计划生育统计》等，共印发943万余册。

在大力提倡优生学，宣传生命科学方面，出版了城乡皆宜，照顾老区、偏僻山区、少数民族地区和经济不发达地区的科普丛书。包括《新生儿、婴幼儿保健》、《避孕与节育知识》、《遗传、优生与优育》、《孕产期保健》、《新婚卫生》、《妇幼用药常识》、《三优一百句》、《宝宝四季传染病》、《生孩子的秘密》、《青春与健康》10个分册。

1979年国务院计划生育办公室，创办了一种通俗易懂、宣传面广而传递快速的《计划生育资料》，每期印数从开始的85万份提高到125万份。1984年1月将《计划生育资料》改为卫生部《健康报—计划生育版》周报，每期印75万份。《健康报—计划生育版》内容丰富多彩，不仅宣传计划生育政策、晚婚和计划生育意义，介绍各种节育科学知识、避孕方法及优生、优育知识，还及时表扬先进个人和先进集体；结合农村生产责任制的实施，介绍独生子女家庭致富快的经验等。1985年11月美国人口学会第五年度全球人口新闻报道优胜奖仪式在北京举行时，我国《健康报—计划生育版》以其卓有成效的报道，荣获“最佳专版”的光荣称号及奖状、奖章。1986年12月，美国人口学会第六年度全球人口新闻报道优胜奖发奖仪式在尼泊尔加德满都举行，《健康报—计划生育版》再次荣获“最佳专版”奖。

## （五）电化宣传

这是一种现代化宣传方式，效果快又好。1957年拍摄了题为《避孕》和《节育》两部科教片。1964年拍摄了《怎样计划生育》科教片，主要介绍男女生殖生理、怀孕和避孕原理和节育方法。该片向全国发行，在各影院放映。但规定男女分别观看，18岁以下青少年禁止观看。

1973年北京科影制片厂以河北乐亭县为背景拍摄了一部《计划生育》科教片，内容包括晚婚、避孕节育知识和介绍具体避孕方法等。

1980年上海市科教电影制片厂拍摄了一部教学片；浙江省拍摄了单人结扎输卵管手术法；四川省拍摄了注射药物粘堵输精管手术法，作为培训节育技术人员的形象教材，效果好。

针对群众中对计划生育的不同认识和“重男轻女”等旧传统的生育观。1979年北京拍摄的《甜蜜的事业》、上海摄制了《儿子、孙子、种子》等故事片，内容主动、幽默，很受群众欢迎。《甜蜜的事业》中的主题歌还获得了亚洲电影音乐

“三等奖”。

1980 年以后，北京计划生育宣教中心和上海、成都等分中心，制作了不少具有科学性、趣味性的电视片，在中央及省、自治区、直辖市电视台播放，受到观众广泛的好评。

**（六）建立专业宣传机构**

1980 年和联合国人口活动基金合作以后，筹建了北京计划生育宣教中心，上海、四川宣教分中心。1982 年 2 月党中央、国务院关于进一步做好计划生育工作的指示中提出，计划生育宣传工作不仅要有一定的数量，还要不断提高质量，加强针对性。县一级要逐步建立计划生育宣传指导站。由此，河南、河北、吉林、辽宁、广东、天津、江苏、山东等省、市分别成立了计划生育宣传分中心。主要任务是为基层制作质量较好的宣传品，培训基层宣传干部、举办展览会等。县级计划生育宣传指导组织机构在各级政府的重视与支持下正在逐步建立。

回顾 30 多年来，开展计划生育工作的实践证明，开展宣传教育工作，在提高干部、群众的认识水平，普及避孕节育的科学知识，增强群众实行计划生育的自觉性方面起了相当大的作用，是一项至关重要的任务。宣传推广综合节育措施，是唯物辩证法在节育技术指导工作中的应用和体现。同是育龄男女，但存有个体差异，生活水平、子女多少、科学知识水平、健康状况都不尽一致。因此，必须因人、因时、因地制宜，把各种避孕节育方法优缺点实事求是地讲解清楚。采取干部推荐与群众自己选择相结合方法较好。“一刀切”的做法是不科学、不受群众欢迎的。因此，从事节育技术指导工作的医务人员要不断提高自身的政策水平、科学知识水平、不断改进工作作风，做到充分了解育龄男女的各种情况和特点，针对性地进行宣传指导和帮助，要充分体现国家指导和群众自愿相结合的原则，提高群众的接受率。

## 三、节育技术管理

**（一）节育技术队伍的培训与考核**

广大育龄夫妇实行有计划地生育子女，在数十年的生育期间必须采取适应个体的安全、有效、简便的节育措施。医疗卫生科技工作者的职责是做好节育技术指导，提供高质量的技术服务。因此，卫生行政管理部门必须把提高施术人员的技术水平摆在重要地位。不断培训提高，并注意充实新的技术力量。

卫生部于 1963 年曾发出通知，要求对从事计划生育技术指导的医务人员进行政治思想与技术才能的审查与考核。经县以上卫生行政部门的批准，方能担任手术。培训的方法，一般采取派下去，请上来，城乡医疗机构挂钩，带徒弟，办短期训练班等多种形式，因地制宜。

目前，安徽医学院、重庆医学院、内蒙古医学院、衡阳医学院、青海卫生专科学校、解放军第三军医大学等举办了学制2～3年的计划生育干部专修科等大专班，培训高级技术人员。哈尔滨卫校等举办2～3年的计划生育技术人员中专班。各地培训的渠道、培训的水平随着计划生育工作发展的需求，正在不断提高。

卫生部对培训计划生育技术人员的要求是：做到“三基三严”、“两个第一”。即要求掌握基本知识、基本理论、基本技能，施术时做到严肃认真、严格执行节育手术常规、严密进行消毒。对节育手术要求做到质量第一、安全第一，使受术者放心。培训时，要练好基本功，达到政治上信得过，技术上过得硬。担任培训任务的老师，要认真负责，一丝不苟，要使受训者真正学会能独立施术为止。对从事节育手术的技术人员，必须经过理论和实际操作的考核，合格者发给手术合格证，不合格者取消其施术资格或继续培训至合格为止。在推广某种新方法、新技术时，必须先培训后推广。此外，强调施术时，要做好详细记录，术后加强随访观察，发现问题及时处理，保证受术者的安全与健康。

1985年卫生部对全国各地卫生部门开展计划生育技术指导工作的机构、人员情况进行了一次抽样调查。根据9393个机构的资料，从事计划生育节育技术指导工作的专、兼职人员约有18万余人，总培训率为78.7%，其中医师培训率达89.5%，中级卫生人员培训率为83.8%，初级卫生人员培训率为52.6%。这样，他们的技术水平和服务质量基本达到规范化的要求。

计划生育科研队伍近年来也有较大的发展，素质有所提高。仅据北京、上海、天津、河北、江苏等计划生育研究所，上海医科大学，上海第二医学院以及中国科学院在上海的有关研究所，上海医药工业研究院，上海医疗器械研究所，复旦大学，华东化工学院等17个单位的调查，从事计划生育科研的高、中、初级研究人员共730余人，其中副研以上（包括副教授）的人员97人，占科研人员数的13.2%。

1983年卫生部发出了《关于计划生育技术人员考核标准》。各地卫生行政部门按部颁发的标准，对计划生育技术人员进行考核并评定职称，稳定了队伍，调动了他们工作的积极性。

**（二）法规的制订**

1. 颁发节育手术常规

为使施术者正确掌握手术适应证和禁忌证，对手术方法、操作步骤等要求有所遵循。1963年卫生部开始制订《节育手术常规》（草稿），发至全国供各地参照执行。以后，又在临床实践的基础上，不断总结新经验、新技术，多次进行修订。如1964年针对农村缺电情况，发明了负压瓶和脚踏式吸引器代替电动吸引器进行吸引人工流产的新方法，为便于推广，对《节育手术常规》进行了第一次修订。1965年10月卫生部将此常规下达各地，边实践边总结经验征求意见。1973年3月卫生部根据多次讨论的意见修改颁发了《节育手术常规》。1983年9月在卫生部召开的全国计划生育技术经验交流会上，各地在临床实践中又采取了一些新的技术，因此，对《节育手术常见》再次进行修订。对几种手术常规的排列次序作了调整，并增加新的手术常规，如注射药物粘堵输精管术常规（试行）。《节育手术常规》于1973年初次出版，至1984年5月先后共出版11次，累计印数200多万册。

2. 规定术后休假制度

为保证受术者在术后尽快得到康复，总结各地试点的经验，1963年党中央、国务院批准了卫生部提出的节育手术术后休假制度，即术后休假按公假处理、工资照发、不扣奖金、不影响全勤和调整工资等。这充分体现了我国社会主义制度的优越性。

节育手术的休假日期如下：

放置宫内节育器：自手术日起休息2天，重体力劳动者，在术后1周内不做重劳动。取出宫内节育器：当日休息1天（包括有尾丝节育器）。结扎输精管：休息7天。单纯输卵管结扎：休息21天。人工流产：休息14天。人工流产同时放置宫内节育器：休息16天。人工流产同时结扎输卵管：休息1个月。中期终止妊娠：休息1个月。中期终止妊娠同时结扎输卵管：休息40天。产后结扎输卵管：除产假外，另加14天。

上述规定，如遇特殊情况，需续假由医师决定。

3. 建立节育手术报告制度

为了解工作开展情况，掌握节育手术数量，自1972年起卫生部开始建立了手术数例报告制度。1981年国家统计局正式批准《计划生育上半年、年报表》。每年集中汇集统计，印发有关部门参考。如从1971～1985年的手术统计数字看出人工流产手术数约占五种节育手术总数的1/4，这就不符合避孕为主，把工作做在怀孕之前的精神，应引起计划生育行政管理部门、计划生育工作者和节育技术指导工作者的注意。要加强对群众的宣传教育和节育方法的具体指导，落实好避孕措施，以减少人工流产比例，更好地保护妇女的健康。

4. 加强手术并发症的管理

所谓手术并发症，是指受术者在术前经医师检查均属正常，在手术中、手术后发生的某些与手术有关的症状，影响受术者的健康。手术并发症的发病率并不高，但一旦发生，不仅影响受术者的健康，还影响到计划生育工作的开展和人口规划的落实。因此，加强对手术并发症的预防与管理，是顺利开展计划生育工作的重要一环。1964 年 1 月第一次“全国计划生育技术工作会议”上，钱信忠副部长在总结讲话中指出，“手术事故或手术并发症即使是万分之一的发生率，对受术者来说是百分之百，不仅给受术者带来痛苦，甚至给家庭带来不幸”。1978 年 2 月国务院批转国务院计划生育办公室关于《全国计划生育工作汇报会的报告》中又指出，要妥善处理好节育手术事故和手术并发症的问题。对确因计划生育手术发生的事故和并发症，卫生部门应本着对人民健康负责的精神，积极治疗，对因节育手术事故造成的死亡、丧失或基本丧失劳动能力导致生活困难的农村社员、城市居民，应采取集体为主，国家社会救济资助的办法解决。多年来，国家和集体单位本着对人民群众负责的精神，对手术并发症所造成的生活困难，付出了相应的资金支助。在总结多年经验的基础上，1983 年 12 月卫生部发出了《男女性节育手术并发症诊断标准（试行）》的通知，对各种节育手术并发症的诊断标准作了规定，这对预防和治疗手术并发症起了积极的指导作用。

建立手术并发症鉴定小组。手术并发症鉴定小组组长一般由省、地、市、县节育技术指导组组长担任。处理并发症各地采取分级管理的办法。先由区、县级手术并发症鉴定小组处理，遇到疑难病例，再由上一级手术并发症鉴定小组派人下去帮助解决。这不仅可以尽快地解除患者的痛苦，早日恢复健康，又可缩小对其他采取节育手术者的不良刺激。同时还可以密切上下级的关系，通过具体事例有针对性地向基层医务人员进行指导，吸取教训，提高业务水平。

建立手术质量统计报表制度。上海市从 1960 年坚持至今，使该市手术并发症发生率逐年下降。如手术感染率从 1975 年的 6.7/万，下降到 1982 年的 1.0/万；内脏损伤率从 1975 年的 6.0/万下降到 1982 年的 1.48/万。

**（三）总结经验交流推广**

各地技术力量强弱不一，工作发展也不平衡，因此，及时总结经验交流推广是一项提高技术水平的重要方法。交流的方式主要是：召开全国性、地区性技术经验交流会或科研总结会、学术讨论会；组织专家到各地传授新技术、新经验。如 1963 年 4～6 月卫生部组织上海市虹口区中心医院妇产科吴源泰主任去东北、山东等地直接向技术干部传播应用吸引术进行小月份人工流产的新技术，得到好评。

通过全国性会议总结交流经验的有下列几次会议：

(1) 1964 年 1 月全国计划生育技术工作会议。这次会议总的交流贯彻

1962 年中共中央、国务院通知后宣传发动的经验。在技术方面主要交流电动吸引器、脚踏式吸引器、负压瓶等进行人工流产吸引术及男子结扎输精管等方面的经验。妇产科林巧稚教授、泌尿科吴阶平教授分别在会上作了学术报告。林巧稚教授还介绍了国外研究女用口服避孕药的情况，她呼吁国内也应进行这方面的研究。吴阶平教授着重对男子输精管结扎的一些认识问题从理论上加以阐述。

(2) 1964 年 6 月初，中华医学会上海分会主持召开的全国计划生育学术会议。在交流经验的基础上对几种节育手术应当注意改进等问题进行了讨论。如推广输卵管结扎。“近端包埋法”，强调不追求“小刀口”，尽量少做或不做“剖宫取胎”术等。

(3) 1977 年 12 月底，卫生部和国务院计划生育领导小组在上海联合召开了第二次全国计划生育技术经验交流会。会议从以下几方面进行了总结和交流。在行政管理方面：总结各医疗卫生机构如何贯彻毛主席、周总理对计划生育指示的经验；计划生育技术指导工作的组织领导、组织形式和开展工作的经验；推广使用宫内节育器的经验；提高各种节育手术质量的经验；防治和管理手术并发症的经验等。在技术方面：对以下几个专题进行广泛的交流并作出小结。①宫内节育器专题小结，包括宫内节育器的避孕效果、失败原因、放置时间、制环原材料、放置 10 年以上取出的环的研究、取环器、探环器的研究以及改进环的型号，提高避孕效果等；②输卵管结扎术的小结：强调按节育手术常规采用针麻或局麻，不盲目追求“小刀口”，比速度，以及并发症的处理，粘堵输卵管药物的配制比例和操作方法的改进等；③人工流产与抗早孕有关问题的小结：人工流产综合征的预防和抢救的经验；④女性节育手术并发症的防治小结，分析并发症的种类、产生的原因以及防治方法；⑤男性节育手术及其并发症防治专题小结：在手术方式上从 70 年代的钳穿法，改进为直视钳穿法以及银夹夹管法，高频电凝法，药物粘堵输精管法等，减少并发症，关键在预防。

(4) 1980 年 1 月国家计划生育领导小组、国家科委、卫生部联合召开了第三次全国计划生育科技专业会议。这次会议的内容主要是：总结交流计划生育技术工作、科研工作的新进展、新情况。包括①关于女用长效口服避孕药减量和全量药在临床试用中的对比。减量药有效率虽稍低于全量药，但其不良反应明显减少，月经情况得到改善，会议代表一致认为可以推广使用。②关于女性绝育术的研究，浙江医科大学作了关于新中国成立 30 年来腹式结扎术的改进与提高的报告；中国医学科学院首都医院介绍了应用腹腔镜绝育 55 例的报告；湖南省代表介绍应用陷凹、腹腔镜安放输卵管银夹1183例的经验；上海非手术绝育协作组介绍改进苯酚糊剂后，所做3662例，其发热副反应由原来的50%下降到5.6%，成功率仍达97.5%~99.3%的经验。广东、陕西、湖南等省也都介绍了药物粘堵输卵管的经验。③关于男性节育方法的研究。如应用高频电凝、钢栓阻塞输精管，输精管结扎术对睾丸组织学的观察，重庆市对药物粘堵输精管术后随访5万例，精子消失率为94.94%，认为值得推广。其他如对抗着床、抗早孕的研究也出现了不少新的苗头。

(5) 1983年9月卫生部召开了第四次全国计划生育技术经验交流会。会议着重总结交流各种节育手术的情况；讨论研究节育技术指导工作面临的新情况和新问题；研究制定提高节育手术质量的措施。会上中央顾问委员会薄一波同志到会讲了话。

(6) 计划生育科研总结会。这是交流科研项目的提出、完成项目的设计、进行研究时的手段以及研究方法等的大总结，通过会议使科研工作逐步走向深入。70年代重点研究了女用长效口服避孕药（一个月服1片）。即复方-18甲基炔诺孕酮（北京）、复方氯地孕酮（上海）及复方-16次甲基氯地孕酮（天津）。前2种于1971年分别由地方上组织了鉴定。以后动物试验发现有些问题，曾暂停试用，但对服药妇女停药后进行全面的临床观察，并对大动物猕猴进行试验观察。先后多次召集从事这项研究的科研人员讨论交流情况。如1972年主要总结交流临床复查的情况，研究下一步工作；1974年着重研讨减少副反应，以及进行远期安全性的研究；1975年总结对比临床上减量药与全量药的避孕效果、副反应等指标；1977年经过临床实践认为可以进入中间试验（小批量生产、扩大临床观察），并进一步研究观察服药妇女的心血管、肝脏、凝血机制、生殖内分泌以及“三致”（致畸、致癌、致突变）实验等方面的研究，经过多年的实验和临床观察，认为该药是比较安全的。复方18-甲基炔诺酮首先在全国推广应用，成为群众比较欢迎的一种避孕药。

对于男用口服避孕药棉酚的研究，科研人员进行了大量的工作，先后曾开过六次全国性经验交流会。由于某些毒副反应等问题，该项目尚在进一步研究中。

30多年来，卫生部在计划生育技术指导和科学研究方面做了大量的工作，对控制人口的过速增长做出了卓越的贡献，并积累了丰富的经验。如在计划生育技术措施上一直强调“预防为主”、“避孕为主”的方针；因人制宜地推行综合节育措施，反对“一刀切”的工作方法；不断研究改进和提高节育技术水平，提供高质量的技术服务和好的避孕节育方法，增强群众对实行计划生育的安全感；加强手术并发症的管理，对节育手术精益求精，防止事故发生以及发生事故后的及时处理起到了积极的作用。1983年12月卫生部向各省、自治区、直辖市的卫生厅、局发出了

《计划生育技术管理工作条例（试行）》。这就使得计划生育技术管理工作有所遵循，在统一的原则指导下，结合当地实际，更好、更加有效地为控制人口过速增长，提高人口的素质提供高质量的技术服务。

## 第三节 节育技术的应用与科学研究（略）

## 第四节 国际合作与学术交流

人口问题是一个世界性的问题，控制人口迅速增长，是联合国人口活动基金和世界卫生组织人类生殖研究发展训练特别规划的主要任务之一。我国人口占世界总人口的20%多。因此，我国人口增长的速度对全世界影响很大。70年代初，我国恢复在联合国的席位后，引起世界卫生组织对我国计划生育工作的兴趣。党的十一届三中全会以后，我国的对外开放政策，进一步促进了计划生育科学研究工作的国际合作。

### 一、国际合作

#### （一）与世界卫生组织的合作

1973年9月世界卫生组织人类生殖研究、发展训练特别规划（以下简称人类生殖特别规划）在日内瓦召开避孕药发展的药理模型学术会议，邀请我国科学家参加。卫生部派雷海鹏、杨藻宸和栗秀真三人参加了会议。在会上我方代表作了简短的学术发言，又通过会外个别交谈，广交朋友。

1974年10月卫生部接待世界卫生组织考察组时，人类生殖特别规划处长凯斯勒和顾问狄克法鲁西参观了中国医学科学院药物研究所、中国科学院动物研究所，并提出做一次学术报告。该报告的内容，对我国计划生育科学工作者有所启发。

1975年世界卫生组织又邀请我国派人参加人类生殖特别规划顾问组。我国派北京妇产医院陈文珍副院长参加，任期3年。

1977年11月世界卫生组织人类生殖特别规划在马尼拉召开西太区生育调节新进展学术会议。我国派代表参加并介绍了应用宫内节育器的临床经验、研制口服长效避孕药和探亲避孕药的经验，引起了与会者的注意与好评。

1978年9月29日到10月5日，我国卫生部部长钱信忠与世界卫生组织总干事马勒在北京就扩大中华人民共和国卫生部与世界卫生组织间的技术合作举行会谈。根据签署的卫生技术合作备忘录，我国人类生殖研究机构与世界卫生组织开展合作，建议世界卫生组织派官员对我国进行技术访问，我国向世界卫生组织人类生殖特别规划处及其合作中心派考察组。

根据上述技术合作的协议，1979年2月22日到5月25日我国派张茝芬等5人代表团到世界卫生组织总部及其合作中心考察人类生殖与计划生育。访问了瑞士、瑞典、英国、美国、澳大利亚、日本等6个国家、16个城市，44个世界卫生组织合作中心和单位。回国后写了《人类生殖与计划生育考察报告》，印发各有关科研单位参考。

1979年2月21日到3月2日世界卫生组织人类生殖特别规划派官员斯坦来夫人和顾问狄克法鲁西教授再次访问我国，继续了解北京、上海和杭州的研究机构和医院的情况，商谈与我国进行科研合作的可能性。经过协商，初步确定，我国上海计划生育研究所与其合作，由世界卫生组织资助，包括研究人员的训练和提供科研仪器及期刊，专家顾问的考察与讲学。1979年7月世界卫生组织邀请我国派代表团到日内瓦与世界卫生组织人类生殖特别规划官员商谈，落实上海计划生育研究所与世界卫生组织合作的规划及扩展其他方面的合作计划与范围。

1981年3月我国吴熙瑞教授到世界卫生组织人类生殖特别规划任科学官员，为期2年。

## （二）与联合国人口活动基金会的合作

1979年5月我国务院人口小组组长栗秀真与联合国人口活动基金执行副主任吉尔在北京签订一项合作谅解备忘录。备忘录的内容之一为人类生殖和计划生育研究，包括避孕药的发展和临床试验。人口活动基金邀请世界卫生组织人类生殖特别规划为该项目的执行机构。

1979年11月在北京与执行机构世界卫生组织顾问组狄克法鲁西教授和斯坦来夫人商谈。我方代表团由栗秀真、苏群、肖碧莲、张茝芬、雷海鹏等人组成。经过讨论，达成由人口活动基金资助北京计划生育研究所，主要为提供仪器设备、培训人员、出国考察、聘请专家顾问、购买图书和召开国际会议（CPR/80/P07）等。

1980年6月人类生殖特别规划邀请我国派代表团前往日内瓦商谈，决定联合国人口活动基金再资助天津和成都2个研究所，世界卫生组织资助武汉和江苏2个研究所。1983年人口活动基金又资助广东研究所，世界卫生组织资助杭州研究所。迄今为止，有8个研究所得到国际组织的资助，并开展了频繁的国际交往。

1981 年 7 月世界卫生组织人类生殖特别规划邀请我卫生部、北京、上海计划生育研究所有关人员到日内瓦会谈。主要内容包括（1）检查合作中心科研进展；（2）多中心临床研究合作的组织与管理；（3）其他合作关系及今后的计划。并预定 1981 年底在我国开办放射免疫培训班。

会谈前后世界卫生组织人类生殖特别规划安排我代表团赴英国伦敦海姆斯密司医院合作中心和瑞典卡洛林斯卡合作中心参观访问，了解该两合作中心的医疗道德委员会的组织机构、职责及其开展临床研究的重要性。

1982 年 5 月人类生殖特别规划处长凯塞勒博士和斯坦来夫人来我国检查合作项目的进展情况，我上海所授予凯塞勒博士荣誉顾问称号。

**（三）与美国洛氏基金会的合作**

1972 年美国总统尼克松访华以后，我国与美国的民间交往逐渐增加。洛氏基金会的代表美国人口委员会生物医学部主任西格尔博士于 1974 年 9 月访华，参观首都医院计划生育研究工作。首都医院妇产科林巧稚、宋鸿钊和张茝芬教授分别介绍了首都医院和中国医学科学院范围内的计划生育研究概况。西格尔博士还在北京市作了当代生殖内分泌学进展的报告。

1978 年底西格尔博士再度访华，提出希望了解我国棉酚研究的进展。由中国医学科学院院长黄家驷接待。药物研究所雷海鹏教授和首都医院泌尿科刘国振大夫分别介绍了基础研究和临床试用的情况。西格尔博士对此项研究极感兴趣，认为这是中国对人类的一个伟大贡献。希望医科院派科学家到美国人口委员会的医学生物部进修，继续进行这方面的研究。

1979 年 4 月刘国振、王振纲大夫应邀到美国访问。先后在国际避孕药具研究组织（ICCR）、华盛顿、密内索他、洛杉矶、旧金山、西雅图等地参观，并做棉酚研究的报告，与会的其他国家代表对此研究很感兴趣。嗣后，西格尔博士提出和中国合作开展棉酚的研究，由洛氏基金提供资助。经我卫生部同意后，于 1980 年签署 3 年合作的合同。

西格尔博士为中国医学科学院的一些科学家出国进修学习提供洛氏基金资助。他本人多次来华参加我国举办的生育调节学术讨论会。1984 年 11 月中国首都医科大学（中国协和医科大学）授予他名誉教授的称号。

**（四）国际合作中的收益**

1. 仪器设备：自 1979 年与世界卫生组织和联合国人口活动基金合作以后，我国 8 个计划生育研究所得到国际资助，增添了必要的先进仪器设备和最新图书、期刊和资料，为开展研究、提高科学水平提供了较为丰富的物质基础。

2. 人员培训：自1979年到1985年底，我科技和管理人员197人获得资助到国外学习或考察，分布在人类生殖和计划生育领域中的各个专业（详见表5）。

表5　派出国进修人员统计表

| 专业名称 | 总数（人） | 专业名称 | 总数（人） |
|---|---|---|---|
| 流行病学 | 12 | 植物学 | 1 |
| 临床观察实验研究 | 21 | 植物研究的管理 | 2 |
| 临床药理学 | 11 | 植物研究的药理学 | 2 |
| 动物药理学 | 4 | 显微镜（包括EM） | 3 |
| 临床化学 | 2 | 细胞遗传/毒理学 | 2 |
| 生殖内分泌/放免 | 14 | 毒理学 | 4 |
| 男性内分泌 | 2 | 服务研究 | 2 |
| 女性内分泌 | 3 | 仪器维修 | 1 |
| 男性生理/生物/生化 | 16 | 动物房设计 | 4 |
| 女性生理/生物/生化 | 10 | 动物饲养 | 2 |
| 生殖免疫 | 14 | 实验楼设计 | 5 |
| 甾体受体研究 | 1 | 英语训练 | 2 |
| 高分子化学 | 3 | 科研管理 | 19 |
| 合成化学——甾体 | 4 | 生物统计 | 1 |
| 合成化学——肽类 | 2 | 计算机学 | 2 |
| 分析化学/药物分析 | 8 | 国家测定试剂规划 | 7 |
| 杀精剂的筛选和评价 | 3 | 图书馆学 | 1 |
| 植物化学 | 7 | 总计 | 197 |

一般出国进修学习时间长的2～3年，短的2～3月，大部分进修科研人员得到世界卫生组织给予的2～3月的加强英语训练，以减少专业学习的困难。目前大部分人员已回国，成为研究所的科研骨干，较好地掌握某一方面的专业知识，开展研究工作。科研管理人员通过短期考察访问，开阔了眼界，学到了现代化的科研管理方法。

3. 举办训练班：从1979年起，世界卫生组织来自27个国家的科学官员25人，专家顾问125人，先后访问我国参加咨询讲学活动。在上海、北京、四川、广东举办训练班，参加听课或实验的人约1000余人次（见表6）。

表6 国外专家来我国举办培训班一览表

| 专 题 名 称 | 地点 | 日 期 | 参加人数 |
|---|---|---|---|
| 用 WHO 配对试验建立测定法 | 北京 | 1980.9.13~10.11 | 20 |
| 生殖内分泌放免学习班 | 上海 | 1980.10.20~10.31 | 26 |
| | 北京 | 1981.12.7~12.19 | 20 |
| 多岛分析仪在临床化学的应用 | 上海 | 1981.4.25~5.9 | 所内职工 |
| 生殖内分泌放免测定 | 北京 | 1981.5.19~5.30 | 22 |
| 男性生殖生理的进展 | 北京 | 1981.5.31~6.30 | 14 |
| 男性生育进展的实验课 | 北京 | 1981.9.22~10.30 | 27（听课）<br>16（实验） |
| 多岛分析仪在临床化学的应用 | 北京 | 1982.8.23~9.5 | 7 |
| 流行病学在计划生育科研上的应用 | 北京 | 1982.10.20~10.26 | 30 |
| 男性学的示范（Workshop） | 北京 | 1983.1.31~2.11 | 20 |
| 垂体性腺功能的下丘脑调节实验课 | 上海 | 1983.5.3~5.12 | 50 |
| 生殖免疫实验方法示范 | 成都 | 1983.8.29~8.31 | 12 |
| 肝肿瘤病理示范 | 上海 | 1983.10.3~10.7 | 40 |
| 乳腺肿瘤病理示范 | 上海 | 1983.10.10~10.14 | 40 |
| 电镜 | 上海 | 1984.5.9~5.17 | 25 |
| 男性示范学 | 成都 | 1984.5.20~6.3 | 20（实验）<br>100（听课） |
| 细胞和组织培养 | 北京 | 1984.9.17~9.29 | 12（实验）<br>30（听课） |
| 基础统计和流行病学方法在计划生育 | 上海 | 1985.5.6~5.25 | 30 |
| 科研中的应用 | 北京 | 1985.9.2~9.21 | 30 |
| 血液学的实验方法示范 | 北京 | 1985.7.1~7.13 | 25 |
| 精液生物化学的实验方法 | 广东 | 1985.9.16~9.25 | 14 |
| 抗体和蛋白分离的实验方法 | 广东 | 1985.10.7~10.18 | 39 |
| 男性生殖生理学 | 广东 | 1985.12.11~12.14 | 120 |
| 女性生殖生理学 | 广东 | 1985.12.16~12.19 | 120 |

在我国国内举办学习班可以扩大学员人数，同时便于安排译员，避免语言的

障碍，也有利于从事翻译的科技人员提高业务和英语水平。

4. 顾问组的考察活动：世界卫生组织每年要派顾问组考察我国各接受资助的科研单位，检查科研工作的进展和研究制定今后的计划。通过我科学工作者和顾问组的活动，修改科研设计，分析讨论已取得的数据，提出今后科研方向与可能参加的国际多中心合作的课题，不断提高我们的科研水平。

实践证明我国计划生育的科研人员在短短的几年中已掌握了严密的研究设计程序，先进的实验方法和严谨的临床研究方法，学会国际标准化的数据处理和统计方法，并能以较好的英文来书写科学论文。目前，国际上权威性的刊物欢迎我科学工作者投稿，被刊登的论文已有数十篇，反映良好。

## 二、国际交往和学术交流

自从我国与世界卫生组织和联合国人口活动基金建立合作关系以来，国际交往和学术交流日趋频繁和活跃。通过这些交往和学术交流，有利于促进我国计划生育科学事业的发展。它充分体现了立足国内，争取外援所取得的成绩。由于世界卫生组织和联合国人口活动基金的资助，我科学家有较多的机会出去进修或学习，外国专家有机会来讲学。这些活动，有助于提高我国计划生育研究的科学水平。现分述如下：

### （一）参加人类生殖专题小组指导委员会

人类生殖专题小组指导委员会系世界卫生组织人类生殖特别规划下的一个国际学术性组织，吸收国际上人类生殖与计划生育研究上有成就的专家参加。一般任期2～4年。它的主要任务是研究各专题的研究方向，研究计划和当前存在的问题等。每个指导委员会每年活动2～3次。参加的成员定期更换1/3的国别或人员。

我国自1975年起，参加专题指导委员会及其他活动的科学专业人员见下表（见表7）。

表7　参加专题指导委员会及其他活动的专业人员情况表

| 专题名称 | 姓　名 | 单　位 | 任　期 |
|---|---|---|---|
| 口服避孕药 | 张德玮 | 上海所 | 1979～1984 |
| | 石永恩 | 上海所 | 1984～ |
| 宫内节育器 | 张佩珠 | 上海国际妇幼保健院 | 1979～1985 |
| 长效避孕药针剂 | 肖碧莲 | 北京所 | 1980～1983 |
| | 桑国卫 | 浙江所 | 1983～ |

续表

| 专题名称 | 姓　名 | 单　位 | 任　期 |
|---|---|---|---|
| 前列腺素 | 周毓棻 | 上一医中山医院 | 1980～1984 |
| 植物药 | 林中明 | 上海所 | 1981～ |
| 事后、每月一次及催经药 | 杨以谦 | 上海所 | 1979～1984 |
| | 谢衷明 | 上海所 | 1984～ |
| 免疫避孕 | 刘学高 | 广东暨南大学 | 1979～ |
| 男性节育 | 雷海鹏 | 医科院药物所 | 1982 |
| | 孙亦彬 | 北京所 | 1982 |
| 实验程序标准化质量控制 | 钱绍桢 | 江苏所 | 1983～ |
| | 邴圣民 | 上一医妇产科医院 | 1982～1984 |
| | 肖碧莲 | 北京所 | 1984～ |
| 化学合成 | 黄　量 | 医科院药物所 | 1980～ |
| 顾问组 | 陈文珍 | 北京妇产医院 | 1975～1978 |
| | 肖碧莲 | 北京所 | 1979～1983 |
| | 吴阶平 | 医科院 | 1985～ |

通过参加专题小组指导委员会的活动，我国专业人员有机会了解更多有关专题当前和计划中的动态，以及选择有可能合作的课题，也可以宣传我国计划生育研究的成就与进展。

### （二）参加国际多中心合作研究课题

自 1980 年起，我国一些研究单位参加了世界卫生组织人类生殖规划组织的国际多中心合作研究课题；如避孕药的安全性调查，宫内节育器效果的调查和几种宫内节育器的对比，前列腺素抗早孕的研究等。通过参加国际多中心的合作，学习了科研设计，先进技术，数据处理等，培养了一批中、青年科技人员。

1981 年 5 月，世界卫生组织在日内瓦召开国际合作中心临床与流行病学研究主任会议，邀请我上海所与北京所各派 1 名科学家参加。会议的目的是为顾问组检查 1981 年人类生殖和计划生育临床与流行病学研究的现况和讨论今后的计划。共有 26 个国家 30 名代表参加。我国第一次参加这样的会议。通过会议，了解到世界卫生组织人类生殖特别规划有一套较为完善的研究管理办法来组织协调国际多中心的临床研究工作，值得我国科研管理工作者借鉴。

### （三）与世界卫生组织共同召开学术会议

根据 1979 年 3 月我国卫生部与世界卫生组织签署的合作计划，在我国联合召开了一系列有中外代表参加的学术研讨会（见表8）。

表8　卫生部和世界卫生组织联合召开的学术讨论会概况

| 会议名称 | 日　期 | 地点 | 参加人数 | 内　容 |
|---|---|---|---|---|
| 生育调节新进展学术讨论会 | 1980.9.2～5 | 北京 | 100⁺ | 多肽类似物类固醇新的释放系统<br>阴道环、探亲药、男性生育调节<br>棉酚<br>免疫避孕、宫内节育器<br>长效避孕药、绒猴在科研工作中的用途等 |
| 生育调节药物合成化学研讨会 | 1981.11.2～4 | 上海 | 70⁺ | 前列腺素的合成 ·<br>甾体避孕药的化学研究调节生育的植物化学药物 |
| 长效避孕药学术讨论会 | 1983.1.14～15 | 杭州 | 100⁺ | 长效避孕药科研现状和发展 |
| 抗着床学术讨论会 | 1983.3.11～12 | 上海 | 11 | 新抗孕激素 Ru486<br>5α－双氢炔诺酮<br>事后避孕药 STS557<br>乙炔雌三醇 |
| 男性生育调节学术交流会 | 1984.12.14～16 | 南京 | 200⁺ | 棉酚的研究<br>激素抗生育<br>输精管结扎绝育术<br>精液评价<br>免疫避孕<br>阴道杀精药 |
| 国际生育调节研究学术会 | 1985.11.5～8 | 北京 | 140⁺ | 生育调节的展望<br>我国和外国生育调节研究的现状，包括宫内节育器、避孕药、棉酚等 |

每次会议都取得较好的效果，特别是1984年在南京召开的男性生育调节学术交流会，我国科学家们不仅用英语作报告，并用英语与外国专家直接交换意见，得益较大。会后，江苏省计划生育研究所聘请瑞典卡洛林斯卡研究所教授狄克法鲁西博士为名誉顾问。

**（四）参加国际计划生育联合会（IPPF）的活动**

中国计划生育协会于1981年与国际计划生育联合会建立合作关系。1983年成为该组织的成员之一。1984年10月应邀派代表团参加该组织在美国举办的女性节育技术和优生研究会重点讨论皮下埋植药物节育的问题。参加美国举行的全美围产医学年会，主要内容是交流围产医学中多种训练互相支持的作用，总结围产医学的进展、存在的问题等。会外，还参观了阴道环与皮下埋植及免疫避孕的研究等。

通过上述各方面的国际交往、学术交流，使我国计划生育科学工作者有机会向国外介绍我国在计划生育研究领域的进展，计划生育工作的成就、政策等；通过参加会议，参观访问，我国科学家能得到国外在人类生殖与计划生育研究工作中的新信息，引进一些新技术，促进我国计划生育科学技术的发展，为群众提供安全、高效、简便而又经济的节育方法，为控制我国人口过快增长事业服务。

# 主要成就与体会

1949年新中国诞生以来，计划生育工作随着国家的社会改革、国民经济建设与发展，经历了一个曲折的过程。但在党中央、国务院的正确决策、领导下，各级党委、政府认真贯彻落实党和国家制定的方针政策，各有关部门积极配合协作，广大干部、群众热烈响应，全体计划生育工作者辛勤劳动，克服重重阻力与干扰，满足了广大城乡人民群众对节育的要求，进而逐步做到育龄夫妇有计划地生育子女，取得了举世瞩目的巨大成就。使我国人口出生率由新中国成立初期1950年的37‰降到1985年的17.8‰；妇女总和生育率1950年为4.3，1970年为5.8，1985年降到2.20；已婚育龄夫妇一生只生育一个孩子，领取《独生子女父母光荣证》的1985年达到近3000万对，占已婚育龄夫妇人群的18.14%；已婚育龄夫妇节育率达到85.8%；在人口增长方面完成了“六五”计划要求指标。使我国新中国成立初期的高出生、高死亡、低增长的模式，逐步转变为低出生、低死亡、低增长的人口变化模式。

主要成就还表现在：

一、计划生育工作，从理论上有所发展。如“国家推行计划生育，使人口的增长同经济和社会发展相适应。”“两种生产一起抓”的理论，“国家指导与群众自愿相结合”等原则。

二、认识上逐步提高。从新中国成立初期的限制节育到赞成适当地节育，认真提倡计划生育，人口计划纳入国民经济建设计划，进而到作为一项基本国策。对群众，从一般号召到执行国家根本大法《宪法》的义务高度来认识“夫妻双方有实行计划生育的义务”。对各级政府来讲，宪法规定：“县以上地方各级人民政府依照法律规定的权限，管理本行政域内的经济……计划生育等行政工作，发布决定或命令，任免、培训、考核和奖惩行政工作人员。”《中华人民共和国婚姻法》中也有明文规定："结婚年龄，男不得早于22周岁，女不得早于20周岁。晚婚晚育应予鼓励。"

三、政策上逐步充实、完善。在生育政策方面，由提倡晚婚、晚育、少生，到晚婚、晚育、少生（一对夫妇生育一个孩子）、优生。制订生育指标，根据地理、经济、民族等不同情况与条件，从实际出发，区别对待。在经济政策方面，从干部群众自费采取节育措施，发展到由国家、集体经济单位全部负担，对群众个人享受全免，手术后还享受公假休息的照顾。对领取独生子女证的育龄夫妇及子女给予精神、物质方面的优待奖励。各级政府在国家总的方针政策下，结合本地区的实际，都制定了一些政策、条例、具体办法等，使干部、群众有所遵循。

四、节育技术、药具逐步改进、提高与创新。由50年代的几种节育方法，经过广大科技工作者的实践、研究、引进提高，到目前节育手术更加安全、高效；节育方法，避孕药、具种类多，质量高，数量充足，满足群众节育的要求，而且还有条件研究新的节育方法。基础理论研究方面也有了基本条件。

五、行政、技术、理论研究队伍数量上逐步壮大，素质逐步提高。如在行政方面，计划生育原由卫生部门兼管，从临时性组织发展到上自国家，下到基层的一个职能部门，各级政府的组成部分。技术队伍经过多年培训、轮训，在卫生系统、计划生育系统已有一支承担技术指导、科学研究，积极为群众服务的队伍。

六、积累了丰富的工作经验。如宣传教育为主，避孕为主，推广综合节育措施；经常工作与突击相结合，以经常工作为主；服务上门，关心群众生活生产致富等。实践中出现了无数个大小先进集体、单位，地区与个人。群众组织、各级计划生育协会似雨后春笋，不断发展壮大，调动、团结群众中的数百万积极分子为计划生育事业服务，提高群众实行计划生育的自觉性。

通过30多年的实践，我们深深体会到，计划生育工作绝非轻而易举的小事，是一项关系国家与民族近期、远期幸福、繁荣和富强的大事。它的特点：是一项面广量大的群众性工作；是一项在思想意识领域改变干部、群众生育观移风易俗的工作；是一项要求高质量的技术服务工作；又是一项内容繁多，互为因果的社会性工作，社会系统工程性的工作。要依靠全党、全社会力量协调一致，才能做好，绝非个别部门、少数人能完成的。

通过实践也深深体会到，计划生育工作虽已取得巨大成就，奠定了一定的工作基础，但由于我国的人口基数大，占世界人口的五分之一多；人口年龄构成仍属青年型。据1982年全国人口普查时的统计资料，0～29岁的人口占全国总人口的63.71%，在20世纪内逐步进入婚育期，人口发展惯性的反映，仍处于第三个生育高峰期；社会经济体制的改革，人们的意识领域也出现一些新的问题，加之旧生育观念残余的影响，因此，今后任务仍很艰巨，绝不能掉以轻心。根据中国人口的实际，党和国家的政策和要求，战斗在计划生育战线上的工作者，必须戒骄戒躁，研究新情况，总结新经验，坚持不懈地把工作做好，为人民的幸福服务，为国家的经济发展战略部署做出应有的贡献。

（编审和作者：栗秀真　张莅芬　苏群　李顺强　于菁华　夏雪红）

# 在广东省优生优育协会第二次代表会上的讲话*

（1991 年 3 月 30 日）

各位领导、各位代表同志：

今天有机会参加广东优生优育协会第二次代表大会，很高兴，向大会表示热烈祝贺！

刚才听了李美林同志做的工作报告，总结协会成立三年多来，在广东省政府、卫生厅、计生委和有关部门的领导与支持下，团结热心于优生优育工作的各界人士、科学家和自愿工作者在科学研究、宣传教育、培训干部、咨询服务等方面做的大量工作，并取得显著成就，向同志们表示祝贺！

在报告中对今后的工作也提出了很好的意见，使我受到鼓舞与启发。

优生优育工作是执行落实人口政策、国家基本国策的重要措施，是极其重要的基础工作。我国的人口政策是控制人口数量，提高人口素质，这两者是一个密切结合的整体，相辅相成，互为因果的关系。提高人口素质一般包括体质素质、文化素质、思想品德素质。优生优育协会的主要任务是提高人体素质，是一种素质之一，而且是基础。没有健康的身体就谈不上其他素质的提高或受到阻碍，受到影响。因此，这项工作很重要。

而这项工作面广量大，涉及家家户户，也可以说是与全体人群有关。为什么如此说？我们说要达到生一个健康孩子要有健康的夫妇，孕期要家庭和睦相处，愉快的家庭环境。中国优生协会他们在研究如何开展胎教的问题。出生后的养育，培养成有理想、有道德、有文化、有纪律的革命接班人需要全社会从不同的角度都来参加这项工作。优生优育协会是个群众组织，是政府有关行政部门的一个助手，是能起作用的群众组织。我们协会的任务重，组织新（刚三岁多），今

* 这是作者于 1991 年 3 月 30 日参加广东省优生优育协会第二次代表会时的讲话。

后要在党和政府有关部门的领导与支持下，壮大健全自己的组织，更广泛地团结热爱此项工作的同志、专家来参加。工作重点在基层，在基层要和计划生育协会密切配合。组织起来了，就要发扬党的全心全意为人民服务，艰苦奋斗，密切联系群众，联系实际的优良传统。不断发现新情况，研究新问题，解决新问题，为九十年代党和政府提出的人口任务、社会经济发展对人口问题提出的任务做出更多的贡献。

祝大会成功，同志们健康愉快！

# 在全国优生基层工作经验交流暨培训会上的讲话

（1991 年 4 月 14 日）

中国优生协会召开的全国优生基层交流会即将结束，我能参加向同志们学习，感到高兴，受益匪浅。感谢同志们给我这个学习的机会。

1. 会议开得好。会上收到论文资料百余篇，32 位同志从不同角度介绍了他们的工作成就与经验，内容丰富。说明同志们在基层结合计划生育工作的开展，做了大量的优生、优育、优教工作，并总结提出在抓计划生育工作时，也能也要“两手抓”。一手抓控制人口数量，一手抓提高人口素质，结合进行，互相促进。特别在农村，在控制人口数量取得成就的地方，更要注意抓人口素质的提高，使计划生育工作达到一个新水平。这一规律不论在城市还是在农村都是适用的。会上五位教授作了专题讲课，传授新知识，使大家进一步提高了对优生工作重要性的认识。这次会议代表来自祖国的四面八方，通过互相接触，广交朋友，为今后的合作互助奠定了基础。会议还安排半天时间讨论了关于加强基层优生工作的建议稿，提供行政部门参考，这也是很重要的一项收获。

2. 会议很重要。优生工作是一项极其广泛的群众工作，做到每对育龄夫妇生一个健康的孩子，它涉及家家户户。只有把科学知识科研成果与群众结合，变成群众的自觉行动，才能发挥作用，群众才能得到好处，特别是在农村更为重要。这次会议上介绍的经验，有城市基层，也有不少农村基层的经验，是一次科学普及与提高相结合，科研成果付诸实施的会议，进一步提高大家对此项工作重要性的认识。认识提高了，经验丰富了，工作就会做得更好。

3. 会后的希望。我认为首要的是认真贯彻落实党和国家提出的要求。七届人大四次会议上通过了李鹏总理关于“国民经济和社会发展十年规划和第八个五年计划纲要”的报告，其中对人口问题也有具体要求：“继续坚定不移地执行计划生育基本国策，控制人口数量，提高人口素质。要把工作的重点放在农村和加强对流动人口计划生育的管理上，逐步降低人口自然增长率，争取今后十年平均人口自然增长率控制在12.5‰以内。”“八五期间，要继续控制人口增长，主要措施是：坚决稳定和贯彻落实现行计划生育政策，提倡晚婚、晚育、少生、优生，把工作重点放在农村。”江泽民总书记四月七日在中共中央、国务院在京召开的各省、市、自治区领导同志参加的计划生育座谈会上指出：“在整个社会主义现代化建设的过程中，一方面必须抓好经济建设，坚持‘一个中心，两个基本点’的基本路线，专心致志地发展社会生产力；一方面必须抓好计划生育工作，严格控制人口增长，而且努力提高人口素质。”还提出：“必须全党动手，全民动员，全国上下形成一个人人重视计划生育，人人为控制人口增长作贡献的新局面。”在座各位是计划生育、优生战线上工作的同志，应该认真贯彻落实党和国家提出的要求，应有时代的责任感、紧迫感。我们的工作是符合人民眼前和长远利益的。我们过去从不同角度做的一些工作既符合党和国家的政策，也是有法可依的。1980年8月公布的新婚姻法，其中与优生有关的条款，如婚龄的规定：“男不得早于22岁，女子不得早于20岁。”晚婚晚育应予鼓励。禁止结婚的条款规定：“直系血亲和三代以内的旁系血亲，患麻风病未经治愈或患其他在医学上认为不应当结婚的疾病。”如果我们能把国家已颁布的法令上所要求的事做好，对每对夫妇生育一个健康的孩子是大有好处的。

希望会后同志们在不同的岗位上，在优生提高人口素质方面多作贡献。在科研工作战线上的同志，继续加强研究，如遗传病的发现、防治办法，以新的成果指导实践。在行政部门、群众组织、教学方面的同志要加强自身建设，分层次的培训干部，掌握科学知识，结合本身任务组织协调有关人员，向群众广泛地宣传优生知识，使群众懂得优生科学知识，成为自觉的行动。历史经验证明，卫生部门、妇幼保健单位是实施此项工作的主力军，各级计划生育协会、计划生育宣传技术服务站也是此项工作的一个方面军。希望这次会议交流的经验在会后能进一步推广，开花结果，在严格做好控制人口数量增长的同时，做好提高人口素质的工作，为子孙后代造福，为现代化建设，做出更多贡献。

# 在“科学家谈优生”座谈会上的发言*

（1991 年 5 月 8 日）

“中国优生协会”，“中国人口学会”，“中国人口报”1991 年 5 月 8 日上午在政协礼堂一会议室联合召开“科学家谈优生”座谈会。

我去年 11 月参加华东地区优生协会召开的优生科学讨论会，今年 3 月参加了广东省优生优育第二次科学讨论会，4 月又参加了中国优生协会在苏州召开的全国优生基层工作经验交流会。

了解了全国各地优生优育工作开展的情况与经验。总的来说，全国各地做了不少工作，但发展得很不平衡。工作较多的是科学知识的宣传，遗传疾病的咨询、防治。科学研究方面也有不少新的成果，发现一些新的基因病，有些基因病早期发现也可以治疗等。科学家们及基层干部是积极热情的。这次苏州会议江苏太仓县总结的经验是在抓计划生育工作时也要两手抓，一手抓数量控制、一手抓素质的提高（生一个健康孩子），两者是不可分割，互相促进、相辅相成，受群众欢迎。特别在数量基本控制的地区，更要注意抓优生优育工作。同时抓，群众对少生也容易接受，计划生育工作者与群众的关系也会有所改善。

优生优育工作，面广量大，涉及家家户户，要靠各方面动手配合，才能收到好的效果。我曾说做好这个工作，卫生部门是主力军，计划生育部门是一个方面军，民政部门也有关系，如在结婚登记、婚前检查方面，没有民政部门的配合就不好办。婚姻法已有规定要求，但有法不依，执法不力。近亲结婚，愚呆患者找有残疾的人结婚还是有的，说明是科学知识普及不够、法制观念不强的表现。

我们认为要提高认识，要密切配合，我们现有的人力、物力还不足，需发动广大热心于此项工作的积极分子，多为群众做点实事。不要门户之见、权力界限不可逾越、互相扯皮、抵消力量，成为前进路上的绊脚石、拦路虎，到以后认识了又来道歉。

---

* 这是记录 1991 年 5 月 8 日举办的“科学家谈优生”座谈会上的发言。

冯立夫（人口学会中国人口素质委员会负责人）、江平（中国政法大学教授）、茅于燕（中国科学院心理研究所）、邱仁宗（中国社会科学院哲学所）等发言，林佳楣宣读王震同志来电：对会议的祝贺和希望。

宋平同志讲话：计划生育是一项国策，少生、优生是一个辩证关系。中国人民的智慧，两者是密切相关的。1. 宣传很重要，引起重视。2. 研究些主要措施，具体措施。3. 成熟的问题可以先立法。允许地方搞条例，因地制宜。

# 为《优生手册》写的序言

（1993年1月10日）

控制人口数量，提高人口素质，也就是要控制人口数量的过速增长，提高人口的“德智体”素质水平，是我国的人口政策。两项要求互为因果、互相促进，缺一不可。提倡晚婚、晚育、少生、优生是实现上述总政策的具体政策。

优生，顾名思义，是要求出生一个健康聪明的孩子。它是每对夫妇、每个家庭的期望，又是国家提高人口素质的一个基本环节，意义重大，不能等闲视之。

优生，涉及国家的经济与社会发展，其中与科学发展的关系更为密切，如自然科学领域的遗传学、妇产科学、儿科学、心理学、职业病、环境卫生、病理等学科，社会科学领域的道德、伦理、政策法令等，都与优生有关。优生是一跨学科的综合性的学科，依靠有关各学科的协同发展与提高。

优生，具有极其广泛的群众性，涉及每家每户每对育龄夫妇。因此，必须广泛地向群众进行宣传教育，提高群众、育龄夫妇的优生科学知识水平。

优生，要进行长期性的工作。人类存在、繁殖生育，是客观规律，不以人们的意志为转移。社会在前进，科学发展日新月异，生态环境相应变化，适应时代环境的差异，需要向群众提供新的预防保护措施。因此，优生工作要常抓不懈，持之以恒。

鉴于优生工作的特性，要想达到优生，必须有一支数量大、且有优生科学知识的专、兼职干部为其服务。目前，经过多年的培养训练，我国在妇幼卫生、医疗、科研、计划生育等战线上的工作人员在数量与质量上均已初具规模，有了一定的基础。在不同的岗位上采取多种形式向群众进行优生知识的宣传教育，进行咨询、医疗服务等。在科学研究方面，吸收引进国外的新技术结合中国的实际进行研究，已取得了巨大成就，并将成果普及推广指导实践。近十年来，还先后出版了一些不同层次的优生科学书刊，很受群众欢迎。

根据优生工作的特性，现有的工作情况，以及今后工作的需要，总结已有的经验编写一本较全面、较系统指导基层开展工作的书是非常必要的，也是可能的。中国优生科学协会根据基层干部的呼声，经过两年多的酝酿筹备，组织热心优生工作的专家学者们，为从事优生工作的人员编写了这本“工具书”，主要是供在妇幼卫生、医疗、计划生育战线上的中级专业干部阅读，也可作为党政领导了解情况、指导工作的参考书。

这本手册共三篇29章，由有经验的专家学者分头撰写。他们都是在极其繁忙的工作中不顾疲劳，克服困难挤出时间来执笔的。在手册的组稿过程中，中国人口福利服务中心参与了该书的组织工作，并给予了人力、物力上的大力支持。对此，向他们表示崇高敬意、衷心感谢。

本手册出版发行后，在实践运用中可能会出现不足、欠妥之处，欢迎读者提出修改与补充意见，提供新的经验与成就，使再版时更加完善，为优生事业，提高我国人口素质多做贡献。

# 在全国首届遗传病和智能低下治疗与康复学术研讨会上的讲话

（1993年6月26日）

全国首届遗传病和智能低下治疗与康复学术研讨会将要结束。我有机会参加这次会议，感到高兴，在此向战斗在这条战线上的专家、教授及工作的同志们表示祝贺。向筹办、主持会议的武汉钢铁公司领导、武钢遗传生殖中心的同志及参加会务工作的同志表示衷心的感谢。趁此机会，谈几点想法和建议。

1. 这两天半的会议，是一次很好的经验交流会、学习班。会上发的会议论文汇集，还可供大家会后学习参考。希望与会代表返回各自的工作岗位后，在所在地发挥作用，多解除一些群众的痛苦，多为人民造福。群众急需我们的帮助。

2. 我们是科学工作者。目前，我国各个领域的科学研究日新月异，成果累累。将科研成果转化为生产力，效果显著。我们要充分利用各种学科的发明与成就，为优生科学服务；利用他们的成果，来开拓我们的思路，在他们研究的基础上，研究、探讨、创新、发展我们的优生学科，使之能赶超国际先进水平。

3. 中国优生科学协会，是经过多年的工作与努力后成立起来的，是经过民政部正式登记的一个全国性专业性学术团体。1992年11月23日在第三届全体理事会上通过了一个会章。会章分六章32条。有总则、任务、会员的条件与义务、组织机构、经费来源及使用等内容。在第三次全国优生科学大会召开时，江泽民主席、李鹏总理，宋平及宋健等领导同志均为大会的召开题了词。这些题词不单是对优生科学大会的，也是对优生科学协会的，对优生科学者提出的希望和要求。同志们是优生战线的积极分子，也是这条战线的播种机，希望大家能在促使优生协会的发展壮大，发挥积极作用。

4. 现在，优生科学研究已经取得了不少科研成果，研究成果发挥作用要靠普及，普及才能收到社会效益。要普及单靠我们的力量有限，要与其他群众组织合作。中国计划生育协会的组织遍布全国各地，目前有会员5000万左右。它的任务既要控制人口数量，又要提高人口素质。它的工作重点在基层，扎根于群众之中。我觉得同志们可以与他们取得联系，使科学成果能直接为群众服务。

# 在广东省优生优育协会第二次学术会议上的讲话*

（1993年6月28日）

同志们好！

我有机会参加广东省优生优育协会第二次学术会议，学习同志们经过辛勤劳动、努力工作取得的新经验表示衷心感谢！

会议中听取了12位专家、学者的论文报告、3个专题报告、4个专题汇报等报告，内容丰富、涉及范围面广，有些是你们的创举，有的也接近世界先进水平。从前我长期搞卫生行政工作，近十年又离开这条战线的实际工作。今天感到受益匪浅，再次表示感谢！从这次论文的内容看，广东省的卫生医药单位、妇幼卫生、保护妇幼健康工作又上了一个新台阶。

回顾新中国成立后41年的战斗历程，（据我们老妇幼卫生工作者回忆）50年代，集中在新法接生、新法育儿、性病及妇女儿童常见病、多发病的宣传防治。60年代，妇女方面又增加了防治子宫脱垂，小儿营养不良。70年代，继续抓子宫脱垂病的防治外，造成妇女痛苦的尿瘘列入议事日程，并拨专款免费进行防治。在以上一些疾病得到基本控制的情况下，70年代末期提出围产期保护、遗传疾病的防治。回顾走过的路程，充分说明我们工作前进的速度是快的。特别是十一届三中全会后，随着党制定的集中力量搞经济建设、实行改革开放的政策，不但在经济社会发展方面取得巨大成就，在卫生、预防、保健方面同样得到迅速发展，取得可喜成就，对同志们取得的成就表示祝贺！今后，党的十三届七中全会制定的路线、方针、政策和要求也就是今后社会经济发展的十年规划和“八五”规划的建议，将在这次七届四次代表大会上审议通过，变成全国人民的行动纲领、指南。关于医药卫生、计划生育均有专条，提出具体要求。我想在中国

* 这是作者于1993年6月28日在广东省优生优育协会第二次学术会议上的讲话。

共产党中央团结各民主党派共同的努力下，调动全国人民，齐心协力，继续发扬艰苦奋斗、勇攀高峰的精神鼓舞下，完成党所提出的任务是可能的，也是大家希望的。

同志们，我是搞行政组织工作的，从这一角度提出一点想法：即我们要了解我们工作发展的不平衡性。不平衡，这是客观规律。但我们是社会主义国家，是为全体劳动人民服务的。我们的工作分工可以有层次，但要注意尽快地减少城乡差距，缩短距离。科研成果是要指导工作实际，变成实际行动，要通过大量地培训干部。成果也可以分层次，有的是在有条件的单位进行；有的只要把知识宣传给群众，让群众自觉来行动，如科学接生、产前检查、结婚要检查等。也就是调查研究，分析，提出建议，推广。推广，一是行政手段，一是群众团体的力量。希望我们这个组织能多发热发光。

优生优育是面广量大而长期性的，不会失业。有人类就有此项工作。有些问题已经解决了，但在新的社会因素情况下，又发现有性病、艾滋病的新发生。希望我们在各自工作岗位上，不断发现新情况，研究新问题，取得新经验、新成果，使优生优育工作为人类幸福做贡献！

# 在西城区党校为计生协协会会员讲课*

（1993年10月15日）

先介绍一下自己的身份：协会的发起人、筹备者，1980年5月29日中国计划生育协会成立时被选为副会长。1986年3月16～18日开了第一次代表大会。选举新的理事会，我当时已71岁，按当时中央组织部有关干部的安排决定完全退出协会。1990年11月20～24日中国计划生育协会第三届代表大会上经代表推荐选举为中国计划生育协会顾问。

顾问本身无具体任务，顾名思义有问则顾。由于没有参加具体业务，了解情况不多，谈不上有实际经验，只是热爱此项业务，零碎的或主要的情况知道一二。今日讲的只是从自己感受深的地方介绍。谈的意见，仅供参考。

根据李承真会长通知，我到这里来向同志们介绍协会本身的一些内容。计划谈两点意见。

**（一）对中国计划生育协会本身有个了解**

1. 协会的性质：协会章程（下同）的第一条、第二条、第五条。
2. 协会的宗旨：第三条。
3. 协会的工作方法：第四条。
4. 协会的任务：第六条。
5. 协会的会员，现有5700万会员（会员、团体会员、荣誉会员）。
6. 会员的权利与义务：第七至十五条。
7. 组织（全国、地方、基层）第三十至三十一条。
8. 基层协会的任务：第二十四条。

**（二）积极地完成国家已制订的计划生育的任务**

去年10月12日江泽民总书记在中共十四大上，代表十三届中央委员会向大会做的

---

* 这是作者1993年10月15日上午在西城党校给北京市计划生育协会会员讲课。

工作报告中指出：计划生育工作决不能放松，必须确保实现既定的人口控制目标（2000年时控制在13亿以内），坚持优生优育、提高人口素质。重视研究人口老化问题，认真做好这方面的工作。10月18日通过。今年3月中下旬在八届人大一次会议上，李鹏总理做的政府工作报告中指出："当前是我国人口增长的一个高峰期，加之产业结构调整和市场经济发展使城乡流动人口大量增多，计划生育工作任务重，难度大。在集中力量抓经济建设的同时，决不能放松计划生育工作。继续执行现行计划生育政策，着重抓好农村计划生育工作。计划生育是涉及千家万户的群众性工作，既要深入进行宣传教育，又要切实加强领导，实行目标管理责任制，提高技术服务水平，实行优生优育，五年平均人口增长控制在13‰左右。关心妇女儿童工作和老龄工作。"

今年9月16日在京召开了全国计划生育"三为主"（宣传教育、避孕、经常性工作）经验交流会及先进县表彰大会，彭珮云同志在大会上的报告第三部分：努力实现"三为主"，不断提高计划生育工作水平中对基层协会的要求：切实加强基层协会的建设，充分发挥其作用，对于创建计划生育合格村有着十分重要的意义。各地要继续坚持把协会建到基层，建到村上，通过会员活动小组，会员联系户等各种组织形式开展为群众办实事、办好事的各种活动，更加广泛地吸引群众参与计划生育工作，调动他们实行计划生育的积极性，使协会真正成为党和政府在计划生育工作中密切同群众联系的桥梁和纽带。近几年，一些地方基层计划生育协会，计划生育中心户的活动内容扩展到生产、生活领域，有些地方出现了少生快富合作社、互助组等形式，配合基层干部开展计划生育的宣传教育，为育龄夫妇家庭排忧解难起了很好的作用，要认真总结这方面的经验，结合各地实际予以推广。

引述上面的内容是我们基层要具体执行的任务。各地经验很多，西城区计划生育工作、计生协工作都做得好，是先进红旗单位。我们创新开展了许多工作与经验，今后要继续与有关部门、战线结合做力所能及的工作。优生优育、老人工作。

最后讲几句，12月26日是毛主席一百周年诞辰，毛主席对人口问题、计划生育以及具体政策均有指示，从1956年开始制订农业发展纲要40条就提出要有计划地生育子女。1957年在国务会议、在党的会议均讲要节育，要成立个委员会，有规划等。控制人口、计划生育是在贯彻他的教导，否则"文化大革命"期间从1970年开始开展计划生育工作是不可能的。我们怀念他，怀念周总理及老一辈无产阶级革命家，具体管计划生育多的周总理、李先念副总理。邓小平同志从1953年就批文到卫生部要给群众提供节育的条件。邓大姐向中央反映提出节育，刘少奇在1954年12月在一次节育座谈会上讲话，党赞成适当进行节育。

我们的任务是重要的"基本国策"，是光荣的。希望同志们继续发挥作用把工作做好。

# 在国家计生委举行的“纪念毛主席诞辰100周年座谈会”上的发言*

（1993年12月23日）

同志们：

首都人口界今天在这里举行纪念毛主席100周年诞辰座谈会，缅怀主席一生的丰功伟绩，学习与回顾毛主席关于人口问题的教导与论述，进一步发展人口科学，对解决我国人口问题进行探讨，召开这个会很有意义。我能参加感到兴奋，可以向同志们学习，并对毛主席表示深切怀念之情。

50多年来，我是在毛泽东思想哺育下成长起来的，是在老一辈无产阶级革命家的直接领导、指挥下进行具体工作的，主观上对毛主席、党中央的指示是坚决贯彻执行的，由于自己的理论水平低，或理解得不深，在实际工作中难免出现贯彻不力或偏差。

今天是在京人口界举行的纪念性座谈会，我是计划生育战线上的一位具体工作者，没有认真地研究人口理论问题，实际体会还是很多的，为表达对毛主席的缅怀之情，我与于旺共同写了一篇文章在人口报上登载了。现就毛主席对人口、计划生育的教导在实际工作中的体会的几个方面谈点意见。

## 一、毛主席对人口、对计划生育工作是重视的，有过许多论述和具体指示，对过去、现在、将来均具有指导意义

首先对人有一个完整准确的论断。他讲：世界一切事物中，人是第一可宝贵的，只要有了人，什么人间奇迹也可以创造出来。1945年在延安召开的中共第七次代表大会作的政治工作报告《论联合政府》中就讲：“人民，只有人民，才是创造历史的动力。”1949年9月15日在新政协筹备会议上的讲话中指出：“中国人民将会看见，中国的命运

---

* 这是作者1993年12月23日在国家计生委举行的“纪念毛主席诞辰100周年座谈会”上的发言。

一经操在人民自己的手里，中国将如太阳升起在东方那样，以自己的辉煌光焰普照大地，迅速荡涤反动政府遗留下的污泥浊水，治好战争的创伤，建设起一个崭新的强盛的名副其实的人民共和国。”主席从这个根本论点出发，围绕人这一基点产生其他各方面的方针政策和工作方法。主席在1934年1月27日在瑞金召开的第二次全国工农兵代表大会所作的结论中强调：要关心群众生活，注意工作方法。在关心群众生活一节中提出：关心群众，从土地、劳动到柴米油盐问题。就得关心群众的痛痒，就得真心实意地为群众谋利益，解决群众的生产和生活问题，盐的问题，米的问题，房子的问题，衣的问题，生孩子的问题，解决群众的一切问题。40年代这方面教导、文字反映更多。谈到“我们共产党人区别于其他任何党的又一个显著的标志，就是和最广大的人民群众取得最密切的联系，全心全意为人民服务。”“我们一切工作干部，不论职务高低，都是人民的勤务员，我们所做的一切都是为人民服务”。50年代中期，关于正确处理人民内部矛盾的问题一文中指出：“我们作计划、办事、想问题，都要从我国有六亿人口这一点出发，千万不要忘记这一点。”中华人民共和国政府所在地：新华门，门一开就可以看到墙上醒目的五个大字“为人民服务”。据云，我们敬爱的周总理胸前挂的毛主席像章上刻有“为人民服务”五个字。目前在贯彻“十四大”通过的要建立社会主义市场经济的体制时，毛主席教导的“全心全意为人民服务”的指导思想更具有特别重要的意义，纠正那种以我为核心，只讲索取、不讲奉献的社会风气。

## 二、一切从实际出发，实事求是的思想路线、指导原则

毛主席特别注意调查研究，分析研究实际情况，制定工作方针与政策。1948年4月1日主席在晋绥干部会议上的讲话中：“按照实际情况决定工作方针，这是一切共产党员所必须牢记的最基本的工作方法。我们所犯的错误，究其发生的原因，都是由于我们离开了当时当地的实际情况，主观地决定自己的工作方针。这一点，应当引为全体同志的教训。”

我们现在都在学习邓小平同志的文选第三卷，119篇文章中阅读学习时发现有四处指出：实事求是的毛泽东思想。①1984年6月30日在建设有中国特色的社会主义，文章中他谈：“思想路线是什么？就是坚持马克思主义，坚持马克思主义和中国实际相结合，也就是坚持毛泽东同志说的实事求是，坚持毛泽东同志的基本思想”。②同年12月19日，接见英国首相撒其尔夫人时讲：如果“一国两制”的构想是一个对国际上有意义的想法的话，那要归功于马克思主义的辩证唯物主义和历史唯物主义，用毛泽东主席的话来讲就是实事求是。③1985年4月15日与坦桑尼亚联合共和国副总统姆维尼谈话时讲：中国搞社会主义走了相当曲

折的道路，二十年的历史教训告诉我们一条最重要的原则：搞社会主义一定要遵循马克思主义的辩证唯物主义和历史唯物主义，也就是毛泽东同志概括的实事求是，或者说一切从实际出发。④1987 年 3 月 3 日接见美国国务卿舒尔茨时讲：国外有些人把我看做是改革派，我是改革派，不错；如果要说坚持四项基本原则是保守派，我是保守派。所以比较正确地说，我是实事求是派。

根据一切从实际出发、实事求是的原则，回顾我们看到的对人口方面的论述，对少数民族，对人口稀少和人口稠密的地区，对城市和农村等，还有时期不同时区别对待、分类指导，而且一分为二，二点论。在我们实际工作中如何贯彻运用好是件大事。

## 三、一点建议

世界上只要有人类，就有人口问题，不同时期，不同地区有不同的人口问题。我们人口界的任务是继承和发展毛泽东思想理论，继承发展是社会前进的必然规律。从报纸上看到目前许多理论研究部门、单位在收集整理毛主席各方面的文稿，收集整理成册发行。昨日人民日报登载《毛泽东文集》、《毛泽东军事文集》、《毛泽东读文史古籍批语集》、《毛泽东年谱》在全国发行。人口方面还没有看到完整的专册。1974 年、1976 年、1977 年卫生部、计划生育领导小组办公室根据当时的条件（人手少、无研究机构，有些也不便去查找和询问）收集整理一点，很不完整。现在各方面的条件好（北京就有五个大的研究机构，研究人员多，有些档案也可查找，还有几位老前辈健在），抓紧机会作个项目来进行，这是个很重要的任务。做好了，具有长远的历史意义。这个想法借机提出供参考。

# 第三届中华人口奖遴选候选人粟秀真的主要事迹和成果

（1998 年 9 月 25 日）

## 主要事迹和成果

从 1962 年起，在卫生部分管计划生育工作以来，为认真贯彻落实党和国家要继续开展计划生育的指示和政策，主要工作概括为：

（一）组织、草拟向国务院的关于认真开展计划生育工作的报告，经领导审修后，先后用党中央、国务院联合发文或国务院转批下发，先后有：1962 年中发 698 号文；1963 年中发 699 号文；1971 年国发 51 号文；1975 年国发 121 号文；1978 年国发 28 号文，1978 年中发 69 号文，1982 年中发 11 号文等。1980 年 9 月中共中央致全体共产党员、共青团员的“公开信”。1978 年人大通过的《中华人民共和国宪法》、1980 年通过的《婚姻法》，其中均建议增加有计划生育工作的条文，使工作有法律依据。在有关部门的工作报告中增加计划生育的内容与要求，以求各方支持，共同协力做好群众工作。

（二）筹组办事机构。1962 年在妇幼卫生司增设计划生育处；1964 年初协助筹建国务院计划生育办公室，编制 14 人；1973 年筹组国务院计划生育领导小组及办公室，编制 10 人；1981 年 4 月筹组国家计划生育委员会下设办公厅，编制 60 人。各省、市、自治区、军队设办事机构，街道、乡、镇争取增设专干，做到层层有人抓。

（三）抓计划生育工作的宣传教育，组织有关部门人员编写小册子，图片，制作幻灯片，办展览会，推广医院门诊候诊时对群众宣传，拍制两部科技电影片、两部故事片，以及其他形式的文艺性宣传。1979 年起编写《计划生育宣传资料》，印发供基层单位使用，由初期发行 78 万份到 128 万份，受到各级及基层干部的欢迎。1980 年起利用联合国人口活动基金合作项目，建立北京、上海、成都计划生育宣教中心、北京中国人口情报资料中心。

（四）抓计划生育技术指导与服务。组织专家培训提高技术人员的水平，要求高质量的服务，并制定《节育手术常规》，要求按《常规》办事。组织科学家总结改进常用的节育技术方法与药具的质量，并研究新的男女口服避孕药，女用长效避孕口服、注射药。建立科研机构，上海、北京两个科研所为国家级的，其他省、市根据条件可建立地方性的研究所、室。从1964年起，制定科研五年、十年规划，并列为国家科委的规划之中，成立有专题委员会具体领导研究计划。

（五）深入基层、调查研究，发现、培养典型，总结经验，通过简报、会议、现场参观推广，以点促面。全国30个省、市、自治区均去过，有的典型如江苏的如东县、河北的乐亭县及南宫县、辽宁的黑山县曾多次去了解进度，其他省市10多个典型也曾去调查了解。对推进工作起到巨大作用。

（六）抓干部队伍工作素质的提高。1977年起借助广东、河北省党校的力量协助举办人口理论学习班，培训地、市级计生负责干部。1980年起举办省、市级计生主任学习班（一、二、三期，每期两个月），学习人口理论并相互交流工作经验，深受干部的欢迎。1980年开始利用“人口基金会”合作项目在四川成都建一所技术干部培训中心，在南京建一所行政管理干部培训中心。

（七）自1979年春，在党的改革开放方针政策的指导下，卫生部党组领导下主持与世界卫生组织代表谈判，制定了对上海计生科研所资助科研仪器、出国考察、培训人员等经费300万美元；在国务院领导下，成立国务院人口小组，我任组长，与联合国人口活动基金会的代表谈判，制定合作项目，一个周期共计5000万美元，十多个合作项目均按期完成。经国务院批准1980年5月29日创建成立中国计划生育协会，用协会的身份与日本家族计划国际协力财团、“国际计生联”谈判建立联系合作关系，制定合作项目。1983年11月中国计生协成为“国际计生联”正式会员国，几年来一直给我协会经费支助。

通过多年的工作使我国在控制人口过速增长取得显著成就，为继续开展工作奠定了基础。1985年冬离休后，参加卫生部“新中国预防医学编委会”，分工主编妇幼卫生卷近50万字；参与中国人口丛书总论卷的编审工作；为国家计生委编写的《当代中国》、《计划生育全书》提供资料，参与部分章节的编审工作；汇集新中国成立后保存的资料出版《栗秀真文集》供研究历史时参考（33万字）。另外还编审了几本战争年代的战史、卫生工作史等书籍，已先后出版发行。

附件 1

# 第三届中华人口奖遴选揭晓

（1998 年 10 月 14 日《中国人口报》第一版）

本报讯　历时半年的第三届中华人口奖遴选活动，10 月 11 日在京揭晓。在当天举行的遴选会议上，第三届中华人口奖遴选委员会主任、国家计生委主任张维庆宣布了获奖者名单。

荣获第三届中华人口奖荣誉奖的是王光美、栗秀真；荣获工作奖的是李翰章、张中伟、张敏才、姜淑琴、黄明；荣获科学奖的是于景元、宋育文、张纯元。

本届中华人口奖遴选委员会授予长期支持我国人口与计划生育事业的日本家庭计划国际协力财团会长加藤静枝女士和泰国人口与社区发展协会主席米柴先生"国际合作荣誉奖"。还授予杰士邦（中国香港）国际有限公司和烟台依奎诺克斯净化水设备有限公司中华人口奖评选活动贡献奖。

中华人口奖是我国人口领域的最高奖项，自 1993 年设立以来，至今举办了三届，有 30 余位在我国人口与计划生育事业中作出突出贡献的社会各界人士荣膺此奖。三届中华人口奖获奖人的先进事迹，从不同侧面反映了我国人口与计划生育工作的新发展、新经验。他们的先进事迹也说明，我国的人口和计划生育工作得到了社会各界和人民的广泛支持，并日益赢得国际社会的关注和理解。

据悉，第三届中华人口奖颁奖活动将于 11 月 6 日在京举行。

附件 2

# 栗秀真一生勤劳为国策

（1979 年 10 月 12 日《中国人口报》）

栗秀真同志从 1962 年起在卫生部分管计划生育工作以来，为贯彻落实计划生育基本国策做了大量工作。她组织草拟了一系列文件和报告，筹组了国家计划生育委员会；她组织有关部门人员编写小册子，制作图片、幻灯片，办展览，加强计划生育群众宣传工作。

1980 年起，利用联合国人口活动基金合作项目，建立了北京、上海、成都计划生育宣教中心；她强调计划生育技术指导与服务，建立了上海、北京两个国家级计划生育科研所。从1964年起，制定了计生科研五年、十年规划，并被列入原国家科委的规划之中；她深入基层，调查研究，足迹遍布全国30个省市区；她注重抓干部队伍素质的提高，先后建起了成都技术干部培训中心和南京行政管理干部培训中心；1980年5月创建中国计划生育协会，与国际社会建立了良好的合作关系。

1985年冬离休后，她参与了中国人口丛书总论卷的编审工作，出版了《栗秀真文集》，等等。1985年后，她是中国人口学会二、三、四、五届学会顾问。1984年底至今，为优生科学协会首席顾问。

附件**3**

# 栗秀真:为计生宣教奠基

（1979年10月12日《人民日报》）

栗秀真同志从1962年起在卫生部分管计划生育工作以来，为认真贯彻落实党和国家要继续开展计划生育的指示和政策，组织草拟认真开展计划生育工作向国务院的报告。筹组办事机构。抓计划生育工作的宣传教育，组织有关部门人员编写了小册子、图片，制作幻灯片，办展览会，推广医院门诊候诊时对群众宣传，拍制两部科技电影片、两部故事片。1980年起利用联合国人口活动基金合作项目，建立北京、上海、成都计划生育宣教中心。

1985年冬离休后，参与中国人口丛书总论卷的编审工作；为国家计生委编写的《当代中国》、《计划生育全书》提供资料，参与部分章节的编审工作，汇集新中国成立后保存的资料，出版了《栗秀真文集》。

附件**4**

# 栗秀真——我国计划生育工作的一位开拓者

于　旺

历史总是与人物紧密相连。在国家计划生育委员会成立20周年、国务院〔1971〕51号文件要求设立工作机构把计划生育工作搞好的30周年的时候，使我想起许多与计划生育工作相关的老领导、老同志，其中印象很深的是一起工作过的栗秀真同志。

栗秀真同志在抗日战争期间是新四军五师野战医院院长、卫生部长。新中国成立初期是湖北省政府委员、卫生厅第一任厅长。后来调中央卫生部先后担任妇幼卫生司副司长、司长，长期从事妇幼卫生工作。60年代国家提倡开展计划生育，各项具体业务在卫生部归由妇幼卫生司负责，她用了很大精力来推动工作的发展。国务院计划生育领导小组成立后，她一直担任该小组的成员、副组长兼办公室主任，同计划生育事业结下了不解之缘。1981年国家计生委成立，她被任命为国家计生委副主任、党组副书记、顾问，直至1985年离休。1980年在她的积极筹办之下我国成立了全国性计划生育群众团体——中国计划生育协会，她被选为副会长，现仍被聘为顾问。由于她对计划生育工作做出的优异成绩和卓越贡献，1992年10月在国际计生联召开的第六次会员大会上，经评选颁发给她荣誉证书。1998年她又获得我国人口与计划生育领域的最高奖项——中华人口奖。

栗秀真同志的事迹很多，不可能在这篇文章里全部概括。这里只想着重介绍一下她在70年代计划生育工作方面的一些事迹和她的工作作风、个人品德。

1996年“文化大革命”开始后，党和政府的各组织瘫痪或半瘫痪，1964年刚刚建立的计划生育机构也停止工作，干部下放，工作停摆，城乡居民的生育处于无政府状态，造成了我国人口生育的失控。1970年比1965年人口净增10454万人，平均每年净增2090万人，较之1949～1964年每年净增约1000万，超过一倍。

人口的急剧增长引起了党中央、国务院的重视。周恩来总理忧心忡忡，他遵照毛主席的一贯思想，在1969年、1970年全国计划会议上都讲到：“文化大革命”中结婚的人多了，生孩子的人多了，要计划生育、要节育，并亲自抓避孕药具的科研生产和推广。特别是1971年2月，周总理打电话给卫生部军管会负责人，要把参加中西医结合会议的代表留下，专题讨论计划生育问题。他说，把计划生育搞好是大事，请同志们研究一个切实有效的办法。

栗秀真同志遵照周总理的指示，参加讨论并同商业部和燃料化学工业部的会议代表一起，经多次研究，综合会议讨论意见，起草了一个《关于做好计划生育工作的报告》，经国务院审定后，于7月8日批发全国各地执行。

这个报告的核心内容是“在第四个五年计划期间，使人口自然增长率逐年降低，力争1975年，一般城市降到千分之十左右，农村降到千分之十五以下”。建议省、市、自治区党委和政府认真抓好计划生育工作。卫生部门要在现有编制内设一个小的办事机构。这时，栗秀真同志受卫生部军管会的委托，在中国医学科学院卫生组担负起了这一工作。1973 年 7 月国务院计划生育领导小组成立，办公室设在卫生部，栗秀真同志受命担任办公室主任。

计划生育是一项艰难又伟大的事业。在“文化大革命”的动乱时期，面对这样一个光荣而艰巨的任务，栗秀真同志是怎么做的呢？据我接触和了解到的主要有以下几点：

## 一、用毛泽东思想武装群众

计划生育是毛主席多年提倡的一件重要事情，他在不同场合，多次指出，“人类在生育上完全无政府主义是不行的，也要有计划生育”，“人类要控制自己，做到有计划地增长”，“要研究一种口服避孕药”，“人口非控制不行”，“避孕药、避孕工具不要钱还不行，还要送货上门”。党中央、国务院有关计划生育也有一系列指示。由于毛主席、党中央的崇高威望，这些思想为广大群众所掌握，并逐渐地把晚婚和计划生育变成自觉行动。栗秀真和办公室的同志一道并联合有关部门和地区，坚持用毛泽东思想武装群众、发动群众，造成强大的社会舆论，引导群众同婚姻、生育领域中的旧传统观念决裂。他们在实际工作中，坚持思想领先、避孕为主，防止强迫命令，努力减少计划外的怀孕和生育，取得了显著的成绩。

## 二、认真总结经验，用典型引路

国务院计划生育领导小组办公室建立之初多是总结农村做好计划生育工作的经验，后来则扩大到县和省（市），这样由于总结经验的范围更大，更有说服力，因而用典型引路就可以发挥更大的作用。当时总结推广的县有：河北乐亭，江苏如东、太仓，山东文登，湖南常德，河南辉县，山西高平，吉林怀德。后来又增加河北的望都、南宫，辽宁的黑山。在省市一级于 1974 年经中央批发了河北省和上海市的经验。有了这些不同的典型就及时召开各种现场会，组织参观学习，从而推动了工作的全面开展。

符合政策的口号对推动工作十分有利，当时由于没有统一的计划生育条例和法规，栗秀真同志便和大家一起注意总结群众和基层干部中流传的一些通俗易懂的口号，如“晚稀少”（即晚婚晚育、生育间隔要稀、生孩子数量要少），有人称之为控制人口少生的三道闸门。后来又有“一对夫妇一对孩，生育间隔四五年”、“最好一个最多两个”、“晚婚晚育，少生优生”等。这些口号群众念起来很顺口，容易记，也便于掌握。同时，办公室还总结推广了各地形成的一些有利于计划生育的社会经济政策。如对采取节育手术的群众，不仅一切免费，还要有人照顾，生产有人帮，孩子有人带，还送营养品。这些都对控制人口的过快增长产生了显著效果。

制订和落实人口生育计划在当时更是一个新课题。怎么办？栗秀真同志一方面请河北乐亭县总结制订规划的做法；另一方面又从有关部门借人组成调查组，亲自率队总结江苏、浙江一些乡镇的经验，即采取自下而上、上下结合的办法，制订控制人口增长的计划，也就是在提高群众觉悟的基础上，领导先摸底，提出晚稀少的要求，再由育龄夫妇自己制订生育计划，经群众评议，乡镇（当时称大队、公社）审查平衡，最后由群众公布并互相监督计划的落实。后来又把这个办法加以完善，逐渐扩大到县、省（市）以及全国的控制人口增长规划，不仅有年度的、两年滚动的，还制订了五年和十年的规划。

## 三、抓药具生产和技术服务

在药具生产供应方面，党中央、国务院一直非常关心，1964 年聂荣臻副总理亲自抓避孕药具的科研，到了 60 年代末 70 年代初已经取得了相当的成果。周恩来总理于 1969 年和 1970 年全国计划会议期间又亲自部署，大量组织生产。栗秀真同志则负责联系有关部门，抓好落实，并疏通渠道，设法把这些药具发到全国各地，以满足群众的需要。在技术服务方面，栗秀真同志的业绩更为突出，因为这是她在做妇幼卫生司司长时就熟悉的业务。她大抓技术队伍的培训，提高手术质量，制订手术常规。当时对搞好计划生育工作有两句很流行的话，叫做“打通思想，落实措施”。因此，搞好科学普及，落实节育技术措施是很关键的。要做好这些工作，就要有工作队伍。计划生育工作全面开展的初期，主要是依靠党政领导、医务人员（包括赤脚医生）、各级妇联主任等做工作，但面对异常繁重的任务这是远远不够的。后来又培训发展“四术员”、大嫂子队长，继之又适应工作需要，建立计划生育服务站、科研所和药具中心、宣传中心，建立健全各级计划生育机构。

## 四、调查研究，按规律办事

栗秀真同志遵照毛主席从群众中来，到群众中去，集中起来，坚持下去的思想经常深入基层，调查研究，解剖“麻雀”，探索规律，并且努力按照计划生育工作本身的规律办事。譬如，计划生育工作会议都是放在春节前开，一方面是让各地明确方针任务；另一方面更重要是因为春节期间是怀孕的旺盛期，必须着力抓好工作。再如强调避孕为主，把工作做在前面，积极参与制订和认真贯彻《中共中央关于控制我国人口增长问题致全体共产党员、共青团员的公开信》，强调党团员带头实行计划生育，这样就收到了事半功倍的效果。栗秀真同志还和大家一起在抓好农村、城市计划生育工作的同时积极开展了国际交流与合作。

70年代我国的计划生育工作，在动乱中排除各种干扰和破坏，克服难以想象的困难，取得了举世瞩目的成就。人口自然增长率由1970年的25.83‰下降到1980年的11.87‰。总和生育率由5.81减少到2.24。当然，这主要是在党中央、国务院的正确领导，各级党委、政府和广大人民群众的支持下取得的。但栗秀真同志作为全国计划生育部门的主要负责人，她所做出的贡献也是不可磨灭的。栗秀真同志工作勤勤恳恳，兢兢业业，对党的事业高度负责。她生活艰苦朴素，能够发扬党的艰苦奋斗的优良传统。当时工作条件很差，办公室工作人员少，搞调查、开会她就向有关部门、省市借人。到外面联系工作、开会她经常坐公共汽车。发文件的信封她都要翻过来再用。就是在这样困难的条件下，栗秀真同志和计划生育战线的同志一起完成了党中央、国务院交给的任务，并为以后的计划生育工作奠定了坚实的基础。

（作者为中国计划生育协会顾问）

附件**5**

# 无愧荣誉　无悔人生

## ——访栗秀真大姐

《中国人口报》记者　张济水

北京翠微西里，一条碧绿的小河缓缓东流，岸边杨柳成行，蔷薇扶疏，一座座静谧的住宅点缀其间，栗秀真大姐便居住在这里。

三八节前夕，在一间布满书籍的客厅里，我们静静地聆听着一位令人尊敬的老人的叙说，老人便是栗秀真。《中华古今女杰谱》一书中有着对于她的记载：栗秀真，曾任国家计划生育委员会副主任。1938年参加革命、抗日战争初期任应城抗日游击队司令部军医院院长、新四军豫鄂挺进支队野战医院院长。1941年起任新四军第五师卫生部长、司令部后勤处副处长……1949年起，先后任湖北省卫生局局长、卫生厅厅长、卫生部防疫司副司长、妇幼卫生司司长，1973年任国务院计划生育领导小组办公室主任、副组长。1981年起任国家计划生育委员会副主任、中国计划生育协会副会长……

在我们来访的前几日，栗秀真收到了国际计生联授予她的荣誉证书、表彰她为国际计生联和计划生育事业所做的卓越贡献。栗秀真说："这张奖状实际上是表彰中国计划生育的工作成就，中国的计划生育工作发展到了今天的确是对世界人口控制的贡献。"话题便从这里开始了。

中国的计划生育最初是一种什么状况？这是我们年轻人脑子里的问题。老人笑眯眯地做了回答。

"避孕节育的方法在新中国成立前就有，中医有这方面的秘方，民间也有传统的做法，比如延长哺乳期、体外排精，夫妻分居等；避孕失败打胎的方法也有，但对妇女的危害很大。我们对计划生育有一个认识过程，工作也有一个逐步发展的过程，解放初期我们首先是从保护妇女儿童的角度，是从妇女能有精力学习文化、参加生产、参加工作的角度去认识计划生育的。"

根据栗大姐的回忆，我国计划生育最早的文字记载是1953年，作为全国妇联主席的邓大姐给邓小平副总理写了一封信，信中反映了广大妇女对避孕节育的愿望，邓小平同志在信上作了同意的批示。卫生部门从此开始了计划生育工作，避孕药具的研究和生产由于周总理亲自关怀指导，即使在"文革"期间也没有中断。

1962年根据国务院领导的指示，卫生部、妇联起草开展计划生育方面的第一个文件，栗大姐参加这个文件的起草，文件报到国务院经修改后由中共中央、国务院联合发出。计划生育方面的第一个全国会议是"全国计划生育技术工作会"，1964年1月在京召开，栗秀真参加了这次会议的筹备。1973年8月国务院计划生育领导小组成立，栗秀真任领导小组办公室主任、副组长，具体负责日常工作。

栗大姐感慨地对我们说："控制人口过速增长每年有降低的指标的任务是从1971年开始的，这个任务是为了群众的长远利益。在工作中除了宣传教育外，还有技术服务及行政措施。计划生育工作难不难？难！但不要过分强调'天下第一难'，天下事哪个不难？只要真正发动群众，提高群众认识水平，自愿去参与，多数人做少数人的工作就会由难变易。村看村、户看户、群众看干部，干部要看党支部；领导带头、党团员带头太重要了；群众的后顾之忧问题、养老问题，我们一开始就在抓，只要配合有关部门常抓不懈，就会有好的效果。"

今年78岁的栗大姐，15岁学医、20岁当护士长、24岁当院长……作为一个女性，她始终自强不息。她告诉我们：“妇女解放的一个重要内容就要计划生育。要想参政议政，体现妇女在社会中的价值，靠别人是不行的，要靠自己，孩子少，精力充沛，就有时间去工作，去学习。”

这位饱经沧桑的老人，亲自参加了埋葬一个旧社会的大革命，使东亚病夫成为过去的历史，又为新中国人口控制和人口素质的提高做出了不懈的努力，至今她还在担任着全国优生科学协会首席顾问。而今，令她深思的已不再是儿童的营养不良，而是怎样培养下一代成为德智体美全面发展，素质更高的一代接班人。

# 幸存者的话*

（2003 年 3 月 30 日）

民间俗语："73、84，阎王不叫自己去。"我没主动去，现年 88 岁，生活基本自理，我还争取欣赏 2008 年北京举办"奥运会"的盛况哩。

我是从 1930 年起在卫生、计划生育战线上工作的一老兵，1939 年春加入中国共产党的一名党员。救死扶伤、全心全意提高人民健康水平，是我终生奋斗的宗旨。在我生命停止时，我已提前办完一切手续，经过公证，将遗体交中国协和医科大学作科研、教学之用是做最后一点贡献。

党的第 16 次代表大会胜利召开与闭幕，提出："为全面建设小康社会的目标而奋斗。"人口、计划生育战线如何来为此总目标贡献力量？今年元月八日张维庆同志在全国计划生育工作会议上提出："继续稳定低生育水平，大力提高人口素质，努力解决出生性别比例偏高问题，不断改善育龄群众生殖健康水平，为全面建设小康社会创造良好人口环境，使我们计划生育事业真正成为造福人民的事业。"任务明确，提的好。真正实现，要做大量的艰苦工作。历史经验证明，坚定的依靠党，依靠群众，脚踏实地为群众做实事、做好事，总结群众的好办法，加以推广，大家全力以赴，同心同德，艰巨光荣的任务是可以胜利完成的。

我按党的干部政策 1982 年退二线，1985 年办了离休手续。离休后，脑力、体力活动没有停止。这可能是我活到今日的原因之一。作为一名共产党员在晚年有限的日子里，做一些有益于人民利益的事情是应尽之责，这是我的义务，这是我作为一名共产党员的誓言。

感言：革命人之所以永远年轻，是因为有坚定的精神支柱。

---

* 这是作者 2003 年 3 月 30 日提供稿件，由中国人口报记者王一平修改而成。

# 缅怀李先念同志对计划生育工作的关怀*

（2004年3月10日）

伟大的无产阶级革命家、政治家、军事家，党和国家的卓越领导人李先念同志与世长辞已经十多年了。今年6月23日是他诞辰95周年。他为无产阶级革命事业奋斗了60多个春秋，热爱党、热爱人民，对中国革命、建设和改革事业建立了不朽的功勋。为了缅怀他的丰功伟绩，我们想着重就直接听到的、并深受教诲的他有关计划生育方面的一些言论，作些回忆，以作为纪念并表达我们对先念同志的深深怀念和崇敬之情。

“文化大革命”开始后，许多党政机关瘫痪，学校停课，工厂停工，无政府主义在社会上大肆泛滥，使1962年刚刚兴起的计划生育工作被迫中断，我国人口继续处于高增长的状态。1966～1970年的5年间，全国人口净增10454万人，每年平均净增2090万人。人口同经济社会发展的矛盾更加突出。周恩来总理在日理万机的特殊情况下再次强调要抓计划生育工作。先念同志在这期间协助总理主持国务院日常工作，他积极贯彻毛主席、周总理的指示，关心、重视计划生育工作。为搞好这一工作，他倾注了大量心血。1973年他亲自抓国务院计划生育领导小组的组建工作，并提议由当时国务院业务组的华国锋同志担任领导小组组长。当国务院计划生育办公室向领导小组组长汇报时，他常亲自参加听取汇报，问得很详细，并及时给予指示，帮助解决工作中遇到的困难。在全国计划会议及其他有关场合经常可以听到他对计划生育工作的要求。直到80年代中期他当了国家主席之后，仍然关心这项工作。把计划生育工作作为我国一项极为重要的战略任务，他不仅在指导思想上是坚定的，在政策、方法和保证措施方面也经常给予具体的指导。

先念同志强调要认真贯彻毛主席关于“人口非控制不行”的指示，多次阐明

---

* 这是作者与于旺2004年3月10日写的纪念文章，刊登在2005年8月出版的《纪念李先念诞辰95周年文集》。

实行计划生育对发展国民经济和实现四个现代化的重要战略意义。他指出，我国人口增长过快，对各方面压力很大。计划生育工作很光荣，具有伟大意义。他说，把人口增长控制在1%以内，真正达到的话，无论从战略上、全局上，还是从国家繁荣富强来说，从妇女孩子的健康来说，都具有伟大意义。

对于计划生育工作这样一项牵涉面广，群众性强的光荣艰巨任务，怎样才能做好，先念同志以他丰富的实践经验和杰出的领导艺术多次教诲我们。

第一，要做好宣传教育和政治思想工作。他说，党的根本路线是群众路线，要充分发动群众，做耐心细致的工作。生育计划的落实，要靠做思想工作，通过群众落实，不要搞强迫命令。群众觉悟提高了，他就愿意计划生育，应当把工作做在生育以前，做到怀孕以前。要把这个工作做好，还要做很多艰苦的工作。中国封建社会很长，封建思想影响很深，“多子多福”等旧的传统观念还影响着很多干部和群众。有些老年人一定要个孙子，希望看到四世同堂。我们要从各方面做群众的思想工作，我看群众是可以接受的。

要运用多种形式进行宣传教育，比如报刊、幻灯、课本、开会演讲、抓典型等。宣传教育要看对象，要有针对性，比如老太太、老爷爷，男的、女的，工人、农民、知识分子，中年、青年，不同对象要采取不同的方法。宣传科学知识要通俗易懂。

第二，科学技术要跟上去。先念同志对人民高度负责，极端热忱，十分重视有关计划生育的科学技术和避孕药具的研究、生产和供应工作。他亲自多次听取长效口服避孕药科学研究工作进展情况的汇报，批准在上海、北京建立两个计划生育科学技术研究所。1977年他在分析我国育龄妇女的情况时说，过去没有开展计划生育时，每年的生育规律是1/3生育，1/3怀孕，1/3休息。现在每年生育的从1/3降到了1/5。目前，主要节育措施是节育环、女结扎、男结扎，大概60%是节育环。因此，不仅是避孕药，手术问题、节育环的问题都要研究。这关系到城乡广大妇女的健康，这些方面的技术都要赶上去。

第三，工作中注意抓重点。先念同志不仅谆谆教诲我们工作要抓重点，而且他自己在这方面就是一个很好的典范。在计划生育工作中，他十分重视抓大省、大地区，帮助落后地区转化。他对山东、四川、湖南、湖北、河南、河北、广东等大省的计划生育工作十分关注，常常让参加会议的代表给这些省的书记捎信，希望他们把计划生育工作抓好。因此，有些省的工作很快改变了面貌。工作比较先进的，工作水平又有了明显提高。四川、山东就是很好的例子。

第四，在实行计划生育的同时，还要重视和加强妇幼卫生工作，保护母亲和儿童的健康。他说，孩子健康了，父母就会减少后顾之忧，就会促进计划生育的开展。这是辩证的统一。搞好计划生育工作，有利于女同志的健康，有利于女同志参加生产、工作学习，有利于国民经济的建设和发展。我们要从两方面做工作，使两者很好地结合。

第五，对成绩给予充分肯定，并且告诫不要自满。由于计划生育工作在全国城乡的开展,20 世纪 70 年代，我国人口出生水平逐年稳步下降，出生率从 1970 年的 33.42‰降低到 1980 年的 18.21‰，自然增长率从 25.83‰下降到 11.87‰。每年净增人口从 2321 万人降到 1163 万人。对计划生育所取得的成绩，先念同志在多次会议上给予肯定，给予鼓励。在 1978 年 6 月国务院计划生育领导小组全体会议上，先念同志说，计划生育工作取得了很大成绩，中央和国务院感谢你们，人民感谢你们。在受“四人帮”严重干扰的情况下，计划生育工作取得很大成绩是很不容易的，这些是在毛主席、周总理和党中央关怀下取得的，也是在各级党委直接领导和群众的支持下取得的。

在肯定成绩的同时，先念同志总是谆谆告诫我们，有了成绩不要自满，要继续总结经验，提高工作水平，对计划生育工作不能有一丝一毫的放松。

第六，党政领导要重视，各级领导要亲自抓。先念同志多次提出，各级党委要把计划生育工作摆到重要议事日程，省委要重视，一年花四天时间讨论，一季度讨论一次，或者花十天半个月时间讨论一下好不好，省委要支持。我们人口基数大得很哪！如果多千分之一就不得了，千分之一就是 100 万！因为基数大，所以计划生育工作事关重大。因此，各级党委要把计划生育工作列入议事日程，有关部门都要管，要常抓不懈。

陈云同志、邓小平同志提出计划生育要立法。先念同志深表赞同，指示我们起草计划生育法规。

先念同志离开我们已经 12 年了，我国人民继承先念等老一代无产阶级革命家的遗志，在党中央、国务院的领导下，经过坚持不懈的努力，使计划生育工作在控制人口数量、提高人口素质、为育龄妇女服务等方面进一步取得了巨大的成就。《中华人民共和国人口与计划生育法》已经颁布，有关政策和基础服务设施日臻完善，制度、措施不断创新，人口自然增长率持续下降。

今天，正当我国人民紧密团结在以胡锦涛同志为总书记的党中央周围，认真学习贯彻邓小平理论和“三个代表”的重要思想，加快改革开放和现代化建设步伐，全面建设小康社会，为实现中华民族伟大复兴而奋斗的时候，我们缅怀李先念同志，纪念他的诞辰，具有重要的意义。他对党和人民事业极端负责的崇高精神和指导计划生育的光辉思想是他遗留给我们的宝贵精神财富，将永远铭刻在我们心间，是鞭策和激励我们前进的巨大力量。先念同志永远是我们学习的楷模。

# 2004 年 7 月 29 日给钱信忠部长的信

（2004 年 7 月 29 日）

钱部长：

您好！

祝贺您的“文集”出版发行，计生委离休干部每人已得到一本。随即翻阅，内容丰富，涉及面广，跨越时间长，真是难得的一本精神食粮，谢谢您。

在细阅您的生平大事记中（1287 页）发现一事时间有误，即“1965 年 9 月，建议国务院成立计划生育办公室，调天津卫生局长杨振亚任主任”，国务院计划生育办公室是 1964 年 1 月成立的，此时间为什么是 1964 年 1 月？根据我的记忆，1964 年 1 月 15 日国务院通知卫生部徐运北副部长到国务院开会，研究成立计划生育办公室事，因徐有他事派我代他去参加，会议由国务院秘书长周荣鑫主持，会中讨论办公室的任务、编制、干部从何地及部门抽调、办公地点等。会后根据会议精神即积极筹办，将办公室成立起来，办公室地点设在国务院内。上述情况供参考。

另一情况供参考，即 1965 年 9 月卫生部工作重点，贯彻毛主席“6 · 26 指示”把卫生工作重点放到农村去，卫生部正、副部长四人均分别参加农村卫生工作试点医疗队任队长，到四清后的一个县蹲点，贺彪同志和我及计财司刘美亭分配到湖北麻城县，张凯副部长到湖南湘阴县，崔义田副部长到江苏省上合县。我是 8 月下旬就动身先去与省领导联系，大批队员分别于 8 月底 9 月初集中到县。记得您负责全面并具体管理北京通县。蹲点时间规定一年，湖北麻城是老区，县大人口多，贺彪同志决定两年计划，因“文革”开始他在那里将近一年即回部。我按原计划待两年结束后回部。这是 1965 年 9 月时的重点部署。

此致

敬礼并祝您健康长寿！

栗秀真

# 第二部分　回忆录

# 鄂豫边区五师卫生工作发展概要*

鄂豫边区卫生史编审组

鄂豫边区和新四军第五师的卫生工作，是抗日战争时期鄂豫边区和五师部队部门之一。为了适应战争的需要，随着边区和革命军队的迅速发展，在党的正确路线指引下，它从无到有，从小到大，从不健全到基本健全，从不正规到比较正规，从各地区的分散发展到统一领导的一条战线。并且卓有成效地完成了边区党政军民赋予的光荣而艰巨的任务，为提高部队的健康水平和战斗力，保证抗战的胜利，作出了积极的贡献。

新四军第五师的前身——豫鄂挺进纵队，是在武汉沦陷之后，由几支散在几个地区的部队"滚雪球"式的发展壮大起来的，主要由三个部分组成：一是中共河南省委在豫南发展的抗日武装；二是鄂中区党委建立的抗日武装；三是鄂豫皖区党委在鄂东组织的抗日武装。鄂豫边区抗日根据地，也是由豫南的竹沟、鄂东的七里坪、鄂中的汤池三个战略基点，逐步扩大起来的。

新四军第五师建军后，作为一个长期孤悬敌后、面临敌伪、国民党顽固派（右派）夹击、始终坚持独立作战的战略单位。在战斗频繁、环境动荡的险恶形势下，正确地贯彻执行党的路线、方针、政策和策略原则，先后抗击了十五万日军和八万多伪军的进攻，打退了国民党顽固派掀起的反共高潮。建立了东起皖西宿松、太湖及赣北彭泽，西至鄂西宜昌，南抵湘北南县、华容及鄂南通城、通山、石首、公安，北达豫中叶县、舞阳（均不含县城）的鄂豫皖湘赣解放区，有力地配合了正面战场和敌后各战场的作战，为争取抗日战争的最后胜利做出了卓越的贡献。五师部队也在伟大的抗日战争中成长壮大为拥有三个正规旅、三个独立旅的五万雄师。

---

* 作者作为鄂豫边区卫生史编审委员会主任委员，组织原新四军五师卫生人员集体回忆、并亲自参与编写和负责全稿审定工作，主要编写和编审人员还有乔明志、谈太阶、陈策、李炳海、马在振、王楚英、王殿英、耿忠耀、向前、沈继澄、刘定业等。故这类文章均以鄂豫边区卫生史编审组名义发表。

# 卫生组织的建立与发展

鄂豫边区和新四军第五师的卫生组织机构，就是随着五师及其前身的创建与发展，随着边区抗日根据地的创建与发展，应运而生并逐渐发展起来的。

在竹沟，1937 年下半年，红军游击队，由六七十人，很快发展到 700 多人，后来改编为新四军第四支队八团队时，由赵瑞生组建的 7 人卫生所，到由朱直光同志扩建为 20 多人的卫生队，这是中原革命纪念地——竹沟最早的卫生组织。

1938 年春，由杨祝民、林士笑同志先后继任卫生队长并建立休养所（医院），队、所合署办公。

1939 年 4 月卫生队长李晓白、刘惠川同志先后随军南下之后，竹沟成立了军医处（或医务处），下设门诊部、休养所及医训队。处长李毅，副处长李梓金，医务主任钟华，司药主任杨韶铭。自李毅同志随刘少奇同志东进后，则由钟华同志主持军医处工作。

在信南，信阳挺进队于 1938 年 11 月在四望山成立时建立了有十多人的卫生所。

在红安七里坪，新四军第四支队留守处于 1938 年 3 月成立，武汉沦陷后，留守处迁往河南经扶白马山时建立了有十多人的医务室。1939 年 1 月鄂东特委和留守处撤销时，卫生工作人员，分别到新成立的罗礼陂孝中心县委和游击第六大队工作。

1938 年 3 月，红二十八军改编为国民革命军新编第四军第四支队，东进抗日后，原红军游击队的隐蔽根据地黄冈贾庙乡保留下来的伤病员、家属、医务人员，于 1938 年 10 月在夏家山成立鄂东抗日游击挺进队时建立了医院。到 1938 年 12 月鄂东抗日挺进队改编为独立游击第五大队时，医院有近 30 人，还自办了医训班。

在孝感中和乡，1938 年 4 月，许金彪同志建立的湖北省抗日游击大队，于同年 11 月成立了卫生所。到 1939 年 6 月发展成 50 多人的路西医院，收治五、六大队及抗日友军的伤员，还自办了医护训练班。

在应城，1937 年 11 月，陶铸同志主持开办的汤池农村合作人员训练班，后期改为临时学校。班、校内设有医务室。1938 年 12 月上旬，应城抗日游击大队成立时也配备了卫生人员。1939 年 1 月初，将由我党掌握的五战区豫鄂边区抗敌工作委员会第二分区指挥部的军医院改名为“应抗”军医院。院长栗秀真、医生易齐萍，由原有的 4 个人逐步发展到近 20 名工作人员。

1939 年 6 月，鄂中区党委召开了养马畈会议。整编了豫南和鄂中党的武装，统一打出了新四军的旗帜，成立了新四军豫鄂游击挺进支队。这时，支队司令部将“应抗”军医院改为受支队领导的支队司令部野战医院。由栗秀真任院长，李晓白为政治委员。

1939 年 11 月，新的豫鄂边区党政军领导同志在四望山召开会议，又统一整编了豫南、鄂中、鄂东三个地区党领导的武装，建立了豫鄂边区新四军挺进纵队。挺进纵队创建后，立即着手加强部队各项建设，司令部除所属野战医院外，在司政机关增设卫生队。1940 年 8 月军政干部大会后，在豫鄂挺进纵队司令部设医政处，管理全纵队的卫生医疗工作。栗秀真同志任医政处处长兼野战医院院长，汪进先同志任医政处政治委员，李晓白同志任医院政治委员。处院合一办公，正副医务主任孙光珠、谈太阶同志均参加医政处办公。

1941 年 1 月“皖南事变”后，中央军委发布了重建新四军军部的命令，并决定统一整编华中部队。新四军豫鄂挺进纵队整编为新四军第五师。1941 年 6 月，五师司令部撤销医政处，成立卫生部，栗秀真同志任五师卫生部部长，曾昌华同志任政治委员。卫生部本身设医务处、政治处、事务处。其任务为：一、对各野战医院的业务领导。二、培训提高全军卫生干部的政治业务水平。三、筹集、供应全军的药品器械。与此同时，五师司令部成立军医处，处长谈太阶同志，分管战斗部队的卫生救护工作。各野战旅成立卫生科；团卫生队充实了编制；营配备医助、卫生班长；连队设卫生员。鄂豫边区党委、行政公署、抗大十分校等设卫生队或所。各地方武装也根据指战员的多少、活动范围设卫生人员。

边区和五师为适应游击战争伤病员就近转移，及早得到治疗、休养的需要，根据群众基础、地理等条件，分别在黄冈、陂安南、白兆山、大山头、赵家棚、信南、八字门小焕岭、天汉湖区等地区组建有野战医院、兵站医院、治疗所、休养所等单位。1943 年后随着部队的发展在湖南、豫中、宣化店一带组建新的医院。1946 年春，中原地区成立了中原解放区善后救济委员会，在宣化店附近的南田村，组建一个善后救济医院，又名南田医院。

五师卫生行政领导组织，随着部队的发展与调整，战争环境的变化与需要，几经变化。1942 年秋司令部撤销卫生部，保留军医处，1943 年 11 月为精简机构，充实基层，撤销军医处，司令部成立卫生科，钟华同志任科长。1944 年 8 月司令部又组建后勤处，负责供应、管理卫生等工作，邱静山为处长，栗秀真为副处长。11 月又撤销后勤处分建供给部，卫生部。部长叶果同志，副部长栗秀真同志，副政委汪乃煌同志。1945 年秋王嘉善同志调卫生部任政委。该组织坚持到中原军区突围。

## 卫生工作队伍的壮大

边区和五师的卫生工作人员，除了从延安来的及鄂豫边区游击队中的钟华、钟毓、严荣、杨韶铭、王安青、袁立山、戴醒群、刘良璧、黄卓、吴克胜等十几名红军卫生人员外，还有在豫、鄂边区参加抗日救亡医务工作的栗秀真、汪毅、李晓白、刘惠川、易齐萍、王瑞华、孙光珠、谈太阶、乔明志、叶钧、李才常、吴立庭、张慎辅、李剑秋等同志，由新四军军部来的叶果、唐求同志，八路军三五九旅南下留在边区工作的杨桂生、付林标、董宪龙、黄陞仁、方仲贤等同志，以及从大后方来边区的熊沙、裘明谊、康嘉、张池等同志。此外，绝大多数是由边区医训队（班）、卫校培养成长起来的青年学生和工农青年。

为了适应战争的需要，相应扩大卫生工作队伍，并提高这支队伍的医疗技术水平，五师卫生行政领导部门先后办了四期医训队（班）、一期卫校。培训了卫生队长、所长、医生、医助、司药、看护长共300多名。各军分区、旅在1942年成立卫生科后，也都办了三四期培训医助、司药、看护长、班长、调剂员的医训班。

这些参加卫生工作的青年学生和工农青年，虽然缺乏卫生知识、不懂临床技术，但他们在党的教育下，经过培训和实际卫生工作的锻炼，政治觉悟、业务水平提高得很快，逐步适应了卫生医疗救护工作的需要。红军老同志也充分发挥了酵母和模范作用。

到1945年底，边区和五师卫生工作者人数已达1300余人。其中卫生队长、所长以上领导干部一百余人，医生、医助270余人。

1943年5月，五师司令部军医处召开了一次边区和五师卫生科、队、所、医院院长等干部大会。李先念师长、陈少敏书记、刘少卿参谋长出席了会议。陈少敏同志作了《发扬艰苦奋斗，克服一切困难，迎接抗战胜利》的报告。会上总结了四年来的卫生工作经验，作了学术报告、讨论并通过了《边区卫生医疗工作暂行条例草案》。

战斗在鄂豫边区的卫生人员来自五湖四海，为了一个共同的目标，和衷共济、互教互学、取长补短、克服困难、共同完成党交给的卫生医疗工作任务。

## 部队卫生工作的开展

五师部队的卫生工作，是在战斗频繁、活动性大的条件下进行的。五师部队被敌、伪、顽分割封锁在边区的几十个“豆腐块”中，转战在鄂豫之边，江汉两岸，平汉铁路东西逐步发展的。在伟大的抗日战争中，前仆后继，英勇作战，解放了九万多平方公里的国土和1300多万人口，建立了7个专区、39个县的抗日民主政权。部队打到哪里，卫生人员就跟在哪里，卫生救护工作就在哪里开展。哪里有连队、有机关、工厂、学校，哪里就有卫生（医务）人员。卫生人员在各级党、政、军首长的领导下，紧密和部队战斗在一起，团结艰苦奋斗在一起，胜利在一起。

当时，部队指战员多来自农村劳苦大众，经得起艰苦生活的考验，但由于伙食标准低，饱一餐，饥一餐，休息时间少，雨具、被褥、蚊帐短缺，常常在狂风暴雨冰雪中行军作战，因而指战人员中疥疮、湿疹、疖肿、关节炎、扭伤、腰腿痛、冻伤、脚泡、胼胝、中暑、沙眼、疟疾、痢疾、胃肠炎、感冒、气管炎、肺炎、贫血等常见病，发病率比较高。卫生人员在频繁战斗的条件下废寝忘食，抓紧宿营或休整的短暂时间，为指战员看病、换药、穿脚泡、推拿、冷热罨包、查铺盖被，督促熏蚊、洗脚、喝姜汤等。努力降低部队发病率，减少非战斗减员，都作出了一定的贡献。

1942年5月，五师政治部发出的《关于夏令卫生运动的政治工作指示》中，曾提出以下要求：6月第一个星期为夏令卫生活动宣传周；以团为单位组织夏令卫生运动委员会；各部队每周上一次卫生课，开展卫生竞赛、参观活动；保证司令部军医处制定的夏令卫生工作计划能彻底完成；树立起卫生机关在指战员中的威信。由于此类训令在部队中贯彻落实的结果，不仅使病员减少，而且提高了指战员的身体素质。

为了进一步贯彻落实上述要求，部队卫生工作在防治季节多发病、常见病和传染病的过程中，逐步地建立起了卫生工作制度。连队救亡室（后改抗日军人俱乐部）设有卫生委员和卫生干事，负责卫生宣传教育——办墙报、反映情况、介绍防病卫生常识等；组织开展卫生活动——打扫卫生、挖厕所、剃头、剪指甲、洗澡、洗衣晒被、制止喝生水或吃不清洁食品等。内务值日员，要照顾病员的饮食、开水和服药，烧水洗脚、穿脚泡。

部队作战时的战地救护和伤员后送工作，一直抓得很紧。我英雄的五师部队，从抗日战争开始，组织武装发动、开展游击战争：开辟汉川、汉阳、沔阳地区，发展鄂皖边，进军鄂南。发展襄南、襄西，进军河南，配合八路军南下支队，开辟湘鄂赣。在三战平坝，三打侏儒山，大山头、大悟山、大山寺、陂安南等战斗、战役中，军政首长亲自领导司、政、供、卫各部门，统一安排工作，在战前战时都有较协调周到的布置。司令部军务工作方面，除了负责组织后方的安全自卫、前进、后撤、转移等事宜外，还指挥伤员后送路线的沿途安全警戒，收理伤员的武器，给回乡的民工、车辆开发通行证等；政治部民运工作方面，负责民伕的动员、集结管理、思想教育与担架、车辆、骡马的编队；组织和宣传工作方面，发放负伤抚恤费，转发党团组织介绍信，慰问伤员，宣讲胜利消息，鼓励士气。组织掩埋阵亡人员，收藏遗物，处理善后；供给部门工作，给伤员补发衣被，为伤员、民工、骡马安排好往返途中的生活，发放路费等；旅、团卫生部门，集中精力进行战场抢救，做好分类留送工作，除留治能随队者外，重伤病员都送往医院和后送途中的医护工作；营、连都分工由一政工领导干部，负责组织完成对伤亡人员的搬运任务。当指战员在阵地上负伤后，能及时得到临阵随行的连队卫生员、营的医助当场救护和抢运，把伤员送往团卫生队，再转送到指定的医院。

## 收治伤病员的医院工作

边区和五师的医院，随着战斗部队的创建与发展而建立。从小到大、从少到多，从弱到强。名称也随战争环境、活动范围，工作需求而定名。初称军医院、野战医院继改为兵战医院。独立活动收治伤病员数量少，有的也称休养所。总之，哪里有战斗部队活动，有党政组织，有基本群众、地理条件较好，就可能是医院收治伤病员的住地。医院隶属关系，从建军起、到1942年秋师卫生部撤销之间，军医院、野战医院直接受支队、纵队、五师军政首长及卫生行政领导部门领导，继后各野战医院、兵站医院分交各军分区司令部领导。

收治伤病员的工作。各医院负责收治所在地区党政军民的伤病员。除个别的伤病员外，一般不互相转院。各医院在院长、政委统一领导下，配备有医护人员、政工人员、供管警卫人员。

各医院，分处在山岳、湖区、平原不同地形的地区。其共同点是环境动荡、药材物资困难，远离领导机关，指挥联系不便，靠自己单独活动坚持斗争；靠所在驻地的党政军机关的直接指导帮助和群众的协助开展工作。其不同点是：如信南台子畈、曾家老门、夏家老湾山区医院重伤病员转移时靠担架搬运，疏散隐蔽时，主要是在密林、山坳、窑棚、山洞，伤病员的吃、喝、医治都由居住在山间的群众和医院工作人员分片包干进行。在云梦、孝感、安陆边境的高家寨、桑树店周围的平原、丘陵区的医院轻伤病员组织起来同敌人周旋“打游击”，重伤病员则分散在基本群众家中，生活和安全由住户群众负责，治疗由医院的医护人员定点包干巡回进行。湖区医院的伤病员和工作人员除了住偏僻的湾子、台子外，还在荒野宽广的偏僻湖林土丘上自盖棚房居住。如湖区医院在汉川县的冯家大湾一带活动。襄南医院在潜江县西北偏僻的湖林（秆柴山、芦林、蒿荡的合称）中，在烟火铺附近的龚、毛、孙三台上用芦苇、秆柴、茅草搭盖的房子。湖区地方党政军领导机关给医院配备有固定值班的船队，常年随同医院一起生活。遇有敌情时，医院的伤病员和工作人员编好队，都生活在船上，在广阔湖林中与敌人周旋，坚持斗争。船上的给养用完后，供应船就在夜间向各个船输送补充。

边区和五师的医院，收治伤病员的任务是很重的。一个百人左右工作人员的医院，往往要收容三四百名伤病员住院，每个所一般的收容百人左右伤病员，直属组收容五十名左右；伤病员住院周转率、治愈率比较高。当时医院从院领导到护理员、炊事人员都没有什么假日，工作做不完就不休息，不病倒是没有什么休息的。党团员遇事吃苦带头，不计较个人得失，任劳任怨地工作，经常突击完成任务。伤病员中亦发扬了团结友爱的互助精神，轻伤病员照顾重伤病员，老的照顾新的。医院在条件困难设备简陋的情况下，出色地完成了伤病员的收治任务。

1940 年春，美国著名作家艾格妮丝·史沫特莱女士，冲破重重阻碍和敌伪封锁，带着翻译安娥女士来到鄂豫边区，采访李先念将军及所率的部队。当她参观访问我野战医院的简陋的“手术室”、“病房”时，夸奖我们：“精神振奋，工作先进，中国人民了不起！”

在抗日战争期间，边区和五师的医院、卫生队共诊治伤病员达 5.8 万多人，还经常地为驻地群众诊治常见病传染病。除收治边区的抗日军民的伤病员外，还收治了一些友军、盟军和敌伪军俘虏中的伤员。

1938 年中秋节信阳失守前后，我信阳人民抗日自卫大队的医院收治国民党二十六军孙连仲部被日机轰炸、扫射受伤的数十名伤员；又收治广西军从武胜关、中华山败退下来的 57 名伤员；1939 年 5 月“应抗”军医院在钟祥县赵新河收治国民党一二五师七三一团 50 多名伤员；1940 年春我路西医院收治国民党游击队杨弼卿部 19 名伤员；湖区我四团留守处医院两次收治国民党一二八师王劲哉部 58 名伤员；同年五月我豫鄂边区新四军挺进支队野战医院又收治国民党九十四军牟廷芳部在徐店、田店同日寇作战受伤的 300 多名伤员；同年秋第二野战医院收治平坝战俘森田博美、岸上次典等数名日本伤员；1943 年夏三军分区和一军分区医院，收治经我边区营救的美国飞行员白劳得等数名伤员。为增强团结，加强统战工作，瓦解敌军，扩大我党我军的政治影响，都起了好的作用。

## 想方设法解决药械困难

边区和五师的医药器械供应是困难的。虽然能从敌占区购买一些，但由于敌人控制封锁，数量较少。路途遥远，敌伪封锁阻隔，新四军军部、中央军委也不能支援。

在这种情况下，只能采取自力更生，就地取材，卫生人员靠一颗热情诚挚为部队服务的心，千方百计地在农村利用中草药和代用品，完成抢救伤员和治疗疾病的任务。

为了积极解决缺少医药的困难，五师卫生部门根据各自条件与需要办起了制药所或制药组。这些制药单位，采取自力更生，因陋就简的办法，自制了脱脂棉、纱布、敷料、绷带和各种膏剂、酊剂、溶液、丸剂等供医院和卫生队使用。连队卫生员用竹片削制成换药镊子、探针，用瓷缸、水壶当洗眼壶。医院借用群众木甑、铁锅作敷料器械消毒之用，用缝衣针丝线代替缝合针线。这些自制的药物、代用品对满足战伤外科和常见病的治疗，起了重要的补充和保证作用。

医药的来源还有购买、捐助和缴获。购买医药，主要是通过与我党有统战关系的小商贩帮助购买或城市的大商户同边区通商时，用药品抵税收。捐助是少量的，也不是常有的，有一些开明绅士、宗教人士受到边区我军在敌后英勇抗战的鼓舞、同情、搞点药品支援我军。国际友人艾格妮丝·史沫特莱女士，也曾资助了边区一批药品。我军在同敌、伪、顽的战斗中，有时也缴获到一些药物。

## 加强业务学习提高技术水平

边区和五师的卫生工作，是随着部队的增多，地区的扩大，而发展壮大，为适应战争的需要、更好地为伤病员服务，提高卫生人员的技术业务水平就显得十分迫切与重要。为迅速解决这一矛盾，除采取工作中边干边学的方法外，为了培训一批技术骨干，举办脱产专业学习班，在各期医训队（班）的课程中，不仅注意内科学、外科、战伤救护、药物学、急救学、护病学等课目，还注意了预防医学的课程。栗秀真、孙光珠、谈太阶、乔明志、钟华、杨韶铭、叶果、唐球等都亲自授课。

经过短期脱产学习，许多队、所长和医生逐步掌握内科临床诊断，鉴别诊断以及正规的创伤外科处理和伤病员的正规护理，同时，各医院逐步建立和健全了各项规章制度，这样就为边区医疗工作向正规发展，提供了前提条件。

1942 年 7 月，五师卫生部为了协助各野战医院，解决重伤员的治疗，促进创伤早期愈合，减少伤残，培养外科骨干，提高外科技术水平，成立以乔明志医师为组长的手术组。手术组到各医院巡回进行手术，解决了迫切的临床问题。为了让各医院医生正确诊断外科疾病、明确手术的适应证、禁忌证、外科处理全过程的一些问题，交换绷带方法的改进，外用药适应证的使用，严格消毒、无菌观念等都进行讲解。手术组还进行了示范教学和研究讨论，以提高外科技术骨干的业务水平。

这些措施，对于防止和扭转卫生医疗工作中的不重视消毒、不讲究无菌操作的作风，提高伤员的治愈率、降低残废率，起了积极的作用。

## 卫生战线的政治思想工作

五师部队政治思想工作在部队的卫生机构中同样开展，并结合其本职工作进行。医院的政治思想工作，着重进行抗日民族统一战线，坚持独立自主，确立我党在抗日游击战争中领导地位的教育和阶级教育，提高全体伤病员和工作人员的觉悟，保证了医院沿着党指引的正确方向前进。其主要工作措施：

一、医院积极地进行党团组织的建设，发展党团员，壮大党的队伍，通过党组织的活动发挥党的核心领导作用和政治工作的保证作用。

二、在医院的全体人员中，进行抗日救国保家乡的爱国主义、共产主义、三大纪律、八项注意光荣传统和优良作风的教育；要求广大医务工作者正确对待前后方工作，争当革命的白衣战士。同时还在伤病员中进行了为谁当兵打仗、安心医伤治病、遵守院规、服从治疗及尊重医护人员的教育；做好伤病员入院、出院或转院的迎送和思想工作，做好伤故、病故的善后处理工作等。

三、在日常的政治工作方面，进行了时事形势教育，组织了革命竞赛，发挥了党团员的模范带头作用；并加强防奸、防特和保密工作；开展民运工作，调查社情和民情风俗等。

四、医院设有俱乐部，开展识字、读报、歌咏、体育、游戏、晚会、纪念会等文化娱乐活动等。

五、医院实行经济民主。由伤病员和工作人员选出代表，设立经委会，管理伙食。同时积极组织工作人员挖药材，打柴、喂猪；开荒种菜；改善生活。

战斗在边区和五师卫生战线从事政治工作的同志，按党的政策办事，以身作则，团结干部，联系群众，工作兢兢业业，深入细致，对敌斗争坚贞不屈，对群众满腔热情，对同志关怀备至，他们是我党的好党员、好干部、好同志。

## 卫生战线的供给保障工作

供管工作是部队卫生部门和医院中的医务、政治、供管三个重要部门之一，它肩负着财务、衣、食、住、行、警卫、通讯、勤杂等许多繁重的工作。

卫生战线的供管人员，工作积极负责，勇于肩挑重担，任劳任怨，辛勤劳苦，完成任务是出色的。他们在行政管理上，坚持原则，执行制度，维护纪律；在财务上，精打细算，保证了正当必要的开支，即医疗药品、津贴、伙食、技术保健、卫生、工杂等费用的领发。他们克服许多困难，冲破敌人封锁，筹措布匹、棉花、粮食、油盐、基本保证伤病员和工作人员的衣食需要。

当时工休人员伙食标准：每人每天盐三钱，油五钱，米、菜、柴各一斤半，计算折价。工作人员，略低于伤病员。根据不同伤病情况，结合各地物资经济条件，对伤病员优先供应蛋类、肉类、白糖、藕粉、面条等物资。由经治医生开条，供管人员设法采购。

千方百计地安顿好住房、照明、保暖、解决工杂、卫生等生活必需用品；妥善地做好转运伤员和挑药材的民工、担架、骡马、船只等筹措管理工作；日日夜夜地为全体人员安全，做好侦察、通讯、联络、警卫工作；接、送进、出院的伤病员和来往干部的接待等工作。他们是无名英雄，模范工作同志。

## 军民鱼水情深谊厚

我们是人民的子弟兵，与广大人民血肉相连，群众对我们工作人员、伤病员亲如兄弟姐妹。他们为我们运送粮食、烧柴、稻草（铺床保暖用）、肉、蛋及蔬菜油盐和其他物资等；为我们抬运重伤病员，负担专用船只的舵手船工；协助工作人员洗衣服、做被子、洗绷带、护理重伤病员，喂饭、供水，精心照料；为了全体同志的安全，送情报、侦察敌情、站岗放哨、找最隐蔽的山洞、在自家屋内修夹墙、挖地洞等。当我们给养困难供应不上时，群众将自己仅有的口粮、油盐、鸡蛋等拿出来给伤病员吃，而他们宁愿吃瓜菜、野菜充饥；当我们在分散蔽隐的环境中，群众为我们付出更大更多的劳动与负担；群众为了伤病员的安全，受尽敌人的酷刑摧残威逼，却将伤病员认作是自己的儿女或丈夫，他们用自己的生命来掩护伤病员的高尚品德，令人敬佩终生难忘。群众许多实际行动，给我们极大的支持、鼓舞、安慰和教育。我们对驻地的群众也实施免费医疗，解决他们一些疾苦；在农忙季节主动协助群众插秧、除草、收割等；相互关怀团结互助，亲如一家人。在那个艰苦岁月里，群众的许多动人事绩，可歌可泣的实例真是一言难尽。战胜日本帝国主义，抗日战争取得彻底胜利，边区广大人民群众在长期的战斗年月，作出了贡献，立了大功。

# 献身卫生工作的英烈

边区和五师的卫生工作人员，是在抗日战争的枪林弹雨中，在边区敌顽夹击异常恶劣的环境里，一面战斗一面工作的。他们之中的袁立山、戴醒群、熊天真、谭信铭、关子贞、邢苏俄、管国太、田惠甫、田亚斌、吴克胜、王亚伯、曹振武、梅汉章、胡东山、罗瑞伍、沈保罗、胡献考、占子彝、曾刚毅、余明德、杨文忠、杨天向、祝世英、曹国正、袁树棠、孙秀贞、崔正典、汪寿芝、梁成太、张子亚、丁仁山、李佑昌、张纯樑、刘玉明等同志，都是在战斗中奋不顾身的救护工作中英勇牺牲，为民族解放事业献出了宝贵的生命。

还有许多同志因工作繁忙，生活艰苦，积劳成疾，而为革命光荣殉职。他们之中，有湖区医院院长张慎辅、二军分区医院政治委员张晖、十三旅野战医院重伤所所长王凤舞和军医院重伤所指导员王少怀，还有徐重勋、王勇义、吴春庭、陈方英、戴力、蔡乐亭、周广成等同志。

这些革命英烈永垂不朽！他们舍生忘死的革命英雄主义精神和为革命鞠躬尽瘁的高尚品德，是我们学习的榜样，我们永远怀念他们。

附件 1

# 五月榴花照眼明(节选)*

安 娥

(1940 年 2 月 1 日)

今天搬到陈大姐住的地方去住。史沫特莱女士住在一个单独的屋子里，我和另外一个女的住一个屋子……

王兴人又来说："张先生，那个外国人又来了，和史先生正在谈着话呢。"我们走到史沫特莱女士的房里，神甫正对她说：

"我到了胡家，看见你留的条子，就到这里来了。"

史沫特莱女士也对他说，因为军事行动，并不是故意失约。史沫莱特女士又问他捐药的情形怎么样。他说成绩不很好。我以为完全失望了，岂知不是的。神甫又说：

"法国医院也存药不多，但事情却极顺利。那里的神甫、牧师、医生们，虽都不是美国人，也不是爱尔兰人，但都很热烈地捐助，这是我没有想到的，一共捐了两挑子药。"

我们听了都很高兴。史沫特莱女士问道："你怎么样出的城门？"

"巧得很！我们先把筐子上面伪装了，但总怕日本人搜查，冒着险走到城门口。恰巧两个守城的岗哨在换班，我们就混出了城。"

神甫说药捐得不多。其实也不少，除了募捐的药品以外，还有神甫自己医院的药品也都拿了来。另外还有神甫和外国人送给史沫特莱女士的一些罐头。史沫特莱女士约神甫去看看部队的野战医院，神甫答应了。我们立刻出发。

医院离这里有二十五里路。神甫不骑马，他不肯说理由。我想他一定是嫌这个太不人道。神甫很健于步行，并不落在我们骑马人的后面。绕过小花岭的

---

* 此文摘自陪史沫特莱女士访问边区的安娥（田汉夫人，剧作家，词作家，诗人，记者）写的《五月榴花照眼明》。

正峰，就到了医院。两个月以前，大本营还在这里，因为部队把两个日本俘虏交给县政府，准备解送（第二十九集团军）总司令部，没注意让俘虏逃走了。过了3天，大概是俘虏报信，敌人派了一千多人来攻打。而司令部一共只有120支军校用的教练枪，大多数都是不响的，却和敌人打了一天一夜。天黑的时候司令部才撤退了。这次损失了四个有力的工作人员：两个打疟疾，一个近视眼，一个瘸腿；战士们死伤三四十。敌人死伤一百四五十。经过这次打仗，敌人把这里的房屋烧得没有一间好屋。现在百姓们有些已在修屋，很多都回来住了……

到了医院。院长是个女的，她曾经过大医院的正规训练，所以一切布置、消毒、用具、伙食、清洁都很不错。上次打仗的伤员，有些还在这里修养。陶铸把王总司令因送交6个日本俘虏给的奖金，分给了伤员，又和他们谈了些话。伤员们都很喜欢。

我们问院长，上次敌人打来的时候，伤员的救护情形怎么样。院长说："那时候我们院里有三四十个伤病员。敌人来了，能走的要他们自己走，不能走的就背，就抬。我和护士们都是两个人抬一个。还有十几个重伤的，就抬到那座山顶上去。"院长指着最高的一个山头说："留下这位指导员和这个护士看护他们。我带着工作人员和伤病员向公路转移。离公路还有十几里路，我无论如何走不动了！可巧郑参谋长退下来了，到了这里，他一下就把我拖走了。走了不到两里路，又有一个女同志也走不动了，坐在那儿哭，郑参谋长丢开我，一把又拖了这个女同志走。这个女同志还是哭着不走，郑参谋长一拳头打在她背上，她就哭着走了。后边的敌人紧紧地追着我们。郑参谋长要我们快跑过公路去，他站在那儿指挥战士们作战。公路上敌人架着机关枪扫射，战士们和他们打，我们在子弹中跑过去。好在是黑夜，差不多没什么伤亡。"

我们问那位指导员和护士，当时情形怎么样？指导员打着河南土语说："当时有13个重伤病员来不及抬过公路那边去，我们就把他们抬到那个山顶上。后来，敌人随便哪个山顶都到了，单只没有上这个山顶上来。我和蒋同志——女护士——眼看着敌人冲上了隔壁的山头。蒋同志就问我：'如果敌人冲到我们这个山头上来，我们是顾伤病员，还是先同敌人战斗？'我们商量的结果，还是先和敌人战斗，'打死一个赚一个！'但是目前我们应当防备敌人的毒气。于是，我们把纱布撕了十几块，浸湿了，每个同志发给一块。果然敌人放毒气了，但量数很少，所以不要紧。"

指导员非常忠勇，但一点儿也不善于言辞，否则我一定可以更多地搜集到当时的生动材料。

一个护士送了一把宰猪刀进来，对院长说："刀子借来了，就消毒吗？"

“马上消毒。”院长说。

“这做什么？”我们惊讶地问。

院长苦笑一下，说：“锯腿！”

“锯腿？”我叫起来。

“手边没有手术锯子，只好暂用宰猪刀代替！ 就是这个刀子都不大容易借得到哩！”

我听了，两只手都冷了，臂上起着鸡皮疙瘩，不知说什么好！院长又说：“以前我们手术了两个都好了。 后来敌人把这一带给烧了，老百姓一逃走，连宰猪刀都借不到，只有看着伤员的伤口腐烂！ 今天才从很远的地方借来一把，借的时候不敢对老百姓说是做手术，要是说做手术，老百姓是不肯借的！ 本来这个战士要是一抬回来就开刀，只要割一只脚下来就行，现在必须割到膝盖上头！”

我不能再听下去，这是惨绝人寰的事！

“你们消毒怎么消法？”史沫特莱女士问。

“不敢烧，怕老百姓不答应，只有磨光了去煮。”

我不要再听下去！ 我走开去看别处。 沿着竹林深径走去，看见两个人对面走来，他们老远就向我打招呼。

“我们等你们去看发救济金，老没见你们来，就先出发了。”

啊！ 我忽然记起来。 当我们出发的时候，路上曾遇到两个青年，他们问我们到哪里去？ 我们说去看医院。 他们说，他们去医院一带发救济金，约我们去看。 我们把这件事给忘了。 我同他们一块儿走回医院，他们向陶铸报告了发救济金的情形，又把保长们的证明条和百姓们的收条，都拿出来，交给陶铸。 被救济的大小五十个湾子，共四百十八户。 房屋完全被烧光的有五十户，每户发救济金五十元；被烧一半的发三十元，普通的发十五元；牺牲了的发五十元；受伤的已都在医院免费医治，现在全部都出了院。

院长请我们的客，烧了一只鸡和十几个鸡蛋，用一个洗脸盆装着。 我们早就饿了，坐下就吃。 指导员坐在那儿不动，陶铸要他吃饭，他说：

“我摆子快来了，少吃点好。”

“自己在医院里，怎么不医？”史沫特莱女士问。

“奎宁有限，留着给同志们用。”指导员说。

“他打了几个月摆子了，我常常要给他吃奎宁，他总不肯。”院长说。 意思有点不赞成指导员的办法。

“我不赞成你这个做法，你病好了，可以多做事，对伤病同志不是更好些？”史沫特莱女士说。

“舍己救人！ 上帝的儿子！”我们故意讥诮他。

指导员笑了。 他替自己辩护说：“一向没有吃，也就不想吃了。 从前也吃过几次，并不能止住，就懒得吃了！ 又嫌麻烦，又爱忘记。”

“麻烦？ 你这么生病不麻烦？”陶铸也不同意这种办法。

……

附件2

# 史沫特莱参观纵队野战医院*

王瑞华

1940年1月初，我豫鄂边区党委派联络部长张执一同志带随员将我部在战斗中俘获的两名日本女俘虏押送到襄樊，移交给国民党第五战区时，得知美国著名新闻记者、作家史沫特莱冲破重重阻碍，从重庆到达五战区，她很想到鄂中抗日根据地，进行实地采访。国民党五战区极力阻挠，但又不好公开反对。这时，张执一同志及时找到史沫特莱并代表边区人民热情欢迎她到根据地去，史沫特莱很高兴地接受了邀请。史沫特莱由新四军一参谋及一个武装班的战士护送，乘坐人力轿，冒着呼呼寒风，穿过山高路陡的羊肠小道前来根据地，同行的还有著名音乐家、《渔光曲》的作者安娥同志。当她们看到北风呼呼而穿单衣的轿夫却累得汗流浃背时，便弃轿和我军战士一起步行。1月12日，她们来到了边区党委和豫鄂挺进纵队司令部驻地——京山县八字门。

著名外国记者来访，顿时轰动了山村，大家激情满怀地来看望这位远方来访的国际友人，司令部旁的一间农舍外面，被围得水泄不通。史沫特莱和安娥衣着那样朴素，态度那样随和可亲，真是出乎人们预料。尽管她们路途劳累，但精神依然很饱满，不时向人们点头致意，时而兴趣很浓地向群众询问，激动不已。

当时，纵队司令员李先念同志正亲自率部队在大山头一带打仗，接待工作由纵队代理参谋长郑绍文同志负责。晚上，设宴招待史沫特莱一行。尚小萍、陶如屏等同志作陪。尽管战时山村条件有限，简便饭菜，客人们还是吃得很香甜。

晚餐后，举行了小型座谈会，史沫特莱介绍了她在重庆的情况和沿途的所见所闻，郑绍文同志以他的四川口音，幽默、风趣而引人入胜地介绍了新四军新街战斗和马家冲突围的胜利情节，客人们对我军英勇抗日深表敬佩。当谈到边区目前的艰苦环境，史沫特莱深表同情。

---

* 本文摘自1988年7月1日出版的《鄂豫边区的白衣战士》第二辑。

1月13日上午，纵队首长组织了一次紧急集合。早晨，上级通知我们医院（实际上，这个医院是边区、纵队机关设立的一个门诊部，只有我一个医生和一看护员。主要任务是负责边区首长们的保健工作和八字门各单位近千人的一般医务工作）："发现敌情，须迅速转移！"我当时捉摸不透，心想，头天晚上我很晚才从司令部回来，还未得到一点情况，怎么突然有了敌情呢？不管怎样，执行命令。撤退前，我们要送还老乡的门板、铺草，打扫卫生，我就带着轻伤员往集合地点走去，半路上恰碰上史沫特莱、安娥等人。他们慢慢行走显得并不紧张，似乎还有说有笑地谈着什么。我和伤病员就跟在他们后边走。经过几道弯弯山路，还未见到部队，就听到一阵嘹亮的歌声，连队间拉歌子的"加油"声，此起彼伏，十分热闹。平时有情况，部队总悄悄集结，行动神速！而今天非同寻常，为什么？当我们到达集合地点，发现边区首长陶铸、陈少敏、朱理治等同志早已在操场边迎接史沫特莱一行的到来。史沫特莱一到，边区领导迎上前去，热烈欢迎她们！请她们一行到主席台上就座。

上午九点，驻附近部队集合完毕。纵队政治部主任任质斌同志主持欢迎大会，他说："搞这次紧急集合，有两层意义，一是欢迎美国朋友，让她们检阅我们的抗战队伍；二是实战演习，锻炼部队！"陶铸、朱理治同志分别在会上讲了话。史沫特莱在战士们热烈的掌声中，发表了热情洋溢的演说。她说："我早就听说华中敌后有一支游击队，抗击日本侵略者十分勇敢，我很想来看一看。我从重庆到了王总司令（二九集团军司令王赞绪）那里，他劝阻我不要来，他说这里根本没有什么游击队，只是一些土匪武装，如若真去，人身安全得不到保障。好像为了我的安全，他似乎表现得十分诚心诚意。我跟他说：如果他们真是土匪，若把我整死了，你再把你的眼泪洒在我的坟头上吧！今天我终于看到了人民的抗日武装！"史沫特莱满腔激情的演讲，大家不时报以热烈的掌声。

14日，李司令员从大山头回师八字门，在司令部驻地举行了由十月剧团孩子剧队演出的文艺晚会，欢迎史沫特莱边区之行和慰问胜利归来的二团队指战员。

史沫特莱在八字门参观了许多边区机关、连队和团体，了解了很多情况后，提出要参观边区战地医院。当时医院不在八字门，而是在大山头、马家冲一带。

史沫特莱来后第二天，天气变了，下着不太大的小雨夹雪，可是第三天却下起大雪。高山密林，银装素裹，一片白的世界，激起了史沫特莱的闲情逸致，他曾兴致勃勃地邀请随营军事学校校长杜石公一起去爬雪山。那天，听说安娥感冒了，我去看她，史沫特莱也在场，她告诉我苏菲（朱理治爱人）小产了！我当时还不到二十岁，还不懂小产是怎么回事。安娥只是抿着嘴想笑。这时，我忽然发现房门后旮旯里有几块脏布片，才明白苏菲因艰苦行军作战，怀孕不足7个月的毛毛提前降生了。当时条件很艰苦，如何改善产妇的生活与加强营养呢？我就给她写了这样一个条子：一斤红糖、二十个鸡蛋、两只母鸡。交给司务长去办。这件事，是否是引起史沫特莱参观我们战地医院的一个兴致呢？

边区领导立即同意了史沫特莱的要求。为了保证史沫特莱一行的安全，边区派一个警卫班护卫，由陶铸同志陪同，离开八字门，向大山头马家冲进发。途经丁家冲时，一批从前方抬下来的伤员，准备送到后方医院，担架歇在冲口上休息。史沫特莱逐个担架地去看他们，倒水给伤员喝，有的重伤员头抬不起来，她就用调羹喂到伤员口里。伤员们很受感动，拉着她的手表示决心安心养好伤，伤好后更加勇敢地抗击日本侵略者。

走到石板河，日近黄昏。就到地下交通站李维绎家里吃晚饭。李维绎把陶铸同志和史沫特莱当贵宾招待，又杀鸡，又蒸“皮条鳝鱼”。陶铸同志风趣地说：“这比我们司令部的宴会还丰盛吧？”史沫特莱一再说：“谢谢！谢谢！”

从石板河到大山头，必经罗店，过宋（河）应（城）公路，这些地方当时还在日本鬼子占领下，沿途还设有据点。为防不测，必须在夜晚隐蔽而行，才能安全通过。当晚，史沫特莱顺利通过了宋应公路。

1 月 31 日，史沫特莱一行来到大山头。京安县委用极其热烈而隆重的形式，召开盛大集会欢迎她们的到来。沿途各界代表讲话、欢迎标语，气氛空前的热烈。

栗秀真院长陪同客人参观了医院。说是医院，并没有高大明亮的楼房和漂亮的病室，而是用老百姓几间民房，医务人员在哪里工作，伤病员在哪里躺下接受医治，哪里就是医院。

史沫特莱首先参观病房，可是当她走进一间大厅里，闻到一股刺鼻的药味，却没有看见一个伤病员，更没有听到呻吟声，只见两边大通铺铺着平平整整的稻草，地下也收拾得干干净净。她感到很奇怪，“伤病员在哪里？”栗院长一掀稻草对她说：“我们的伤病员睡在‘金丝被’里呢！”当时没有那么多棉絮，我们的盖、垫就用稻草上下用白棉布一隔，人睡在里面，还真暖和哩！史沫特莱听了看了，非常感动，她感慨地说：“你们的战士，真了不起！这和国民党大不一样。国民党的伤病员是老爷，他们以功臣自居，要吃好的喝好的，可以胡作非为，走在街上，可以随便拿老百姓的东西不给钱。”我们的伤病员听了她的讲述后对她说：“我们是人民的子弟兵，打击日寇，保家卫国，流血负伤是光荣的，为中国人民争气争光，热血洒在疆场上也是值得的。”史沫特莱很想知道这些伤病员的先进事迹。栗院长向客人们介绍了这些伤病员们是从新街战斗和马家冲突围中负伤下来的。新街战斗是 1939 年 10 月 12 日我军和日寇的一场遭遇战。这也是新四军在鄂中和日寇打的第一仗，激战了一整天，我军大获全胜。这一仗打出了我们的军威，打击了敌人的锐气，鼓舞了抗日军民的抗战信心，也震惊了汉奸和伪军，连躲在大洪山里的国民党，在报纸上也用特大号字，登载了这一消息。这次战斗中，敌人不甘心失败，放了毒瓦斯也挽回不了他们的败局。这次战斗的胜利，使我们有点过分自信，放松了应有的警惕。一心伺机报复的日寇，在十二月初，出动了几个据点的一千多人的兵力，分几路向我司令部驻地马家冲发起"扫荡"，妄图一举消灭我抗日武装。当时，驻在马家冲的我部两百余人，情况很危险，但在李先念同志巧妙而周密的布置指挥下，终于胜利的突出了重围。我们的伤病员隐蔽在马家冲的后山洞里，由指导员姚鼎九和护理员易望春负责和安全，老百姓给送饭送水。敌人退走后，伤病员一个不少地回到了"家"。听完这段介绍，史沫特莱连声称赞："不简单，了不起！"

史沫特莱在参观医院得知病房缺少药品的情况后，非常同情。她听说离这里不远的教堂里住着一位爱尔兰神甫，他反对日本侵略中国并利用教堂保护过一些中国难民。史沫特莱发出邀请信，请神甫到她住地会晤，并请他能给予战地医院一些药品的支持，神甫应邀来到史沫特莱住地，他说："我反对日本人残害中国人，日本人很恨我。"史沫特莱说："日本人也恨我。这次，我担任红十字会的敌后部队医药调查工作，日本鬼子还不恨我吗？我看到这里部队的医药十分缺乏，你那里可以想办法捐献一些吗？"神甫说："我医院的存药没有了，我到城里去看看，城里的医药原是爱尔兰神甫管理，现在换了瑞士人负责，不知能否给一些。那里还有法国人开的医院，我也去问问。还有一个耶稣教堂也设有医院，我也去问问。在日本打进城的时候，我们两个教会曾救济过一千以上的中国难民。那时，我和耶稣教的牧师们换班守在教堂门口，日本人每天总有几批要进来，都被我们阻止住了。他们气的常常用中国话骂我们。我们不理他们，他们也没办法。"说得大家都笑了起来。

过了不久，爱尔兰神甫来向史沫特莱回话："法国医院存药不多，那里的神甫、牧师、医生们，虽不是美国人，也不是爱尔兰人，但都很热情地捐助，一共捐了两挑子药品，这是我们没有料到的。他们趁着守城的日本哨兵换班，把药品送出了城。除了募捐的外，神甫自己医院的药品也全部弄来了。另外，还有赠给史沫特莱的一些食品罐头一起送来了。"史沫特莱高高兴兴地感谢说："我代表新四军伤病员，衷心地谢谢您！"

史沫特莱还邀这位神甫参观了医院的药房和手术室。他们询问得很详细，态度非常认真。我们的绷带，是买来的民间土布；手术时无药物消毒，就用盐水代替，没有药棉，就用农村买来的棉花浸泡在桐子壳烧成灰滤成的碱水里，脱脂后当药棉。镊子和探针，则是我们从山上砍来的青竹削制成的。没有手术刀，就用杀猪刀；没有骨锯就用木匠锯，没有穿颅器，就用土剪刀；没有凡士林，就用猪油。史沫特莱看到我们因陋就简，以土代洋的设备、器械，非常惊奇。她说："要不是我亲自实地观看，别人怎么说，我也不会相信的。"

在马家冲，史沫特莱看到了这里被日寇烧杀掳掠后的残垣断壁，我们部队的战士和医院的医务人员一起，积极地帮助群众重建家园，有的帮忙砌砖，有的帮忙盖房，地方党组织和抗日政府还发放救济款和粮食，支援群众搞生产自救。栗秀真院长和一些医护人员当时也积极参加了发放救济款和搬运粮食的工作。史沫特莱耳闻目睹这深厚的鱼水情谊，十分感慨地说："这与我经过国统区所看到的国民党军队欺压群众，鱼肉百姓，造成军队与民众互相仇视的敌对关系，是大不相同的。"于是史沫特莱拍了许多珍贵照片，宣传报道边区抗日军民团结一心，浴血奋战，勇敢抗击日本侵略者。

史沫特莱参观医院后，栗院长宴请史沫特莱，并请陶铸同志作陪。席间，史沫特莱肯定了我们艰苦奋斗精神。同时表示很愿意用她的影响，争取国际方面物资上的支援，迅速改变医院缺医少药的状况。于是，栗院长向史沫特莱要求，想通过她的朋友——美国驻汉领事馆的领事戴维司，搞一些药品和器械。得到了陶铸同志的同意和史沫特莱的大力支持。最后经纵队司令员李先念同意，决定派医院懂英语的医务主任孙光珠同志前往。史沫特莱立即给戴维司写了一封信，为了安全，先派人把信送到汉口戴维司那里，陶铸同志找来一个张义周的青年农民，和孙光珠同志一起，打扮成生意人，通过敌占区许多道封锁线，到汉口见到了戴维司。戴维司很积极热情的支持我们，他经过多方努力，不仅为我们弄来价值五万元的大批药品、医疗器械，还为我们请来了一位高明的医生谈太阶同志（新中国成立后任武汉市卫生局局长）。

史沫特莱参观纵队医院，既从精神上给了我们很大鼓励，也从物资上给了我们莫大支持，我们永远不会忘记这位国际友人对豫鄂边区的抗日斗争所做出的巨大贡献。

# 为人类和平的胜利而欢呼*

## ——纪念抗日战争胜利60周年

正当中国人民隆重纪念抗日战争胜利和世界反法西斯战争胜利60周年的时候，我从报纸上看到当今日本的右翼势力还在参拜供有“二战”甲级战犯的靖国神社，在新编的历史教科书上不仅不承认侵略我国的滔天罪行，相反还在百般美化自己。所有这些伤害中国人民感情的行动令我愤慨，也令亚洲受伤害各国人民愤慨！

我是亲身经历过八年抗日战争年届90岁的老人，对当时日本侵略军在我国境内对无辜人民的狂轰滥炸、烧、杀、抢、掠，惨绝人寰的事例记忆犹新。让我用亲身经历所见所闻和参与的事仅举一例来驳斥当今日本右翼势力否定历史的猖狂活动。

那是1938年8月29日，日本帝国主义侵华空军，由华东起飞（据说是由上海机场起飞的），一连三趟（8时、10时、12时）约计56架次狂轰滥炸湖北京山县城。被炸群众尸骨遍地，血肉横飞，树枝瓦石，皆有血肉粘挂；炸药熏人，满城烟火。顷刻，一切变为灰烬废墟，所有房屋财产，即刻化为乌有。此情此景，悲惨万状，触目惊心，惨不忍睹。

在全民抗战，民族感情“一方有难，八方支援”精神的感召下，各方自觉地组织力量展开抢救。湖北应城县和京山是邻县，距离较近约数十里，当天上午在应城县城也听到飞机飞过及投弹轰炸声，但具体情况不明。下午得知京山县城遭敌机轰炸，炸得很惨，住在应城汤池地区由民主人士李范一先生举办的农村合作社实验基地及由共产党陶铸同志为首领导的汤池临时学校得知京山被炸的消息，自动的在李范一先生及陶铸同志的组织下带了一批救护人员及救济物资，乘大卡车急奔京山县城郊外参加救护与救济工作，我是其中之一，以救护队长的身份带几位刚学习救护知识的同事及学员对受伤群众进行治疗。因伤员多，轻重不同，

---

* 这是作者2005年5月25日为纪念抗战胜利60周年写的纪念文章。

经过几天治疗。轻的已愈，重的仍在治疗。约半个月后，敌机二次又来京山郊区农村轰炸，机枪扫射，又增加一批受伤群众。我同易齐萍、薄镛三人一直坚持到武汉、应城相继沦陷，京山告急，最后，随县政府撤到山区。未治好的群众也各自回家或投靠亲友。

这次残酷轰炸事后得知的统计资料，被炸灭绝全户的有90余家，占全城关1850余户的1/20；被炸死2000余人，占全城关居民9200余人的4/1；被炸伤3000余人，占全城关居民1/3；被炸滥房屋1260余栋；公私财产损失约19万余元。在被炸的人群中，既有当地的居民，还有旅行途中的遇难者。但最被人难忘的是：被炸之惨莫过于会仙桥下的集体牺牲者。当日军第一批投弹炸城后，从四面八方逃出来的群众一百多人，急忙跑到城外会仙桥下借作“掩体”，可是这一活动被敌机窥到。飞贼低飞轮番残酷轰炸和机枪扫射。霎时间，拱门形的石桥被炸塌，百多无辜群众被合埋在一起了！数百年来这座坚实的建筑物也化为乌有！

还有来自天门、汉川等县的农民兄弟。他们习惯是在“处暑”节前后把自己的稻谷收割完后，赶到京山、钟祥等县打工，帮助农民兄弟抢收抢种庄稼，获得工资，养家糊口。他们经常是六七人或一二十人，背着各自割稻谷的工具，如冲担、镰刀之类。但不幸的是，当县城被炸时，他们恰在其中，日本人把他们当做枪口前的目标，用机枪扫射，可怜农民的尸体横倒在远近郊区路旁。而他们家中的白发倚门，黄口待哺，望眼欲穿，也不见亲人归家！也不知亲人丧身之地！

还有客居遇难的人。田逸生是湖北圻春县人，也是县府的一位科长，全家四口人，被日本飞机投弹炸死。就是县长蒋章骥的妻子和一个十多岁的女孩，也难逃性命，在轰炸中丧命黄泉！

日本帝国主义为什么突然派那么多飞机来轰炸一个既非军事重要地点，又不是一个重要的商业都市？这有多种猜测，但其中最重要的是因为敌情报人员报告的假情报。称蒋委员长在京山召开高级干部会议，故派飞机来轰炸。其实这是一种误报。真实的情况是：当时京山县县长姓蒋名章骥，又名蒋少瑗，蒋又兼县抗战委员会的委员长等职。有时下属叫他蒋委员长。这一传，被敌情报人员误以为蒋介石来到了京山。另一情节，在日机轰炸京山县城前两天，蒋章骥曾召集全县区、乡长和文教人员开了一个扩大县政会议，集合了众多人群的目标；加上开会日期又适逢有些高级人员专用小汽车路过京山开往钟祥，曾在县汽车站停歇过。所有上述迹象，更使日本帝国主义断然采取了残酷手段，派了大批飞机轰炸京山，使我无辜平民百姓死伤5000多人。占京山城市人口1/2多。

纵观历史和现状。1945年8月抗日战争胜利，至今60年了。可是日本右翼势力对第二次世界大战期间，对中国人民所犯下的种种罪行，其中包括以误传的假情报却派出大量飞机来轰炸京山县城，至今不肯低头认罪。

不管日本有的人如何破坏中日两国几代领导人和有识之士经过长期努力缔结的中日和平友好关系，我们要珍惜和维护，但60年前在中国京山所犯下的罪行是赖不了、抹不掉的！ 日军的罪行是刻记在中国人民心上的，永世难忘！ 同时，回忆此事也是我对受难同胞的追悼和怀念之情。

忆往昔，看今朝。 如今京山县人民在中国共产党和人民政府的领导下，发奋图强，在被日寇轰炸的废墟上重建家园，盖有鳞次栉比的高楼大厦，筑有宽广的柏油路，建有繁华的现代化城镇，人民过着幸福的和平生活。 县城周围的湖泊格外秀丽，每到清早，晨练的男男女女老老少少身着适体漂亮的衣服，出自大街小巷，来到晨练场地，锻炼身体，一轮朝阳从地平线上冉冉升起，湖中泛起一道道霞光，此起彼伏的金色浪花托举着红日，映红了大地，映红了京山的山山水水！

如今的京山，是多么的美啊！

2005 年 5 月 25 日

# 抗战时期应城卫生救护工作的回忆*

在战争年代，军事斗争的胜利与各方面的支援是分不开的。卫生工作是后勤工作的一部分，也是地方党委支前工作的具体内容之一。它对保持部队旺盛的战斗力，起了一定的作用。毛主席在1928年10月5日写的《中国红色政权为什么能够存在？》中说："……巩固根据地的方法，一是修筑巩固的工事，二是储备充足的粮食，三是建设较好的红军医院，把这几件事做好，是边区党委应该努力的。"回顾整个抗日战争时期，在湖北省委、鄂豫边区党委领导下，应城抗日游击根据地的发展、巩固，再发展壮大到更加巩固，并在总的军事部署下，不断地打击敌人，缴获了大量的军用物资，并从人力、物力、各项后勤工作方面有力地支援了正规军，为民族解放事业做出了应有的贡献。

## 一、应城卫生救护工作的开始

应城沦陷前，在汤池临时学校中，就开始了战场救护工作的训练。临时学校里设有医务室，担任全校教职员工和学员的医疗卫生工作。医务室设在李范一先生的住所，陶铸同志办公室的对面房内。我与范一先生、陶铸同志经常接触交谈。根据陶先生（陶铸同志）的意见，学员们今后要准备在敌后打游击战。打仗要懂得救护知识，要救护人员，需要把学员们加以训练，让我做个训练计划。我们当时的计划是对学员一批一批的训练，每期十天。约在八月下旬即开始训练了。第一批全是女学员，上十人的样子，上课地点在汤池"工字房"中间的大厅。约训练了五六天，因京山被敌机残酷轰炸，死伤三千人左右，我们即停止上课，组织救护队到京山参加抢救治疗工作，每天经我们治疗的约三四百人。这一工作对我们来说，也是战场救护工作的实习。

---

* 此文原是作者1963年5月11日在应城战史座谈会上的讲话，后整理成文刊登在《应城烽火》第二辑。

## 二、应城抗日游击司令部军医院的建立

应城沦陷后，国民党军队阵营大乱。溃军顺京（山）、应（城）公路向钟祥方向退却，京山县政府由县城转到南山罗桥镇一带，继又转到北山蒋家集一带。12月初，将京山临时医院改为京山县卫生所，主要任务是担任县政府工作人员、县武装及驻地群众的医疗工作。药品是随县卫生戒烟院运来的，工作人员有栗秀真、易齐萍、薄镛、邓济民等四人。约在12月中，经陶铸、孙耀华、沈德纯等同志的邀请，我到丁家冲，把应城部队保存在丁家冲以东汪家当村子的一部分药品、敷料、用具等加以清点、整理。这批物资于1939年1月运到向家冲交医院使用，个别手术器械一直用到新四军五师突围。约在12月底，日寇由京山城出发，向孙桥、钟祥进攻，京山县长鲍佛田闻枪声，即不告而别溜跑了，据说吓得连县印也未带走。当时，我们卫生所找到党领导的特务中队，在庄果、黄定陆同志的帮助下，动员几个战士把我们的六担药品、器械转移到附近一个名叫黑冲的村子。1939年1月初，我们同陈玉虹（即许明清）同志一起到了向家冲，担负伤员的治疗工作。从此即脱离京山县政府，成为应城抗日游击司令部的组成部分，命名为军医院。由于伤员多，工作人员亦随之增加，王瑞华、洪学懿、洪学敬、冯谨等参加了医院工作。

3月下旬，宋河、三阳店等地的敌人进攻钟祥、向家冲一带，情况吃紧，司令部全部人员决定向钟祥山区转移，当晚因无法将伤员及药品运走，经孙耀华县长同意，把医院中能自己走动的轻伤员带走。我们即同重伤员留原地隐蔽住了三四天。周品香同志牺牲后，将他安葬于李家冲东面的山头上。当日我们又转移一地，更为分散地隐蔽下来。2日后，陈玉虹来接我们到钟祥赵新河，与司令部会合了。这时医院人员继续增多，钟祥的周素琴、周连芳等同志来到医院，边学习边工作。为了开展统战工作，我们在赵新河接收了国民党四十五军一二五师七三一团的一批伤员（约五十名左右），予以治疗。五月底，陶铸、孙耀华同志在大洪山距医院住地30里左右的一个地方被扣。我们得到消息后，与赵新河留守处的同志们研究，利用我认识石毓灵的关系，借给孙耀华同志看病、送日用品为名，穿过国民党三十九军的防地到石毓灵家。他家佣人引我到曾宪成家看孙耀华同志。这时陶铸同志已被石毓灵驱逐出境，孙耀华同志交代要医院即转移到京山丁家小冲或养马畈。6月中旬，李先念、陈少敏同志带两个连来到京山大山头，宣布新四军豫鄂边区挺进支队成立。应城抗日游击司令部的军医院就正式改为新四军豫鄂挺进支队司令部野战医院，直接受支队司令部领导了。

## 三、1939 年 6 月至 1945 年 8 月应城的卫生救护与支前工作

军医院改变建制后，应城部队的伤病员仍然由医院负责收容治疗。部队本身也有卫生组织，当时的团部有卫生队，或叫医务所，有医生、看护员等，配有救护及内外科常用治疗药品等。营、连（大队、中队）有看护长、卫生员，亦携带简单的救护药物。部队卫生人员随军行动，负责部队轻病轻伤的治疗及部队卫生工作。

群众方面的医疗卫生工作。当时虽然没有系统的卫生组织，但各集镇均有私人开业的中、西医诊所、药铺，为群众治病、卖药。军队、政府对他们是团结、支持的，有时也通过他们购买一些药品，按价付款，决不损伤他们的利益。群众因支前负伤也由野战医院收容治疗，医院及部队驻地的群众发生疾病，也能得到免费治疗。因此军民一家的口号是有其生动内容的。

地方党委和群众开展的各项支前工作做得很出色。隐蔽医院、保护伤病员的安全。医院、伤病员来了，群众让房子，让床铺，收集情报，报告敌情，保守医院秘密；无粮无钱时，借粮借钱；医院转移时，组织力量转运。李家集、典新集、葛蓬岗、柯叶家河一带村子，是医院常驻之地。在这些地方，医院未被敌人袭击过，保证了医院、伤病员的安全。这充分说明了地方党工作的成绩，群众对子弟兵的爱戴。医院本身为伤病员的安全，为密切军民关系，也做了不少的群众工作，如广泛进行驻地群众抗日爱国、军民一家等内容的宣传，帮助群众挑水、看病、打扫卫生，教育伤病员、工作人员尊重群众的利益，建立了相互间的友谊。对地方上的保长、甲长、士绅也进行统战工作，请他们吃饭、开座谈会，宣传党的抗日救国方针和统一战线政策，争取他们支援医院，为医院保密、送情报，组织民夫、筹粮等。

对伤病员组织慰劳，应城做得也很出色。逢年过节和战斗后，他们组织干部携带物品进行慰问，如猪肉、鸡子、炼乳、橘子罐头、糖、香烟、手巾、牙刷等。最早慰问伤员，是由樊作楷同志代表应城县政府，到向家冲慰问在熊家滩战斗中受伤的伤员。这体现了党对伤员的关怀，是一项有效的政治工作，对巩固部队、鼓舞斗志，有极大的作用。常听伤员对慰问的同志说：“感谢你们的关怀，我们一定好好休养，早日康复，重上战场杀敌，来报答党和人民群众。”

帮助医院及部队从汉口购买药品器材。1939～1941 年，常用药品的补充，主要靠应城矿区的汪书清、姜家汉的姜泽如、延龄堂药房等关系，到汉口购买进来。虽然他们借此赚一些利润手续费，但对部队还是有帮助的。田店的刘敬士

在1939年至1940年，经沈德纯同志转送数批霍乱疫苗，供部队预防注射之用。

应城也有不少男女青年参加军队医疗卫生工作，如王瑞华、张银凤、洪学懿、洪学敬、熊伟、陈书君、张慎辅、罗海峰、廖余中等。洪学懿于1942年在黄安八里湾一带被顽军俘走，至今下落不明；张慎辅在天汉湖区医院任副院长，后因病逝世。

# 马家冲战斗*

## ——野战医院胜利突围

马家冲是京山县东北的一个山冲，那里山高林密、路途崎岖、地方偏僻。冲内上下有五六个村落，北部的平坝，西南的宋河、贾店，都是日伪据点。1939年冬，马家冲是鄂豫边区新四军挺进支队司令部、政治部及少数警卫武装的驻扎地。山北越过一岩，是徐家冲，我们野战医院伤病员和工作人员就住在这里。马家冲外围，驻有武装部队保护司、政两部指挥机关及野战医院的安全。徐家冲内有三个村子，野战医院全部伤病员和工作同志约百余人，都住在此冲内的上、中、下湾。医院工作人员，院长栗秀真，政委李晓白，医务主任孙光珠，指导员姚鼎九、周南，医生易齐萍，司药黄静衡，看护长颜雨茹，护理人员洪学懿、王桂英、周素琴、聂国南、陈侠、易望春、徐茂元，事务人员曾振、曾刚毅、陆启明，警通员姚继民、罗昆等。工作人员中除个别同志年龄稍大外，绝大多数是十七八岁的男女青年。他（她）们都是朝气勃勃、不怕艰难困苦、服从指挥、革命意志坚定的好同志。

当时收治的近百名伤病员，多数是1939年10月4日新街战斗负伤的。战斗前医院驻在距新街约5里路的巡阳寺内，战斗开始，医院即将伤病员从庙寺迁出转移，最后转移到徐家冲，在那里住了近2个月。伤员经过这段时间的休养、治疗，多数伤员重的转轻，轻的接近治愈。12月初，全院职工正高兴、积极地扎彩门，布置救亡室（即俱乐部）准备欢迎朱理治、王国华等军政领导同志由河南竹沟的到来，庆祝挺进支队改编为挺进纵队的大会之际。12月5日的拂晓，在马家冲外西南方突然传来了噼里啪啦的步枪、机枪声，时而还有掷弹筒轰轰的响声，估计这是日寇向我军驻扎地进攻了。我们当即派通讯员与司令部联系，了解情况，请示行动计划。同时迅速动员全体同志做好战斗、行动准备。医务人员提

---

* 作者这篇文章刊登在1986年5月1日出版的《鄂豫边区的白衣战士》（第一辑）和1991年11月中国妇女出版社出版的《中原女战士》上辑，内容稍有不同。

前给伤病员换药、看病、发药、吃饭，并把担架准备好，将重伤员放在担架上，便于随时转移。事务、炊事人员给伤员做饭并准备干粮；另抽出部分体力强的同志清理药品。除急需使用的外，其余的药品物资等，全安放在事先找妥的深冲密林的山洞中，弄些树枝放在洞外，并将我们走过的路上痕迹加以覆盖伪装。11时左右，枪声、炮声打得更密更近，轻伤病员即按原定计划，有组织、有领导地上山隐蔽。将重伤病员抬到马、徐二冲之间更陡、林更密又无人走过的山坳里，用树枝伪装掩体。即使有敌机低空侦察，也不会暴露目标。同时向伤员再三叮嘱，如果情况紧急，不能转运出去时，对付敌人搜山的注意事项。为了安全，每个伤员相距较远，地方互不了解，只有工作人员知道。午间派人将饭菜送到山上去吃。将伤病员安排好之后，工作人员又回村分头协助村子里群众把门板上好，物归原处置放好，清除室内外医院用品等的痕迹，恢复了山区农家的原貌，同时向群众进行保密教育。重伤员及药品隐蔽场所，除个别可靠基本群众知道外，其他群众均不知道。下午2时许，除西南方继续有激烈的枪炮声外，在徐家冲背后，北、西山上也突然向冲南西山坡上，开始了步枪的射击，紧接而来的机枪声像炒米泡似的响起。此时隐蔽在冲南面山坡林中的轻伤员和工作同志，则急速转移越过山岭，到岭南的马家冲。接着敌人的炮弹也打过来了，距我们很近，幸好没有爆炸，无人受伤。我们警卫部队在支队首长的指挥下，扼守山顶，打击阻止敌人前进。我们趁机迅速地顺着山坡树林向西北方向转移，得与司、政两部的一些同志会合。下午5时许，天色已渐昏暗了。司令部通知我们：晚间司、政机关和警卫部队全部向西北方向突围，医院由政治部协助动员民夫，抬着重伤员也同时突围。

在山区居住的群众不多，加之一天的战斗，群众逃避未归；突围时间又急，动员的民夫数量有限，而武装同志们又要担任警戒掩护。因此，重伤病员不能全部抬走。经研究决定，能抬走的尽量抬走。尚有13名重伤员，暂时留在原地，指派院部指导员姚鼎九和护理员徐茂元两同志携带部分简易药物留下，可与当地可靠群众取得联系，负责照料重伤员。姚、徐两同志毫不犹豫地接受了这一艰险的任务。其他工作同志，分头负责护理员或携带一部分药品随政治部机关行动了。

突围路线是先越过马家冲西面的山岭，再向西南方向走出山沟，拟穿过宋河与贾店之间的公路到石板河、八字门去。深夜，一部分机关已安全越过宋应公路，后边政治部、医院的工作人员赶到公路边时，又与敌人遭遇，敌人用机枪向公路两侧我军行动方向盲目、疯狂地扫射。此时已是午夜过后，天空多云，星光暗淡，而机枪的红光弹头照亮了地面，我们知道又遭敌人伏击，随即转头向东北方向撤退。当敌人机枪扫射时，我们就伏地卧倒；乘其扫射暂停时，迅速跑步前进。经过几番周折，终于安全地脱离了敌人火力有效射程。天渐渐亮了，跑散的同志渐渐地又在养马畈镇上集合，于是我们重整阵容，略加休息以后，傍晚又在政治部主任郑绍文同志的率领下继续转移。从罗店、田店日寇据点之间穿过宋应公路，路经石板河顺利地到达丁家冲赵家祠堂住下。

在部队、机关胜利突围的次日，日寇又分两路进攻马家冲，结果扑了个空。这伙强盗胆虚路生，又怕中我军的埋伏，不敢久停上山搜索。于是就施展了他们惯用的强盗伎俩，将马家冲一带群众的猪、鸡宰杀一空，贵重的物品抢走，其他搬运不动的笨重家具、房屋放火焚烧，农民群众祖祖辈辈经过辛勤劳动建筑的房屋院落，霎时变成一片残墙瓦砾焦土。残暴的法西斯匪徒，日本帝国主义的侵略军，干下了这些滔天罪行后，又在断壁残墙上刷着“共存共荣”、“繁荣大东亚共荣圈”一类的鬼话，随后仓皇地窜回龟穴。

隐蔽在山上密林中的重伤员，在姚鼎九、徐茂元两同志的关心照顾下，沉着应战，未暴露目标，他们在密林中隐蔽两天两夜没有下山，安然无恙地躲过了日寇的围攻。

日寇对我抗日根据地采取残酷摧毁破坏，幻想削弱我边区人民的革命斗志，破坏我军民关系，妄图消灭边区人民武装。结果，却适得其反，从而更加激发了我军民团结，一致杀敌复仇的坚定意志。硝烟未灭，马家冲的群众，在地方党政领导的帮助下，擦干了泪水，化悲痛为力量，各自在被敌人破坏烧毁的焦土废墟上重新因陋就简盖起了简陋的房子。不久，我们这所野战医院又奉命越过敌封锁线，回到马家冲南面的郎树嘴住下，继续收治各部队与敌战斗中英勇负伤的指战员住院。并为当地群众医伤治病，关心他们的疾苦，热情地服务，密切党群关系。

马家冲突围，是我新四军五师建军初期的一次生死攸关的战斗，日寇妄想“歼灭”鄂豫边区抗日的新四军部队首脑机关和主力的罪恶图谋失败了。在支队首长的正确领导下，我们缺乏战斗力的野战医院也胜利突围、化险为夷的情景，时过50年，回想起来，仍令人激动难忘。

# 鄂豫边区卫生机构的沿革*

我把《随县党史大事记》看了一下，对大事记中有的问题提点参考意见。

（一）应城汤池举办湖北省合作人员训练班是陶铸同志负责领导的。从1937年冬开始办起来的，共办3期。开始大概1个多月1期，最后一期叫临时学校。因为我是1938年8月4日从随县动身，8月6日到那里去，去时已经叫临时学校。我去的时候，已经开学一段时间了。临时学校学员分成3个大队，一队是潘琪负责，他现在在交通部；二队是张烈负责，现在在湖北工作；三队负责同志忘记了。学员分住在夏家庙、九龙庙、龙溪三个村。这一期大概在10月结束。

（二）材料上的孟昭信应该是孟昭毅，现也在北京，是刘放同志的爱人。

（三）我记得第五战区下面还有几个分区，第二分区管四个县，只记得有应城、京山，是否有汉川、天门，不敢肯定。分区指挥长鲍福田，他任京山县县长。这个分区下面设立了一军医院，我是军医院院长。刚在组建时，敌人进攻京山孙桥，鲍福田吓跑了，分区就撤了，我们再不打他们的牌子，就将第二分区军医院改为应城抗日游击队司令部军医院。

（四）陶铸、许子威、孙耀华去与鄂三（注）专员石毓灵谈判，我记得是1939年5月下旬。这时我们医院住在距赵新河约10里路的山上，村名叫十字沟。十字沟只有两户人家，约距半里处有一个庙，一部分伤病员就住在庙里。接收的国民党军队七三一团的伤员，也是那个庙里住。陶铸、孙耀华、许子威临走的时候，是从我们医院里吃了早饭看病拿药后走的，我出来送他们时，陶铸对许子威和孙耀华讲："这次到那里去是不是回不来了吧？"许子威说："石毓灵现在正急于找我们商量事情，有求于我，不会吧。"我们医院离石毓灵那个地方约二三十里，我们怎么知道这次谈判是在5月下旬呢？因为他们在那里被扣的时

---

* 此稿是随县党史办胡立志等同志1982年9月14日采访作者，根据谈话记录整理而成，原载随县《党史资料汇集》第二十六期、《湖北卫生志》8期。

注：国民党湖北省第三行政专署督察专员。

候，应抗游击司令部设在赵新河的留守处的负责人骆近丘告诉我说："陶铸等同志被扣了，具体情况不了解。"要我想法摸摸情况。我在随县第三专署卫生戒烟院的时候与石毓灵接触过几次，他的孙子有病，请我去看过几次。后来石毓灵在专署请戒烟院的客，把我也请去了。在吃饭的时候他说："抗战失败了，当亡国奴；抗战胜利了，就是共产党的天下，不是国民党的天下。"还说："日本人打过来了，一是往大后方跑，一是往大洪山打游击，别无他路。"正应为这样一层关系，组织上决定以给孙耀华看病的名义，叫我到石毓灵处看看动静，了解情况，做做工作。于是，我骑了一匹马，带了一名警卫员，从医院出发，在大山里走了约二三十里地，途中遇到四十九军刘和鼎部的岗哨，对我们进行盘问，我打着去看石毓灵的牌子，让我过了哨卡。石毓灵没有住在长岗店街上，是住在附近山区一个村子里。找到石毓灵后，他对我还比较客气，同意我去给孙耀华看病（腿上生疮）。孙耀华住在曾宪成家里。我上了一个坡，到了孙耀华那里，借看病上药的机会，问明了情况。孙说："陶铸已经走了，搞合作谈判不行了，你们要赶快转移到丁家冲大山头一带（属京山管辖）。"当天下午我转回到赵新河，向留守处骆近丘等作了汇报，具体时间约为5月二十八九号。6月初，我们医院从赵新河搬迁到养马畈后，先念同志和陈少敏同志带的队伍于6月中也到了大山头与应抗部队会师。

（五）关于新四军豫鄂挺进纵队组建时间约在12月初。马家冲突围是12月5日。敌人于5日拂晓开始向我们进攻。晚上队伍转移到京山丁家冲八字门一带。马家冲突围前，朱理治、刘少卿先后都到了丁家冲，司令部、政治部都在马家冲整编，我们医院住在徐家冲，与马家冲隔了一座山。郑绍文也知道，当时他是纵队政治部主任。部队转移到宋应公路又遭到敌人阻击，我们的后方部队又打回来，第二天又重整队伍，转移到丁家冲一带。以上是《大事记》中的几个问题。

我到随县去工作，筹建随县专署卫生戒烟院约在1938年2月。我是3月18日从汉口协和医院到随县去的。这个医院的建立，是当时湖北省政府利用一批社会捐款作经费。那时，国民党打着抗日的招牌，到处搞钱，有的钱也做了点正事，也有人通过捐款大捞一把。省政府设在武昌平阅路（今彭刘杨路）。我是到那里报了名，全省有6个专署，成立6个卫生戒烟院，设在随县的是第三专区卫生戒烟院。其他5个，有的成立了，有的没有成立。卫生戒烟院的任务是3个：一是看病。主要是给群众看病，院里设有个小门诊部；二是给烟民戒烟，我离开前，收了两批烟民；三是办救护训练班，办了两期，每期约10天左右。学习对象是爱国青年，每期十几个人。教学内容，重点是战伤护救。医院设在城内营里，有5排土房子，工作人员住了两排，另三排住烟民。门诊设在一处比较破损的祠堂中间。4月份开展工作。我是护士长，但工作面广，诸如药房、公共卫生、门诊治疗、病房管理我都要参加，救护训练班也是叫我主持。张念和是院长，他是江苏靖江人，是日本帝国大学学生，搞内科，还是有点学识的。院内人员组成，一部分是张念和从家乡带来的逃难的乡邻，约六七人，一部分是志愿报名参加的青年。江苏人中有一个姓杨的医生有点技术。志愿报名参加的有一医师喻国安，是黄陂一带人。张念和带来的一批人，主要是为了找个职业谋生，还有人搞贪污勾当。像喻国安等一些人对院长有意见，也不积极工作，因此，卫生戒烟院的工作并不太突出。当时，随县没有地方医院，教会有医院。夏天，群众患痢疾、肠炎比较多一些。对戒烟，记不得政府有什么规定，我们去后收的两批烟民，是由政府送来，戒完了就走。随县是个大县，晚上街上的人很多，很热闹，还有娼妓，那个姓杨的医生曾出外逛娼馆。

第三专署戒烟院，名义上负责8个县的卫生工作，但除做随县局部的卫生工作外，没有做什么事。张念和院长在7月份对其他7个县进行了巡视，只是转了转，不解决问题，最后到了应城汤池，见了李范一和陶铸等人。李范一在那里搞合作事业，张念和想同李范一配合，在那里搞卫生试验区。他在7月底回院，向全院介绍了出去了解的情况，提出在应城搞卫生试验区的打算。由于我原是学公共卫生的，加上我对随县的生活不习惯，对贪污和戒烟院的工作态度本来有气，在张念和征求我的意见时，我就主动要求去汤池，并马上动身。临走时，我在救护训练班的两个同学，一个叫赵玉英，一个姓王（随县天主堂的）要求跟着我去。我们8月4日动身。从浙河坐船直达长江埠下船，乘车到应城汤池。以后戒烟院的情况就不了解了。

我到应城汤池后不久，京山被日本飞机轰炸，炸得很惨。我们组织了救护队，从汤池赶到京山救护（我虽不在戒烟院工作，但人事、工资关系还在卫生戒烟院）。院长张念和派了一个助理护士，名叫薄镛，带了10多担药品、器械到京山。国家给的这些手术器械，在随县从未用过。他送到京山的动机，名义是为了救人，实际上认为京山已经炸得很惨，敌机不会再炸了，东西送到那里更加保险。日寇占领武汉前夕，医院人都散了。张念和路过京山，准备往后方去，打算让我和薄镛带着这些药品往后方转移。由于京山第一次轰炸后，伤员治得差不多了，敌机又进行了第二次轰炸，又有部分伤员正在治疗。京山县县长蒋少瑗不同意我走。同时，我在汤池临时学校工作时，已决定和咱们的同志一起准备在敌后打游击了，所以我就留下来了。张念和临走时说："你们把伤员治完了，县里同意你们走的时候，你们可以把药品带走，作你们沿途的路费。"就这样把这批药品留下来了。十多挑药品器械，以后又受了一次损失。那是在应城沦陷时，京山县政府转移到南山里去，我们一同转移。当时县政府派了一个班的武装掩护药品，中途由于有部分士兵叛逃，把部分药品和我的行李拿走了，最后只剩下6挑。这些药械没有为随县人民使用，却成为我们打游击初期的药品和器械。1938年底，我们又发现，原应城医院的部分药品藏在于家冲附近的一个小村里，我们又去接受了。这是药品的第二个来源。后来五师在那么长时间里，没有买到手术器械，就是由这两摊子的东西在维持。突围时还有一些医疗器械在发挥作用。

关于由汤池临时学校组织救护队到京山参加救护的事。从汤池去京山，被炸伤的伤员就住在城关外的几间破房子里，我们只负责治疗（外伤换药，有病的时候给吃些药），治疗一段时间，又把伤病员转到了白虎洞，居住条件好了一些，离县城8～10里路，是京山风景区。敌人第二次轰炸的时候，我们还住在白虎洞的村子里，伤员也在那里治疗，县政府也住在那里。

关于新四军五师、鄂豫边区和随南根据地卫生工作情况，你们可以参考五师战史的材料。在鄂中整个历史沿革是：1938年12月，第五战区鄂豫边区抗敌工作委员会成立后不久，我们成立了一个军医院，在京山县官桥附近住。当时向家冲住着应抗游击司令部，两者相距十几里。原来我们的单位叫京山县政府卫生所，以后改为二分区军医院，1939年元月，便成了应抗游击支队司令部军医院。

6月下旬应抗支队和李先念、陈少敏同志率领的部队在养马畈大山头汇合，正式成立了新四军豫鄂挺进支队，我们军医院又改成了新四军豫鄂挺进支队司令部野战医院，负责收容各地伤员。下面各地部队、地方小单位都有自己的卫生人员，也就是说，哪里有部队，哪里就有卫生人员，部队大名字就大些，叫卫生队。单位小，名字就小些，设卫生员。

1940年2月初，国际友人史沫特莱曾到边区，也到我们医院参观，她是想到武汉帮助募捐药品，动员医生来边区。我派了孙光珠同志随她到了汉口。起初，准备在协和医院可能多动员一些人来，后来只是谈太阶同志一个人出来了，据说谈太阶同志还是跳墙出来的。这年12月，新四军豫鄂挺进纵队成立，支队野战医院改成了纵队野战医院，下设几个卫生所。1940年8月初“八·一”军政干部大会上确定，纵队司令部成立医政处，这是真正有卫生行政机构的开始。医政处管医院和部队前方卫生工作。处和野战医院合署办公，两块牌子，一套人马，我任处长和野战医院的院长。政工、医务、事务都在一起。为了提高卫生工作质量，医政处于1940年10月举办第一期医训班，有学员40人左右。纵队司令部成立卫生队，钟华任队长，还有从河南过来的一些青年学生，充实医务人员。医院下设几个所，1941 年春天又改叫分院。

1941 年 6 月，卫生组织建制又有改变，新四军第五师司令部成立“卫生部”及“军医处”。分工是：卫生部管医院、管培养干部、管药品器械供应。卫生部成立后，原来野战医院下设的几个分院，改成为第一、第二、第三、第四野战医院，黄冈（鄂东）为第四医院，天汉（湖区）为第二医院，鄂中为第三医院，白兆山纵队医院是第一医院。以后发展到 7 个野战医院。1941 年 9 月，卫生部举办第二期卫生训练班。1942 年春天，举办第三期卫生训练班。第三期学员多一些，有七八十人，分高级、初级两个班。1942 年元月，第三次反共高潮时，医训队随卫生部从白兆山转到天汉湖区，七八月间毕业分配。军医处负责前方部队的卫生工作，谈太阶同志任处长。1942 年 10 月，又取消了卫生部的建制，保留军医处，因为当时的环境比较紧张，卫生部单独活动很困难，工作分散到各分区管理。卫生训练班第四期由模范教导纵队领导，这一期时间比较长，约一年时间。军医处谈太阶同志任处长，我任副处长，我负责医训队的工作。1943 年 11 月，部队搞精兵简政，充实基层，卫生机关也有改变，取消军医处，全军的卫生行政领导、组织暂时取消了，分头下到各分区独立行动，我分到一分区当兵站医院院长兼卫生科长，谈太阶同志到了三分区（天汉），乔明志同志到了二分区（鄂中），孙光珠到了司令部休养所。司令部成立了卫生科，钟华从十三旅调回来当科长。1944 年 8 月，第一期整风学习班结束，部队卫生行政领导机关又予以恢复，叫后勤处，分管卫生、供应和司令部事务管理工作，邱静山任处长，我任副处长。1944 年 10 月前后，新四军军部派来了叶果同志，又单独成立了卫生处，叶果任处长，我任副处长。约 11 月前后，卫生处又改成卫生部，领导成员没有变动。1945 年春，卫生部充实了两个骨干，政委王嘉善，副政委汪乃煌。整个卫生部有这么一段历史，总的说来，部队名称改变我们也改变，实际上还是我们那么几个人，不过有几个大变动，应引起注意：1940 年 8 月是个改变；1942 年 11 月又不要这个行政领导机关，又是个变动。1944 年 8 月又把行政领导机关恢复。至于下面各军分区变化就更大了，如野战医院分出的单位原来叫所，以后又叫分院，成立了卫生部又叫野战医院，再以后又叫兵站医院。根据当时的情况取名字，只要有病人住下进行治疗，就有医院。至于你们调查写的某某医院，都是有可能的。

1945 年 8 月日本投降，郑位三同志主持开会，传达中央部署，准备接收日寇投降。卫生部派出了乔明志同志到武汉去活动，那时，我们卫生部住在蒋家楼，时间不长，又说不行了，撤出来集中准备突围。我们不断转移，从路东到路西，再从路西到路东，敌情严重了就换个地方。医院也随之转移。具体情况我不记得了，鄂中地区，即二分区，孙光珠同志在那里待过一段较长的时间，以后乔明志同志在那里也待过一段。日本投降后，孙光珠由于家庭负担重，由部队送他到武汉去了，乔明志同志也调走了。原来的二分区医院在湖区天汉一带，由谈太阶同志负责，钟华在那边的时间也比较长。你们提到800多名伤员以后转到江汉军区野战医院，那时，我跟司令部在活动，跟各地方的联系中断了，虽分了几个军分区，几个旅，伤员都归各地方管，卫生部只管师部直属机关。突围前，汉口协议决定，送去1000伤员去华北是肯定的，但只走了800多人。那时卫生部的工作我没有管了。在宣化店成立了一个鄂豫边区善后救济委员会，下设一个卫生组，成立了一个救济医院。我从3月份起就搞这个工作，到汉口交涉，搞一批救济物资、药品器械回来。救济医院也有一批伤员，伤病员转移由孙光珠等人负责处理。通过谈判，达成协议，这个全过程，当时卫生部长叶果知道，他是中原军区卫生部长，我是副部长。叶果负责卫生部的工作，我负责救济工作，但大的问题我也知道一些，真正只走了800多人。在广水上车，伤员也没有打散，上车时检查比较严，主要怕我们带走干部。

关于中原军区突围。我记得在签订“双十协定”的前几个月，王震、王首道同志的部队从南边回来，王树声和戴季英的部队从河南南下，在桐柏山区会师，宣布成立中原军区，是不是在浆溪店成立的，你们可以再查一下。那时，卫生部已改为中原军区卫生部，跟司令部住在一起。原来的军分区，一会儿叫军分区，一会儿又叫军区，卫生部门的部署有时跟不上去。但是主要有这么几个地方：黄冈、信南、白兆山、赵家棚、天汉湖区，其次是一些小单位，也都有自己的卫生机构，有的叫卫生所，有的叫卫生队。凡是卫生人员不喊卫生员，看护人员都叫医官。医官的称呼是从国民党队伍中沿袭过来的。团卫生队也可以临时搞一个小集中点，群众也叫医院。总之，称作医院的多得很。

在1945年春天办了卫生学校，我兼校长，原准备学习一年，因敌人扫荡，队伍转移，一部分到四望山去了，一部分学员分散了。教员由卫生部的科长、医务主任等担任。乔明志是1941年参加部队的，他也担任了教学工作。

1962年，五师战史编辑室在应城把我们五师的老人集中了10多天，我写过几篇回忆录，那时记忆好些，现在差多了，你们可以在五师战史办公室找到看看。

# 新四军第五师卫生工作简史*(节选)

## 第二章 第四节 战时的卫生工作

### 一、战时救护组织

临时的、小的战斗伤员少，一般由各级卫生部门自行组织力量完成任务。在大的作战行动时，由作战指挥机关统一部署，建立战时救护工作的组织机构，协同配合完成任务。

连队设抢救组，由副指导员或支部书记及理发员、卫生员组成，其搬运伤员的担架，由营或团的担架组担任。

营设救护所，由副教导员、文书、副官、医助或医生、卫生班长、卫生员等组成，需转运的担架，由团派的担架班担任。

团设救护所，在团后方指挥所的领导下，由医护技术、药材供应、洗涤消毒、行政、政工、供给等人员组成，以卫生队为基础开展工作。

旅设医疗接转站或野战医院前方所。

### 二、救护医疗技术的实施

前沿救护得好坏，直接影响后继医疗，对发生的伤员、毒袭伤员和染毒人员，及时采取自救互救，边救护边战斗，包扎、止血、固定或脱离毒染区，终止

* 作者作为鄂豫边区卫生史编审委员会主任委员，组织原新四军五师卫生人员集体回忆、并亲自参与编写和负责全书的审定工作。主要编写和编审人员还有乔明志、谈太阶、陈策、李炳海、马在振、王楚英、王殿英、耿忠耀、向前、沈继澄、刘定业等。

毒染后，由在场人员配合卫生员迅速抢离弹着点，立即送往营救护所。

营救护所对送来的伤员，迅速检查伤情，加强止血、固定和补充包扎后，径送团救所。团救护所，对通过的伤员进行紧急复检，除作纠正和补充包扎外，对伤口出血不止的作结扎止血；取出明显的异物；对创伤的游离组织作固定性缝合；对急需手术的张力性气胸、内脏脱出、呼吸受阻的伤员，优先后送（专人护送）争取手术时间。对在阵地受毒气袭击染毒伤员或无伤染毒的人员，除去沾染毒剂的鞋帽和服装，按照毒理学处理原则，作清除毒害和中和毒剂危害的对症保护性治疗。对战时发生的战时希斯特里（癔病）、饥饿症（低血糖）依情况恰当治疗。分类登记，写伤（病）情介绍信，伤员（病员、染毒人员）交换担架（由旅或师指挥所派遣前伸的担架接走伤病员）后转到旅或师医疗接转站或野战医院前方所。两周能痊愈的伤病员可留队治疗。单独行动的团队，作战发生的伤病员，则可径送指定的医院。

## 三、救护工作的基本要求

作战时，在前进必通的道路及其开阔的地段上，在强渡的河段或湖面上，在敌据点前沿等处，敌人往往防守很严，地面炮火配备很强，组织密集射击面和交叉的火力网，常常使我作战部队遭到很大伤亡。参加救护工作的人员就需要有奋不顾身、勇敢沉着、机智顽强、行动迅速有效地完成抢下伤员、包扎、搬运后送。能在不利的天气、复杂的地形、激烈的炮火中，果敢行动，不遗漏一个伤员，圆满地完成任务。还要能连续作战，适应战况变化，战场的频繁变动转换，始终紧跟部队开展工作。

## 四、伤员护送工作

部队整训时或在小战斗中发生少量伤病员，常由所在单位就地自行解决问题。但是，在大战斗中有大量伤员发生时，就必须有较健全的组织才能完成任务。

伤员自旅（师）救护站（医疗接转站或野战医院前方所）转送到指定的后方医院，在运送途中的运输管理、安全自卫、生活给养、医疗护理等必须有较妥善的布局安排。

1. 组织机构和分工

由军务参谋、护送部队、宣传队、民运干部、给养、会计、文书、司务长、炊事班、医生和卫生班等组成运送队，军务参谋和民运干部任军政领导。下设军事组、政工组、生活给养组、医护组和民工担架队。

军事组由军务参谋兼管，掌握沿途敌情侦察，指挥运送队行动，负责行程中的通讯联络和沿途有关军政单位的联系。政工组由民运干部兼管，负责宣传队、民工队（担架队或牛马车队或船队）的组织领导和管理教育工作。

生活给养组由管理员负责，安排好运送队途中的经费开支、柴草筹措、膳食供应、宿营住房分配等。

医护组由医生或卫生队长负责，担负途中医护工作，掌握伤情变化情况，施行边走边治。对继发性出血、绷带松散、敷料移位脱落、夹板松动等及时采取措施，妥善处理。时刻注意止血带的松、紧。对由于颠簸、震动、剧痛、失血、脱水、感染等引起的休克，或中暑等立即进行得当的处理。在行程中遇风、雨、雪、炎热等恶劣气候时，即适时提出建议，联系当地政府或群众筹措防护用品或更改行进计划，以减免后患。注意沿途站地的传染病情况，保障运送队安全到达目的地。

民工队编成班排连建制，由武工队员或基干民兵分别担任班排连长，负责行政生活膳食的筹措工作。宣传队员分别插到担架队或车队或船队间做思想工作，更换民工时，负责接送，并协同军事组、生活给养组开发通行证，发放路费，负责转换伤员的组织关系介绍信，补发途中发现的接转站漏发的伤员负伤费。

2. 做好民工的卫生工作。

民工的健康满员全勤，是完成后送任务的重要保障之一，民工多数人卫生知识差，随带行装简单，有的人生虱、患疥疮、慢性痢疾等，对他们也应作好适当的卫生保健工作。关心民工的生活和卫生防病是我军民关系的优良传统，加强对民工的管理教育，进行卫生知识的宣传，规定一些卫生制度，提出一些卫生要求，注意搞好膳食生活。宿营后烤干淋湿或汗湿的衣服，用热水洗漱泡脚，抓紧修好破损的衣帽鞋袜和雨具，保证喝上开水，吃上热饭菜，睡好觉等。不住有疑似传染病人的民房，用行军厕所。注意中暑和冻伤，发现生病受伤者均及时给予治疗。

## 五、特别情况下的伤员安置

在敌占区或游击区作战时，有时情况变化太快，部队迅速撤出战斗转移，伤员来不及后送也不能随队行动时，只有在敌人的眼皮底下“贴烧饼”，就地化装秘密安置隐蔽起来。利用上层统战关系的伪政权人员，或知名教育、工商界人士，或伪军家属及其亲戚中，将伤员交给他们负责隐蔽，也有由我地下党组织极秘密地隐蔽伤员的，待情况稍有转机，就将伤员迅速撤移出来。这样，虽有风险，在万不得已的境遇下采用是必要的。由于我军深得人心，又严格执行“三大纪律、八项注意”和认真执行党的抗日民族统一战线政策，得到人民群众拥护，我军伤员的安全与否，同他们自己的安全是休戚相关的，这就是当时当地的社会和政治的基本条件和保障。

## 第五节　战地救护事例

新四军第五师在8年抗战中、在鄂豫皖湘赣边区的山地、湖河地区、平原和丘陵开展游击战、运动战以至阵地战。其中对敌伪作战1034次，对顽反击作战875次。在这些战斗和战役中，救治了9840余名伤员（缺1941年5月～1942年12月的统计数），我们的卫生医疗能力也在实践中得到培养、锻炼和提高。

1939年2月，新四军豫鄂独立游击大队，在应（山）北余家店，掩护国民党第五战区广西军及国民党应山县抗敌自卫团撤退，我军和友军在迎击日军时的负伤人员，及时得到我参战的卫生人员童保平等良好的救护。

1939年5月4日，六大队在礼山余家河为掩护被敌追赶的国民党礼山县大队，同数倍于我之敌激战，卫生人员王安青等对大队政委熊作芳等伤员及时包扎救护，对提高战斗士气，产生了积极作用。

1939年8月14日，新四军豫鄂挺进支队二团队，在大别山北麓罗山朱堂店与日军奋战中，敌施放毒气袭击我方阵地，医生汪毅等机智沉着地对伤员、染毒人员及时进行了救护和解除染毒的对症处理，稳定了情绪，鼓舞了战斗士气。

1939年10月13日，日本侵略军用猛烈的炮火和毒气袭击我驻京山县新街的新四军豫鄂挺进支队，一团队和二团队的二大队在奋起击退敌人的激战中，伤员和染毒人员都及时受到了卫生队张鹏队长等团队卫生人员的奋勇抢救包扎和除毒害的对症医治，对战斗的胜利起了应有的保证作用。支队李先念司令员对卫生人员的工作感到满意。大洪山中的国民党的报纸也以特大号字体登载了这次战斗的捷报。

1940年的7月、9月、10月，豫鄂挺进纵队平汉支队的一、二团队及六团队，先后三次在京山县平坝镇英勇顽强地击退了日本侵略军的进攻，每次战斗都异常激烈，日寇伤亡惨重，我方也有较大伤亡。但是，联通鄂中广大山区的枢纽和门户平坝镇仍为我军继续控制。我参战团队的卫生队长章勇、刘良壁、钟毓、钟华、严荣（女）都带领各队卫生人员临阵对200多名伤员作了良好救护医疗，除阵亡外，伤后的死亡率很低，在后送途中只有9名重伤员牺牲和3名日军俘虏因伤重流血过多死亡。严荣同志在阵地上奋不顾身，救护伤员时，得知爱人王友德（三团政委）同志阵亡，含着悲泪掩埋了她的亲密战友、革命伴侣后，仍怀着极大的悲恨，使尽全力坚持阵地救护伤员。战斗结束后，她忍着失去亲人的痛苦，化悲痛为力量，立即参加慰问团的工作，慰劳作战负伤的指战员同志。这位在红军中成长的革命医疗工作者，表现了无比坚强的革命意志、高尚的革命情操和救死扶伤的革命精神。

1941年12月17日、23日，1942年1月7日和2月2日，由十五旅、天汉支队联合发起，十三旅协同，在武汉近郊汉阳侏儒山攻歼敌伪的战役。大小战斗10余次，歼灭伪定国军第一师汪步青部，击溃了伪定国军第二师和日军的步兵、船队和飞机的联合多次进攻。在顽强的激烈的战斗中，我方俘伪军950多名，击毙和烧死、击伤日军200余名，缴获了汪伪的兵工厂、被服厂和医院的各类物资装备。在战役中，敌人用3架战斗机为一编队，轮番向我阵地疯狂轰炸、扫射和施放毒气，也未能挽救他的惨败。我方伤亡近400人，四十四团参谋尚英杰负伤数次，坚持不下火线。在阵地上，旅、团卫生人员都英勇地投入抢救伤员和染毒人员，十五旅卫生科长钟华在战地上作了腰部弹片取出术和肠还纳术。天汉地委动员了民夫和担架、征调船只将重伤员、染毒人员运送到湖区医院。战役第三阶段，突然下了一场大雪，战勤部门在途中给伤员补发了棉被和部分大衣，每站都供应热水、热餐，由天汉指挥部指派的军政干部带领武工队护送，途中无一伤员失散、顺利安全到达医院。

1943年3月蒋介石狂叫“解散共产党”、“取消陕北特区”、准备“闪击”延安。5月，蒋介石限令第五战区与豫鄂皖三省地方军“协同进剿”新四军第五师，限定6月底以前予以“肃清”。但是，我十四旅、十三旅一部和第一、第四、第五军分区10多个团的部队在师首长直接指挥下，在鄂东和鄂皖边展开作战奋起反击，驱逐集结在我陂安南中心区的国民党第五战区三十九军等部队后，接着挥师东进，在浠水白石山战斗中，对鄂东挺进军第十七纵队以歼灭性还击。6月30日又顽强地抗击国民党第五战区纠集三十九军大部、一个保安团、两个游击纵队及其勾结的伪军第十一师李宝琏部，在三架日机掩护下对我实行的夹击，粉碎了敌寇与顽军企图“围歼”我军于巴河东岸的阴谋。在打退第三次反共高潮，粉碎顽、伪、敌勾结的“清剿”频繁战斗中，我师军医处长谈太阶随同师首长转战各地指挥前方的战伤救护工作。第四、第五军分区卫生科长田惠甫、熊炜都坚守阵地前沿，在救护站指导抢救工作。师第四期医训队学员大部分到前线参加了医疗工作。四十二团政治处主任路登伤势危重，师军医处手术组迅速赶到前线，进行紧急手术。

在这次持续的反“清剿”战斗中，四军分区卫生科长田惠甫同志在王家坊四道沟救护背运伤员黄冈指挥长汪进先时，腰腹部受重伤壮烈牺牲。他在“救死扶伤”履行崇高职责时，奋不顾身，舍己为人，成为卫生工作的一面光辉旗帜。四期医训队学员管国太护送伤员过公路时遭敌枪杀，光荣牺牲。

1944 年 2 月 21 日，国民党三十九军五十一师及第四游击纵队二支队，向大悟山我师驻地进攻，经十三旅、师特务（警卫）团和十五旅四十三团等与敌激战两昼夜，杀伤其一部，将敌击退。5 月 7 日国民党一八九师六五五团及第四游击纵队二支队又侵占我方驻地，向我军阵地节节进攻，我十三旅坚守阵地，进行反复突击，激战 3 日，并着机动部队攻敌侧翼，同时一军分区自卫一团、四十二团袭扰敌后方，才迫使其撤退。8 月 22 日国民党一八九师六五五团配合游击纵队三个支队，再向我驻地机关，部队奔袭，我预闻迎敌，奋起还击，激战五昼夜，我一、四军分区的四十二、四十团、四十一团等向敌人侧后迂回；同时罗礼经光的地方武装袭扰敌后方，迫使顽军于 28 日后撤。这是五师主力部队在大悟山地区接连进行的三次阵地防御战。我军指战员英勇顽强，一次又一次反突击，坚守住了阵地，轻伤不下火线，重伤不馁，敌人的兵力数倍于我，我方仅在二、三次战斗中伤亡近 500 名。我军干部、战士、人民群众群情激奋，斗志昂扬，“誓保首脑机关”、“誓保抗日根据地”、“不打退敌人不罢休”是军民的共同的誓言。前方激烈战斗，后方支前井井有条，机关和居民们让出住房、祠堂、庙宇、榨房、学堂等，并打扫得干干净净，备足热水、凉茶、糯米粥、面条；在主要的路口上搭起小凉棚，小彩旗、标语、油灯、坐凳布置得整整齐齐。壮年男子汉扛着担架一队一队地奔往前线，伤员经各阵地——大悟山的娘娘顶、歪边嘴、大包子、七里岗、童子岩、大山寺等处，包扎后，来到马吼岭、泉水岭、滚子河前方医疗接转站进行检查，加强包扎、止血、固定和强心、止痛等对症处理，清洁整理、进餐和休息后，沿佐家河入黄陂的毛屋冲、郭家河到冯家楼子、晏家冲、朱家山、冯家山的各医疗所。伤员离开阵地到各站都受到热情周到的照顾和欢迎，由妇女群众、机关家属和勤杂人员、军队政府的支前干部三结合组成的茶饭组、缝洗组、护理组、文艺广播报道组等热情地投入支前工作。他（她）们有组织、有领导地给伤员喂茶喂饭、洗补血衣、修整担架、端屎倒尿、问寒问暖、收集广播英模事迹和胜利消息，发放负伤费和转组织关系介绍信。楚剧队、汉剧队在泉水岭、滚子河前方医疗接转站演唱了《逼上梁山》、《打渔杀家》、《卧薪尝胆》、《游龟山（杀高俅）》等戏，慰问英勇保卫大悟山根据地的英雄。沿途还有文工队员说快板、广播捷报快讯，路边、石坎、墙头和沿途凉棚都张贴“向打退敌人九次进攻的九班英雄们致敬！”“向钢铁五连致敬！”“向老虎排学习！”“向光荣负伤的英雄们学习！”等标语。快板声中传出了这样的赞颂：咳！一天一夜打退敌人七次进攻是五连！老虎排冲入敌阵，打得敌人喊爹叫娘哭声连天！呱达呱，咳！敌人尸体横遍野，我阵地坚不可摧！呱达呱，咳！同志们安心去医院治好伤，伤好回来再作战……担架一队队地安全到达医院。护送的武装、抬担架的民工、医疗护理的同志们都尽心尽力，以最优的成绩完成任务。在后送途中多次驱击了敌伪顽特工队的骚扰，一路上不让担架淋雨、暴晒和摔跌，伤情变化及时医治，人员无一掉队，伤员如数安全地送交医院。

这三次战斗是在三个季节进行的，后送程途只有两天一夜，十三旅卫生科长刘惠川把救护、后送、医疗有机地结合，从阵地抢救到前方医疗接转站，从接转站到后方医院的各医疗所都作了衔接周到的救护和医疗安排，没有发生冻伤、中暑、休克等情况。

在这次战役中，我三十九团卫生员廖光福仅在一次战斗中就抢救20几名伤员，包扎、背运奋不顾身，衣服被子弹打烂了，身上多处受伤，血染全身，坚持不下火线。大悟山一位村领导干部余乐兰带着担架组一天就抬运了52名伤员到接转站也不叫累。白云湾一位50多岁的理发师傅何光润有病在家休养，见青年人个个都上阵抬伤员，自己也默默地上阵，一连背了7名伤员到救护所。马吼岭塘角的农民王高才奋勇向前，抢救伤员时腰部和小腿负伤，还表示不要抚恤。

1945年4月13日，五师在执行“完成缩毂中原的战略任务”时，我河南挺进兵团二团进击西平敌人称之为“铁打的合水镇”，一举全歼盘踞该镇的伪二师，解放了合水镇。同时将毗领的玉山镇收复，是役生俘伪师长兼招抚司令张国威和伪西平、遂平、舞阳、郾城四县边界联防司令吴春亭；还击毙敌遂平、西平、舞阳三县日军指挥官松木等多人，缴获甚多。此次战役是攻坚战，伤员救护是在阵地前沿展开的，伤员抢下战场后，即到兵团医院前方所得到适宜的创伤处理，兵团卫生部和医院领导直接参加前方医疗工作，技术力量较强，因而伤后死亡率下降，伤后感染减少，早期愈合率有所提高。

## 第三章　第三节　医院环境

医院所处共同环境，既受豫鄂边区总形势特点所制约，又受医院面临的问题所影响。因此，当时医院首要任务是千方百计创造一个伤病员养伤治病的良好安全环境。

在敌后游击战争环境中，要建立一个医院，首要问题是安全。如何保障安全，关键有两条，一是天然屏障，也就是“地利”条件；二是政治条件，即“人和”条件；两者是相辅相成，缺一不可，但主要是依靠群众的保护。正如李先念同志指出的那样：“在群众的掩护下，我们同日、伪、顽只隔一条路或一条河的‘三角斗争’地区设立医院，安置伤病员，住上几个月或者一年，敌人也发觉不了。”

各地充分运用“地利”、“人和”的条件，从实际出发，实事求是地建立了不同地区的医院，即湖区医院、山区医院、平原或丘陵地区医院。这三种不同类型的医院各具特色。湖区是以水、船、芦苇为屏障，山区是以密林、峡谷、崖洞为依托，平原丘陵是以稻田、坟丘、沟坎及夹墙、地洞为掩护，但最根本的是依靠当地政府和广大人民群众这个威力无比的力量。人民群众是真正的铜墙铁壁。

一、湖区医院：天汉的刁汊湖、三台湖，襄南（襄河以南长江以北）的史家湖、白鹭湖、大小苏湖，黄冈的涨渡湖，蕲春的马口湖，襄西（指襄河以西）的草埠湖等。这些河港湖汊，纵横交错，芦苇丛生，柴山（即芦林）遍野，人烟稀少，渔民散居在湖的四周，和湖中芦荡土台上，湖内盛产鱼虾莲藕，湖边土地肥沃，多产水稻，素称鱼米之乡。

湖区医院不同于平原、丘陵和山地医院，一遇情况，在陆地上有两只腿和担架就行，而在湖区离开了船只几乎寸步难行。有鉴于此，地方党、政领导发动群众为医院建立情报网，为医院建立了船队，随时听候调度使用，一旦发生敌情立即上船，划到湖汊芦荡中，分散隐蔽。

1943 年夏，天门、汉川、应城、孝感四个县的日寇和伪军联合出动，对天汉湖区进行了 10 多天的“扫荡”。院长汪毅、政委徐静带领船队与敌人周旋。敌东我西，敌南我北，敌人进村，医院下湖，敌人分乘汽艇下湖，我则进入柴山、湖汊、芦荡。敌人搞合围，一连几天不走，医院就采取“贴烧饼”的办法，跳到外线，靠两面政权分散隐蔽，弄得日、伪军望湖兴叹，无可奈何。

襄南医院的院部和轻伤所设在潜江的太和场，重伤所住在龚家台、毛家台、孙家台。这三个台子四面环水，杂草丛生，一片荒野，仅有一条小径通往十里外的广华寺（小集镇）。医院组织全院人员自己动手，砍芦苇和杂草搭草房住重伤员。为了不暴露目标，特地在广华寺设立接收转运站，由可靠的基干队员，组成八只小船的船队，负责秘密接运伤病员，按伤病情况分到各点上。这个医院一年多没有搬过家。1944 年 10 月中旬，终被潜江日、伪军发现，召集附近据点的日、伪军千余人，分三路向我襄南中心区进行梳篦式的“扫荡”。医院事先得到了情报，迅速分别向六合院、官庄湖一带转移，使敌人扑了一个空。恼羞成怒的日、伪军，将我住地周围民房和医院自建草房全部烧光。医院只好向长湖、三湖、白鹭湖一带芦林湖汊里转移，成为一个水上的流动医院。就是这个水上流动医院，也经常遭到敌人的袭扰，医院则在群众掩护下与敌人捉迷藏。他们不能靠岸做饭，就下湖捉鱼，摸虾、蚌或采湖中的菱角、藕梢、莲蓬、芦笋充饥。经过一个多月的艰苦斗争，终于安全地渡过了难关。

1943年，第四兵站医院住在黄冈涨渡湖的王家坊、李牌楼湾一带，这里四周日、伪军据点林立，多达20余处。6月30日，国民党顽军程树芬伙同日、伪军李宝莲部共2000余人，在日军3架飞机的协同下，向我四军分区后方机关驻地王家坊、莲湖畈、滨湖咀、李牌楼湾一带合围夹击。医院早已接到情报及时安全转移。入侵之敌、伪、顽一无所获。医院依靠河湖港汊、芦荡柴山自然条件和人民群众的掩护，在这里居住了6年多，未受损失。又如，1941年春，由汉川县系马口出来日、伪军60余人，袭击天汉湖区医院。医院也已得到情报转移。日、伪军抓到当地一个10多岁的少年，问他医院的去向，这个少年装着哑巴戏弄敌人。敌人无奈，扫兴缩回据点。医院回到村里，少年叙述了他智斗日伪军的经过，人们交口夸奖他机智有为。

二、山区医院：大洪山、白兆山、大小悟山、四望山和东、西大山等，多为土地革命时期的红色根据地，群众基础好。这里山高林密、山路崎岖、悬崖峭壁，暗隐着许多奇特岩洞，地方偏僻，交通不便，我们的医院就常年隐蔽在这里。

1939年12月5日晨，我新四军豫鄂挺进支队司、政机关和野战医院驻地——京山马家冲，遭到数路日、伪军的突然围击，机关、部队和医院的大部分工休人员迅速胜利突围。医院指导员姚鼎九、看护员徐茂元带领不能随队突围的13名重伤员就地隐藏在高山密林中，两天两夜未被敌人发现。敌人撤退后，伤员们安然回到住地。

1940年初，国民党反动派包刚部进攻我信南的四望山根据地，信南医院转移到谭家河台子畈一带的一条长约20多里，深山密林的峡谷中。这条峡谷只有曾家老门一个入口处，沟中间也仅有一个村庄叫夏家老湾。没有病房便自己动手，就地取材，先后在冬湾、卷尾巴沟、龙卷沟3处各建草房15间，每处可容纳60多名伤病员。每当日、伪军“扫荡”时，就把伤病员分散隐蔽在晒谷石、桃花寨、豹子笼、陈家湾等地群众家里。1941年春，100多日、伪军从信阳鸡公山的新店和应山县城出发，向我四望山台子畈一带“扫荡”、“清乡”。医院工作人员立即抬、背着重伤病员以及药品器械上山进洞隐蔽起来，未受损失。1940～1942年，顽军多次向信南谭家河进犯，医院将伤病员转移到鸡公山的山上、山下分散隐蔽，待顽军撤退，医院仍返回原地照常工作。

1940 年 4 月，住在蕲英太浠边的三角山仙人台仙人冲医院里的伤病员，平时三四十人，有时多到百余人。区委书记林同、黄必德布置党员詹绪辉、田日光等发动当地群众，供给生活物资，负责安全，一直未受损失。

1942 年 10 月，日寇对边区进行秋季大“扫荡”。边区行政公署医疗所住在小花岭的小泉冲，由所长易齐萍、指导员王瑞华带领数十名伤病员，其中有七八名临产妇和一个日军俘虏伤员，依靠左家坡的密林和山洞与基本群众陈治国侦察敌情、供给粮食，坚持了四天四夜，胜利渡过了险关。

信南地区常遭日、伪、顽军的夹击，由于情况情紧张，医院只得将伤病员分散隐蔽在群众家里，群众的家就是病房，一住半年或一年，群众从不拒绝。陈家湾刘秀蓉担负招呼一位姓陈的重伤员，她为陈擦洗血迹，洗晒衣被，喂水喂饭，端屎倒尿，一连几天未曾合眼，她忍受着极大的悲痛，把对在战场上牺牲的丈夫的爱，倾注在这位为抗日流血身负重伤的战士身上。经过三四个月的照料，这位战士终于痊愈，重返抗日前线。

1945 年 8 月 14 日，日本宣布无条件投降，蒋介石又疯狂地发动内战，派重兵进攻我根据地。10 月，鄂东军区医院（对外称独立支队），由支队（院）长俞英、政委彭镇宇带领向黄安北天台山、卡房一带大山里分散隐蔽。大队长黄卓、政委向前带 500 多名轻、重伤病员分散隐蔽在天台山老虎沟、仰天窝山洞里，顽军和地方土顽黄古儒部，不断围攻、搜山、烧山。当地党支部吴芝傲发动群众，以砍柴为掩护，为伤病员站岗、放哨，有的以放牛、吹牛角送情报，有的以唤猪声（表示敌人走了）和唤牛声（表示敌人来了）作暗号，给医院传递情报，多次避免了危险。共产党员寇绍坤不仅自己献粮、送炭，送盐、送菜，还发动群众送粮。医院在这里一直坚持到停战令下，转移到宣化店以西张家湾一带集中治疗。

三、平原、丘陵地区医院：这些医院活动的地方，多为两县或三县交界的地区，如黄陂和黄安（今红安）交界的八里湾、蔡店、梅店、塔尔岗一带，京山和安陆交界的大山头、姚家冲、桑树店一带，安陆和应山交界的赵家棚一带，孝感、安陆、云梦三县交界的上、下邱家大湾、二屋朱、高家寨一带。这些地区虽然离敌人据点很近，但我们党的组织坚强，地方工作做得严密，群众基础好，部队一般不在这里驻扎、作战，避免引起敌人的注意。伤病员们隐蔽在这里，一直比较安全。

1940 年 6 月，纵队第二野战医院 37 名重伤员，通过花园区区长刘群的安排，分散隐蔽在离花园只有三四里紧靠铁路的武家河村庄里。一次医务主任谈太阶同志在村里巡视伤员，正要走进一户房东家看望伤员时，迎面走来几个日本兵，回避吧，来不及，进屋吧，会惹出一场大祸，只能镇静，随机应变，径直向日本兵走去。敌人向他盘问，谈毫不介意地拿出“良民证”说是从汉口来，做买卖的。日本兵在谈身上搜了一下，没发现可疑的东西，又看看谈的一身打扮，调头就走了。就这样机智勇敢地骗过了日本人，敌人哪知膏药旗下还藏着新四军的几十名重伤员呢！

1943 年 3 月，国民党反动派发动了第三次反共高潮，环境十分紧张。师政治部组织部顾循部长亲自去云梦高家寨一带的师军医院，安排伤病员的分散隐蔽工作，决定由云梦县委书记兼县长安天纵亲自动员，具体安排。重伤所所长马国英、指导员李学斌带领百余名伤员，按指定地点，分三片分散隐蔽在云梦刘店附近的四层刘、刘家小湾等 20 多个大、小湾村。晚上，由有接住任务的房东到指定的湾村秘密接运伤员到家，其安全、吃、住、生活照料由房东负责，生活费用由医院负责结算。医护人员每天手挽竹篮，分头走村串户巡视诊治。由于有地方党、政的具体安排，群众的支持和掩护，仅 3 天时间安置完毕，安全渡过难关。

1944 年春，在云梦上邱家湾，分散隐蔽的信南财政科长刘子佩，因患肺病和中耳炎住院。一天早晨，听说日、伪军出发了，他和通信员尹德贵、金医生走出大门观察动静，眼见十多个日本兵端着枪快到村头了。房东老婆婆见了，急中生智，连忙吩咐金医生和尹德贵装作放牛娃钻进麦田里和群众一起干活，把刘子佩引到土地庙烧香。日本兵一点也没有察觉新四军的伤病员住在湾里，茫然地从村中穿过去了。这种爱军如子的老婆婆在抗日民主根据地里是大有人在。

抗日战争时期，五师的医院在各级党政军的坚强领导下和广大人民群众无私的支援和掩护下，灵活机动、勇敢顽强地为自己创造了比较安定的环境，收治伤病员完成了任务。然而，在日寇、伪军、顽军对我抗日民主根据地阴谋诡诈地多次“扫荡”袭击中，医院也受到一些损失。

1940 年 11 月 20 日，纵队野战第一分院在安陆汪家山遭伪军谢指良部袭击，司药关子贞、休养员随营军事学校王鼎忠指导员牺牲，看护班长谭鸿猷负重伤。

1942 年 6 月初，第五野战医院在广济马口湖遭顽军袭击，牺牲一人，十余人被俘。

1942 年 6 月底，第四野战医院一个所在黄安八里湾一带遭日、伪军袭击，休养员团政治处主任马旭初同志牺牲，数人被俘。

1942 年 7 月，第二野战医院重伤所在天汉湖区素臣咀遭日、伪军袭击，除一人幸免外，全所人员被俘。

1943 年 4 月，南山医院干部所在南山九里冲遭日、伪军袭击，枪杀伤病员 12 人。

1943 年 8 月，第一兵站医院一个所在黄陂塔尔岗一带遭顽军袭击，休养员第一军分区司令部情报科科长路征同志牺牲，数人被俘。

1945 年 12 月 24 日，鄂东军区医院的一大队和三大队在罗山的西大山遭国民党六十六军围攻搜捕，枪杀医务人员袁树棠、孙秀珍等 8 人，放火烧山烧死伤员 20 多人，被俘后被活活打死数十人，共牺牲百余人。

尽管疯狂的日、伪、顽军，面对手无寸铁的伤病员进行惨无人道的血腥屠杀，并没有吓倒我们，敌人只能是垂死挣扎的表演，最终未逃脱失败的下场。

# 第四章　干部培训

抗日战争时期，五师曾被新四军军部誉为“发展第一”。边区的抗日武装和根据地都发展得很快。为跟上形势发展的需要，必须采取自力更生的培训办法，采取在职学习及脱产学习两者并重的培训方针，充实和壮大卫生队伍，提高技术水平。

1940 年 8 月，纵队成立了医政处，首先抓的一项工作即为部队充实卫生人员，提高医疗质量。1941 年 6 月，全师政治工作会议提出：“在后勤工作方面，继续训练供给、卫生干部……”1943 年 2 月，五师军事工作会议强调：“……加强各级司令部工作和供给、卫生工作，以增强部队的战斗力，准备迎接将要到来的大反攻。”会后，部队精简了领导机构，充实了战斗部队；加强了供给、卫生工作，培养了大批军需、医务干部。

自 1940 年至 1945 年经医政处、卫生部、军医处先后举办五期医训班、队，培养 330 余名医务人员，从而使五师的卫生领导力量得以加强。卫生医疗工作从弱到强，从不健全到初步健全，不断地发展提高。

## 第一节　离职学习

分期分批抽调在职卫生干部参加纵队、师卫生领导部门主办的医训班、队、卫校学习。各旅、军分区卫生科、部，医院主办了 13 期基层医护人员短期训练班，培训部队、医院急需的医药护理人员 360 余名。

纵队成立以前，河南竹沟留守处军医处，鄂东抗日游击挺进队医务处，湖北抗日游击大队卫生所都办有医护人员训练班，补充了部队急需医护人员。

## 一、培训目的

培训新生力量，扩大卫生队伍，充实连队，加强战伤急救工作；培养提高卫生干部、基层护理人员的卫生医药的理论知识和技术水平。

要求在较短的学习期间，理解战伤急救处理原则，正确处理战场前沿的战伤救护工作；做部队卫生防病的宣传教育工作；能做常见病、多发病的诊疗护理工作；识别和管理药品器材，掌握常用药物的用量、配伍禁忌和调配等；能独立制作各种敷料、绷带及操作消毒工作；提高干部对一般外科、战伤外科的正确诊疗能力，严格执行各项消毒工作，防止并发症减少或避免医疗事故。

## 二、学员来源、条件

来源：从各旅、军分区、团、独立团、自卫团、挺进团卫生机构中和各地医院、休养（医疗）所中分批抽调从事卫生工作排以上（司药、看护长、医助）人员；从抗日军政大学十分校、边区洪山公学的学员中，从新参军的青年战士中选调；或从部队军政工作中的班排级干部抽调学习。

条件：身体健康，热爱卫生工作，政治素质好，具有高小或初中文化程度，有培养前途的男女青少年。

## 三、教学组织与制度

教学组织：在纵队医政处、师卫生部、军医处的领导下，由卫生部长（副部长）或军医处长（副处长）、政治委员或副政委、医务主任或副主任、医训队专职队长或班主任组成教育委员会，研究、制订教学计划，选调学员提出名单，督促实施。专职队长（班主任）是教学计划的执行者，是医训队学习、行政生活的具体管理者。教师由纵队医政处、师卫生部、军医处、医疗巡视团或就近野战（兵站）医院负责同志兼任。医训队根据学员的数量设区队、班两级。区队长由学员中选任，负责本区队的学习、行政生活的管理；班长负责班内的行政生活工作，副班长负责学习辅导工作。医训队设有救亡室（俱乐部）开展文体活动。

学习制定：平时有小测验和课堂口头提问，结业前总测验；每周一至周五为业务课或复习时间，晚间自习、讨论，班务生活会，早晨出操、跑步或队列训练；星期六上午为政治课，下午党生活会；星期日处理个人及环境卫生，劳动

（运米、打柴等）；起居生活与部队相同。会议有班务会，每周一次，检查个人生活、团结、守纪、军民关系等情况；学习讨论会每周两次，讨论自学、互帮互学、辅导及学习收获等情况。文体活动，每日晚饭后集体游戏，月终或节日有文娱晚会，定期出壁报。

## 四、学习内容和方式方法

内容有业务、政治、军事三方面的课程。业务课有：战伤急救、绷带学、护理、部队卫生防病知识、常见急性传染病、内科常见病、一般外科、生理解剖、药物调剂及医用拉丁文或英文等。其中以部队卫生防病、内科、外科、战伤外科急救为主。业务课授课、复习时间占教学总时间的5/6。

政治课主要讲当前形势与时事、抗日民族统一战线、《论持久战》、《抗日游击战争的战略问题》、《新民主主义论》及中国共产党的基本知识等。

军事课主要讲：军事常识、队列操练及射击、投弹基本动作。

教学方式方法：业务课只有油印讲义，由授课教师自编教材。政治、军事课没有教材，多是报告、口头宣讲和示范动作。教师都是兼职，为不影响工作，多采取集中一段时间，至一科讲完为止。

课程力求少而精，突出重点，深入浅出，具体通俗，一听就懂的原则，多联系实际，多举实例，着重示范、演练；注意启发学员的学习情绪，鼓励学习兴趣，养成主动学习和独立思考判断的能力；切忌“填鸭式”的方法；要学员充分理解原则，不死背条文。由于学员文化程度高低不一，原有业务水平也不同，实际经历各有不同，所以，讲课时只能照顾多数，课后加强小组讨论，个别辅导等来弥补。

为加强对人体骨骼的理解和记忆，学员们到乱葬岗坟里寻找骨骼，经煮沸和药液浸泡消毒后，供学员学习应用。

## 五、学习环境和生活

敌后游击战争，战斗频繁，环境动荡险恶，困难重重，随时都有遭敌伪顽军袭击的可能。但学员们革命意志坚强，立场坚定，学习情绪高，任何困难都无所畏惧。学习中互相帮助，生活上互相关心照顾，学员们团结亲如兄弟姐妹。

没有教室，晴天就在禾场上、大树下、山坡树林处，雨雪天则在祠堂（家庙）里讲课，学员以背包当坐凳，膝盖当课桌。借用群众的门板代替黑板，用红土、木炭或用石灰加点熟石膏制成粉笔。没有自来水钢笔，有的人就用子弹壳或竹管自制土钢笔，大部分学员使用铅笔。没有墨水则用颜料化水替代。每班只能领到点木梓油作照明用，有时则到山上砍些油松（松明子）燃着代替油灯，学员晚上自习或开会讨论。有时也在月光下进行。

学员分散住在群众家的堂屋里，一户只能住五六人。春、秋、冬季都用稻草搭地铺，天气太冷时就在夹被上加点稻草保暖，夏季则要借用群众的门板、晒箔等作铺。

军民关系亲密，学员们认真执行“三大纪律、八项注意”，得到群众的信赖，军民结下深厚的友情。学员们每日利用休息时间，帮助住户担水、打扫室内外的卫生。农忙时，则帮助插秧、割麦子、挑运粮食。遇有生病或受伤的群众则免费医治，并向群众宣传抗日救国的道理，教唱革命歌曲、识字等。群众有时协助放哨、送情报或到集镇代买文具纸张生活用品等。教职员工与群众相互间感情真挚，亲如骨肉，体现了军民鱼水之情。

学员的伙食按部队标准供给，有时不能保证供应。粮食由学员翻山越岭背运，厨房烧柴和冬季取暖用柴，多是学员利用星期天到山上打来的枯树干枝，蔬菜供应不上，学员就到山上、河边采摘野菜补充。

文体活动十分活跃。早出操晚跑步或爬山，晚饭后集体做游戏如丢包、捉迷藏、碰球或教唱歌曲等。条件许可时，月终或逢年过节召开文娱晚会，内容有京剧、豫剧、楚剧、花鼓戏等清唱、快板、对口词、双簧等，有时还演出自编的简短话剧、滑稽戏和小魔术等多式多样的文艺节目。

经常教唱的歌曲，其中坚定革命意志，振奋人心鼓舞斗志的有：《国际歌》、《十月革命歌》、《三大纪律、八项注意》、《延安颂》、《义勇军进行曲》、《八路军进行曲》、《新四军军歌》、《豫鄂边区挺进进行曲》、《黄河颂》、《抗大校歌》等；能激发抗日热情，鼓舞士气的有：《流亡三部曲》、《游击队歌》、《大刀歌》、《五月的鲜花》等；还有鼓励学习、劳动生产的歌曲及民歌：《青年进行曲》、《我们是技术人员》、《大生产》、《丈夫去当兵》、《走西口》……

《我们是技术人员》的歌词是：我们是技术人员，革命工作是我们的生命线，政治坚定，技术精明，体格健康，高举起抗日的大旗，站在战斗的前线，站在战斗的前线，为了胜利的明天！

我们是革命的一环，我们是抗战的火焰，我们要站在时代的前面，技术人员要加紧工作，要加强锻炼，为了民族，治疗伤病员，为了革命，为了胜利，为了伟大的明天！

# 第六章 政治工作

……

## 四、发动群众，做好思想政治工作

思想政治工作要在党委（支部）领导下，发动群众来做，特别是要发动党员来做，因医院政工干部少，伤病员多而且分散，光靠政工干部是做不好的，只有发动群众做，才能把思想政治工作渗透到医院的各个环节中去。院长、所长、医生、看护员、炊事员每天为伤病员换药、看病、送药、送饭、护理，边做工作边谈心，了解伤病员的思想情况并及时进行耐心的思想工作，对他们提出的合理要求及时反映给支部和领导，予以解决。这是医院思想政治工作的一支强大队伍。这些同志和伤病员接触多，做工作方便，伤病员也乐于接受。这样就使医院的思想政治工作做到了经常化、制度化、群众化。

天（门）汉（川）湖区医院住房因阴雨连绵，墙脚下陷，副院长张慎辅看到病房有倒塌的危险，即将自己的住房让出给伤病员住，自己一家四口搬到小船上住，保证了伤病员的安全。

伤病员入院后，均编成班、排、连，建立临时党支部，发挥党员干部的作用，进行思想政治工作，又便于自己管理自己。一次战斗上来的伤员，基本上是一个部队的，情况彼此了解，这是开展群众性思想政治工作有利的条件。先做好党员干部中的工作，通过他们再去做其他伤员的工作，收到了良好的效果。曹辉指导员负伤住院，医院每次开支委会都请他参加，研究如何做好伤病员的思想政治工作。伤病员对伙食有意见，曹辉同志就去做解释工作，效果很好。

伤病员住院也要过组织生活，在小组会上开展批评自我批评。袁哲同志说：我住院时和杨子明政委等编在一个小组，小组里一位同志因伤口疼痛骂人，同志们便在党小组会上对他进行了批评，这位同志作了自我批评，承认骂人不对。

伤病员入院时，医护人员主动介绍情况，要求伤病员遵守院规，安心休养，服从治疗，并组织欢迎会，出院时，组织欢送。

伤病员伤死病故后，医院规定要料理好遗体，要洗澡、更换干净衣服，清理遗物上交给政治机关，政工干部还要组织召开追悼会，并树立墓碑悼念死者，安慰活着的人，使大家感到革命大家庭的温暖，感到为人民利益而死，死得其所，重如泰山。

医院还收治受伤患病的俘虏，按照党的优俘政策医治好伤病。做好俘虏的转化工作，瓦解敌军也是医院政治工作之一。1940年纵队野战医院住丁家冲，收治了3个日俘伤员，名叫岸上次典、森田博美和铃木。这三人受武士道精神毒化很深，当部队用担架抬送医院的途中，他们企图以死效忠天皇，其中一人故意从担架上滚到田沟里，战士去拦他，他还咬战士，后来只好将他捆在担架上送往医院。到医院后纵队政治部派人来用日语向他们宣传我党的俘虏政策，并安排伤员指导员曹辉和他们住在一起，医生王桂英和一名看护员专门负责他们的医疗和护理，生活上优待，每人每天增发一包香烟，三个鸡蛋，经过一段时间工作，他们受到了我军俘虏政策的感召，消除了敌对情绪，思想上发生了变化。铃木说："我的上司对我说，如果被新四军抓去了，不是杀头就是活埋，或送到医院做解剖试验。现在我不怀疑你们了，相信你们的俘虏政策。"后来他们谢绝生活上的优待，还帮助看护员挑水打扫卫生，有的还参加了反战同盟，穿上了我们发给他的军装。在以后的对日作战中，铃木还在阵地上向日军喊话，宣传我党的政策。

天（门）汉（川）湖区医院收治一名伪军伤员排长，伤口化脓，医护人员给他精心治疗和护理，生活上优待，并向他进行爱国主义民族自尊的抗日救国等教育，使他认识到日本帝国主义"以华治华"的罪恶阴谋，伤好后他主动要求留在我军，表现很好。

## 五、做好特殊情况下的思想政治工作

根据地受到日、伪、顽军的频繁"扫荡""清乡""清剿"等侵扰，给边区斗争带来了困难，也给医院带来了更多的困难。医院不同于兵工厂、被服厂等后勤单位，他们在紧急情况下，可以把机器埋在地下或沉入水塘，工作人员转移。医院的工作对象是伤病人员，严峻的事实是情况越紧张，伤病员就越多，医院的任务就越重。医院既没有武装部队保护，又无自卫能力、如何确保伤病员的安全是医院工作的重要任务，也是医院政治工作的重要任务。为此，我们采取不断转移住地和分散隐蔽的方法，依靠上级领导、地方党组织、地方政府的指挥和群众的大力支持与掩护。

1942年5月，国民党五战区向我边区发动全面进攻，师领导决定白兆山医院一部分搬到安陆、云梦、孝感三县交界的高家寨一带。此地离敌人据点最近的八里地，最远的也不超过20里地，当时医院领导思想犹豫，担心伤病员的安全，师领导鼓励说：你们医院要在不安中求安，那里的党组织坚强，群众觉悟高，基础好，只要你们紧紧依靠党的领导和当地人民群众，许多困难都可克服，一定可以为伤病员创造一个较好的医疗环境，出色地完成党交给你们的医疗任务的。事实证明，师领导的决定是正确的，医院在此地住了三四年，当敌人“扫荡”时，我们就转移，敌人走了我们又回来。这就是在不安中求安。上级还指示部队不要在此地驻扎，也不要在此地打伏击，以麻痹敌人。

医院院长孙光珠通过安陆南乡开明士绅操吉甫，做好了安陆伪军谢子良的工作，谢很反动曾袭击过我汪家山医院，经我军两次打击，他险些丧命，后经开明士绅做工作，态度才转变了，伪军出动，他就事先通知医院，医院得到情报后，立即率轻伤员转移，重伤员就地隐蔽。敌人“扫荡”频繁时，就将重伤员隐蔽到敌据点附近，所长王国华，指导员黄一鸣将重伤所隐蔽在敌据点附近的安陆李店。敌人大“扫荡”时，他们将伤病员转移到安陆县伪县长王定邦家里，并叫王的亲戚带话给他：“日本人总是要被人民赶走的，他不要与人民为敌，我们有37名伤员住在他那里，要他掩护好，这是他立功的机会。”结果敌人“扫荡”了7天，37名伤病员安然无恙。

政工人员经常向军民反复讲分散隐蔽的注意事项，规定所有工作人员都化装成老百姓，以防看病、送药进进出出被敌人发现，伤病员白天不准外出。1943年春，医生李少卿带30多名伤病员住在孝感肖家港附近维持会会长和伪保、甲长家里，这里离敌人据点和铁路只3里多，有些伤病员白天就躲在夹墙里，敌人来了由维持会长出面应付。有一次李少卿和看护员黄云芝去一独屋给伤员换药，听外面喊“鬼子来了！”黄云芝机智地挑起水桶到塘里挑水。李少卿到厨房帮忙烧火，维持会长带着几个鬼子在堂屋里说了几句话就走了。

要依靠当地党组织、政府和群众搜集情报掌握敌人动向，每到一地都要对当地情况进行调查研究，对反动地主和伪属进行控制，盘查外来行人。同时还要观察地形，准备好民伕和担架，以便应付紧急情况。

天（门）汉（川）湖区医院，1942年住汉川冯家大湾一带时，天汉县委书记吴云鹏亲自发动群众为医院建立情报网，三里一岗，五里一站，一直伸到敌据点，随时掌握敌人动向。他们还为医院准备了100多只渔船，将船编号，工休人员编组，平时渔船照常捕鱼，发生敌情各自对号上船，执行任务。

经常进行三大纪律八项注意和拥政爱民的教育。医院一时一刻也离不开群众，工休人员对军民鱼水情体会特别深刻，每个人都把拥政爱民遵守纪律变成自觉的行动，群众也把我军当作子弟兵，常常冒着生命危险掩护伤病员。1943年敌人“扫荡”京山南山根据地，京山南山医院重伤员莫光明来不及转移，只好留在杨家畈李老太婆和吴妞大嫂家里。鬼子向杨家畈搜索，婆媳两人急中生智，将莫放在儿媳床上，盖上被子，将窗户堵上，有意将尿罐弄倒，太婆哭丧着脸坐在门口，大嫂坐在床边，两个鬼子气势汹汹进房用电筒一照，见大嫂坐在床边哭泣，房内又阴暗又脏又臊臭。伪军捏着鼻子对鬼子说：是传染病，鬼子立即走了。这件事在南山军民中一直流传。

工休人员住在群众家里，经常帮群众劳动、看病、接生，因此，军民关系特别密切。1941 年，汉川左家渡一农民小孩放牛时，从牛背上摔下来，牛角刺伤腹部，肠子脱出。所长王桂英立即作了紧急处置，很快将患者转到院部，院长谈太阶亲自为他做手术，病人得救了，直到新中国成立后，左家渡的老人提起此事，仍满怀感激之情。

在分散隐蔽时要搞好防奸保密工作，并在党内和群众中进行教育，提高认识和警惕性。1940 年 9 月，我驻安陆柏树黄被服厂因内奸告密而遭受日伪军偷袭，枪杀我军民五十多人，被服厂物资全被抢走，损失惨重。纵队司令部将这一血的教训通报全区，所有医院常以此例教育大家，并采取相应措施，注意对内部可疑人员的审查，对外来人员进行盘查，发现问题及时解决。

医生聂国南说：医院住大洪山周家畈时，他们上山开支部会，发现一俘虏伤兵总在山上转，她感到情况异常，便向领导汇报。支部对这个俘虏伤兵进行了审查和教育，他承认是顽固派曹勖部派来的，手段是钻我俘虏政策的空子，叫他在战场上将自己的手掌打穿，我军必然收治，治愈后留在我军当兵，达到长期潜伏搜集情报的目的。

马在振同志说：1944 年，襄南医院住潜江广华寺一带时，敌人三次“扫荡”都扑了空，其原因在于我军警惕性高，及时发现了潜入医院住地的密探，或者先得到了敌人“扫荡”的情报，医院得以安全转移。

我信南（即信阳南部）医院，住在谭家河一带，从 1938 年建院一直住到日本投降，未受损失，只是敌人大“扫荡”时才转移，敌人走了又回来。原因主要是党的力量强，群众基础好，医院保密工作和瓦解敌军工作做得好，信南医院院长曾星六通过我党地方组织认识了谭家河明家老湾开明士绅明耀如，他帮助医院采购药品器材，为医院掩护隐蔽伤病员，使医院能长期安全地住在这里。1940 年，我信南城工部部长颜醒明，通过亲戚关系向伪八区区长柯秀圃做工作（柯是颜的外甥），颜向柯讲形势交代政策，指明出路，争取了柯，又通过柯争取了继任的区长王子衡为我工作。

鸡公山特别区区长孔茂亭，也被争取过来了，成为我们的“白皮红心”区长。此后，我们通过孔茂亭安排了一些伤病员上鸡公山治病，孕妇上山生孩子，顽军进攻谭家河时，重病员谢中锋、郭林等就隐蔽在鸡公山麓撞子冲，个别伤员就住在孔茂亭家中，安全地疗养。

认真执行党的抗日民族统一战线政策。医院每到一地就找当地士绅开会或登门访问，争取他们为抗日出力，如经扶（今新县）东大山独立大队（鄂东军区医院二所）大队长黄卓、政委向前就拜访了胡家河开明士绅胡华山，说明了来意。当川军、桂军和当地土顽黄古儒等“围剿”烧山极其艰难困苦的情况下，胡为我伤病员筹集不少粮食，并为我产妇倪惠兰买鱼发奶。

## 六、发挥俱乐部的作用

俱乐部是当时我军各基层单位的群众性组织，在党支部的领导下进行工作，设主任，经济、卫生、学习、文体、宣传等委员。俱乐部的活动很活跃，只要环境许可，到处有歌声，天天做游戏，月月出壁报，人人学文化，定期公布伙食账目，开文艺晚会，定期检查卫生。俱乐部的工作生动活泼，洋溢着革命军人乐观主义的情绪。

由于工休人员大部分文化低，还有文盲，而医疗工作技术性强，必须有一定的文化基础，因而广大医务人员学习要求尤为迫切。师政治部号召部队扫除文盲，印发了识字课本，第一课就是“三战平坝，敌人害怕，第五师呱呱叫”。

白兆山医院文化教员邓启群同志讲解“日食”、“月食”常识时发现同志们多数没有笔纸用，为了克服缺少笔墨纸的困难，发动群众制造沙盘写字，用石膏做粉笔。1943 年，南山医院还制造了学文化十二句纸牌游戏，这个方法既学到了文化，又消除了伤病员的寂寞。

云梦高家寨医院，1942 年创制了识字抓俘虏猜字谜比赛（识一个字就抓一个俘虏），医护人员给伤病员看病换药时，就把生字交给伤病员认，发动伤病员互教互学。伤病员说：“病房是课堂，学习了文化又养好了伤。”伤员孙永杰他腿受了重伤，不能下床，学习特别积极，就要求看护长做个沙盘放在床上练字，伤愈后留在医院当司务长，他高兴地说：我养伤时学的文化终于用上了。医护人员通过学文化为学政治、学技术打下了基础。看护员赵桂英是文盲，通过学习，当了看护班长，收治伤病员能登记，还能看一般业务书籍。陈洪是个讨米娃，参军后积极学文化、学业务，后来当了医助。

俱乐部经常组织大家学唱歌曲，十四旅政治部副主任张难同志在二军分区医院住院时，协助医院教唱革命歌曲，他说：唱歌不仅可以振奋精神，活跃生活，歌声还可以起到扭转时局的作用。他为大家讲了“四面楚歌”的典故，还讲了东北军与红军在陕北对垒时，红军唱《流亡三部曲》，东北军听后眼泪直流，调转枪口，要求打回老家去。一支歌就是一堂政治课，我们的歌声就是埋葬帝国主义和国民党反动派的丧钟。

实行经济民主。工休人中选出代表参加俱乐部的经济委员会，管理伙食，同时还积极响应毛泽东主席："自己动手，丰衣足食"的号召，在环境允许时，开荒种菜，上山打柴，改善伙食。指导员叶志忠说：五军分区独立休养所住天门夏家场时，工作人员和轻伤员都参加开荒种粮，养猪、种菜，收了不少粮食和黄豆，养了十几头猪，经常有豆腐有肉吃，从而改善了工休人员的生活。经济委员会每天一人值班，米、油、盐、菜都过称下锅，账目十天一小结，一月一大结，按时公布账目，如有地方或部队慰问伤病员，要保证慰问品落实到伤病员手中。

回顾各地医院在艰苦的战争年代里，完成了"救死扶伤"的任务，主要是在军、政领导、地产党、政府的领导和群众的支持以及白衣战士们高度的抗日救国的革命精神，通过艰苦奋战实现的。在伤病员多，技术水平低，经费和药品极端困难的条件下完成艰巨的任务，还要靠思想政治工作，提高大家的阶级觉悟和民族觉悟，树立了远大的共产主义理想和革命必胜的信念。历史经验说明：思想政治工作是我军的生命线，是我们的"传家宝"，任何时候都不能丢掉这个"传家宝"，否则就会迷失方向，甚至走上歧途。

# 回忆湖北新洲县涨渡湖军医院*

1937 年 7 月 7 日在北京卢沟桥地区爆发了日本帝国主义大规模侵华事件，战争火焰迅速遍及祖国南北大地，中国人民不甘心受日寇的侵略蹂躏，满怀不愿做亡国奴的反抗激情，无论是在城市、还是在广大的农村，知识分子及广大工农群众，纷纷采取不同形式，本着有力出力、有钱出钱的热情投入抗日战争行列。由于蒋介石、国民党采取消极抗日，积极防共、反共的错误路线，错误决策，使中国共产党领导的八路军、新四军在敌后开展游击战争的处境，就更加困难。由于广大人民群众抗日情绪高涨，中国共产党是人民利益的代表，奋斗的目标一致，想在一起，行动步调一致。那时常讲的“军民一家”、“军民鱼水情”、“人民子弟兵”等的评语一点也不夸张，是游击根据地家喻户晓的。

我是军队卫生战线上的一名白衣战士。中心任务就是千方百计为军队指战员的健康服务，为提高部队战斗力而努力奋斗。

鄂豫边区的革命部队——新四军豫鄂挺进支队，挺进纵队，皖南事变后又改称新四军第五师，长期活动在敌后武汉周围、平汉铁路两侧的广大农村，与敌伪军作战，战斗频繁，有时还遭受敌、伪、顽军夹击，环境极为恶劣动荡。有了部队，平时就会有病人，战时就有伤员。轻病轻伤随队行动治疗，重伤重病就要住进医院。为使重伤重病员早复健康，重返前线杀敌，就要为伤病员提供养伤治病的安全生活环境，好的医疗技术，而安全的生活条件尤为重要。军队医院是一支没有作战能力的单位，能否安全生存？完全是依靠地方党组织和群众基础好、觉悟高，依靠他们的支持与掩护。新洲县涨渡湖一带的李牌楼湾、滨湖嘴、莲湖畈等村落就是新四军五师野战医院的驻地之一。在这里时间长、而没受到敌、伪、顽军的袭击，使伤病员安心治疗休养。这里医院的名称随着部队番号、隶属关系的转变也改过数次，如军医院、第四野战医院、第四分区兵站医院……但任务还

* 这是作者 1991 年 5 月 8 日写的回忆录，刊登在 1991 年 10 月出版的《涨渡湖抗日根据地史稿》。

是一个，收容治疗伤病员。

1941年底、1942年春、1943年春，我曾先后在李牌楼湾、滨湖嘴、莲湖畈住过，亲眼看到这里的地方党组织和群众为医院的伤病员、工作人员提供了安全、较优越的生活条件。在保证安全方面，党组织发动群众为医院探敌情、送情报、站岗放哨、保守秘密，在节日或新收一批伤病员时，组织群众对伤病员进行慰问，送慰问品。食物方面有糕点、红白糖、鸡肉、蛋、鱼等，用的有毛巾、肥皂、牙刷、鞋袜等。有敌情需要暂时转移时，则找群众基础好的村落隐蔽，动员民夫、船只帮助转送。当地的群众不单让出空房给医院，经常是腾出自己的住房、床铺给伤病员住，没有床铺就下门板、拿晒簸代床，提供大量的稻草铺床代褥子。有时还为重伤病员送茶喂饭，有季节性的鲜菜、鲜粮也是送给伤病员同吃。可说是诚心热情接待。记得1942年春，我同沈德纯同志住在滨湖嘴的一群众家，沈德纯同志因上肢肱骨骨折住院治疗。春节前夕（年三十）傍晚，该家主人约我同他们一起吃年饭，我不愿影响他家人团聚欢乐，婉言谢绝，过一会儿该家女主人送来一大碗色鲜味美的年饭给我们过年，而且一定要收下，此时此刻，我们的心情非常激动，深深感到军民一家人，有福同享、有祸共担的温暖。

在李牌楼湾及附近村落，不仅是后方医院经常的驻地，还曾是五师司令部军医处制药所的驻地。制药所的同志，人数很少，但他们以顽强的革命精神克服困难，利用当地当时的物质条件，就地取材，土法上马，炮制加工医院和前方卫生队常用的一些酊剂、膏、丸、散剂、药棉、纱布、绷带敷料等；解决伤病员治疗需要的部分药品。

为了密切军政、军民关系，我们对医院的医护工作人员及伤病员也经常进行政治思想教育工作，要求同志们认真执行革命军队的三大纪律、八项注意；尊重当地群众的风俗习惯；尽可能地为群众做些力所能及的工作，如打扫室内外卫生，为群众治伤治病，农忙时参加一点农事劳动。节日地方慰问的礼品，也分送住房老人、孩子们一些。医院院长及政工人员召集驻地有代表性的人物开座谈会，征求意见，解除误会或赔礼道歉。从军队来讲，力争不侵犯群众利益，但军队医院的生存安危完全靠群众的支援，群众的贡献很大。由于敌后游击战争不安全的特点，不重文字总结统计，已有的点滴资料，在中原军区部队突围时，为使部队轻装前进转移，资料也丢失了。回忆只能概括地将轮廓性的情况写一点，就只从对医院的掩护支持来说，涨渡湖一带的群众在抗日战争年代，为抗击敌寇的侵略贡献很大，不愧是中华民族的优秀儿女，炎黄子孙后代。

# 回忆豫鄂挺进纵队野战医院收治抗日友军伤员的经过*

豫鄂挺进纵队是由活动在鄂东、鄂中、豫南地区共产党领导的抗日游击队统一组建的，1940年1月3日在京山八字门宣告成立。辖6个团、3个游击总队。司令部设有野战医院及随军卫生队。部队分布在鄂东、鄂中、豫南一带地区活动，发动群众，打击日寇与伪军，创建敌后根据地。但国民党反共顽固势力却视其为芒刺，不断借故加剧摩擦，以致妄图消灭这支抗日武装。我军则以抗敌伪为重，竭力团结可以团结的友军对敌作战，对顽固反共的顽军予以还击，扩大抗日游击根据地。4月初纵队接中央军委、中原局电令：豫鄂挺进纵队，在路西采取守势，增兵路东（平汉铁路），牵制桂军向新四军第4、5支队进攻。边区及纵队领导研究决定，为了坚持鄂中原有的根据地，在路西成立路西指挥部。陶铸同志任指挥长，杨学诚同志兼政治委员。指挥机关驻京山八字门一带。纵队领导率几个主力团向路东大、小悟山、姚家山一带活动。纵队野战医院原分散住在大山头附近的姚家冲、孙家凹、桑书店一带，根据部队新的部署，将医院一分为三。由医院政委李晓白同志带一部分医务、事务人员随纵队司令部到路东接受任务；重伤病员仍原地进行治疗，由医务主任孙光珠、政治指导员周南及医护、事务人员负责；我带部分医护、事务人员及轻伤病员过宋应公路到京山石板河南的赵家冲住下。这里丘陵起伏，丛林密布，比较偏僻，便于隐蔽。距路西指挥部所在地八字门，只有二三十里路程，也便于和领导机关联系。

4月初的一天，沈德纯同志由驻八字门的指挥部赶来，传达指挥部政委杨学诚同志的指示：我们驻地一带来了不明番号、不明来意的国民党部队。为了安全，要医院转移到大山头或应城湖区。我们考虑大头山一带有我们的医院，向那里转移为好。当晚就带领医院机关转移到石板河附近的龚家湾，准备当夜过宋应公路。但侦察员回来报告，此路沿途国民党部队岗哨很多，不能通过。我们只好

* 这是作者2001年1月12日写的回忆录，刊登在2001年6月出版的《驰骋江淮河汉》上。

就地宿营，计划次日下午去应城的湖区。第二日下午，我们和要返回应城膏盐矿区的沈德纯同志同行向应城方向前进。走了约二三里路，遇到了很多国民党军队的岗哨。此时，田店方向已有枪声，哨兵阻止我们前进，说前方已在打仗，不准通行。我们与哨兵交涉无效，随即提出见他们的负责军官。哨兵告诉说负责人在侧面的村子里住。无奈，只好让工作人员就地休息，我与德纯同志去找军官交涉。到孙家冲我们向守卫的战士讲明有事要见他们的负责军官。不久，就有一位年龄约50岁左右的军官出来接见。我们说明来意及身份（新四军）后表明：希望通过他们的哨所到应城地区执行任务。他告诉我们：他们是国军九十四军，准备进攻应城的敌人。这时，枪声、炮声越来越响，我们建议可以前去参加战场救护工作。他讲：前方救护，部队有安排，就是药品缺乏，很想向我们买一点药品。我们告诉他，我们的药品，也很困难，如果你们有困难，常用急需的药品，可以赠送你们点药，但不能卖。他说："你们如果不要钱，我们也不好要药。"正在相持不下的时候，前方战斗更激烈了。传来消息说：应城及宋应公路上敌据点的日寇出动，在田店与徐店之间的邓家畈一带与他们军队作战。当时情况引起我们注意的有两点：一是他们部队已有较大的伤亡（敌人伤亡更大）；二是我们地方工作人员与他们配合得很好。战场附近的居民给他们烧水、送饭、送米汤、煮豆豉慰问他们，并帮助把伤员抢救下来。

这时，同我们谈话的军官就不再坚持出钱买药了。他自己介绍说："我叫牟廷芳，贵州人，是九十四军的军长。不再谈向你们买药了，有件事情想请你们支援，我们这次作战的伤员无法带走，要劳驾你们代为收治。"我们当即应允，并表示伤员的吃、住、治疗均由我们全部负责，但要他派个联络员在此负责，便于随时将治愈的伤员接回。牟廷芳似乎很受感动地说："你们的地方工作做得很好！我们这次对日寇作战，得到了你们很大的支援，这是在其他战场上没有见到过的。我一定要把你们在敌后坚持抗战的情况，报告给蒋委员长。"说到这里，他指着瞎了的一只眼睛问我们："你们知道我这只眼睛是怎样瞎的吗？"他说："我这只眼睛是在贵州同共产党作战时被打瞎的。蒋委员长知道我同共产党有仇，我反映的情况，他一定会相信。"

双方商议转送的地址后，我们即告别，让医院的同志仍返赵家冲，等待接受友军伤员。当天夜晚九十四军撤走后，就有伤员送来。第二日，我地方工作人员组织担架队，源源不断地把九十四军留下的伤员300余人，送到我们指定的地点——石板河东北的赵家冲、郭家冲、艾家冲。接收友军伤员的第二天，我们即将这一新情况，向路西指挥部作了报告，并请转告纵队司令部。我们自作主张，收容了这批友军伤员，路西指挥部和纵队领导都认为这样做是对的，并复函表示赞扬。

## 组织力量，突击治疗

随我行动的工作同志很少，突然收容了大批伤员，人力物力均感不足。为做好收治工作，迅速从大山头、路东调来部分医护人员支援。将原住此地的轻伤员出院或转到其他医疗单位，腾出房子，入住友军伤员。在收治过程中，我们的白衣战士，不怕苦、不怕累，夜以继日，全力以赴，克服种种困难，保证一定要很好地完成任务。

为了便于治疗和护理，我们按伤情分类，将重的集中住在一个村，轻的编组成队分村住下。全院同志在“团结抗战，支援抗敌友军”的号召下，发挥每个同志的革命积极性，做到了既是医务人员，又是政治宣传员。这批友军伤员在住院期间，除受到热情照料和精心治疗外，京山地方党委、应城矿区和石板河一带群众，对他们进行了多次慰劳，赠送毛巾、鞋、袜、牙刷、牛奶、橘子罐头、猪肉、鸡蛋、白糖、香烟等慰问品和大批慰问信件。各界慰劳代表亲自到重伤员床头慰问，组织轻伤员参加慰问大会和小型座谈会。在接收初期，医院附近的群众自动帮助看护人员为伤员拆洗血衣血裤，艾家冲一个堰塘的清水，都被洗涤这批伤员的血衣血裤染红了。

友军伤员住院过程中的一切待遇，完全和我军重伤员一样。天气热了，我们发给他们夏季服装。医院的政工干部和医护人员到伤员床前，给他们读报、讲我军对敌作战的实例、讲团结抗日救国的大道理，还代他们写家信。他们伤势轻了，医院就组织他们学文化、学政治、参加文艺活动等。这些友军伤员对我边区党、政、军、民给予他们的优待和照顾，很多人都流出了感激的热泪。其中部分轻伤员，还主动帮助医护人员照顾重伤员。也有些伤员表示伤好后要参加我军，共同抗日。我们劝他们“要坚守岗位，不能留下”，动员他们伤愈后回自己部队，他们却说：“你们把我送走了，我还会再跑回来的。”总之，友军伤员中绝大多数表现是好的，只有少数连、营军官，总是心怀恶意，监视他们士兵的举动，暗中说些坏话。但事实胜于雄辩，他们那些流言蜚语，毕竟是站不住脚的。

## 组织荣誉大队，分批出院

时间过得很快，几个月，敌寇未向这一带进行“扫荡”，伤员入院后未搬动过，在这一安静的环境中治疗，得以一批一批康复出院。

开始几批轻伤员治愈后，是通过驻扎在大洪山内的川军转送给九十四军的，并告知他们要陆续派人来接回其余的伤兵。为了等待他们来接，我们将治愈的伤员集中起来，组成荣誉大队，集中休养、学习，直接由我新四军豫鄂挺进纵队随营军校负责领导。约在1940年的7月末，九十四军派了一个副官来接最后的一批伤兵。这位副官从这批伤兵中了解到我们的政策和工作情况，以及对这些伤兵的优待、关心和治疗以后，他很受感动。当我们在丁家冲侧面的马家湾备酒为他们饯行的时候，酒过三巡，这位副官从裤腰的深处，突然掏出一支左轮手枪。当时我们很奇怪！他说："现在我了解了你们的政策，我才敢把这支枪拿出来。当我路过曾宪成（国民党地方部队的头目）的地方，他们曾阻止我，不要我来，说来了，你们会活埋我。我是奉命前来完成任务的，只有冒险。因此，我把所带的人都留在曾宪成那里，自己一人前来。这支手枪，就是准备在你们活埋我时自杀用的。现在才知道曾宪成他们全是造谣污蔑。"

总之，这次我们收治友军伤员，虽然用去了一些经费、物资、药品，工作人员也付出了很大的精力，但政治影响是大的，同时也戳穿了国民党反动派对新四军的造谣污蔑，给国民党军队中愿意抗战的将士以好的印象。这对边区的抗日民族统一战线工作是有利的。

# 中原解放区南田善后救济医院*

## 一、南田善后救济医院成立的背景

日本投降后，正当鄂豫边区奋战8年的新四军第五师在展开受降之际，蒋介石却命令各驻点的日军对我军拒降。在主子美帝国主义的支持下，匆匆忙忙地向我边区开进数十万装备精良的国民党军队，抢占地盘，妄图夺取胜利果实。边区人民希望抗战胜利后，能够过安居乐业的生活，医治战争创伤，重建遭受战争破坏的家园；而国民党军队烧起了这场战火，致使这些美好的向往都成了泡影，给人民又带来了更大的残杀、痛苦和灾难。

鄂豫边区党委和新四军第五师党委奉党中央和军委的命令，从速组建中原局和中原军区，一方面严正的自卫、抗击国民党的进攻；另一方面同国民党和平停战谈判，为了国家、民族的大局，避免扩大内战、人民遭受涂炭，我中原军区从鄂东、江汉、河南三个大军区的广大地区退让到湖北的礼山（大悟）县宣化店驻扎。但是国民党军队仍步步紧逼，加剧包围封锁，使我被围粮绝。病员、伤员有增无减，解放区军民靠吃树皮、野菜度日。我们响应军委的号召渡过难关，实行精兵简政、裁减了机关和后勤人员。这时，董必武同志代表中央带着老解放区捐助的经费来到边区，看慰军民，党中央的关怀和兄弟解放区的支援，打破了敌人的控制封锁，增强了我们战胜困难的信心和勇气。中原局和中原军区的领导、首长，对我们在自卫斗争中英勇负伤、因劳致疾的伤病员非常关心，指示有关部门一定要对他们很好医治，生活照顾都要安顿好。

---

* 本文是作者回忆，1984年12月12日鄂豫边区（五师）卫生史编写组整理而成。

## 二、南田善后救济医院组建情况

中原解放区根据1946年2月间周恩来副主席和李先念司令员等在武汉行辕与美蒋签订的《汉口协议》，我中原军区卫生部就着手筹措医院卫生装备、调集人员，在宣化店附近的南田村组建起一所善后救济医院。当时原五师卫生部前任部长栗秀真同志化名栗轩，以医生的身份，代表中原解放区救济分会成员，参与国民党伪行政院“行总”湖北分署驻中原解放区宣化店办事处的工作，兼善后救济医院院长职务。她经常在宣化店与南田两地办公，主持善后救济物资方面的医药卫生装备的分发、救济医院的管理、边区部分卫生干部的调动和精简、转业以及集训等事宜。

汪毅、章勇、孙光珠等同志也先后担任该院副院长。这所医院，从筹措到组建，一共仅用5天的时间就成立了，当初只有50多张简易病床，医院住在南田村由居民腾让的房屋中。我们进驻后，将室内、室外、环境、饮水、厕所都进行了卫生整顿。院部下设办公室、副官处、医护办公室、药房、手术室、传染科、内科、外科病房和工休伙房等。副官主任黄卓。医师有熊沙、叶钧、孙康、黎民、王楚英、李世英、刘忠……护士长杜继芳，司药李少文。当时医院也在精简调整，人员调进调出很频繁，复员转业的，化装疏散出边区的，调到部队的都有。

## 三、南田善后救济医院的任务

医院除负责收治宣化店驻区军民的伤病员外，还担任集训卫生干部，掩护一些干部和家属的化装转移事项。这所善后救济医院是边组建边收治伤病员的，特别是危、重、急症（急性传染病、创伤、雷击伤、大出血、难产、心脑重急症等）都是随叫随到，随到随收，争分夺秒地救治。在这个不到50户的村庄，有时住院休养人员达百来人。

当时我们的医药奇缺，经中原解放区救济分会栗秀真、熊沙（翻译）和其他同志专程赴武汉向“联总”湖北分署交涉申请救济；复经米勒医生等人来院实地视察，深知我们药材奇缺的情况后，于是“联总”来医疗组带来一些药械和救济物资给我们，这种情况才趋向缓和。医院工作在有条不紊地进行着。医疗作风扎扎实实，紧紧张张，服务态度亲切和蔼，定有切实可行的医护制度，还建有少数伤病员的医疗文件（病历、医护记录）是用中文、英文书写的一式两份（熊沙医生书写、孙光珠院长审改）以备“联总”医疗卫生组的人员训示查阅。

新中国成立后，我们重访南田善后救济医院旧址时，当地群众见了我们，感到格外亲切，纷纷前来叙旧，相互问好，并打听他（她）们相识同志的近况。一位70多岁叫熊世光的老大爷，见到我们就问：“孙院长还扎实吗？”忙把左腿伸出来指着他的疮疤说：“我是不会忘记医院当年治好我这个脓包的！”还有一位61岁的孙太婆，见到我们高兴得热泪直淌，说她当年的妇科病流血不止，也是多亏我们救活的。

5月中下旬，经栗秀真同志与湖北分署驻宣化店办事处洽商，就在“联总”医疗卫生组巡视查访南田医院时，安排一期卫生干部短期集训。抽调鄂东军区、野战一纵、二纵和中原军区机关的卫生部长、队长、所长和医生（无医生的来医助）共80多人，学习18天。由米勒医生（他曾参加过西班牙十字军和两次世界大战的战场救护工作）讲授心脏病、热性传染病的诊断与鉴别诊断，以及磺胺类药物的临床应用与进展。拉摩护士伴随着讲述有关方面的护理。还有一个美籍华裔——顾力德卫生技师讲授了部队饮水卫生、防蚊、防蝇、防虱、防疥及滴滴涕使用等问题。由李敦白技师翻译，熊沙医生助译。

学习期间，医院在南田村前河边稻场，组织了一次篝火联欢舞会，联欢进行到高潮时，当地居民扶老携幼踊跃到会。米勒医生脱了皮鞋，拉摩小姐脱了皮靴换上农民的土布鞋同大家狂跳，直到深夜舞会方散。学习结束时在阔别会上，米勒医生等人盛赞医院因陋就简，勤奋办卫生事业，学员们虚心好学的上进精神。大家分别相互留言签名并摄影留念。

## 四、南田善后救济医院的后期

6月下旬，在中原军区大部队突围前一周，王震副司令员（兼参谋长）亲自向医院作了妥善的布置。由于国民党军队对我们紧紧包围，若不突破敌人围攻，存在和发展是不可能的，只有被围歼。除了运往华北解放区去的部分伤员（包括化妆的干部和家属）外，立即安排好现有人员。医院工作人员仅留用少数人员推荐给湖北分署驻中原解放区宣化店办事处，大部分要复员回乡、化装转移、充实到战斗部队去。休养员凡能出院的动员出院，重伤员化装成难民在原地移交给宣化店办事处。

在我们大部队突围后，湖北分署从武汉派了甘小姐、米勒医师和周金黄医师带着三辆大道吉卡车来宣化店接吴显忠专员（兼办事处主任）一行人员回汉口湖北分署了。

南田善后救济医院以爱国爱民为己任，奉行“救死扶伤、实行革命的人道主义”精神，中原解放区的人民感同身受，也感动了国际友人。

注：“联总”是联合国善后救济总署的简称，工作人员是联合国机构派来的外籍人员；“行总”是行政院善后救济总署的简称，主要是国民党行政院派来的人员。

# 老同志代表栗秀真在湖北省纪念中原突围胜利60周年大会上的讲话*

（2006年6月26日）

各位领导、各位老战友、同志们：

首先，我代表参加这次会议的老同志衷心感谢湖北省委、省政府和省军区隆重召开纪念中原突围胜利60周年大会。

60年前的今天，以李先念为司令员、郑位三为政治委员的中原军区部队在中共中央、中央军委和毛主席的指挥下，面对国民党30万大军的重重包围，以大无畏的无产阶级革命精神，毅然决然地展开了震惊中外的中原突围战役，拉开了解放战争的序幕。李先念、郑位三、王震同志率领的北路突围部队，冲破国民党军设置的平汉铁路封锁线，强渡丹江，激战南化塘，与陕南地方游击队胜利会合，并同河南军区等部队一起，在异常艰苦的条件下，创建了豫鄂陕根据地；王震率领的三五九旅胜利返回延安，受到党中央的热烈欢迎。王树声同志率领的南路突围部队，在孝感王家店一带杀开血路，抢渡襄河，大捷石花街，披荆斩棘，与先期到达的江汉军区部队，在山大人稀、物资匮乏的鄂西北创建了根据地。皮定均同志率领的一纵一旅，铁流东进，汇入华东野战军；鄂东独二旅在张体学同志的领导下，坚持大别山红旗不倒。在中原突围战役中，我中原军区5万英勇将士，圆满完成了战略牵制敌人的重任，受到党中央和毛主席的高度评价，同时也充分表现出了我中原军区将士为民族、为人民利益勇于牺牲的爱国主义精神；顾全大局、牺牲小我的崇高奉献精神；同心同德、相互配合的团结协作精神；顽强拼搏、艰苦奋斗的开拓创业精神。

回顾那段血与火的峥嵘岁月，不禁使我们感慨万分。李先念司令员当年就曾经电告中央说：中原突围“困苦之状绝不亚于红军长征后一阶段”。中原突围时，国民党武器先进，交通方便，兵力众多，天上有飞机，地上有汽车、而我中

* 这是作者于2006年6月26日的大会发言。

原军区部队，武器和兵力都处于劣势，用两只脚和国民党军队的四个轮子赛跑，常常吃不上饭，缺医少药，斗争的艰苦性、残酷性是不可想象的。生当作人杰，死亦为鬼雄。在这种情况下，我们靠的是无坚不摧的毅力和顽强拼搏的革命精神，来取得这场战争的胜利。

忘记过去，就意味着背叛。我们一定要牢记历史，不忘过去，珍惜和平。今天，我们纪念中原突围胜利60周年，就是要用光荣的革命历史，教育我们的下一代；用党的优良传统和优良作风，教育我们的党员和干部，树立“八荣八耻”的道德观，永远保持共产党员的先进性；用战争年代的革命干劲和拼命精神，来建设我们的全面小康社会、和谐社会。让我们紧紧团结在以胡锦涛为总书记的党中央周围，弘扬中原突围精神，为我国改革开放和社会主义现代化建设做出我们应有的贡献。

# 忆化装转移片段*

今年6月26日，是中原突围胜利50周年纪念日，我以无比喜悦的心情庆祝这个具有伟大意义的日子，以沉痛的心情悼念在这次战役中为党为国为民英勇牺牲的烈士、战友，向他们的英魂致敬。

我是中原军区卫生战线上的一名成员，一名老战士。1946年三四月间，成立了解放区善后救济委员会中原分会湖北分署宣化店办事处，由地下党员吴显忠同志任主任。救济分会开办了救济医院，我被调到分会任卫生组长兼救济医院院长、宣化店办事处医师。与中原局、军区、行署等领导机关同住在宣化店。6月20日前后，中原军区副司令员兼参谋长王震同志患急性肠胃炎，病情重，警卫员告诉我，王司令员发急病了。我随即拿了急救药前去抢救。待他病情转轻时，王震同志讲：组织上研究，部队转移时，你留在这里照顾伤病员。因你有公开的身份，是救济医院院长，也是他们办事处的医师，联总（联合国救济总署的简称）湖北分署的几个负责人你都认识，对你印象也好，可以留下。加上你有两个孩子，随部队行动有困难，看你是否同意？听后，我没犹豫即答复同意领导的决定。坚决服从组织，是我入党时的誓言，也是军人的职责。在多年的战争环境中，自己虽是司令部卫生行政领导人之一，但随司令部同行很少，惯于依靠地方党委、政府和群众单独活动。现在，让我留下照顾伤病员，并不感意外。

约在6月22日上午，中原行署副主席刘子厚同志找我到他住处。我原以为是去看病。到后，子厚同志说，请你来是传达领导同志的决定，认为你留下虽有公开身份，但许多人知道你原来的职务，照例喊部长，难混过去。为了安全，先念等同志等决定你和沈少华（沈德纯在边区的别名）同志一道化装带孩子走，尽快离开这里，还可以把女勤务员闵桂兰同志带走。护照你自己去办，不通过地下党组织转送。同时，他也找沈少华谈了此事。沈当时是“行署”公路管理局局长。领导既已作决定，我们则遵照指示，抓紧时间，交代工作，到办事处办理出

---

* 本文发表在1997年11月出版的《血火征程——中原突围老战士忆当年》。

境护照。我的护照内容是："……栗轩医师携家属3人赴西安省亲，来往时间一个月。"沈少华的护照是湖北天门县政府秘书职务。后经研究，两个护照身份职务不符，沈的护照不能使用。按"国统区"的习惯办事，我的护照由沈德纯使用，他是医师栗轩，我是家属。关于闵桂兰同志同行的问题，帮助照顾孩子已习惯了，不会出毛病，但考虑闵在部队已多年，军队的语言很多，不易改变，怕出问题。因此，决定闵留下。她身体壮，能随部队行动，还可做点其他服务工作。闵也同意随部队走（该同志随王震同志带领的队伍艰苦奋斗终于突围到了延安）。至于我们的行装，要按照身份穿着。即到办事处找了我及孩子的合身便衣，德纯是两套西服、衬衣等，借了吴显忠同志自己的装衣软皮箱，又带了随身常用的药品及体温计、听诊器、注射器、血压表及纱布、绷带、药棉等。把我们原使用的东西全部留下，文件及自传全部烧毁，只留一个简单的日记本、私人用章，装在一个皮包，交给同我在一起工作的卫生干部黄家祥同志代为保存。他讲："人在东西在！"新中国成立后，在武昌见到他。他首先讲："部队过丹江时，因暴雨，江水大、流速急，我险些被洪水卷走。你那皮包轻，被洪水冲跑了。"我安慰他，能活下来就是胜利，身外之物不屑一顾。当时，安排就绪后，我们同到中原局组织部办转党的关系，领路费。组织部副部长张成台同志接待我们。他讲，党的关系不能随身带，凡化装走的，待到达别的解放区后，用电报转告。路费确因困难，只能给你们到西安去的路费，以后得自己想办法。我们了解到组织上的困难，没提其他要求。我告诉他，我们拟于27日拂晓离开宣化店。其他多年相处的领导，因为他们很忙，没去告辞。27日拂晓，我们悄悄离开宣化店向信阳方向前进。当夜住丰店，28日赶到罗山县涩岗店的兵马司冲罗志国同志家过夜。此处是敌我交界的中间地带。在此地碰见黄鸿儒夫妇带个孩子，也是奉命化装转移的，他们化装为农民。黄有个侄子在信阳铁路上工作，是机务段段长。他为我们先到信阳了解情况，认为没什么问题，可以去。我们决定动身。限于我们的各自"身份"，商定分先后走，相距一点路程。他们先走，我们随后。近中午时，均离开了兵马司冲，在信罗公路上前进。下午约5时左右，听到右前方传来的阵阵机枪声，德纯同志低声说，可能是我们的部队转移时，在铁路边遇到阻截的敌人。我们继续前进，傍晚走到信阳车站，住在由黄鸿儒同志的侄子指定的一家旅店。随即托店主人帮助购买去郑州的车票。当晚午夜，警察来查店，德纯起来持护照应付了一阵，他看我们的行装和两个孩子与护照相符，就走了。第二三日，火车均不卖票，铁路不通，真急人，我们只好等候。信阳地带是抗日战争年代的游击根据地，掉队、复员的人很多，其中也有叛徒。为了安全，我带孩子在室内不外出，德纯同志寻机在外面了解动态。夜间，警察照例查店。待他们走到我们的住房时，店主人则讲，他们是因车不通，未能走的老客。我们在房内听得清楚。警察也就过去了。当时，我们分析这个店主人，不是地下党员，也是同情我军的进步群众，否则，不会如此保护我们。7 月 1 日上午 10 时左右，路通了。有两列小客车通过信阳车站，但买不到车票，真令人焦急。下午两时许，店主人进屋告诉说，车站停了一货车，不卖客票，你们可否去试试看？随即，我们携行李、抱孩子起身。店主人也帮忙。此时，突下大暴雨，车站内外无行人。我们撑着雨伞、盖着头，闯过车站到达货车旁，找到押车员乘坐的地方停下。德纯和店主人与押车员交谈，请他们一定照顾，让我们上车。我们因为急事需去郑州，在此已停留两三天，车票又买不到。押车员一再拒绝说，货车，车厢中无空地，我们几个押车员都是斜着身上盐包上休息，你们能受得了吗？他们劝我们另想他法。此时，雨在不停地下着，德纯又反复讲，你们能受得了，我们也可以。最后，他们同意我们上车。闷罐货车上车无登梯，又未停在站台，车身离地很高。押车员也帮助，拉的拉，推的推，总算将大人、小孩弄上了车。店主人与我们告别后，货车缓缓离开了信阳。押车员都是工人，我们向他们道谢，并付车钱。他们不收，还说让我们受委屈了。的确，坐也坐不起来，连水也没得喝、盐包装得很满，我们各自找空地斜躺在那里，与他们略略交谈，也就休息了。这时，我们倒很高兴，不会遇到其他人而惹麻烦。午夜后，车到郑州。下车向押车员致谢告别，找了两个人力车，拉到距车站稍远的旅店住下。德纯出去了解到，去西安无直通车，要分段走，先到洛阳，下车后再买下段的票。当天票已售完，于是，我们托旅店协助买第二天的票。据讲，普通票难买，可买二等车票，我们同意了。7 月 4 日离开郑州，虽然买的二等车票，可还是坐普通车。二等车座位已被别人占了，我们也不便去交涉。车厢内拥挤得满满的，连车架上都爬着人。下午，车到了洛阳后，我们住在豫北客栈。5 日离洛阳到陕县，下车又上另一列车，6 日下午到西安。下车后，在附近找一旅店住下，由德纯在旅店照顾孩子及行李，我乘人力车按二姐栗敬真、弟弟栗廷贤写给我的地址去找他们。最后，在国防医学院教室找到了没有见过面的二姐夫宋广言。虽没见过面，但他了解我的基本情况，是“新四军五师的干部”。他热情地约我回他家看二姐，商量住的问题。他们住在西安北大街八角巷 38 号，是租借杨北海先生的房子。杨家人不多，也同住在院内。二姐他们住的一大间房，3 个孩子大小同我的两个孩子差不多，二姐欢迎我们与他们同住，反正夏天气候热，地下铺个席子就行。姐妹多年不见，住一起热闹些。二姐夫可到学院宿舍住。此时，我并没说清真实来意，只说是抽空来探亲，随后即同姐夫一道回旅店接德纯和孩子。这时，我父亲不在西安。他住在陕西省山阳县，即写信请他来西安见面。二姐夫思想进步，热情健谈，与德纯谈得情投意合。至此，我们探亲的目的已经达到，更主要的目的是要通过他们找关系进解放区。在互相了解情况后，我们说明来此是通过他们帮助找可靠的关系进延安或华北解放区。姐夫讲去延安无办法，去华北有希望，因这里“豫北”的乡亲多，他答应想想办法。此时，中原突围的主力部队到达陕南丹凤县、山阳县一带，西安也较紧张。西安八路军办事处内无熟人，周围敌特监视严密，不敢冒险进去找关系。最后决定进华北解放区。同时也有借口，母亲还住在沁阳县老家，不看母亲情理不通。我们积极地找回家探母的护照。二姐夫了解真情后，很快找到国民党军队中有“豫北”地区亲属的一位连级军官，借一套军服肩章军帽，办理一份过黄河回家探亲的护照。一切手续办妥，我们即告别乘车返洛阳。7月24日离西安，25日车到河南境内的陕县。天下大雨，路基被冲坏，沿途塌方，火车停开。旅客下车各找住处。小车站客栈少而小，我们在一棵大树荫下休息。德纯去周围了解情况，无意中发现陕县设有河南救济分署驻陕办事处，他进去了解情况。他拿出湖北省“分署”的护照，对方好似一家人，很友好地接待了德纯。他便乘机询问过黄河的事能否帮忙。该办事处的同事讲，此事可由洛阳办事处解决，并告知目前为黄河花园口堵口事，国共双方达成了协议，堵口期间双方来往人员均受保护。这是个好机会。德纯告别回来，高兴地告诉我这些情况，我们商量，不等通车就去洛阳，换乘汽车前进。很快去汽车站买了次日车票。晚上，我们挤在客栈的简陋棚上过夜，26日早乘坐大卡车上路。路上坑坑洼洼，颠簸厉害，又是敞篷车，人又多，太阳晒，全天赶路，待到了洛阳时，我们已精疲力竭。下车后，我们又找人力车直奔豫北旅店住宿，因是回头客，店主人热情接待。27日，德纯即去洛阳办事处交涉，说明去沁阳探母的理由及在陕县办事处了解的情况，该办事处主任崔承浩也很友好，同意给予帮忙，补办一个回沁阳探亲、去回时间一周的护照，还询问是否需要补助点路费。我们经费虽然有限，因考虑自己的身份，就谢绝了。崔还说，回来有什么需要可再来找他。有了过河到沁阳的护照（沁阳是解放区）就保险多了，大家很高兴。同住旅行的一个客人，是从孟县来此办事的，将要返回，听说我们是沁阳人，并持有救济分署的护照，很想同我们一起走。他说可帮我们引路、拿行李。他手中也有八路军驻地孟县政府开的路条，此人是个50多岁的农民，他也告诉了一些解放区的情况。经考虑，同意他与我们同行。我们在洛阳办了比较可靠又符合自己身份的护照，就把在西安办的护照、军衣军帽等邮寄回西安，也说明在洛阳已选择过河路线，即将动身。过黄河只有一处渡口，且无公路通达，需坐马车或步行。我们找了一架马车，赶到铁谢村渡口时天已傍晚，只得联系住处及买票渡河。结果，已封河两日，无渡船过河，何时开河无消息。客栈里早已客满，无处可住。我们向客栈租了两条席子，就在野外露宿。我照例带着孩子远离他人坐等，德纯到客群中了解情况，观察动态。据说是因运兵而封河，但军队均过去了，何时有船还难说。7月31日早，无开河消息，也无军队过河。德纯说，我们去渡口处看看，在那里等候，有船就可交涉。于是我们奔向渡口处，河边有几个士兵把守，不让靠近。德纯一人前去交涉，陈述理由。他善于言谈，几个士兵被说服了。9时许，沈德纯看到两只装满炮弹的木船即将启动过河，赶紧又与哨兵交涉。哨兵终于同意我们上船，并说水大浪急，出了事他们不负责任。我们说，感谢他们的通融照顾，如果河中出事，自己负责，与他们无关。我们赶快上船，坐在炮弹上，手拉着绳索和船帮。船划到河心，巨浪滚滚，木船东摇西晃，真吓人。然而，我们心想过河，颠簸厉害也无所惧。约两个小时，木船平安靠上北岸。这里不是码头，黄沙一片，坑坑洼洼，渍着水。我们向船夫、押船士兵致谢告别，由同路农民领路，直奔国民党孟县所属的吉利镇。此地别无村庄，不巧，国民党孟县政府驻在这里，戒备森严。我们说明身份及理由，并诉说大孩子正在发高烧，哨兵允许进镇。我们住在镇边的一个无人居住的空窑洞里。洞里阴凉，倒很舒适，我们买了个西瓜作午餐。下午，德纯主动去找县长办手续，县长张百华让秘书出面接见。沈照例说明来意后，并请县里派个民夫护送，请他们在所属辖区内保证安全。我们在这里住了一晚，孩子的高烧未退，8月1日清早，我们又动身起程，沿途又过了两三个岗哨，略经盘问即应付过去。中午走到最后一关，地名叶店坡村。德纯在前面交涉，碰了钉子。这里除哨兵外，还有地痞。他们听德纯的口音，说他不是这里的人，回什么家？此刻，我也赶到了，接上去：出来几年，现回家看母亲，怎么就不是这里的人啦？他们听后说，你是咱这里的人，可是我们不当家，不能让你们过去，必须连长开个条子才让过，连长在那边坡上住，你们去找找。也只好如此，我带孩子到路旁一个破瓜棚等候，德纯去交涉。该连长姓王，是陕北一带人，德纯抗日战争前曾在西北国民党地方军工作过一年多，军队及陕北情况熟，他除介绍我们的身份外，又和该连长聊起来，从而知道近两日过来多少部队，店坡只住一个连等。这连长除开个路条通行外，还叮嘱在中间地带要小心，是他们的人由他负责。路条交岗哨就通行了，我们给孟县政府派来的民夫付了钱，让他回去，由洛阳同来的农民继续陪我们急步通过中间地带。到乾沟桥时，沟对面岗上有人喊话，我们讲话他听不懂，他让我们过去一人对话。德纯过沟上去，远远即看到他拿的手榴弹是太岳军区制造的，心里就感觉到是八路军岗哨，向他们讲明我们的身份和回家探亲的原因，他们表示让我们赶快过去。走不远，到达前沿部队驻地“郭村”。该处住一个排的兵力，经与排长交谈，知道他们是八路军太行军分区的部队。这时，我们说明了真实身份，是新四军中原部队化装突围过来的。排长又派人送我们到区政府所在地。此时，我们告别了同路的农民。区长冯致祥接待我们，了解我们的经过后，即请太行四军分区司令部侦察参谋来。参谋姓李，德纯把在铁谢、店坡所了解到的敌情全部告诉他。李参谋特别高兴，因这些新情况他不了解。的确，眼下正准备打仗。他要我们把护照、钢笔、德纯的西服借他使用。我们爽快地答应全部送他备用。一会儿，区长派车送我们到孟县政府所在地东梧桐村。这时，我们心情完全放松了，我们已置身于安全的解放区根据地了。

9月30日，我们回到我的家乡沁阳县前杨香村。继母不在此，住在县城她娘家，我们在姨母家住一夜。4日赴沁阳县城，到县委报到。县委书记刘枫接待我们，并找地方让住下休息几天。继后，我们见到继母。虽是初次见面，但她很热情，问长问短地谈了好长一阵子。在县里住了3天，又继续前进到焦作太行第四军分区司令部所在地，原计划经此领取介绍信后，到河北邯郸晋冀鲁豫中央局去接组织关系的，但后来情况有变。从沁阳出发到焦作坐车一整天，到焦作后经分区政治部接待安排住下。第二日晚上，司令部召开庆功大会，并约我们参加。我发高烧未能参加，德纯同志参加了。秦基伟司令员讲话时说：这次取得的伟大胜利，是因为新四军过来的两个干部告诉敌人的详细情况，作了重新部署所取得的。说到此，德纯也按捺不住心中的喜悦，给同座的政治部干部叙说了当时的过程。会后宴请，大家向他敬酒。关于走的路线问题，政治部的同志认为，从山外（太行山东面）直线去邯郸有危险，这些地方不是基本根据地，不便直往。第三天，我继续高烧不退。同时，焦作也发现敌情。我患病需要照顾，又有两个孩子，加上有作战可能，直线又走不通，最后决定返回沁阳县住医院治疗。我住进了“天主教医院”，孩子交继母照顾。住院检查结果是患伤寒，半个月后体温才退到正常，直到9月中旬体力才稍恢复。我们告别沁阳，携沁阳县介绍信，经山西的晋城、高平、长治、路城、黎城到达河北省的涉县，最终到达邯郸的大屯村——晋冀鲁豫中央局所在地。到组织部报到时，无人接待，后由城工部部长孔祥祯同志接待住下（孔曾在宣化店住过，相互熟悉）。10月7日，又由组织部介绍到附近的苏槽村——“新四军五师干部管理委员会”的住地。我们赶到后，得知他们因有敌情，迁到武安县上白村了，见到了管委会易家驹同志，在此参加学习。这里住着五师化装过来的一批干部，易家驹同志是负责人。在学习组内交代化装转移经组织部批准的情况和沿途的遭遇等，经小组同志研究认为无问题，可以恢复党组织关系，报管委员批准。我们总计脱离党组织105天，过了一段旅行生活，现在胜利结束了转移任务，回到了党组织怀抱，重新过上共产党员光荣而严格的生活。

# 新中国成立初期湖北的接收工作*

1946年6月26日我从湖北大悟县宣化店突围到华北，8月2日进入解放区，住在晋冀鲁豫新四军五师突围人员招待所休息。后经党组织介绍到河北省武安县晋冀鲁豫中央局党校参加学习，并任该校卫生所所长。结业时因学习、工作优秀，受到学校立功奖励。同年10月因郑位三同志患病，组织上又调我回晋城五师留守处任位老的保健医生，同时参加整党训练班学习。1948年8月经李先念等同志同意，赴石家庄华北军区和平医院进修，12月转入河北省平山县西柏坡朱毫村中央医院工作。

1949年3月9日收到李先念同志在西柏坡参加中共中央七届二中全会时给我写的信，要我仍回湖北工作。根据他的安排，我于3月22日乘坐刘子久（新中国成立后任河南省委书记）同志的吉普车离开西柏坡附近的中央和平医院，途经石家庄到济南，转乘火车到徐州、开封、郑州，再换大卡车到湖北孝感待命。6月初进入汉口，过江到武昌去刚成立不久的湖北省委报到，接待我的是江仲华大姐。她是我战争年代的老战友，中原突围后，多年不见，倍感亲切。她简单向我介绍其他部门的主要领导骨干后（多属随军南下的华北干部），分配我到省政府民政厅负责接受旧省府所属卫生系统的机关单位和人员的工作。

华中重镇武汉市，是1949年5月15日解放的。当时社会动荡，周围县市时有国民党残余势力为非作歹，开枪打炮，扰乱百姓；特务人员，制造混乱，暗中杀人。广东、广西及西南各省区尚未解放，人们观望思想严重，交通秩序还未走上正轨，“金元券”不值钱，物价飞涨，人们生活很不安定。在工作上事情很多，很繁重：既要支援第二、第四野战军大军南下、西上去解放广东、广西及西南各省区，又要筹建本省、地、县级政权，组建乡镇基层组织，清匪反霸，镇压反革命；同时还要组织发动农民群众进行土地改革，发展生产，安定民心；不仅如此，还要与湖沼地区的水灾，山区、丘陵地带的旱灾、虫灾等自然灾害作斗

---

* 这是作者2003年写的回忆录。

争，预防疾病发生。真可谓：百废待兴，从头做起。

当时武汉市（包括武昌，汉口，汉阳三镇）属中原人民政府管辖，与湖北省政府是兄弟关系，湖北省的省会在武昌。遵照领导指示，中原人民政府任命我为湖北省政府卫生局长，接收工作的任务主要是省属的卫生事业单位。如省卫生科（当时属旧政府省民政厅下面的一个科，省卫生厅尚未成立）、省立传染病院、省立第一、二、三、四医疗防疫队、省立结核病防治所，等等。根据当时统计，大小单位16个，职工总数404人。按工作分类，计有医疗技术人员223人（包括医师、药师、药剂生、护士、助产士，化验员、X光技师及其他技术人员），行政事务人员81人，工友100人。这是当时卫生系统的力量，也是新中国成立后我们所接收的“家底”，或者说是“财富”。

当时接收旧政府的工作，任务繁重，人员极少，且又是抽调来临时工作的。如省立医院，只有谈太阶同志一人。结核病院，咸宁医院均无自己骨干，因此接收工作深感困难。

被接收的单位多，任务繁重，没有固定的地方办公，抽调来的临时人员，居住分散，每天上班前，必须先约好一个地点集合，由领导交代任务后再分头出去工作。

接收一个单位的工作，往往不太顺利。他们不是原封不动、痛痛快快地交给我，多数单位是要经过反复多次交涉，多次周折，才能解决问题。

接收人员的经验少，加之时间要求急，应做的事太多：如支前工作、救灾工作等，都要由我来运筹帷幄，解决问题。

1951年开始又有支援“抗美援朝，保家卫国”的国际任务。湖北组织几批医疗手术队奔赴东北，参加救治从朝鲜转来的伤病员的任务；同时接收由东北转到湖北来的近2000名慢性病人，为此在孝感、襄阳、圻春、洪湖新堤等地新建疗养院收治分批转来的病人。治愈后有的回原部队，有的就留在湖北，根据其所长和志愿分配工作。当年6月中旬，全省医务人员响应党中央的号召为中国人民志愿军捐款买飞机大炮，支援前线，大家踊跃捐赠，其金额可买一架飞机。

总之，接收工作虽然任务繁重，但心情欢畅。感到经过千百万革命先烈的前赴后继，艰苦奋斗，甚至牺牲自己的生命，用鲜血换来今天的解放，天下是人民当家做主，不管工作再苦再累，夜以继日，干劲十足，积极工作，为人民服务，完成党交给的一切任务。在自己的努力下湖北的卫生工作从无到有，由小到大，从弱到强，逐步为将来的发展壮大打好基础。

# 在卫生部卫生防疫司工作的点滴*

从时间看，我从1955年12月到1960年2月当了4年卫生部卫生防疫司副司长。记得是1955年12月，张凯副书记找我谈话，说防疫司的几位副司长工作有变动，调我到该司加强领导。沉思许久，只有服从，故24日到防疫司上班。分配我负责防疫处，办公处，生物制品、兼管爱国卫生运动。

当时主要工作是贯彻毛主席关于“消灭四害”的指示，四害即蚊子、苍蝇、老鼠、麻雀都在消灭之列。开始，全国各地都很重视，领导亲自抓。在北京由副市长王昆同志负责。有一天我们带着几个干部到故宫上钟楼去捅麻雀窝……有不少科学家说，麻雀是益鸟，它虽然有危害庄稼的一面，但一只麻雀一年要吃多少害虫，所以要保护麻雀。此事传到毛主席那里，他生气了。说放麻雀一条生路，改灭跳蚤，总没人反对了吧。

继之，抓消灭疟疾，国务院在1955～1956年间将其列为全国性的传染病。在我国来说，疟疾是危害人们身体健康的常见病之一。人一经染上，少则一周，多则几个月，在农村甚至有“打三年六个月皮寒”的记载。“打皮寒”即是疟疾。它把人折磨得骨瘦如柴，朝不保夕，现今政府提出来消灭疟疾，群众万分称赞！

为了消灭疟疾，卫生部请来苏联专家代表团一行五人，由我陪同到了广东、广西、云南、四川、重庆、武汉、浙江等地作调查，最后到广东开会。在会上，由各地介绍调查结果：平原、丘陵水域地区，疟疾源是溪流中生长的“孑孓”。云南省在解放军医务人员的帮助下调查80个县的疫情，解剖19种“按蚊”14 688只，证实“微小按蚊”是当地疫区的主要的传播媒介。广东省在海南岛和湛江地区解剖“按蚊”14种，33 010只，发现“微小”、“大”、“日月潭”、“溪流”和“菲律宾”（以上均为蚊虫种类名称）等五种“按蚊”的唾腺有自然感染，有的还在会上介绍了在控制传染源方面经验；各地探索了国产抗疟疾药物在治疗、预

* 这是作者2003年写的回忆录。

防服药和群众性集体服药时有效剂量及合理用药方案；为大规模消灭疟疾的抗疟工作，提供了技术指导。

接着我们着力抓组建疟疾防治机构。华东、中南、西南等各大行政区在组织临时工作队的同时，先后在疟疾流行严重的地方设立固定的疟疾防治站、所，负责疫情调查，进行试点示范，开展防治工作。到1956年底，已在云南、福建、贵州、浙江、四川、湖南、广西、江西、安徽、江苏、新疆和湖北的39个县建立了疟疾防治站、所。另外，中央卫生研究院在海口市建立了海南岛疟疾研究站，进行疟疾防治科研和培训技术骨干工作；并接受卫生部委托举办了高级师资、高级抗疟人员和中级抗疟人员培训班，共培训了221名科技骨干。

# 中共中央党校高中级干部研究班校友联谊会活动简介*

## 一、成立过程

1982年2月，中共中央发出《关于建立老干部退休制度的决定》；5月25日又发出：《关于抽调中央、国家机关离退休、退居二线的部、司局级干部到中央党校研究班学习的通知》，指出：为了给刚退出领导岗位的老同志提供读书学习、总结经验、适当休息的环境，并逐步适应离休后的新环境，体现党对老同志的关心，决定在中央党校开设一个研究班。其主要任务是让退出领导岗位的老同志来读点书，回顾战斗历程，总结历史经验。据此，凡拥护党的干部制度改革并有强烈学习愿望的一批60岁以上的老同志自愿报名参加学习。这是在特定的历史条件下中央党校开办的一期老干部学习班。学习限期一年，1982年9月1日开学，1983年7月中旬结业。结业前夕，王震校长对将要离校的学员嘱咐：要好好地研究点问题；好好地做点社会工作；好好地当好伯乐；好好地锻炼身体；管好家庭。同学之间也有希望离校后能保持联系，交流安度晚年的经验。1983年冬，1984年春经多次商讨与筹备，在原中央党校高中级干部研究班老战士合唱团的基础上，组织起“校友联谊会”。之后得到中国老龄问题全国委员会、中央党校领导批准。从此，在他们的指导、关怀下进行活动。这是一个较特殊的老年群体组织，有的誉为“不结业的老年大学”，它已有13年的活动历史。

---

* 作者历任“校友联谊会”的副会长、会长，1996年初决定出书，并由作者起草本文，1996年7月结稿，因所附“校友会”成员简介的核对工作1997年出版。

## 二、组织情况

“校友联谊会”的成员，先是自愿参加的原中央党校高中级干部研究班的同学；继后，在活动过程中，因多种因素，也接纳了非同期同班的党校同学为会员。会员来自在京中央、国家机关63个单位的部、司局级的党员干部。会员人数1985年为165人，1986年为178人，1993年150人，目前为141人。1995年底统计，会员中80岁以上的有65名，占会员总数的46.4%，其中90岁以上的寿星有3人。1997年度，将又有19名会员进入80岁，1人进入90岁。届时80岁以上的会员将占会员总数的50%。为了会员之间便于联系，按会员住地划分为16个小组。每组设正副组长二三名。“校友联谊会”的领导组织，根据民主集中制原则，由会员中推选理事、常务理事，名誉会长、会长、副会长，秘书长、副秘书长。还聘请热心支持我们工作的顾问若干位。

## 三、活动概况

“校友联谊会”成立十多年来，在坚持党的四项基本原则、讲政治和“老有所为，老有所学，老有所乐”等原则的总精神指导下，活跃老年生活，跟上时代步伐，发挥“余热”安排活动。具体活动分为以下各组：

**（一）读书学习组**

其内容，一是组织大、中型报告会，关于政治形势，经济问题，科技、保健知识，专题讲课等。请有学识、有经验的专家、学者、部委领导作报告。先后已组织70多场报告会，深受与会者的欢迎，受益匪浅。二是组织中、小型读书会，会员自由参加。读书会有主持人，内容是会员互相介绍新发行的书籍及其主要内容，漫谈共同关心的社会问题，自由发言，不作结论，起到开阔视野，促进思考的效果。

**（二）调查研究组**

该组活动，采取不定期的小型研究会形式。会员从各自了解的社会上的不良现象，汇集、研究核实，提出改进建议，写出书面材料，上报党中央、国务院领导同志。如1989年7月，党中央关于近期做几件群众关心的事情的决定中，内容开头就包括了“联谊会”会员的建议。

**（三）写作编辑组**

发动会员撰写各自离休后新的生活片断。已写成有25万字的一本读物。书名为《新的起点》，由中国人民解放军长征出版社出版。在全国发行6万多册，深受老同志们的欢迎。原打算再撰写第二本，因编辑组同志的健康及其他因素，未能实现。

**（四）诗词书画组**

该组成员多次组织书画习作会。每年春节校友联欢会上，展出校友们的诗词、书画作品。有的会员即席朗诵自己作的诗词联句，并为寿星献诗献画。有的作品参加全国性的书画展览，或登在报纸杂志上，还先后出版了《迎春联谊诗选集》、《燕园诗选》等。

**（五）歌咏舞蹈组**

原老战士合唱团的部分同学与原物资部老干部歌咏队结合，在原物资部老干部活动站定期进行练唱。后因会员居住分散，交通困难，练唱次数逐渐减少。但在每逢春节联欢会及组织返校活动时，能及时排练，演出大合唱、小合唱、舞蹈等节目助兴。多次活动均由86岁高龄的汪家宝同志主持与指挥。

**（六）花卉养殖组**

参加该组活动的有26人，初期每周活动一次，主要内容是介绍养殖花卉的基本知识，交流经验，现场观摩，交换自己喜爱的新品种等。活动中曾为了平抑君子兰高额售价的不正之风，个别同学还倡议组建了中国君子兰协会，请赛福鼎同志作名誉会长，举办过两次全国性的专业会议和花卉展，对君子兰的食用、药物、观赏、生物试验和经济价值进行了大量的科学研究，积累了一些数据。

**（七）保健咨询组**

“联谊会”经领导部门批准后，对全体会员进行一次书面健康情况、所属医疗单位及其建议的调查。将调查资料集中统计，进行疾病分类。根据几种多发病，邀请在京的名医专家有针对性地对如何预防、急救、治疗做专题讲授，印发讲稿供参考。外地专家来京讲解保健、气功知识时，也邀请他们给会员作报告，深受欢迎。为老年会员祝寿，从1987年开始，每逢春节举行校友联欢会时，为年届80、90周岁的老寿星祝寿，献祝寿礼品，歌唱祝寿歌曲助兴。到1996年春节联欢会，已先后为74位会员祝贺寿辰，祝他们健康长寿。

**（八）组织组**

该组的主要任务，是负责会员登记，草拟会章，征收管理会费，修正会员通讯录等。联谊会的大型活动，经正副会长决定后，由正、副秘书长分工通知各小组组长，由正副组长通知到每个会员。会员小组根据需要不定期地举行联谊活动，由组长主持。

## 四、发挥会员特长

全体会员，除参加“联谊会”组织的各项活动外，还根据各自的特长、爱好和社会的需要，参加了一些其他群众组织或学术团体，继续做些利国利民的多种活动，发挥“余热”；还有的撰写回忆录，有的总结往事，著书立说。10多年来，全体会员在政治、经济等领域没有发生有损党和国家利益的事情，没有发生违纪违法行为。有的会员还受到嘉奖。如优秀作者奖、国家机关优秀党员奖等。

## 五、活动经费

本着艰苦奋斗、自力更生的革命传统办事。经费来源：一是会员交会费。1986年前每人每年2元，1986年至今收5元。二是个人资助，《新的起点》一书付的稿费，绝大多数会员交会内使用。三是多方资助。10多年来，大、中、小型会议场所均靠会员所在单位提供无偿支援，还备茶水；必需的印刷通讯录、总结等也是无偿援助。所邀请的讲课老师、专家教授、部委领导均是无私贡献，不付任何报酬，个别的赠送一两本自出的书籍、诗选留念。

关于经费保管，由常务理事指定专人管理。支出，主要用于春节联欢为老年会友祝寿购买礼品；购买少数有新内容的书刊及录音带，供会员学习。

## 六、领导关怀

“校友联谊会”是在中央党校、中国老龄全国委员会的领导同志关怀与指导下诞生与成长的。是中央党校所属的一个老年群众组织，是中国“老龄委员会”的团体会员。遇事向他们请教，有问必答，协助解决。每年举行“校友”春节联欢活动，他们在百忙中也有一位领导莅临指导。张亚群同志还代表“老龄委”为每个祝寿老人赠送礼品留念。中央党校各位领导对校友会员关怀备至，1985年10月18日全体会员返校汇报，受到当时在校的几位领导、老师们的热情接待。蒋南翔副校长讲话时，除介绍中央党校的新进展及对会员们提出希望外，还提出今后每年在春暖花开或秋高气爽时欢迎同学们返校一次，共叙友情。话音刚落，同学们异常激动，掌声如雷，表示谢意。10年来，“校友联谊会”考虑中央党校任务重，事务繁忙，采取结合学校举办的可以参加的有纪念意义的活动，再联系返校，先后也返校7次。每次返校都受到校领导如蒋南翔、薛驹、苏星、陈维仁、杨培先、刘胜玉等同志及有关老师、老干部及青年同志们的盛情接待，表演优美的文艺节目，赠送新的学习资料、纪念册等，参观学校新的建筑，新的教学设备，受益匪浅，印象深刻。但每次返校活动，都给校领导、教职员工增添了巨大的精力、物资等方面的负担。会员们深感受之有愧，又无力回报。只有在有生之年，发挥“余热”为党为民为国做点贡献。

## 七、受奖

“校友联谊会”的活动成就，已获得社会上的认可。《中国老年》杂志社等单位，为纪念《中共中央关于建立老干部退休制度的决定》颁发10周年，联合发起全国“老有所为先进集体创新奖”的评选活动。在评选活动中，“校友联谊会”荣获“先进集体创新奖”，获奖章、奖状各一份。获奖对我们校友联谊会既是鼓励，又是鞭策。今后应继续努力工作，保持荣誉。

# 九十有感*

国泰民安喜事多，举国上下乐呵呵。

三峡工程惊世界，神舟六号奏凯歌。

南水北调风云动，西气东送功勋卓。

青藏高原火车通，世界屋脊观冰河。

国亲两党首都会，台独势力受重挫。

国际往来信活跃，和平发展朋友多。

五中全会宏图展，小康社会众手托。

三个代表牢牢记，科学发展紧把握。

今朝九十岁月满，革命意志不滑坡。

深谢同志和朋友，百忙之中来祝贺。

栗秀真 2005.12.22.

* 2005年12月22日栗秀真在国家计划生育委员会为她举行的生日宴会上朗诵了她写的诗“九十有感”，该诗登载在2005年12月29日的《中国人口报》上。

# 教诲常忆 精神永存*

## ——怀念李先念

先念同志是党和国家的卓越领导人。他的逝世是党和国家的巨大损失。作为半个世纪以来在先念同志领导与关怀下走过来的一名老战士，我深为失去一位良师感到悲痛。为了缅怀他的丰功伟绩，现将我在卫生、计划生育工作中直接受到的教导作一笔录，以表达对先念同志的怀念之情。

## 一

从1939年6月到1954年初，我是先念同志领导下的卫生战线上的一名战士，亲自体会到先念同志对卫生工作极为重视，尽力支持我们的业务工作，并帮助解决具体困难。

在抗日战争和解放战争年代，先念同志指示我们，卫生人员的任务，就是要发扬救死扶伤的革命人道主义精神，团结一切可以团结的卫生人员，全心全意为指战员的健康服务。要依靠地方党组织，依靠革命群众的力量，争取进步士绅的支持，为野战医院、休养所的伤病员治疗养伤提供安全的住地，提供生活需要的物资保证，使伤病员早日恢复健康，重上前线杀敌。他还指出，医疗卫生部门是军队的组成部门，是提高战斗力的重要部门。战争前线，有好的医务人员抢救伤员，有好的后方医院治疗负伤同志，打起仗来，指挥员和战士就勇敢，无后顾之忧。

为适应上述光荣而艰巨的任务要求，先念同志对边区及武装部队卫生组织机构的建设，卫生人员的吸收充实，政治思想的状况，技术的提高，主要卫生干部的调配，药品器材的购买、生产与分配，后方野战医院的定点，必要的大的转移，以至一些干部住院治疗的情况等，他都十分关心，有些还是他直接指挥的。

* 作者这篇回忆录刊登在1993年9月出版的《伟大的公仆 怀念李先念同志》一书。

由于先念同志胸怀全局、关心同志、作风民主、平易近人、处事解决问题及时等优良作风，在鄂豫边区和五师部队的卫生人员中树立了崇高的威信。他们不单是把他视为上级首长因而十分尊敬并听从指挥，而且把他视为革命大家庭中的亲人、长辈。正因为这样，边区部队卫生战线的力量，随着边区部队的发展壮大，卫生人员也由少到多、卫生组织机构由小变大，技术力量由弱增强，得到了相应的发展。卫生战线上的全体指战员竭尽全力，克服重重困难，为取得革命战争胜利作出了应有的贡献。

1949 年夏，湖北解放了，先念同志担任中共湖北省委书记、省政府主席、省军区司令员兼政治委员等要职。在日理万机的情况下，先念同志对湖北人民群众的健康，卫生事业的发展仍然关怀备至。1949 年 12 月 17 日至 23 日，省卫生局在武昌召开全省第一次卫生工作会议，日夜忙碌的先念同志仍然挤出时间到会讲话。他讲国内大好形势，讲卫生工作的任务，做好工作的方法以及工作中要注意的问题。他说：订计划要脚踏实地，不要弄得庞大无边，结果一事无成；办得到就做，办不到就等。他强调在当前人力物力都不够的情况下，要尽可能动员一切社会力量为社会为人民服务。要动员一切力量行动起来，首先要反对宗派主义。老干部与新干部要团结，中医西医要团结，相互虚心学习，各取所长，各补其短。这样做医务技术就可以进步，为人民服务才有本领，否则，就不能进步，对人民也是个大的损失。先念同志的讲话给全体代表以极大的鼓舞，代表们明确了自己肩负的重任，决心在省委、省政府领导下同心同德，努力工作，为湖北广大人民群众的健康服务。

1950 年初，卫生局决定为省医院扩建病房，为省医学院扩宽院校基地，但遇到不少困难。我向先念同志写信反映情况并求援，他在百忙中亲笔复信告诉我，他已与王任重副主席商量过，可以拿出 100 万斤粮食（解放初期以粮食为计价标准）扩建省医院。“你们必须提出具体计划报告王副主席，我才好支持你们。建设是一回事，用人又是一回事，一定要聘请人才。”“医学院扩建基地事，已将信转到陶铸主任那里去了（陶铸当时是武汉市军事管制委员会副主任），你到陶铸主任处去汇报，说明实际情况，争取得到解决。”往事已逾 40 余载，每想起这些，再看看先念同志的亲笔函，更感无限亲切与怀念。

## 二

先念同志对我国开展计划生育，控制人口过速增长工作，也像对其他革命事业一样予以重视与关怀。

我国长期处于封建社会和半封建半殖民地社会，广大工农劳苦大众多年遭受内忧外患，生活极端贫困，人口发展属于高出生率、高死亡率、低增长率的模式。新中国成立后，广大人民安居乐业，生活水平提高，医疗条件改善，很快出现了人口出生多、死亡少、增长快的新模式。为了更快地发展经济，提高人民生活水平，解放妇女劳动力，保护妇女儿童的健康，有计划地生育子女就提到党政机关议事日程上来。20 世纪 50 年代，由于历史及认识上的因素，计划生育工作出现了反复。1962 年党中央、国务院联合发出认真提倡计划生育工作的指示，全国各地进行了大量工作。1966 年“文化大革命”开始后，一些党政机关处于瘫痪、半瘫痪状态，使刚刚开展起来的计划生育工作随之中断，人口出生率继续处于高水平。从 1966 年到 1970 年，5 年内出生新生儿 13348 万，净增人口 10454 万，平均每年净增人口为 2090 万，人口的过速增长与国家的社会经济发展极不适应。1970 年党中央又发出要继续提倡晚婚、计划生育的指示，国务院发出免费供应女用口服避孕药的通知。1971 年 7 月，国务院再次发出各地要认真开展计划生育工作的通知。先念同志在协助周总理主持国务院日常工作期间，直到 80 年代中期，对计划生育工作的推行倾注了大量心血。他认为，我国的人口基数大、数量多、增长快，必须加以控制，实现有计划地增长。人口增长过快，对各方面的压力很大。做好计划生育工作，无论从国家繁荣富强，从妇女孩子健康来说，都具有伟大的意义，是一项重要的长期的战略性任务。做好这项工作，各级党委领导要负责，亲自过问，只能抓紧不能松，各有关部门要配合协同抓。对群众要进行广泛宣传，使之提高认识，自觉实行计划生育。要为群众提供安全、有效、使用方便的避孕节育药具。先念同志不仅有明确的指导思想，在计划生育工作开展过程中也亲自过问，毫不放松。

1973 年 4 月 28 日凌晨，在人民大会堂福建厅，由周总理主持的一个会议上，周总理详细了解计划生育工作的进展及女用口服避孕药使用等情况。最后总理说，计划生育工作单靠卫生部门吹是抓不起来的，看来需要成立个领导小组来抓。当时坐在总理对面的先念同志立即发言支持总理的意见，当场讨论哪个部门哪个领导同志参加，并确定国务院业务组应有一位领导同志参加，领导这个小组。总理委托先念同志负责组建工作。国务院计划生育领导小组于当年 7 月 16 日成立，华国锋同志任组长，参加成员 25 人。办公室于 8 月 15 日开始办公，负责具体业务工作。先念同志虽然工作繁忙，但多次挤出时间听办公室的工作汇报，了解情况，参加全国性的业务会议，接见与会代表及专家学者，并以他丰富的实践经验多次对我们的工作进行指导。他说，党的根本路线是群众路线，计划生育、生孩子的事要靠群众自觉来落实。因此，要广泛地进行宣传，做耐心细致的思想工作。宣传工作要做在生育之前，妇女怀孕之前。他还说，中国封建社会时间很长，封建思想影响很深，“多子多福”、“重男轻女”等思想至今还影响着很多干部和群众，尤其在农村。他风趣地说：京戏《杨门女将》佘太君的唱词里就有一句：“年迈人喜的是四代同堂”。列宁讲过，旧的习惯势力可怕。所以要大张旗鼓地进行宣传教育工作。宣传方式要多种多样，报刊、课本、小册子、幻灯、电影、开会演讲、个别交谈等都要有这个内容。宣传时要区别不同对象，比如对老奶奶、老爷爷、中年人、青年人、男的女的、工人、农民、知识分子，要用不同的方式和内容，要通俗易懂。群众认识了，道理懂了，就会实行计划生育少生孩子了。

1977 年 2 月，国务院计划生育领导小组办公室在京召开女用长效口服避孕药科学总结会时，先念同志约余秋里同志会前听研究成果的汇报，他在会上讲了话，强调科学技术要跟上去，长效口服避孕药有的同志服后有反应，头晕恶心，对这个问题要研究，把副作用去掉。不仅是药，节育手术、节育环问题都要研究，这关系到城市、农村的妇女健康。你们这个行当，是为人民服务的，不要掉以轻心、粗心大意。会后在批复女用长效口服避孕药使用问题时又指示：“要在临床试验中，兢兢业业，反复观察使之不断前进，逐步提高，特别是减少副作用，要下苦工夫。这是对人民负责的问题，绝不能粗心大意。如果不行，立即停止使用。”

为了加强计划生育节育措施的科学研究，需要新建科学研究机构，首先在上海和北京建立的两所综合性又各有侧重的研究所，也是在先念同志的支持下批准兴建的。

在计划生育工作中，先念同志还指出要抓重点，强调各级党委领导要重视。国务院计划生育领导小组成员中，不单要有有关部门领导参加，还要有几个人口多的大省、直辖市的书记参加。他有时采取让参加会议的代表给省委书记捎口信的办法，要各省把计划生育工作抓好。20 世纪 70 年代后期，先念同志在多次会议的讲话中讲计划生育、控制人口问题，反复讲计划生育不只是少生几个孩子的事，而是个战略问题，要把它提到全局观念和战略的高度来考虑。他要求各级党委把此工作摆上议事日程，要求一年花几天时间讨论研究，或一季度讨论一次。先念同志还处处以身作则，支持关心计划生育工作。他在听取办公室工作汇报时，都认真细心地了解情况，对某些新情况总是追根寻源地询问，直到弄清楚了才罢休。需要解决具体问题时，他事先就找有关部门的领导同志参加，国家计委、国家科委、商业部等领导同志都被邀请过，共同了解情况解决问题。在工作取得成绩时，他又给予肯定和鼓励，在肯定和鼓励的同时还要分析欠缺因素及今后努力的方向。如 1978 年 6 月 26 ~ 28 日在国务院计划生育领导小组全体会议上，先念同志到会讲了八点意见，首先一点就是肯定成绩。他说，计划生育工作取得了很大成绩，中央、国务院感谢你们，人民感谢你们。你们做出了很大成绩，应该肯定，要好好总结经验。有了成绩不要自满，忘乎所以。你们的工作很艰苦，任务很重，也很光荣，党和国家对你们寄予了莫大的希望。同志们要努力工作，把计划生育工作提高到一个新水平，做出新的成绩。会后，先念同志的讲话精神传达到基层工作干部时，同志们有的感动得流下了热泪，表示今后一定要更加努力工作，克服困难把工作做得更好。

先念同志与我们永别了，但他的教诲已铭刻在我们心中，将继续指引我们前进。

# 栗秀真在纪念李先念同志95诞辰会议上的讲话*

今年6月23日，是伟大的无产阶级革命家、政治家、军事家李先念同志诞辰95周年纪念日。今天，我们在这里聚会，共同缅怀李先念同志为中国人民的革命和建设事业，为我们党和国家的发展壮大，所做的不可磨灭的丰功伟绩。李先念是我们的老师长、老领导。在过去革命战争的艰难岁月里，在党中央、毛主席的领导下，李先念同志和朱理治、郑位三、任质斌、陈少敏、刘少卿等其他领导同志带领我们打日寇、战美蒋，为夺取中国人民革命事业的胜利，建立新中国，做出了历史贡献。在建设新中国的伟大历程中，李先念作为党和国家的重要领导人，为我国的社会主义建设和改革开放事业，为我们党的建设，又做出了重大贡献。李先念同志的一生，是充满坎坷和艰辛的一生，是不断奋斗和进取的一生，是为社会主义和共产主义事业献出全部精力和心血的一生。历史已经把我们和李先念同志紧紧地联系在一起了。抚今追昔，我们更加怀念过去那战斗的岁月，怀念在李先念领导下走过的不平凡的艰苦征程。这是一笔宝贵的财富，是永远不能忘却和丢失的，是任何时候任何情况下都必须继承和发扬光大的。我们今天开这个会议，根本意义就在于此。下面，就请大家发言。

（夏夔同志、王定烈同志、程振声同志、陈佑铭同志、林佳楣等同志发言）

刚才大家的发言都很好。希望大家都不忘记过去，牢记传统，以李师长为榜样，继续为党和国家作出我们的努力。

---

* 这是作者2004年6月19日在李先念同志诞辰95周年纪念大会上的讲话。

# 深切怀念郑位三同志*

位老是中国共产党老一辈无产阶级革命家、忠诚的共产主义战士，鄂豫皖根据地的主要创始人之一。1943 年 11 月他奉命中共中央华中局的指派，到鄂豫边区、新四军五师来。我初次见到他是在 1944 年 2 月初，以后便在他的领导下工作。1975 年 7 月，位老病重住在北京医院治疗，我因到外地开会，临行前到医院病房探望，见他的病情已处危急之时，但他却仍泰然处之。7 月下旬我在贵阳开会，从广播中听到位老逝世的噩耗，心情很悲痛，没能与他最后告别。30 多年领导与被领导，病人与医生之间的许多往事涌现在眼前，悲从中来，久久不能自已。我对位老一直存着崇高的敬仰之情。值此位老诞辰 100 周年之际，我谨略举几例往事，以示怀念。

## 一

1944 年 2 月初，边区党委在大悟山白果树湾与滚子河之间的八角门楼，开办高级干部整风班，从边区四个分区抽调县、团以上干部包括地委书记共 110 多人集中学习。我从一分区调来，分编在第一支部，地委书记程坦同志任支部书记。2 月 5 日举行开学典礼，位老在会上——这是我第一次见到位老——他讲的内容我记得最清楚的是，参加学习的同志要认真学习整风班指定的文件和刘少奇同志著的《论共产党员修养》，先粗读，再精读，领会精神实质后再联系实际，对照自己不足之处，严加克服，要达到思想上入党。同志之间要互相帮助，发扬党的批评与自我批评的优良作风。认真执行惩前毖后、治病救人的方针，开展批评，要实事求是、重在教育、以理服人、吸取延安整风运动中的经验，不搞逼供信，不搞无情打击，不能伤害同志。这期整风班从 2 月开始到 7 月底结束。在我们支部中有一位搞情报工作的同志，他是东北青年学生，在进关前曾参加过国民党三

* 作者 2001 年 10 月 19 日写的回忆录刊登在 2002 年 9 月出版的《郑位三百年诞辰纪念文集》。

青团，学习进入到自我检查阶段时，他向学习小组交代、检查了他的这段历史经过。经过小组同志们分析、帮助，他彻底与过去划清了界限，表示要认真学习，不断地改造自己，努力做到真正从思想上入党，为革命事业奋斗终生。据我所知，该同志在战争年代一直表现很好。

## 二

1947 年 3 月间，中原突围到陕南的主力部队，奉命北渡黄河到山西晋城南石店一带休整。6 月底部队整编为晋冀鲁豫野战军第十二纵队，随刘邓大军南下，将老、弱、病、残和编余的干部及家属留下，在晋城成立留守处。位老也留住在这里养病，病情时轻时重。我当时在晋冀鲁豫中央局的党校学习兼工作，学习结束后在河北武安县冶陶镇附近的一村庄，参加晋冀鲁豫中央局召开的土地会议，传达贯彻党中央在河北平山县西柏坡召开的土地会议上通过的《中国土地法大纲》，会议由薄一波同志主持。会中突接晋城留守处来电，说位老病重，要我速回。接电报后我即日夜兼程赶到晋城，直奔位老住处进行抢救。几日后，位老的病开始好转，但需要继续进行增加体力的辅助治疗。位老非常注意与医生配合，按时吃药与注射，始终心平气和。精神稍好就阅读书、报，听电台广播，关心前后方的形势。他也告诉我一些消息，如华北有些地方土改中有过“左”的情况，毛主席给纠正了；洛阳初次解放时，工商业政策“左”了，第二次解放时，政策执行得好等。他谈的多是政治性问题，对我这个技术人员来讲很受教育。

## 三

1948 年 1 ~ 6 月中，在晋城留守处住的干部，举办一期整党学习班。住地七里店，距留守处约七八里路。我是学员之一，学习内容是《中国土地法大纲》。学习方法是先学文件领会精神，后联系个人思想实际。开学动员会之后，以小组为单位分组学习。领导班子有程坦、吴皓、文祥等同志组成。我所在的小组有杨子明、童世光、周达夫、沈德纯等八九个同志。学习联系实际阶段，出现唯成分论的倾向，地主出身的同志，反复检查思想才能通过。我是中农成分，学习中又常离组给位老及其他家属看病，容易通过。整党学习中的动态，位老也略知一二。在学习班结束时，位老在他住处召开高干座谈会，让大家畅所欲言，最后位老作总结性的讲话。他首先肯定学习成绩，又指出今后应注意的问题，使多数同志思想舒畅，轻装上阵。位老此时健康情况尚好，经位老、先念同志的同意，我北上到石家庄附近的华北国际和平医院进修“战伤外科”。

## 四

1949年5月中旬武汉解放，李先念同志任湖北省党、政、军一把手。我于5月下旬进汉口，即被分配到武昌负责接收国民党湖北省政府所属的卫生行政、事业单位的工作。当时武汉市是直辖市，湖北省所辖的市、县医务人员极其缺乏，为解决缺医少药的局面，一方面通过亲朋好友在重庆、上海等地动员医务人员到湖北工作；另一方面即自办学校培养新生力量。1950年初，筹建起一所“公医专科学校”，吸收各地的中级医务人员，经过两年的系统学习，培养为内、外、妇产科的专科医生。学员来自各方，年龄、学业、思想作风差距较大。为此，学员在入学后先集中在湖北革命大学进行政治学习两个月。位老当时在武昌休养。3月16日，我请位老给学员讲政治课，主要讲关于反对自由主义、宗派主义。位老是一位“功高不自居，位高不自恃”的好领导，他当时就答应了。3月18日上午，位老讲了近2小时，他讲得深入浅出，理论联系实际，使听课的学员、教职工都深受教育和启发。

## 五

1954年夏，全国6个大区撤销。李先念同志调北京，任国务院副总理兼财政部长。位老一家也于1955年3月由武汉市迁到北京，住在前门外大磨厂北宫园20号院。位老继续养病。当时我的工作已决定调到中央卫生部。得知位老动身的时间及乘坐一节卧铺专车的消息时，我想车厢有空位，即与位老、蒲云同志商议，委托他们把我的两个女儿及勤务员带到北京，为国家节约一点开支。当我提出这个要求时，他俩当即应允，并要我放心。他们走时，顺便将我的两个女儿和勤务员一块带进北京。此事，时隔多年我仍记忆犹新。位老在京休养，少奇同志对他很关心，也去看他，要他到北京医院检查治疗。他感谢少奇同志的关心，但他提出如身体不适时，还是要我去治疗，说我已掌握他发病和治疗的规律，表达了病人对医生的信任。我讲，我如在京没外出一定负其责，请他放心。但还是要与北京医院挂钩，以防万一。他知道我在卫生部工作，自己不能做主，点头默认。从此，我只要在京，就经常去探望他。

## 六

1958 年秋，卫生部反右扩大化，对部长助理齐仲桓进行批斗。齐仲桓原是第二野战军卫生部长，新中国成立后任中南军政委员会卫生部长，大区撤销后调回卫生部工作。他业务熟、工作能力强，在卫生部分管几个业务司的领导工作，有自己的一套设想与作法。在部党组成员中，可能与书记之间意见有些不合。批判齐仲桓时牵连到我及其他两位司局级干部。我是从湖北省卫生厅调来的，原在中南卫生部领导之下，调到卫生部卫生防疫司工作又是属齐仲桓业务领导，工作方面我也与他有同样的看法，因此，我就成了反党集团的成员之一，对我的批判虽较齐仲桓规模小，时间短，但先后也进行了近两个月。10 月中旬，位老听说我受到批判，15 日给我写了一信，劝我“鼓起勇气，争取早日改正错误。”因为批判已到尾期，可在家写检查材料。既然位老已知此事，我便于 10 月 21 日、28 日两次到他家汇报其过程，并将检查材料给他审阅。我是诚心地去听他对我所犯错误的分析与指示的。他热情地接待我，和蔼而同情地指出我的错误根源。他认为，我的问题不是出身成分问题，是参加革命后在党内没有经过很好的锻炼，没能对齐的问题揭发批判，因此让我思想要有准备，可能会受到处分，并建议我去先念同志、陈大姐汇报，得到他们的帮助与指示。告别后，我考虑到两位领导对我虽有较多了解，但他们均在职，工作又繁忙，不愿去打扰，所以，没有按他的建议去汇报。位老对我的关怀和耐心疏导，使我终生难忘。

# 人虽故去　精神永存*

## ——怀念陈少敏同志

## 初闻其名

“陈大姐”，多么亲切的称呼！我初闻其名是1939年6月下旬的一天。我原是湖北“应抗”司令部所属的军医院院长，1939年四五月时司令部住在钟祥县大洪山区的赵家河、十字沟。大约在5月初司令部的负责同志离开这里到应城、京山敌占区前线活动，司令部留下极少数人设一留守处，军医院全都留驻原地。5月28日晨，陶铸、孙耀华、许子威三领导到我处吃早饭，我还给孙耀华县长腿部伤处上了药。据说，是应国民党石毓灵专员的邀请，前去共商抗日大计。饭后我送他们上山后转回，照常给伤病员治疗及处理院内事务。约在6月1日早，留守处主任骆近丘上山到医院，告诉我：“陶先生，孙县长出事了！陶先生被石毓灵驱逐出境，孙县长被软禁了。我也无法去联系，怎么办？”我听后很吃惊，知道他们三人是上当受骗了。这时我想到1938年春夏，我在随县专区卫生戒烟院工作时，石毓灵的孙子生病是我到他家治疗的，病愈后，石毓灵还请我吃饭。饭后聊天，他还讲随县如被日寇占领，他就进大洪山打游击，询问我是否也参加等。我可利用这一关系，去找他了解孙县长的情况。骆听了，同意此办法。我即准备一些药品、敷料等，便乘马上路。两地相距约20多里，途径国民党三十九军驻地，被哨兵拦住，我告诉他去石专员家看病人，并给他看我带的药品等，他放行了。赶到石家，已近中午，见面后还很客气，相互寒暄几句即进午餐。饭后，我说专员年纪大了，去休息，我想趁此行给孙县长送点药。他同意了，并叫侍从陪我上个山坡到孙的住宅。孙见我来，吃惊地问：“你怎么来了？”话不

* 这是作者2001年12月14日写的回忆录，刊登在2004年4月出版的《陈少敏百岁诞辰纪念集》。

便多讲，我直接问："来请示留守处、军医院今后怎么办？"我低头给他腿上伤处换药。孙小声说："情况变化了，大洪山内不能再住，赶快带医院到京山丁家冲、大山头去，那里虽靠近日寇据点，但有群众掩护，我是回不去应城啦。"约20分钟后，我告辞返回，将孙的指示告诉骆近丘及易齐萍同志。经研究，医院事交易齐萍同志负责，我带通讯员连夜赶路，到京山丁家冲，找到易家驹同志，告知陶、孙的遭遇及孙县长的指示。当时丁家冲一带也有日寇要进犯的消息，医院无法来住。傍晚又动身，连夜通过宋应公路封锁线，赶到养马畈附近一群众家休息。晨9时许，房东来告之，前面大路上有军队向养马畈方向前进，看样子不是敌伪军，但不知是哪部分的队伍（后知是李先念、陈大姐的部队）。近午时，路上已无部队，我即向大山头方向走，在距养马畈约10多里路的丘陵地带刘家湾住下。据当地群众讲，日寇伪军没到过此地，这里地势又好，即决定将医院迁此。我派通讯员去钟祥医院报信，我在此等候。6月下旬的一天上午，栗在山同志找到我处，先介绍他的身份"组织科长"，还问我的姓是原姓还是假姓，我讲没有改过姓名，才知道我们是同姓。继后他即传达养马畈鄂中区党委扩大会议的一些决议。他说，"应抗"所属的部队整编为新四军豫鄂挺进支队，军医院改为支队司令部的野战医院，你还任院长。还说支队司令员是李先念同志，鄂中医党委书记是陈少敏大姐，她还暂兼任支队政委等。听后，我特别高兴，又有了领导，有了依靠，书记是女的，今后联系工作就更方便了。当时的心情真像无娘的孩子又碰到亲人似的欢乐。

# 三 次 治 病

1939年八九月，野战医院迁到京山小焕岭山冲中的两个村子住，此时边区党委机关也住在这里，与大姐住的地方相距约2里路。9月中旬的一天，大姐的警卫员到医院，告诉我，陈大姐病了，嗓子疼，咳嗽。我即携带听诊器、压舌板及必要的药品随他前去。走近大姐住的房子，见她身穿灰色军装，戴军帽，腰系皮带，打着裹腿，低头在思考什么？我当时还没发军装，穿的便衣。警卫员报告我来了，这是我第一次见到大姐，从穿着看真是个军官模样。大姐忙让我坐在她身旁，讲她的病情。我听后即进行了检查，发现是急性扁桃体喉炎。针对病情，我给了她些口服消炎药，并请她按时服药漱喉，多喝水。大姐平易近人，和蔼可亲，听医嘱，配合治疗，三四天病就好了。

第二次给她医病，是1945年夏末。当时五师卫生部住在大悟山的蒋家楼子，大姐住在距我们约10多里路的山坡独家空房子里，周围没有农家房。她病了，是心脏病及肠胃炎。警卫员带我去看她，她面黄肌瘦，无力地坐靠在一个有靠背的椅子上。见了她这么瘦弱，问她为什么不早通知我？她无力地讲，听说你们卫生部讲正规，要病人到卫生部看病，医生不出诊，我不能去拖下来了，我以为拖几天会好，谁料不行，才去找你。听了这些，我很难受，因叶果从军部来任部长后，建立了门诊制度，规定不出诊，我是副部长，作不了主。我对大姐说："但我作为个人，可以来看您。"并作了一些解释，她也平静了。根据病情，我给她一些治疗药品，要她必须改善营养，吃点鸡汤、碎肉等。此时部队的经济供给虽仍困难，但病人改善生活还是有条件的。大姐对自己的生活要求严格，从不特殊。她说按时服药，多喝几次稀饭、菜粥、吃个鸡蛋就可以了，休息问题根据情况而定。大姐的个性一贯是顽强的不向困难低头，与敌人斗有智有勇，与自身疾病斗的坚强意志也是少有的。

1946 年 5 月初，她因感冒引起支气管炎、咳嗽，胸部不适，体温高，还带病工作。当时中原军区的党、政、军领导机关住在湖北大悟县的宣化店镇上，我也住在镇上。我得知大姐病了，忙去看她。见她只口服消炎镇咳药，效果差，就给她肌肉注射消炎药。此药肌肉注射刺激性大，大姐又瘦，皮下脂肪少，真是皮包骨，我讲你瘦得厉害，会很疼的。大姐则笑着说，疼一点我能忍受，治病不能怕苦怕疼，还鼓励我不要手软。经过吃药注射，大姐的病也慢慢地好起来，逐渐恢复了健康。大姐患有心脏病、慢性气管炎，还有胃肠道消化力弱等多种慢性病，环境气候变化、工作劳累均会引起复发。6 月 26 日晚，她又同中原军区其他领导率领部队突围，我是 27 日拂晓化装离开宣化店的，虽不同路，但对她的健康常在挂念之中。

## 战友情谊

1949 年 10 月 1 日新中国诞生了。1955 年春，我由湖北省卫生厅调到北京，在中央卫生部工作。在京了解到大姐在总工会任职，得知她的住地后即去看望她。因大家工作均忙，经常在各省、市活动，但逢年过节总要去看看她，闲聊几句，因探望她的同志多，前客让后客，也就匆匆告别。1966 年秋"文化大革命"开始，这种访问也被中断。

1968 年 10 月间，中共中央在京召开八届十二中全会，会议结束后，中央、国家机关均组织党员传达会议主要内容及决议，卫生部军管会照章组织党员传达，我参加了。当听到"永远开除刘少奇的党籍"时，采取举手表决的方式，表决时除陈少敏没举手外其他委员举手通过。我听到陈少敏三字，突然一惊，当回忆起大姐刚直认真的个性，分析大姐一定对少奇同志了解，她不盲从；另一方面考虑当时的政治局面她会遭受造反派的迫害。事实证明她是正确的。遗憾的是大姐没有等到少奇同志冤案得到彻底平反昭雪，她先走了。

1971 年“九一三”事件，林彪反革命集团垮台。周总理对被迫下放各地的老同志特别关怀，借为老同志检查身体的名义，使分散在不同地区的老同志先后回到北京就医。大姐也从河南罗山县回京，住在宣武门内头发胡同 72 号总工会领导干部宿舍内。当时她的身体很弱，病重，到北京医院住了几天，稍好便回家休养。我当时住在和平门内前细瓦厂胡同最高人民法院的宿舍，两地距离较近，我常去看望她。1974 年夏，我又去看她，谈起往事时，她高兴地到住室拿出一张照片给我，并在照片反面亲手注明是 1940 年 1 月去打伪军汪步青的路上，美国记者史沫特莱照的。她喜欢这张照片，送给我作个纪念。我看到照片上大姐的模样、衣着正和我在小焕岭给她治病时看到的完全一样，作为珍贵物品保藏。现为纪念大姐诞辰百年，编纪念文集，我将它献上，以便战争年代的战友们回忆大姐在边区指挥战斗时的英姿。

大姐对战争年代活动地点的群众感情特别深。1975 年 11 月中旬，卫生部在湖北应城县城关召开全国新法接生现场学习座谈会，各省、市、自治区均派有代表参加。湖北卫生厅派姜琨同志参加。应城县隶属孝感专区，副专员熊振华也参加，熊系五师老战友。会议由我和林佳楣负责主持。由于应城与京山相邻，我想趁此机会到老根据地八字门看看老区群众。熊振华即与京山县委联系安排。我们动身经天王寺、熊家滩到达八字门，看了先念等领导同志原住的房子，与当地干部群众谈了谈生产、生活情况。总的现象和过去基本相同，即建议县领导对老区建设、改善群众生产、生活应多加关照。告别乡亲回转路过丁家冲时，想到邹家湾看看邹保长，战争年代他对医院帮助较大（安全与物资供应等）。到那里时才知道他已去世。在与乡亲们聊生产、生活等情况时，丁家冲上面村子的群众扛来了一大袋这里生产的水白萝卜，这是过去我们经常吃的。老乡们要我们把这些萝卜，带给师长、大姐尝尝。盛情难却，我们只好带了一点，回京后即把它分送给师长、大姐及蔡松云同志。大姐听我谈八字门、丁家冲群众的情况时，高兴极了，还说，别人送的东西我不收，这萝卜我要，并叫阿姨洗一个给她品尝，嘱咐阿姨将其余的放在阴凉处保存慢慢吃。这小小的萝卜反映出大姐与边区群众、她战斗过的地方的群众之间的深情厚谊。“军民鱼水情”并非是空洞的口号，是事实的总结。

# 送别大姐

1977 年 12 月 14 日，是星期三，我到卫生部办公室把工作处理后，给大姐家打电话联系，想约个时间去看看大姐。接电话的人讲，大姐病重住在北京医院治疗。午饭后，我即乘车赶到医院，不料，医生、护士正在忙着抢救大姐。我只好站在一旁观察等待，希望能抢救过来，谁知事与愿违，大姐的心跳慢慢地停止了，呼吸也停了，13 时 41 分大姐平静地走了。我泪如雨下，后悔联系迟了，没能与大姐最后谈几句话。而稍感自慰的是在她弥留之际还能见上一面，并送她离世。时过 20 多年，当时情景仍记忆犹新。大姐的一生，风风雨雨，坎坎坷坷，是全心全意为工人阶级及广大劳苦大众求解放谋幸福的一生。她作风正派，光明磊落，艰苦奋斗，不搞特殊化，勇于同不良倾向作斗争，长期带病工作，顽强地与疾病做斗争，始终保持劳动人民的本色，始终保持旺盛的革命意志，始终保持党的优良传统与作风。她是杰出的女性，巾帼英雄，是我们学习的榜样。

# 白衣战士怀念您*

## ——纪念任质斌同志

任质斌同志是一位久经考验的忠诚的共产主义战士、优秀的共产党员，是我的一位老领导。他在中原大地、长江两岸战斗生活了8年，我是在他总的领导下的一名白衣战士，虽然接触不多，但对他很尊敬。

1946年夏，中原部队奉命突围，我是奉命化装转移，脱离了部队，靠自己的关系去投奔党所领导的其他解放区——晋冀鲁豫解放区，从此各处一方，互无联系。70年代初在北京偶尔相遇，高兴万分，见面交谈，倍感亲切。1980年质斌同志调北京工作，任国家文物局局长、局党组书记，定居于北京西城察院胡同16号，当时，我住在北京西城北新华街前细瓦厂胡同11号，两地相距较近，乘七路公共汽车坐三站，两头步行几步即可到达，此后，逢年过节到他家祝贺聊天。在国内、国外发生重大事件时，也常去请教交谈，胡志学同志是一位共同战斗过的老战友，共同语言多，他夫妇俩人均热情好客，我就成了他们家的常客。

1983年起，质斌同志退居二线，受先念主席的委托，领导编审“新四军五师战史”的工作，卫生工作是部队的组成部分，在“史稿”编审过程中，我也积极参与，回忆往事，受益匪浅。在“战史”编写过程中，卫生工作内容甚微，在王瑞华、谈太阶、李炳海、乔明志等同志的倡议下，认为有必要把卫生工作的内容除提供给战史编辑部外，还可单独组编成册，以便较多地反映战争年代卫生工作的概貌，这一倡议得到任质斌同志的首肯，并给予具体指示，继而也先后得到先念主席、刘少卿同志的赞同与支持。在几位老领导同意后，组建编审组织，有计划地收集资料、撰写回忆录，整理编写卫生工作简史，在质斌同志及鄂豫边区革命史编辑委员会直接领导下，得到湖北省卫生厅、武汉市卫生局的大力支持，提供活动经费，办公地点，经参加编委会同志的辛勤劳动，无私贡献，先后出版了《鄂豫边区的白衣战士》一、二两辑，及《新四军第五师卫生工作简史》一册，出

* 作者这篇回忆录刊登在2000年3月出版的《风雨历程　光辉人生》。

版后分发有关部门及原五师卫生工作人员，受到了好评。这些成果的取得，是与质斌同志的支持、领导分不开的。

疾病夺走了他的生命，与我们永别了，但他的精神永存。为纪念他，并启迪后人，现将他为撰写“五师白衣战士”的斗争史两次谈话记录，为《新四军第五师卫生工作简史》写的序，原文附上，以表怀念之情。

1985 年 9 月 6 日下午，卫生史编审组 5 位同志向任质斌同志汇报前段修史情况，任质斌同志对大家的工作十分关心。

他说：写史是很严肃的事情，要准确，不要掺水。不用说有意掺水，就是我们在工作时十分注意、十分认真，也难免有不准确的地方。所以我们要在这方面下大工夫，尽量求准。如果差得太多就不行，这和写文艺作品不一样。文艺作品可以虚构，可以用一个模特儿，把许多人的事情集中在一个人身上，进行夸张。写历史就不行，要认真。以真人的名字写的文艺作品，也要基本符合历史事实。

任质斌同志说，写回忆录要多写别人的事，多写集体的事。不要在回忆录中夸耀自己。当然可以写自己，但不要夸耀自己，不要突出自己的作用。自己的作用写多了，只能贻笑天下。对于已经发表的一些回忆录，有的，我就听到一些不好的反映。平常我们提倡谦虚谨慎，写回忆录也要贯彻这个精神。另外讲别人的长处，也要实事求是，要准确。对于已经去世的人，当然应该宽一些，但也不宜于宽得没有边。任何一位革命家，在长期的革命生涯中，难免完全没有这样、那样的缺点和失误。在追述这些同志的功绩时，对他们的某些缺点和失误当然可以不提，但无论如何不应该把他的缺点和失误反过来说成是他的长处和功劳。如果那样，就没有是非了，那就会成为笑话。

任质斌同志说，史沫特莱离开五师以后，回去写了几篇文章，她在文章中未用“五师”这个番号，但她描述了我们部队中的战士为国流血牺牲不计功利的崇高精神，有的战士牺牲了，连名字都没留下。这在外国人看来是非常了不起的事。把史沫特莱的文章找来看看，对我们写史会很有帮助的。

任质斌同志最后谈到应把沈德纯同志写的五师医院收治国民党 330 个伤员的文章送《人民日报》发表。

1985 年 9 月 22 日上午，任质斌同志应邀出席了在北京召开的边区卫生史编审座谈会。

他说：在抗日战争时期，新四军第五师，有成千上万的同志，为了革命，为了党的事业，抛头颅洒热血赢得了今天的胜利。有的是在战场上，英勇牺牲；有的是在监狱里坚贞不屈，惨遭杀害。有的是在长期革命斗争中，因劳致疾，光荣殉职。我们现在活着的人，完全有义务把他们可歌可泣的事迹，整理出来以慰先烈，以励后人。不能光是饱食终日，无所用心，忘记了我们肩上不可推卸的责任。否则怎么对得起死难的先烈呢？

你们在这个本子上（指鄂豫边区革命史编辑部1985年7月出刊的《新四军第五师抗战历程》“五师和边区的卫生工作”一文）刊登的文章很好。这篇文章记述了抗战时期，鄂豫边区几所大医院总共收治伤病员5.8万多人次。我们在座的同志，大概当时也都在这些卫生队或医院里经过栗秀真同志、孙光珠同志、谈太阶同志、乔明志同志、钟华同志、王瑞华等同志一次、两次、三次亲自治疗过。在卫生防疫工作方面，五师的白衣战士，也克服了重重困难，千方百计，为提高指战员健康水平，巩固部队战斗力，作出了重要的贡献。这是有目共睹的。

当任质斌同志低声沉痛地把在战场上抢救伤员而英勇牺牲和积劳成疾光荣殉职的杨文忠、袁立山、戴醒群、潭信铭、张慎甫、张晖等41位英烈名字一个不漏念完后，接着说：当时他们一没工资，二没军衔，又没什么家庭救济，只能维持最低的生活水平，有点饭吃，有点衣穿。在这样艰苦困难的情况下，他们披荆斩棘，奋不顾身，开拓前进，创造了不朽的功绩。这些先烈的崇高品德和现在社会上刮的一切向钱看，争名利、争级别、争地位、争工资、争房子的歪风相比，老一辈革命家，的确值得后人很好学习。

我们要通过写历史的形式，写回忆录的形式，写文艺作品的形式，把他们的不朽功绩，整理出来，用以激励后人，让后人知道老一辈无产阶级创业艰难的过程，的确来之不易呀！

我们抽出部分人力物力，编写五师战史和边区革命史，就是要起这个作用。李先念主席，委托湖北省、委托鄂豫边区革命史编辑部、也委托我和郑老（绍文）、齐光同志三人参与编写五师战史，其目的、意义在这里。我们要把这些已经去世的同志可歌可泣的事迹，好好地追溯整理出来，让后代踏着他们的血迹，继续前进。为了改变我们国家的贫穷落后面貌，加速“四化”建设，逐步实现伟大的共产主义事业而奋斗。我们编写卫生史以及其他史，也都是为了实现这个目的。至于卫生史写什么东西，除同意刚才谈太阶同志讲的外，我认为主要是以下两个方面：

一是写白衣战士，艰苦奋斗、救死扶伤的业绩；二是写“红衣战士”（指伤病员）的英勇牺牲，不计名利，无私无畏，可歌可泣的事迹。特别是那些用鲜血染红了鄂豫边区大好河山的指战员，像王友德、黄春庭、朱理文、熊桐柏、易元鳌等同志，以及长期努力工作，艰苦奋斗，积劳成疾，光荣殉职的如郑位三、王翰、陈大姐、杨学诚等同志的光辉事迹。

你们和这些同志接触得多，知道的多，他们从战场下来送到卫生队，转往医院的情景，你们都清楚。有的是你们白衣战士把他们从火线上抢救下来，亲自送到后方医院，又经过你们精心治疗护理的，你们可将当时所见所闻的情景，很好地回忆整理出来。

你们已经写的这篇文章，简明扼要，比较全面，可否投到卫生部举办的全国性刊物上转载，不要稿费，我想他们是会刊登的。另外，你们今后还可再展开写，充实些内容，写得更详细些。除此之外，也可以写回忆录，写文艺作品，如剧本、电视、电影等。在文艺作品里，不一定写真人真事，也可把真人真事集中典型化起来。现在你们有活档案，素材多，还有几位活动分子，既热心，又能干，可以和有关方面联系挂起钩来。

据我所知，现在文坛上，有两种情况：一是你送去的稿子，他们不见得马上登，因为他们手中积压的稿件很多；另一种是有些报刊，急需这类稿件，如电影学院去年就有两位同志，到我家来说，他们很想搜集五师突围的有关情况，准备写电影剧本在纪念中原突围胜利40周年的时候发表，我已把他们介绍到湖北去了。

目前全国各地写党史、军史、地方史资料或通讯的很多，光是军队系统的就不下十几种，他们也需要搜集这方面的资料。

现在的情况是：大部分老同志，由于健康关系，目前没有充沛的精力来从事写作工作；另一方面有些搞文字的青年人，他们有写作能力，愿意写，但他们经历少，又缺乏这方面的素材，因此写不出什么东西。如果能把青老年各方面的同志结合起来，那就好了。

《四世同堂》这部电视，是作家老舍写的。写得很成功，很动人。但日军占领北平时，老舍撤退到重庆去了，他本人并未直接经历故事中所写的那些事，是后来他的妻子将耳闻目睹的事向他介绍了，经过老舍辛勤劳动，整理加工，编写成了这样的作品。

我之所以不厌其烦地述说以上的例子，主要是说明有的人想写东西，但没材料，无从着手；反过来，我们已经掌握了大量素材的同志又不能综合整理。希望你们中间的活动分子，作个红娘，穿针引线，和有关方面挂起钩来。这件事是不难的。上次你们有几位同志到我家去，将你们的前段修史工作进展情况和今后打算向我作了简介，当时我还半信半疑，对你们的干劲估计不足。昨天看到你们这篇文章后，大大改变了我的看法。我祝愿你们这些卫生战线上的老同志，再接再厉把这个既光荣又艰巨的历史任务继续进行下去，预祝你们的事业成功。

1990 年，当《新四军第五师卫生工作简史》付梓之际，任政委于 4 月 21 日抱病为该书写了序言，高度赞扬了五师的卫生工作，他在序言中写道：

抗日战争时期，在武汉沦陷前后，中共中央从延安、武汉等地派了部分干部到豫鄂边区，结合当地的党组织和进步人士组建了一支抗战部队——新四军第五师。这支部队虽在组建的一开始，就被敌伪军和国民党顽固派切断了同延安和其他解放区在陆地上的联系，只能依靠一部十五瓦的无线电台同中共中央及其华中局、新四军军部进行空中联络；但在上级党组织的正确指导下，这支部队高度地发挥了自力更生、艰苦奋斗的精神，深入到鄂豫皖湘赣广大的敌伪占领区，广泛地开展抗日游击战争，收复了大片、大片的神圣国土，沉重地打击了日本侵略军的凶恶气焰，鼓舞了敌占区千百万人民的抗战斗志，有力地配合了正面战场作战的国民党军队，演出了一幕又一幕的威武壮烈的历史史剧。它为中国人民的抗战事业建立了不朽的业绩。

这支部队的医疗卫生工作也像这支部队中的其他各项工作一样，是在自力更生、艰苦奋斗精神指导下创建起来的。最初它由延安派来的和从东北、武汉流亡出来的少数医务人员结合当地的医务工作者组成了一支人数不多的医疗卫生队伍，在极其艰难困苦简陋的条件下，凭借着满腔高昂的抗日救国、救死扶伤的革命热情，伴随着新四军第五师转战在大别山、伏牛山、桐柏山、大洪山、武当山、幕阜山和江、淮、河、汉广大地区之间。没有医疗器械和药品，就自己设法制造；人手不够，就自己训练培养；没有安定的医疗环境，就通过做细致的群众工作，把医院、疗养所设在深山密林湖沼芦丛，或敌伪据点附近。在这样艰苦卓绝的斗争中，有些白衣战士同战斗部队中与敌人拼死搏斗的指战员一样，流血牺牲了，有的则因劳成疾或因伤致残。但是他们胜利地、光荣地完成了自己的历史使命，抢救和医治了成千上万的革命军人。

为了纪念广大的白衣战士们对抗日战争和解放战争的贡献，为了发扬在战争年代所表现出来的中国人民的高尚的革命精神，栗秀真同志搜集和编写了这本新四军第五师卫生史。这是很有意义的事情。由于其中的许多史实已经过了半个世纪，难免有所遗漏或不尽准确之处，但其基本情节是不会有大的差错的。我是怀着万感交集的心情来写这篇短序的。

# 晚年战友情意深*

## ——怀念刘少卿参谋长

刘少卿参谋长于2003年3月12日在北京因病逝世，与他的亲属、战友永别了。他走了，但他一生是为追求实现共产主义理想而无私奋斗的一生，是为中国人民的解放事业英勇战斗的一生。他的革命精神，乐于助人，战友情深，感人事迹永存。现略举数例，以表怀念之情。

70年代初，他家由军队驻地搬往北京王府井菜厂胡同甲3号。该住房是北京典型的四合院平房。这里公交车多，是交通方便之处。他是一位红军出身将官，资格老，但住房没设门卫，客人往来方便。五师在京工作的同志，外地到京办事的战友，能方便地去看他。有的是问好，有的是求他帮助解决问题，还有的是为洗脱“冤假错案”请他写证明。不管来者是何原因，总是来者不拒，热情接待，能帮忙的事，尽力而为，并请毛文秀同志将来者姓名、住址、电话等记在一个本子上备查。由于“文革”年代的特殊情况，许多同志失去联系，不知住址电话。在京的几位战友曾风趣地说：老参谋长家有联络网可去查查。参谋长不只临时热情接待，也有外地的战友、亲朋来京办事、看病或找工作就借住他家，时间长短不一。我碰见的原五师十三旅作战科长马杰同志，他先为到京治病，继为调动工作，由宁夏回族自治区调中央民族学院，在他家住了数月之久。同志们说：参谋长家成了招待所。可见他对战友，亲朋之间的深情厚谊。

1982年2月20日中共中央发出《建立老干部退休制度的决定》后，在京的一批五师老同志，先后办了离休手续退出现职，有的因工作不便完全离职则退二线工作，从而使长期忙碌于工作的同志有了自己可支配的时间，为探亲访友，撰写、审阅党史、战史、抗日根据地建设史、各项专业史提供了条件，都在继续发挥余热，离而不休，离仍忙碌，但比较主动。在决定编写新四军五师卫生工作史时，同志们热情高，困难则特大，因缺乏文献资料，全靠幸存者的记忆收集，归类整理。为

* 作者这篇回忆录发表在2003年12月出版的《纪念刘少卿文集》。

此，我曾多次到参谋长家请教咨询。每次去，有问必答，而且介绍事情的来龙去脉。他边讲边劝我喝茶，吃点心，进餐时留我与他共进午餐。他知道我去他家谈话，司机在外等候，要请司机同志进家休息喝茶，也同桌进餐，并劝年轻人要多吃些。他对战友热情，对服务同志关心，平易近人的优良作风实属可贵。

“生老病死”，人生客观规律。20 世纪八九十年代，在京工作的一些五师战友，因病医治无效逝世，举行追悼会或遗体告别仪式，多次见他亲自参加，向逝世者致哀，向亲属慰问，表达怀念关切之情。

1988 年元月中下旬，我去看望栗再山和马沂同志。聊天时谈及五师在京的老领导老战友不少，各住一方，除少数住地较近有些来往，更多的是在战友逝世举行追悼会、遗体告别时尚可会面。但这种沉重悲恸场地不宜叙谈，应该找个机会聚在一起联欢畅叙友情。他俩一致赞同。恰好五师卫生史编审委员会编撰的《豫鄂边区的白衣战士》第一辑已出版待发，二辑正组稿整理付印，卫生工作简史也在分工着手草拟，应向参加 1985 年 9 月在京召开初次编审座谈会的任政委、刘参谋长等建议，向编写史的领导同志汇报并给到会的同志发书。而且，春节将到，正好与春节联欢结合举行。在山同志表示赞成，并承担负责联系会场及开会时的一切招待服务事项。我负责发通知、汇报及发书等事宜。在筹备过程中，王培德同志讲，中原民主建国大学同学会每年春节要聚会，建议两会合并开更热闹些。大家都同意。2 月 7 日在国防科委干休所会议室召开首次联欢会议，老战友踊跃参加，会场固定椅位坐满，还有同志站着，不得不临时搬来一些凳子挤着坐。从此次开始直到 1997 年北京新四军历史研究会成立，每年春节前后或夏季都要举行一次大的纪念或庆祝联欢会。参谋长对召开这样的联欢会极表赞同，并建议邀请的同志要更多些，更热闹些。每次开会（除纪念中原突围 50 周年外）他都参加，并在会上讲话，散会时还要与平时不多见面的同志握手问候。

春节期间到他家去拜年，总可遇到前客未离后客已到，互相祝贺的情景，倍感亲切。据毛文秀同志告我，每年春节期间，他都邀请他所在单位的几位同事，五师的部分战友到他家聚餐同乐，我也参加过两次。他叫厨师把他老家送给他的家乡特产，加工炮制，使味道鲜美，餐时总在不停地劝大家多吃。战争年代曾在黄冈地区战斗过的同志由此更增怀念之情。

参谋长处事认真，记忆力特强。在编写《新四军第五师卫生工作简史》的过程中，有些问题向他咨询，总是有问必答，详细介绍当时的情况。他在北京、汉口两次编审座谈会上指出了编写的重点、注意事项。他指出编写的难点是“无文字资料”，有利条件是有关的负责人还健在，可以搜集回忆出来的史料。他还为《豫鄂边区的白衣战士》题词，为《新四军第五师卫生工作简史》写序。编委会同志对他的支持及指导深受教益和鼓舞。

另一事提的是，1968 年 5 月 2 日沈德纯同志因癌症转移在京逝世。逝世后第二天，全国政协机关大院内贴出“沈德纯是叛徒、特嫌，畏罪自杀”的大字报。听此消息令人吃惊。我知道他不是“叛徒”，协和医院病房医生证明他并非“畏罪自杀”。他在陕北国民党地方军 86 师工作过。我向几位了解他的同志询问，都证明他是经党组织同意自谋工作。在该师时，还为党的事业做了不少工作。后因身份被怀疑，则不辞而逃。我将收集的证明资料送交当时的专案组供参考，10 年之后才有了正式结论。1978 年 12 月 5 日，全国政协委员会秘书处在北京八宝山革命公墓礼堂为沈德纯同志举行追悼会，悼词称“沈德纯同志，40 多年来，热爱党，热爱人民，热爱伟大领袖毛主席，在军队建设、统战工作、政法工作等方面作出了应有的贡献。”“沈德纯同志是中国共产党的好党员，无产阶级的革命战士。”1995 年湖北荆州地委党史办着手编纂《纪念沈德纯文集》，我协助他向在京的老领导、老战友和亲朋组稿。到参谋长处谈此事时，他健康欠佳在家休息，我把来意告诉毛文秀同志。考虑战争年代，他们一在军队，一在地方，互相间不可能了解太多，建议请参谋长题词，或将他为《英魂永存》写的序略加修改。隔不多日，毛文秀同志电话告诉我，参谋长不同意我的想法，他要另写纪念文章。半月后，寄一篇题目为《忆沈少华同志在抗日救亡运动中统一战线工作的特殊贡献》长达 4000 多字的文稿，记述了 1940 年 1 月 1 日，参谋长刚到京山八字门与沈德纯初次见面互相交谈的内容，其中具体翔实地说明沈去陕北榆林、神林、府谷地区国民党地方军 86 师井岳秀部队的复杂经历，时间、人名、地名、敌我友各方面情况与我党的政策，沈的对策等。我读后甚感惊讶。参谋长的记忆力真强，50 多年前的一次谈话记得那么清楚。早知参谋长了解沈在井岳秀部队情况，“文革”时期也可向专案组提供，填补档案中的文字缺陷。如沈德纯在天有灵，也应向参谋长敬礼致谢。

参谋长，您走了，我们活着的人永远怀念您！

# 德高纯正 光彩照人*

## ——怀念沈德纯同志

## 一

沈德纯，字少华，1902年4月生于湖北省松滋县台山坪村。父母早丧，由叔父养大。1920年入湖北省立荆南中学。“五四”学潮波及荆州，沈参加学生运动。1924年入北京中国大学攻读政治经济专业，常听进步教授讲述俄国十月革命和苏联社会主义建设情况，向往中国走上共产主义道路。“五卅”惨案发生，他参加共产党领导的支援上海工人斗争的募捐活动，次年参加“三·一八”大游行。1927年5月加入中国共产党，先后担任党小组长和北京市委交通员。次年2月受派回到松滋，相继任中共松滋县委组织部长、宣传部长，参与组织领导松滋九岭岗地区农民暴动。暴动失败后，冒险掩护县委其他成员安全撤离，并变卖家中田产，为党组织筹措活动经费。

1930年9月任上海闸北区委宣传干事，不久，因叛徒出卖被捕，以“危害民国紧急治罪法”嫌疑判刑5年。在狱中坚贞自励，积极参加党组织的各种斗争，为各监房传递消息。1934年刑满出狱，由组织安排返乡疗养。其间，启发鼓励乡邻与恶势力斗争。1936年1月奉派到陕北，以团助理政训员公开身份活动于国民党政府军八十六师中，广泛接触社会各界，宣传中共抗日主张。1937年离开八十六师到延安，入陕北公学学习。

1938年2月调八路军驻汉办事处从事统战工作，为党开展鄂中抗日游击战争，培养干部，发展抗日武装，做了大量工作。1938年9月，任鄂中特委委员兼汉流工作委员会书记，只身奔走于京山、大洪山一带，宣传中共抗日民族统一战线政策，筹措经费、武器，建立人民抗日武装。1939年春任中共京（山）、安

---

* 马焰根据栗秀真、须浩风、马兆祥、戴惕安、易齐萍、吴成碧文稿综合整理，刊登在1996年6月出版的《英魂永存》。

（陆）、应（城）县委书记及应城游击司令部秘书长。11 月后，先后任中共鄂豫边区党委财经委员会委员、行政委员会委员兼行署财政处长。新四军五师政治部联络部副部长。第四、第一地委委员兼统战部长，罗礼经光中心县委政权部长，宛东专署副专员。

抗战胜利后，蒋介石围攻中原解放区，沈曾任鄂豫边区公路管理局局长，利用社会关系和合法名义为解放区运进一批粮食、资金。1946 年 6 月奉命转移，8 月进入华北解放区，11 月进晋冀鲁豫中央分局党校高级班学习，后任五师留守处副政委。1948 年 8 月随中原局干部南下，任江汉军区政治部民运部长、敌工部长，参加解放安陆、应城、钟祥、宜城等战斗。

1949 年 5 月，湖北省人民政府成立，8 月任司法厅厅长，省人民法院副院长，1953 年任湖北省委统战部副部长，1955 年 4 月调任最高人民法院办公厅主任，后又任董必武办公室秘书。1964 年当选为第四届全国政协委员及文史资料委员会副主任。1968 年 5 月因患肝癌逝世。

## 二

1938 年夏天，中共鄂中特委派德纯同志到应城矿区工作，他深入矿区的膏洞、盐棚，在工人中做细致的发动组织工作，不久就成立了工会，通过工作，还在卧虎岗、潘家集办了两所工人夜校。他一面指导夜校工作，一面亲自给工人讲解抗日救国十大纲领、共产党的路线、方针、政策和抗日游击战术，讲解通俗易懂，比喻形象，深受工人欢迎。

当时，鄂中特委以汤池训练班为战略支点，以应城膏盐矿区为工作重点，德纯同志做联络工作。武汉沦陷前夕，他参加了鄂中特委在潘家集蔡松荣家盐棚召开的紧急扩大会议，通过“一切服从准备游击战争”的决议，应城沦陷当天，潘家集党小组立即组织 13 人、8 条枪，打着“潘家集商民自卫队”的旗子，由特委书记杨学诚带领奔赴丁家冲。进山途中，时有土匪、国民党溃兵骚扰。德纯同志自告奋勇，骑上蔡松荣的白马，独自当先探路，侦察敌情，引导大队避开土匪、溃兵，安全抵达丁家冲，这是鄂中第一支抗日革命武装。

1939 年 6 月，李先念、陈少敏率部挺进鄂中，成立新四军豫鄂挺进游击支队，部队扩大，给养困难。区党委又派德纯同志带领戴惕安、张荣昌等，重返应城矿区，募集抗日经费。大家齐心协力，很快就募集法币 3 万元。后来，又成立了以德纯同志为主任的“边区抗日乐捐筹款委员会”，组织一支短枪队，加强了筹款工作。1941 年以后，日寇封锁、控制盐矿，实行食盐专卖，军民严重缺盐。

加之敌伪、顽、我都极力争夺矿区，斗争复杂，筹款日益困难。德纯同志不顾个人安危，经常带短枪队深入矿区，机智勇敢地打击敌伪顽，火烧了破坏我筹款工作的反动矿商郭和记的盐棚，镇压了叛徒易香庭，教育争取了大多数矿商，并引导矿商爱国人士陈愚安走上抗日革命道路。从而打破了敌人的经济封锁，保证了筹款工作顺利开展，解决了军民吃盐问题。

## 三

沈德纯同志擅长做统一战线工作，是陶铸、杨学诚的得力助手。他遵照陶铸同志的指示，开展对“汉流”的争取工作。“汉流”又称洪帮，其骨干多系流氓无产者，会众大部是工农群众，必须引导他们走上抗日道路，否则，一旦被日伪利用，就会成为我党开展抗日游击战争的一大障碍。鄂中特委专门成立了以德纯同志为书记的“汉流”工作委员会，重点对象是势力最大的“双龙头寨主”郭仁泰。当时国民党竭力阻挠我党争取“汉流”的工作，他们采取突然袭击手法逮捕了郭仁泰。陶铸和德纯同志走访各地“码头寨主”，组织“鄂中汉流大同盟”，并通过抗日爱国人士李范一等，将郭仁泰营救出狱。应城沦陷后，动员郭仁泰将其寨主的“汉流”武装，开到丁家冲，编为我党领导的应城抗日游击总队第三大队。德纯同志为团结改造“汉流”做了大量工作，在争取郭仁泰“汉流”武装走上抗日道路中起了重要作用。

## 四

凡和沈德纯同志一起工作过的人，都在记忆中对他有深刻的印象。他作风正派，做事勤恳，工作认真负责，待人诚恳热情，言谈幽默风趣，为人善良，关心同志，助人为乐。

1938 年，浩风调来汤池临时学校，陶铸、曾志、蔡承祖同志商定分配他担任教务主任。开始工作，一切都很陌生，遇到不少困难。德纯同志就热情地向他介绍情况，帮他逐步熟悉工作。浩风那时没有换洗的长裤，德纯同志把自己的一条西服裤送他穿，浩风有些不好意思要，德纯同志诚恳地说：“浩风，你一定要拿去穿。”临时学校学生有重病者，德纯同志总是亲自坐小船陪送到武汉治疗，病好后又亲自带到学校。这是多么珍贵的友情啊！

易齐萍也记得，大约 1940 年前后，军医院驻京山向家冲，有一天德纯同志来医院，正好碰到发生敌情，医院要转移，他就帮助医院工作人员转移伤病员。那时，高非刚生孩子不久，身体非常虚弱，她强撑着走到屋外就虚脱了，眼看就要摔倒，德纯同志急忙跑去扶住她，又找来担架把高非抬走。

1947 年，马兆祥奉命随刘邓大军跃进大别山，无法照顾爱人赵庆丰生孩子，兆祥出征后，庆丰生下孩子没有奶，又要长途行军向晋城五师留守处转移。就在她困难重重的时候，得到了沈德纯、栗秀真夫妇的亲切关怀和照顾。德纯同志沿路请地方政府为她安排毛驴代步，一到村子休息，又忙着为小孩找人喂奶。德纯同志满村叫喊："大嫂们，谁有奶，请喂下八路军的小孩。谢谢你们啦！"听到他的呼喊，有奶的妇女争先恐后来奶孩子，就这样，庆丰和孩子安全到达了晋城留守处。

德纯同志关心同志，助人为乐的革命友爱精神，铭刻在人们的心中，永远都不会忘记。

## 五

吴成碧的父亲吴雄文，在 1927～1929 年与德纯同志在北平地下市委工作。雄文奉党指示打入敌人内部，负责营救被捕党员和爱国学生。德纯担任交通，按组织规定直接与雄文发生横的关系。生死攸关，患难与共，使俩人结下了兄弟般的深厚情谊。雄文去世后，成碧一直得到德纯同志慈父般的关怀与教诲。

1962 年，成碧参加工作，德纯同志非常高兴，去信要他好好学习，树立全心全意为人民服务的思想，工作没有贵贱之分，都是革命工作。字里行间对成碧寄予了无限的希望。并要成碧通过学习不断提高思想认识，做到毫不利己，专门利人。

1964 年 9 月，成碧调县人委招待所工作，德纯同志鼓励他："招待工作也是为人民服务"，嘱他"在新的岗位上不要放松学习。通过学习，加强对自身思想的磨炼"。提示成碧要注重从实践中学习，读报刊着重学习社论，社论是及时宣传党的方针、政策的重要文章，在德纯同志亲切的教诲下，成碧养成了读书、看报的好习惯。

德纯同志还不失时机地对成碧进行革命人生观的教育说："你们这一代参加工作，有了一个很好的环境，要珍惜，要努力干好本职工作。现在有的把'革命'当口号喊，可先辈们那时干革命是提着脑袋干的，在白色恐怖的年代，很多同志上午还在一起聚首，下午也可能被反动派杀头。现在置身这样好的环境，来之不易呀！"这些语重心长的话，都深深印在成碧的脑海里。

德纯同志为党的事业鞠躬尽瘁，呕心沥血，四十年如一日，一心为人民，不谋私利，德高望重，光彩照人。他的英名将伴随他为之奋斗不息的共产主义光辉事业千古永存！

# 回忆陈玉虹烈士*

陈玉虹同志为了党和人民的革命事业，已经牺牲很久了，回忆起他的事迹是非常感人的。作为从艰苦战争年代过来的幸存者，回忆烈士的事迹，写进党史，教育后一代，我是高兴的。

我是1938年12月在湖北京山县开始认识他的。在我印象里，他是矮矮个子，说话时像个姑娘，慢慢的；但对党的工作兢兢业业；对同志忠厚老诚，关心周到；个人生活俭朴，作风正派，是个好同志。

当时在京山，县政府设有一个卫生所，随县府住在官桥镇附近的一个村庄，一家四合院民房里，我任所长。所里还有易齐萍、薄镛等三个国家医务人员，其余是临时的医务人员，另有一位姓邓的工人。陈玉虹是以农村经济合作指导员的身份在京山县政府工作。当时农村经济合作事业没有业务，陈住在医院隔壁，常来卫生所帮忙，与我们很熟悉。

那时我是基督教徒，而不是共产党员，但抗日还是坚决。开始我不知道，所来才知道，他来卫生所是接受陶铸等领导同志交给他的秘密任务，发展我加入共产党；同时将此卫生所变为完全由共产党领导的医疗服务单位，并着手为建立抗日野战医院作准备。

为了发展我入党，他劳神费心，采取了逐步深入的方法，做思想工作，使我从一个有神论者变为一个无神论的唯物主义者，从此走上为共产主义事业奋斗终生的革命道路。他是我懂得马列主义、毛泽东思想，逐步确认共产主义人生观的启蒙老师。

他的工作方法，开始是讲抗战的形势与认识、战争动态，主动帮助我们做些力所能及的工作，由生疏变熟悉，感情融洽了，他才提出："抗日是我们的共同任务，你看抗日是共产党坚决，还是国民党坚决呢？"引导我认识到只有共产党

---

* 作者1983年10月20日写的这篇回忆录，刊登在中共竹山县委党史资料征编委员会1986年5月出版的《许明清烈士史料专辑》。

才能救中国的道理。在此基础上，逐步公开了他的观点。有一次我们同行有三四人，由向家冲（鄂中特委活动地点之一）转回县政府驻地，在这10多里的路途中，又谈及抗日战争敌后游击战争的问题，陈对我说：“你能留下在山区参加抗日游击战争，就说明对抗日是坚决的。你是在共产党领导下抗日，还是在国民党领导下参加抗日？”陈问我如何打算，并希望我能同他们一起行动。我谈：谁坚决抗日就同谁在一起抗日。

时隔不久，京山县县长蒋少瑗找我谈话，蒋说：“农村经济合作指导员中有的是共产党，不要和他们多接近。”我也很自然地答复他：“我不知道谁是共产党，我是卫生所长，是医生，任务是治病，谁有病就给谁治。”但我与陈等（另一位姓郭的指导员）还是经常交谈。

约在1939年元月初，蒋少瑗调走，由原应城县长鲍福田接任京山县长，同时宣布鲍兼任第五战区鄂豫边区抗敌工作委员会二分区司令部指挥长，此时也通知我，任命我为第二军分区军医院中校院长（实际上是空名，还是卫生所的内容）。不数日，日寇由京山县向孙桥出动，公路距我们驻地不远，鲍福田及京山县政府的主要人员吓跑了，待我们得知情况找鲍福田等询问如何转移时，才知道他们都跑了。无奈之下，在附近找到共产党领导的由庄果、黄定陆同志任队长、指导员的特务中队，待我们说明情况后，他们即帮助把医院的药品器械行李等运进山区；第3日即转到向家冲张家祠堂旁的一个小村庄住下。从此医院就受应城抗日游击司令部领导，定名为“应抗游击司令部军医院”，我任院长。在这段行动过程中，陈玉虹同志同我们在一起活动，有事大家做。他是否也有什么名义，我不知道。我们住下后，即有应城游击队的伤员送来，这些伤员有的是缴国民党地方军枪负伤的，有的是同日寇作战负伤的。在一天业余时，陈约我到院外一禾场太阳光下交谈（天已冷），问我是否愿意加入共产党？当时我对共产党的宗旨情况不了解，我是信基督教的，因此即答复：“我是基督教徒，是有神论者，怎能参加共产党呢？”陈又给我解释共产党的现在奋斗任务、今后的努力方向等，还说：“你现在信教无妨，以后会改变的。”此次并给我三本小册子（共产党抗日纲领等内容）及一份入党志愿书，让我考虑，如同意加入可填写。过了几天，我们医院已搬，住在张家湾，应城县政府秘书长沈少华同志来医院问我入党志愿书是否填好？我当时没有填，一方面考虑，另外有些内容不知如何填写，如“出身”、“成分”。在沈少华同志解释后，也就填写让沈带走。陈玉虹、沈少华同志是我入党的引路人、介绍人。使我从一个有神论者逐步变成一个无神论的中国共产党党员。

约在3月中旬，日寇进攻钟祥县。侦探报告，敌人由京山宋河出动。我党领导下的京应部队、应抗司令部等紧急决定：由向家冲向钟祥山区赵新河一带转移。晚上紧急转移，因找不到民夫，我即同县长孙耀华同志谈，伤员、药品、器械不能同行，我们医院不走了，就地隐蔽，待部队住定后来接我们。孙等走后一两天我们转移到另一个山冲“伊家冲”，是个大地主住的村庄。地主跑了，群众也不多，天又下雨，此时就有部分逃兵路过，说他们由前方来的，司令部等在路上遭到袭击被打散了，孙县长等不知跑到哪里去了。这些消息使我们十分焦急。急中生智，经我们几位同志研究：我们的责任是积极治疗伤员，隐蔽好不要暴露，等候消息。在伊家冲住了几天，周品相伤员牺牲了（他是红军派到边区来的，名义是团参谋），我们几位同志找到地主家的一副棺木，把周品相同志埋葬在伊家冲一个山冈上。埋葬后，我们即又转移，约十里外的一个山沟村庄。当时为了更好地隐蔽，工作人员和伤员均分散居住，决定把伤员治疗后，如司令部还无人来，再想办法。正在为难时，忽然陈玉虹找来了，他是受陶铸同志及孙耀华县长的委托，由钟祥赵新河出发，费了几天时间赶到向家冲，又沿着群众指引的路线逐村访问才找到我们的下落。当他谈到谁派他来接我们到那里去时，个个欢喜若狂，高兴极了，准备搬去赵新河集合。陈同我们积极准备，动员民夫，捆担架，分工负责，第二天即离住地，顺利地转移到赵新河。

又一次得到陈玉虹同志的帮助关怀，是在1939年6月间，陈在京山巴家冲联络站负责。该联络站是负责鄂中我党及军队从钟祥赵新河到京山的向家冲、八字门、丁家冲、养马畈、大山头一带往来必经之路，那里是地下组织新开辟的地区。我是由赵新河转运药品到丁家冲，途经巴家冲，因我骑的马在接近巴家冲联络站前的一个村子里，突遇一头水牛卧在路前，马受惊狂叫猛跳，我被摔倒，腰部受伤，不能继续前进，就赶到联络站与陈联系。当见面时又是悲喜交加，陈玉虹同志利用他的关系，把我安排在一个地下党员彭友德同志家住下，帮助安排好住处、吃饭等，一二日疼痛减轻，又在陈的帮助下找民夫挑药械告别起程。陈玉虹同志与群众关系密切，把他当自家人，给我留下的印象深刻，是难忘的好同志。

自这次分开以后，见面次数少。在解放战争中他牺牲在竹山。现在每当回忆起陈玉虹烈士的伟绩，实为感人肺腑，要学习烈士的英雄气概，为党的事业鞠躬尽瘁。

注：因年久，具体时间是大致的，记不准确，有的地名也回忆不起来，如有其他同志记得清楚时，也可更正。

# 怀念蔡斯烈同志*

2003 年 3 月 8 日老战友蔡斯烈于北京煤炭总医院因病医治无效走了。3 月 14 日上午在北京八宝山革命公墓礼堂“遗体告别”时最后再见一面，他安详地躺在百花丛中，但我们心中却怀着无限的怀念与悲痛，回忆他的一生。常言道，“盖棺论定”，北京煤炭研究总院中共党的组织对他一生的评价为：“中国共产党的优秀党员，久经考验的共产主义战士。是革命的一生，战斗的一生，全心全意为人民服务的一生，他忠于党的事业，任何时候都把党的事业放在首位，他始终保持和发扬了党的艰苦奋斗的优良传统，作风简朴，大公无私，廉洁清正，作风民主，平易近人，把毕生精力献给了中国的革命和建设事业等等。”上述评价对蔡斯烈同志一生奋斗的总结是符合实际、公平的，是我们学习的榜样。

我们是战友，在抗日战争、艰苦奋斗的岁月，直接见面的机会很少，但听到看到的事却不少。

## 一、应城抗日游击队打击日寇的第一仗

1938 年 12 月初，当时我在湖北京山县卫生所工作，随县政府住在京山的北山，蒋家大湾。某天上午陶铸同志同新上任的应城县长孙耀华，秘书长沈德纯从相距 10 多里路的向家冲来。据云，他们已与京山县长商议过邀我同到相距约 50 多里路程的丁家冲，那里有个村子的农民家有一些物品，大家不知道是否有用？请你去看看。当时，他们已借到一匹马给我骑，随即上路，中午路过新担任县维持会长的家（京山县城附近的一村内），陶铸同志等在进餐中边吃边向主人宣传抗日救亡的大道理，要他机动地多做些对群众及抗日游击队有利的事，主人则频频点头：“是、是，要对得起朋友”等。饭后与主人告别赶路，傍晚到了丁家冲的猴子凹湾子，应城抗日游击队的成员看到陶铸同志回来了特别高兴，晚上我就同早已到此的林涯平、肖乐梅及另两位应城姑娘挤在群众家

---

* 这是作者 2003 年 8 月 30 日于北京写的回忆录。

的堂屋，地上铺稻草当褥子，因我是客人，她们让一条被子给我用。次日早饭后，陶铸同志派一中年农民送我到相距5里左右路程的山区汪家挡湾子，找到房东开锁开门，他们就分别走了，屋内堆放着杂乱无章的瓶瓶罐罐及大小不等的包包。经件件清理，全是医院有用之物，常用的内、外科药品；内、外、妇产、五官科医疗器械，药棉、纱布、石膏绷带等，还有一台显微镜。清理归类将要结束，下午3时许，突听到在我待的西北方向枪声响起，赶快找到房主锁门，我告辞后，即向背着枪声的方向快步走，枪声越响越密，是什么原因？无人告知，待到达猴子凹时，枪声已停，同房住的几个同志也不了解其原因。傍晚时得知，是日本鬼子从宋河敌据点来的几十个兵，沿山间的大路向天王寺方向搜索侦察。在丁家冲北面一个小村子休息时，被游击队派出的侦察员发现，司令部得到情报即迅速组织战士上山占领阵地，居高临下向休息的日寇猛烈射击，打伤了几个敌人，敌遭到突然的打击，带着伤员沿原路退走。我方无伤员，还缴获了敌人丢下的一些香烟、罐头等。听后，大家都很高兴，进山抗日救亡打了一个大胜仗。当我向陶铸汇报农民家中隐藏的都是有用之物，是医药器材时，大家又高兴地说是宝贝，战争时期的必需品。陶、孙两位因事留此，决定让沈德纯送我回蒋家大湾。次日早饭后即动身，路上沈德纯同志讲：“昨日指挥打仗的是蔡松荣队长，蔡原是应城盐矿商家的人，但他很爱国，一心要抗日救亡，不当亡国奴。他用自家的钱，买了八条枪，在他家进行军事训练，队员都是可相信的人，一旦应城沦陷就上山打游击。因应城地域平坦，经过汉流会及朋友关系，到京山山区来了。”沈讲的“朋友”实指的是地下党组织（此时我不是共产党员），并讲蔡上山抗敌，把夫人及堂弟、进步的青年也带到山区共同抗敌。上山来的人生活所需经费蔡也帮助筹募等。听他的介绍虽未见到蔡的本人，但对蔡松荣的所作所为，认为此人真是一位少有的爱国人士，可钦可佩。

## 二、抗日战争年代对部队卫生工作的贡献

应城抗日游击队在鄂中中共党组织的领导下迅速扩大，打击日、伪军的战斗越来越大越多，伤亡战士随之增多，但应城游击司令部及部队却无医疗卫生组织和人员。蔡等就地动员当地的开业医参加部队服务，做些战时的救护工作，但重伤病员如何安置成了问题。事也凑巧，1939年元月，国民党五战区在随县大洪山区成立豫鄂边区抗敌总指挥部，应城、京山、天门、汉川四县等属二分区，分区指挥长由新上任的京山县长鲍福田兼任，司令部工作人员由京山县政府的职员兼管，一个班子两个牌子，县卫生所改称军医院，委任我任院长。京山县政府在鲍福田到任时，从蒋家大湾搬到花园台村子，此地路距京钟公路的孙桥镇近些，时约周余，日寇由京山出发向钟祥县进攻，路经孙桥镇时打了几炮及机枪，鲍指挥

长不指挥县特务队战士去抗敌，而是偷着跑了，等我去找他医院该怎么行动时，县政府的其他人也都跑了，我院当时只有 4 人，还负责保存随县第三行政公署卫生戒烟院的 10 多箱医疗药品器械，不能丢之而去。最后找到特务队的政治指导员庄果、队长黄定陆。他们住在山区，见到我说明情况，他们讲，我们负责保护你们，随即派几名战士同我回去，把所有物品搬运到黑冲住下，继后又帮助我们搬进较大的山区向家冲张家祠堂村子住，此地曾是应城抗敌司令部所驻地。刚住下，应城抗日游击队在前线打仗的伤员就抬来了。我们自动就成为应抗司令部军医院，接收治疗应城抗日游击队的伤员，生活费用由应抗司令部支付。此时原隐藏在汪家挡村子的全部物资也运到向家冲来了，医治伤员所需的药品器材也解决了。蔡松荣队长还动员应城跑出来的几位姑娘到医院当看护员，照顾伤员，她们抗日情绪高可说是满腔热情投入战斗，边学边干，坚持下来的逐步成为卫生战线上的骨干。蔡松荣同志随着游击部队迅速扩大及整编，先后任“应抗”队长、支队长，新四军豫鄂边区挺进支队，纵队、五师所属的三团、五团、39 团等团长，不管改为什么番号，都是边区抗日游击根据地的主力团队。为指战员的健康，平时防病治病，战时救护抢救伤员，团部设卫生队配有医生，营配医助，连有卫生员。他所属团队的医卫人员是他自己配备，所需医药除战斗缴获的胜利品外，他自己通过可利用的商人到敌占区购买，药多时还送给医院。据团卫生队长或医生向我汇报工作时，常说：我们团长很重视团的卫生工作，他本人个人卫生也很注意。对下级和气，不打骂战士，但打起仗时却很勇敢等，使干部自觉尊重他。

## 三、晚年战友情深

“生老病死”客观规律，20 世纪 90 年代松荣团长多病缠身，双目又渐渐失明，但他对老战友的感情反而更深。住在北京的五师同志可能较外地多，许多战友先后因病医治无效而故去，在他不能亲自参加追悼会、遗体告别仪式时，他总要请他夫人傅菱同志代去致哀与慰问家属，并向参加仪式的一些战友问好。1998 年 6 月下旬曾志老战友逝世，在北京医院告别室举行遗体告别，他此时双目已全失明，但坚持亲自参加，告别结束，遗体送八宝山革命公墓火化，他还要送到八宝山，后被曾志的子女竭力劝阻才算了事。在他生前，我每年总有一两次去看望他，讲起往事，特别是抗日战争年代，虽时过几十年，但他记忆犹新，讲得有声有色，想念同战斗的战友。对还健在的则问候家庭及健康情况，相互通风报信。战友情深难忘却，现只有在怀念中，松荣同志安息吧！

# 忆老队长贺彪同志*

贺彪同志是我党我军和新中国卫生事业的奠基与开拓者中的重要成员。1955年春，我由湖北省卫生厅调到卫生部才认识他的。我先后在卫生部卫生防疫司、妇幼卫生司工作，由于分管该两司的是另一位副部长，故我与贺部长接触不多，只从参加部务扩大会时，各位领导的发言，深感他性格刚直，敢于直陈主见，不违心随和，保持了我党的批评与自我批评的优良作风。

1965年8月初，我结束在辽宁省金县进行的“农村社会主义教育”试点工作队工作后回部，原计划参加第二批“社教”工作队到江苏去再搞一次“社教”工作。8月9日，张凯副部长、人事司周毅胜同志找我谈话，据云，党组研究为认真贯彻毛主席“把医疗卫生工作的重点放到农村去”的指示，卫生部组织卫生工作队由部长、副部长带队到已搞过“社教”工作试点的县去进行卫生工作试点，摸经验，时间约1年左右，你分配到湖北卫生工作队。队长是贺彪副部长，你和计划财务司副司长刘美亭同志任副队长，要很快组织队伍，本月底即下去。从此，与贺彪同志就接触多，印象深，虽时隔多年，仍记忆犹新，略举几例，以示怀念。

## 一、民主作风

湖北卫生工作队是由卫生部、省卫生厅、黄冈地区卫生科、麻城县卫生局四级卫生行政、医疗、卫生防疫、妇幼卫生事业单位选调干部组成的一支综合性队伍。1965年9月到1966年1月，队员113人；1966年3～8月队员有389人。在组队过程及蹲点中的工作计划与实施方案进度，均在队长的领导与主持下，经过广泛协商、作出决议后，各自按分工的任务去贯彻执行。贺彪同志身为副部

---

* 作者写的这篇回忆录刊登在2002年6月出版的《贺彪纪念文集》。

长、队长从不以领导自居，自作主张，更改计划，他把自己作为队中一成员，平易近人，从而使工作队成为一个团结、互助、友爱的集体，愉快、积极、认真地完成各自应负的任务。八九十年代，我因其他事到湖北，抽机会到麻城去看看，每次去，县里的卫生干部还在惦念着贺彪同志。

## 二、谦虚谨慎的作风

卫生工作队是要到省里一个经过"社教"试点、工作已结束的县去蹲点，当时湖北已有两个县"社教"试点工作已基本结束。一是荆州地区的江陵县，是个平原湖沼水网、经济富饶的县，也是贺彪同志的家乡，红二方面军的发祥与活动地区，贺彪同志幼儿时即就地从事革命活动，后长期担任红二方面军的卫生领导工作。二是大别山区红四方面军发祥与活动的麻城县。省委领导张体学、许道琦、韩宁夫等同志对卫生工作队的到来表示热烈欢迎，他们对到何地蹲点也早有研究，认为选麻城为试点县比较合适，但又不敢自作决定，要与贺彪同志商议后再定。见面后，他们是采取建议的口气提出，湖北省2/3的地方是大山、丘陵地带，麻城县属山区县，该县从1958年全县公社化起农村实行"合作医疗"制度。在进行"社教"试点时，"社教"工作队员中对此有两种意见，一些队员认为"合作医疗"是对社员的经济平调，一些队员认为是群众自愿组织的不是平调。"社教"工作队领导召开贫下中农代表会征求农民社员的意见，座谈会中社员一致认为"合作医疗"是共产党为农民办的第三件好事，不属平调，就此结束了争论。你们卫生工作队是卫生部门的最高领导，下去看看，是否对头，总结些经验。贺彪同志听后发言，尊重省委意见，到麻城县蹲点。9月6日队领导与队员分头出发，向麻城县前进，到达麻城后向县委领导汇报，说明蹲点目的；县委领导及卫生局全面介绍县里的生产、生活、卫生工作建设概况后，共同研究蹲点的计划与步骤。

卫生工作队在北京出发时原定1年时间，后因麻城县大，2/3是山区，又系老根据地，如乘马区大革命前人口约20万，因是革命老区，群众参加革命跟红军走了一部分，被国民党杀了一部分，逃荒流落外地一些，我们去蹲点时，该区只剩下8万人口。经研究确定试点全程2年，先在乘马区试点，再向全县其他区、社铺开，多为老区群众作些实事、好事。贺彪同志考虑问题是从实际出发，县委尊重他的意见，他也尊重地方领导的意见，并定时向县委汇报工作进程。整个蹲点过程中，工作队员是自觉地在县委领导下进行工作。

## 三、艰苦朴素，严于律己的作风

麻城县在湖北全省来说，生产是比较好的地方，但全县各区、社的情况是1/3的平原丘陵区社较山区要好，群众生活水平差距也较大。贺彪同志在蹲点的1年中，同队员同吃、同住、同行路，不接收任何额外照顾。工作队员的伙食标准和当时的社员群众基层干部一样，当地生产什么吃什么，不额外加菜。住的问题，队员多同公社卫生院干部同住，队部设在乘马区王福店公社所在地，住房是区税务所职工宿舍、兽医站等单位让出一部分空房，队部的工作人员分别挤住在这里，房子墙薄，四面透风，冬春季节特冷时每个房子靠一盆炭火取暖，或到室外太阳地坐坐。开会也多采取此办法，县委领导曾建议3位年龄均已50多岁的队长，最好住在县委招待所，对这些关怀贺彪同志表示感谢，仍坚持同队员一起生活。在行动方面，队部王福店，距各公社驻地也分别有20多里左右，全县工作铺开后，路就更远，队长虽有分工各管几个点，贺彪同志则要全面照顾，到各医疗点去看看。山路难走，他拿个竹竿当拐杖，爬山越岭过河过沟都坚持步行。湖北卫生厅副厅长孙光珠任副队长，他从内心里担心贺彪同志的健康与安全，由省卫生厅调来一辆吉普车，拟供贺彪同志下去时使用，但贺彪同志决定这辆车供医疗队员抢救重病群众、输送药械行李及队员使用。孙光珠感慨地对我说，贺彪还是老红军的艰苦奋斗作风。

## 四、勤俭办一切事业的作风

试点的任务，是想解决群众能看上病、吃到药、吃起药；吃到清洁水；改善住的环境，使群众不生病、少生病等问题。贺彪同志总的指导思想，是从实际出发，挖掘潜力，就地取材，以点带面，量力而行，不拿钱来换取经验。在解决群众有病能得到好的治疗问题上，是依靠卫生工作队员结合当地县、社原有的医疗卫生人员，学政治、学技术，提高为人民群众服务的思想及技术水平，为每个大队培养半农半医的赤脚医生，达到小病不出队，大病不出社、区。并在几个山区重点建设几个区医院，解决群众有大病就近就医的问题。在群众吃上药吃起药的问题上，特别强调医生开处方，要开治病的药、小处方，要采用土方土法，就地采集中草药，自制药品，采取针灸、按摩治疗，每个“赤脚医生”要学会常用的几十个穴位治病，减轻“合作医疗”有限经费的负担，尽量把经费用在治大病方面。在改良环境卫生方面，如改良吃水、厕所、烟囱灶、住房开窗户等。这些方面的不良设施，影响群众的健康，但已习以为常，要改良还不是容易的事。改良中有些也需点经费，贺彪同志则强调先搞试点，就地取材，启发群众自觉，量力而行，逐步推广。由于群众尝到好处，自动改造的不少，1967 年 7 月蹲点结束时，据统计新建水井 3060 口，公共厕所 7079 座，改建烟囱灶 3 万多个，住室后墙开窗采光通风的也不少。

麻城县卫生工作的试点工作计划是两年，刚近 1 年，全队正在按原计划进行中，因“文革”运动的干扰，贺彪同志、刘美亭同志先后被调回部参加部里的运动与工作。我和孙光珠同志留县继续工作，按原计划进行，到 1967 年 7 月结束。其间也受来自多方的冲击与干扰，因是执行毛主席的指示，为农民群众办实事、好事，排除干扰，基本按计划结束，并向县委、省委作了结束工作的汇报。他们从内心感激工作队的全体同志两年来的成就与贡献。贺彪同志后期虽未能亲临指导，但整体工作是在他的指导思想下进行的，他是有功的。

# 怀念齐仲桓同志*

1949年5月中，武汉三镇（汉口、武昌、汉阳）解放，中国人民解放军第二、第四野战军在解放武汉后，四野继续南下，先后解放了湖南、广东、广西等省区。二野向西南的贵州、四川、西康方向进军。第四野战军卫生部派干部在武汉负责接收原国民党政府所设的医疗卫生机构。同年9月四野卫生部孙仪之负责组建中原人民临时政府卫生部，孙任部长，副部长由中原军区卫生部副部长林之翰担任。办公地设在汉口汇通路8号。1950年2月15日中南军政委员会成立，原中原人民临时政府卫生部改名中南军政委员会卫生部，部长孙仪之、副部长齐仲桓（原中原军区卫生部部长）、林之翰、姚克方。1952年8月孙仪之部长调军委卫生部，齐仲桓为部长，1954年9月大区一级行政机构撤销，卫生部机构稍后也撤销。中南军政委员会管辖地区为：河南、湖北、湖南、广东、广西、江西六省（不久，江西省划到华东区）；武汉市、广州市两市。约1.6亿人口。中南军政委员会所属办事机构均设在汉口，湖北省会在武昌，所属办事机构均住武昌。我从1949年6月到1955年3月均在省卫生行政部门工作，先后被任命为卫生局长、处长、厅长等职务。湖北省隶属中南军政委员会管理。一江（长江）之隔，上下级工作关系联系频繁，因此较其他省往来较多，卫生部主抓的几件大事，虽不知详情，但轮廓动态还是略知一二，现将印象较深的事件略举数例。

一是卫生部本身的建设。组织健全，干部素质高。一批是长期在军队担任卫生行政工作转业的党政干部，二是吸收几位在国内外受过高等教育又有工作实践的专业技术人才，担任各业务处的领导职务，可谓是一个强有力的领导集体。他的两位处长如防疫处范日新、教育处左吉，从1952年起即先后调到湖北省卫生厅任副厅长。大区撤销后，中南局约在1956年南迁广州，姚克方副部长又到湖北卫生厅任厅长。

二是对面上卫生工作的领导。五省两市1亿多人口的防病、治病与抗美援朝

* 这是作者2004年2月16日写的回忆录。

的组织救护队赴前线，在湖北等地设疗养院、收治伤员等工作，当时任务很繁重，困难又多，卫生部领导的方式，主要通过会议布置工作，到会人员畅所欲言，经过广泛交流商谈，卫生部最后做总结，各省市结合本地区的情况与经济力量尽力执行。在1950年4月初召开的一次卫生会议中讨论卫生经费分配问题，大家意见多，最后孙、齐部长先后讲话提出新的方案，我记得齐仲桓讲：关于卫生经费分配事，大区的卫生经费有限，分到各省市解决不了你们的问题，应集中使用，办几件大事，建设起后对大家均有好处，而且是长远之计。在他的新建议说明后，参加会议的各省、市负责同志表示支持卫生部的想法，未再提异议。

三是他亲自抓中南生物制品所的生产与筹建。新的人民政府建立后，各级卫生部门即着手预防、消灭危害人民健康的天花、霍乱、鼠疫、儿童的白喉、百日咳等急性传染病。他先借用原设在汉口瑞祥路的武汉市卫生实验所生产急需的牛痘苗等，供各省市使用，解决燃眉之急。另即聘请留日医学博士杨永年教授担任新建所的所长，筹建一所规模较大、科室较全、设备新、基础建设水平高、建设速度快的一个新的生物制品研究、生产基地，地址选在武昌江边的一块地方。该所原属中南卫生部领导，后由中央卫生部管理。历年来，不断地充实扩大，增添新的任务，现仍列为全国六大生物制品研究、生产，培养干部的基地之一。

四是狠抓在职卫生干部的培训与提高。中原人民临时政府中南军政委员会卫生部成立起，即抓在职卫生干部的培训，从文化、业务上予以提高。先是叫培训班，后改称为培训所，继后又改建为中南卫生干部进修学校，开设有流行病学、公共卫生、劳动卫生、妇幼卫生、卫生行政、卫生学师资等专业。学期半年、一年，在校学生最多时达900多名。1956年中南局由武汉迁到广州，该校交湖北卫生厅领导，最后定名为湖北省武昌医学专科学校，继续培训在职卫生干部，另招收新的学员增加新的力量。

五是筹建中南同济医学院。在汉口新建一所高等医学院校并非易事，“把卫生事业费集中使用办件大事”，这是其中之一。校址选在汉口，由政府将汉口阅马场的一大片场地划归办学使用，经他上下左右奔跑联系，最后将上海同济大学医学院的部分高级专业老师与校址在武昌的武汉大学医学院与原校分离，到汉口筹建新的学院，又将原基督教会设在汉口的协和医院组合到该新校，承担教学医院的任务。把不同地区又不同隶属关系的单位能顺利地组成一个单位，采取边组合边建设同力协作，1951年秋即开始招收第一批学员入学，按高等医学教学计划进行，可想而知中南卫生部的领导，特别是齐仲桓同志为此要付出多少心血？该学院从组建到初具规模原归中南卫生部直接领导，后又改为中央卫生部和湖北省双重领导以卫生部领导为主的学院。几十年来在上级的领导与支持、学院内全体教职员工的努力下，现可称是一个根深、杆粗、枝繁、叶茂、果实累累的有名院校。在教学、医疗、科研、国际合作等方面为人民的健康事业都作出了巨大贡献。“饮水思源”回忆往事，更加怀念决策与主持人齐仲桓同志。

六是中南卫生部为中南干部健康的调养与病后健康的恢复，在武昌东湖岸边风景区又建立一所干部疗养院，基本建设质量高，配备齐全，形状新颖。建成不久，中南卫生部撤销，该院交湖北省卫生厅管理，改建、扩建为湖北医学院第二附属医院，继续为医疗、教学，干部治疗使用。

齐仲桓部长在中南5年之间，精力充沛，工作认真务实，有魄力，有远见；作风民主，有事能与同志们共同商议，能听不同意见，他有新的计划，能讲出道理使大家愉快地接受；他对同志平易近人，乐于助人，是一位受人敬佩的领导人。“天有不测风云，人有旦夕祸福”，1958年八九月间，他在任卫生部部长助理期间，突然受到批判，最后被错定为“极右分子”，下放基层改造。后又碰上“文革”的特殊历史因素，使他含冤离开人世。闻此噩耗令人痛心。党的十一届三中全会召开后，“拨乱反正”，党中央决定组织力量对过去历次运动中错判的冤假错案，重新审查，错的给予平反昭雪。对齐仲桓同志给予平反，我们听到此消息后为他高兴，如齐仲桓同志在天有灵，也会欢慰、瞑目。

# 怀念老领导崔义田同志*

崔义田同志是我在工作时的一位老领导。抗日战争年代，他是在中国共产党领导下组建的敌后抗日救国的革命军队新四军工作，他是新四军军部卫生部的副部长、部长。我在新四军所属的五师卫生部工作，是上下级关系，战争年代我们虽然没有见过面，也没通信，但领导关系没有变。新中国成立后，1954 年崔义田同志由上海华东军政委员会卫生部调北京，任国家卫生部的副部长，1955 年春我由湖北省卫生厅调到卫生部，在卫生部先后任卫生防疫、妇幼卫生司的副司长、司长等职务，他又是我的上级领导，他的工作作风仍记忆犹新，是一位德高望重的老领导。当他诞辰 90 周年之际，我们撰文纪念他、怀念他生前的丰功伟绩是必要的，借此回忆往事，使我们活着的人重新受到教育与启迪。又值中国人民在纪念抗日战争暨世界反法西斯战争胜利 50 周年举行各种庆祝纪念活动之时，更具有伟大的历史意义。

1937 年“七·七”卢沟桥事变，爆发了全国性的抗日救亡战争，不愿做亡国奴的中国广大人民，依据个人的条件，所处环境，纷纷投入到轰轰烈烈的抗日救亡战争的洪流中，许多爱国志士怀着宁做战死鬼、不做亡国奴的坚强意志奔赴战争前线或深入敌后与日、伪军、汉奸展开殊死的搏斗，誓死要把日寇赶出国土，收复失地，重建家园。上海、南京、武汉相继沦陷，敌人在占领区烧杀抢掠奸淫妇女残酷至极。新四军及所属部队则深入敌后，活动在大江南北华中广大的农村，发动与组织、武装群众与敌伪军展开游击战争，创建抗日游击根据地。新四军军部主要活动地区在皖南、苏北皖苏境内。新四军五师则活动在武汉周围，平汉线两侧广大的鄂、豫两省地区内，整个抗日战争年代，与军部及其他兄弟师的根据地没连成一片，长期处于孤悬敌后，孤军作战，自力更生、艰苦奋斗创建游击根据地。由于敌强我弱，加之顽军的干扰，没有比较巩固的根据地，流动性大。卫生工作为适应部队的创建、发展及频繁战斗的需要，从无到有，从小到

* 这是作者 1995 年 7 月 25 日写的回忆录，刊登在 1996 年 7 月出版的《崔义田纪念文集》。

大，逐步健全壮大，克服困难，寻医找药，就地取材，土法上马为全体指战员的健康、增强部队战斗力而服务。在自力更生渡过难关时，也殷切地希望得到党中央“延安”、新四军军部的支援。可喜的时刻终于到来，1944年秋（九十月间），叶果、唐求、黄海宽、陆云天、冯文等同志从军部所在地出发，分批化装通过不同渠道与路线，突破敌占区多条封锁线先后安全地到达湖北省大悟县大悟山脚下，鄂豫边区党委、五师司令部政治部的驻地滚子河、白果树湾。他们的到来，受到党政军领导及卫生战线同志的热烈欢迎，感谢军卫生部的大力支援。这一支援是与当时任军卫生部长崔义田同志的领导分不开的。他们的到来，加强了五师卫生部的领导力量，叶果同志任命为五师卫生部部长，唐求同志为卫生部医保科科长，黄海宽同志先后为直属休养所及卫生部机关的政治协理员，陆云天的到来，改变了五师卫生系统无专职化验员的局面。

新中国成立后，在卫生部工作期间，部领导间的分工，崔义田同志分管干部保健、医学教育、外事等项业务。我所在的司局业务分别由徐运北副部长，齐仲桓部长助理负责分管，每当他们离部外出时，业务上有事须向部领导请示或审批文稿时，则向崔义田同志请示。他总是热情接待，从不推辞，也不积压需要签署的文稿。他对下级干部平等待人，平易近人，和蔼可亲，无论在部内或部外相遇时，总是主动打招呼问候，深感革命大家庭的温暖。他关心干部，也关心下一代的成长。记得20世纪60年代中期，他出访古巴，他知道我有一女儿在古巴学外语，他不怕麻烦，主动地告诉我，他要去古巴访问，可帮我给女儿捎带信件及日常用品（当时书信是靠外交部信使定期传送），待他回国时又主动告诉我，信及小物件均已交到，孩子在外身体健好，学习好，不要操心等。他的行动充分表现出助人为乐的优良美德。

他是一位有经验的医师，战争年代曾救治多少指战员的伤病，在卫生部担任中央领导同志保健工作时，我曾碰到他组织的一次会诊，他静静地坐在附近观察医师们对患者的检查，倾听他们对疾病的分析与治疗方案，最后统一意见，他是那么虚心尊重技术人员，使其畅所欲言。

他对下级干部，不论职位高低都一视同仁，下级干部敢于与他谈心里话，有时还开开玩笑。有一次在卫生部大院内与干部聊天，一位爱开玩笑的一般干部诙谐地提出问题云：崔部长，您是管保健的，为何您爱人会得肝炎还长期不能恢复健康？崔义田同志则笑容满面幽默地说，正是我是部长管保健，她才能活下来，很快可恢复健康的。崔义田同志在卫生部工作多年，深得广大干部的尊敬与爱戴，谈起他时，就说他像个老妈妈。我们活着的人要继承发扬他的高贵品德和优良作风，在不同的岗位环境中发挥余热，为新中国的建设贡献力量。

# 怀念韩宁夫同志*

今年9月是宁夫同志诞辰90周年，湖北省委党史研究室经省委批准编撰《韩宁夫纪念文集》，收到征稿通知甚喜。今年9月正值抗日战争胜利60周年之际，更具重大历史意义。我与宁夫同志在湖北省政府是同事，又是同龄人，他比我早出生3个月。可惜他因病魔过早地离开他热爱的事业和亲朋。闻讯后，深感悲痛与惋惜。

回忆往事，时过半个世纪，但有些事还记忆犹新。1949年5月中旬湖北武汉三镇解放，党中央预先从华北抽调的高、中级干部分别于5月下旬6月中旬进入武汉。湖北省新的省委成立，住在武昌，宁夫同志是省政府秘书长，在此职务上长达4年之久。省政府秘书长的任务比省其他厅局的负责人要繁忙，承上启下，统揽全局，省直各部门有难事都可能去找他协助解决。我是1946年6月中原军区突围时，根据中原局领导指示，让自找办法化装突围，我利用国民党善后救济总署湖北分署医师的名义领到回西安探亲的护照，于6月27日晨离开宣化店，途中虽遇到许多曲折，但总算安全地进入了华北解放区。1949年3月李先念司令员到中央参加七届二中全会时写信给我，要我仍回湖北工作。根据他的安排在3月22日乘坐刘子久同志的吉普车离开西柏坡附近的中央和平医院。途经石家庄，到济南，又乘火车到徐州、开封、郑州，再换乘大卡车到湖北孝感，5月中在孝感待命，6月初进汉口过江到武昌新成立的湖北省委报到。当时是江仲华同志接待我，分配我到省政府民政厅负责接收省属卫生系统的机关单位和人员。江仲华是战争年代的老战友，中原部队突围后，多年未见，倍感亲切，她简单地介绍了省政府其他部门的主要领导骨干，多属华北调来的干部，彼此互不相识。当年10月，中原临时人民政府任命我为省民政厅卫生局局长。卫生局隶属民政厅，有事由民政厅长来处理，与宁夫同志只有在省委省政府开会时见过面，没有工作上的联系。1950年4月10日，中央人民政府任命我为湖北省政府委员，同年9月15

* 这是作者2005年写的纪念文章。

日政务院任命我为省卫生处处长，由省政府领导。因隶属关系转变，工作中与宁夫同志的接触、协商就很多了。全局性的工作，省主席、副主席安排动员后，具体执行就由秘书长来承担落实。新中国成立初期要做的事特多，支援二、四野大军南下西上去解放湖南、两广、西南各省区；筹建本省、地、县级政权，组建乡镇级基层组织，清匪反霸；组织发动农民群众进行土地改革，发展生产，防灾救灾，湖北境内每年都有程度不同的湖沼地区的水灾，山区、丘陵地带的旱灾、虫灾；1951 年开始又有支援抗美援朝保家卫国的国际任务。全省支援的情况我不清楚，单从卫生系统来讲，湖北省就组织几批医疗手术队奔赴东北，参加从朝鲜转来伤病员的救治任务，同时接受由东北转到湖北来的近 2000 名慢性病人，为此在孝感、襄阳、洪湖新堤、蕲春等地新建疗养院收治分批转来的病人。病愈后有的回原部队，有的就留在湖北，根据所长及志愿分配工作。本年 6 月中响应中央号召为志愿军捐款购买战斗机，支援前线的运动，全省医务卫生人员募捐购买飞机，最后成果用所捐的金额可买一架飞机。美帝国主义不单用飞机、大炮在朝鲜作战，并从 1952 年春起，在朝鲜北部及我国东北部分地区使用细菌战，湖北省也未幸免，在恩施、宜昌的部分山区、咸宁等地也发现过敌机投下杂乱不明的异物。3 月 14 日政务院会议通过并成立了中央防疫委员会，周恩来总理担任主任委员，湖北省在省政府也成立防疫委员会，各市、县也相继成立，办公室设在省卫生处及县、市卫生科，动员群众开展爱国卫生运动，清垃圾、灭蚊蝇、对敌机投下的异物焚烧掩埋等。年终卫生部在全国范围内，展开群众中的评模活动。湖北省被评选出的两位模范，一位是沙市的市民张素华，另一位是孝感县农村的农民官银芝。1952 年 12 月初召开全国卫生工作第二次卫生会议，同时表彰被各省、市、区评选的卫生模范。毛主席为模范发的红色锦旗上题词：“动员起来，讲究卫生，减少疾病，提高健康水平。粉碎敌人的细菌战争。”爱国卫生运动委员会这个组织一直延续到现在，办公室设在卫生部。

1950 年 10 月 5 ~ 20 日省政府召开第一届省各界人民代表大会，参加的代表，包括党、政、军、各民主党派、各群众团体、少数民族及民主人士的代表，共议国事，献计献策。这样规模大、任务重的会议筹备，会期的组织服务等任务是非常繁重的，省府秘书长要唱主角挂帅。我是代表之一，对此会感到满意，也没有听到其他代表对会议的安排与服务有不满的反映。10 月 20 日选举产生了湖北省各届人民代表会议协商委员会，选举了李先念为主席，副主席有刘建勋、熊晋槐（民革）。韩宁夫被选为驻会委员，他又增加了团结各民主人士的统战任务。1951 年 11 月 23 日到 12 月 1 日又召开省第二届各届人民代表大会，省政府委员会每年根据当时情况及不同任务，召集会议提出工作计划统一思想与行动。凡召开这类会议，省府秘书长均要在会前作充分的准备工作，代表住宿的安排，会场的布置，会后文件处理，有些还要形成文件下发，整个过程都少不了秘书长有序的操劳。

更令人难忘的是1952年元月到7月这段时间，省直机关的“三反”即反贪污、反浪费、反官僚主义；社会工商界的“五反”运动，在省委的领导下全面展开，涉及机关每个人，宁夫同志又要领导本部门、本单位的人和事，还要掌握全面运动的情况与进展，向省委汇报。在此同时湖北又有一新的任务：“荆江分洪工程。”该工程党中央经多方调查、研究，征求各方的意见，最后于3月31日由政务院发布关于“荆江分洪工程”的决定，为此中南军政委员会成立荆江分洪总指挥部，总指挥唐天际，总政治委员李先念。为了抢时间，4月5日荆江分洪全面动工，这项工程由于决心大，准备充分，只用了2个半月就全部完成。此项巨大工程，地处在湖北境内，参加修建的10多万劳动大军大多是湖北、湖南的农民群众，因此10多万人的吃、住、劳动用具等筹备供应也是个很繁重的任务。由于当时施工的机械不多，主要是靠民工用锄头、铁锹、扁担、箩筐等工具肩挑背扛挖土石建堤。当时又正处春雨连绵，道路滑泞，施工难度特大，为保证工地劳动大军的健康，卫生和医疗工作任务也重，省卫生处动员在职医疗人员，抽调公医专科学校的学生由卫生处谈太阶负责赴工地服务，中南军政委员会卫生部也组织力量支援。5月，中央人民政府派水利部部长傅作义到荆江分洪工程工地慰问。临行前，毛泽东主席为水利工程题词：“为广大人民的利益，争取荆江分洪工程胜利。”①作为省府秘书长此时的任务也不会轻松。

1953年国家在社会主义改造基本完成，开始执行第一个五年计划，新建几个大型工业企业之时，中央从湖北省抽调几位有学识，工作能力、党性强的领导骨干到工业建设战线承担新的领导职务。韩宁夫同志是其中的一位，他就近分配到武汉钢铁公司任职，领导武钢公司的筹备建筑任务。他到位后我还参加过他在汉口召开的一次建厂征求意见座谈会，他作风民主，广泛听取各方意见，最后决策。我们共同在湖北省委、省政府领导下工作3年有余，互相间没有发生过矛盾。他工作踏实，组织力强，待人诚恳，处事有方，不骄不躁，是一位好同事。

1955年春，我也离开湖北，各自到新的环境、新的单位工作。但同志间的感情是深的，有机会见面时，还要叙叙家常、相互问候。人到晚年，客观规律，记忆力衰退，往事难忆，但影响深的还能回忆一二。宁夫同志一心忠于党、忠于革命事业，为人处世总的印象没有忘记，略举上述几事以表心愿。

---

① 注：毛泽东传1949～1976上卷97页。

# 栗秀真生平（自述）

我1915年12月22日出生于河南省沁阳县崇义镇前杨香村一农家，读书高小毕业。1930～1934年在河南卫辉府基督教“长老”会举办的惠民医院护士学校学习，毕业后在该院工作年余。1935年9月到翌年3月在南京卫生署公共卫生人员训练班进修，结束返卫辉惠民医院筹办保健处，开展居民妇幼卫生、学校、纺织工厂的卫生工作。

“七七”事变后，河南汲县成立抗敌救国后援委员会。我就地参加抗日救亡活动，对群众进行抗日救国宣传，发动一日一分钱支援前线的募捐，开办救护人员训练班，动员男女青年参加学习。11月初响应中国红十字总会招募医务人员赴前线救护伤员的号召，我离开河南卫辉乘火车赴南京，被总会分配到南京首都伤兵医院直接为前线运来的重伤员服务。11月17日南京形势告急，伤员转到别处，总会人员夜半撤离南京，乘船3天抵汉口。当时，总会无特殊工作，汉口协和医院设有伤兵病房，我即离总会到该院工作。

1938年3月经湖北省政府考核合格，被分配到湖北省政府第三行政督察区（随县）卫生戒烟院任护士长。医院是临时组建，工作人员未配全，我即是病房护士长、门诊司药、出诊医生，又是救护人员训练班的主持者、教员。7月底院长张念和到所属县视察工作回来，向我提出想在李范一先生主办的农村改进实验区进行卫生实验工作，我同意他的设想，随即乘船告别随县赴应城汤池。

到达汤池会见李范一先生说明来意，他讲现在的紧急任务是为临时学校学员、教员治病，其他事后议。临时学校是共产党领导的为培训敌后抗日游击战的干部。学校负责人有陶铸、杨学诚、曾志等同志。陶铸接见我谈了学校及病人的情况，并请曾志陪我到学生住地，当时学员与教职员同住，分住在汤池附近的3个村，互相距离5里左右，因住地环境及饮食卫生不良，引起肠胃炎、痢疾、疟疾、皮肤等疾病。我采取病者给药治疗，并着手改善住宿环境、饮食卫生条件，增加学员卫生知识，约半月，疾病被控制。陶铸又找我谈，日寇如占领应城，我们就上山打游击，需要救护人员，现应从学校选调10多人学习救护知识，以便打游击时救护伤员，我同意他的意见，随即挑选10多人开班学习，这是我在共产党领导下参加抗日救亡工作的开始。陶铸、曾志两人对我影响很大，是我从一个基督教徒变成一个共产党员的启蒙导师。

8月29日晨，日寇战机数十架轮番3次轰炸京山县城，房屋遭破坏、居民死伤约5000多人，惨不忍睹。在陶铸、李范一的主持下，我带救护人员及医药等物品急赴京山，在城外找一居民村设救护点，对受伤群众进行抢救，我的名义是救护队长。京山县政府也把县内有医、护知识的人动员出来，共同组成县临时医院，我任医务主任。当这批伤员渐愈时，敌机又来轰炸，郊区居民又有一些伤亡，我们继续给予救治。

10月下旬应城、武汉等地相继沦陷，临时医院的本县医务人员纷纷逃离，只剩下我与易齐萍、薄镛3人。随县政府转移到南山，又到京山北部山区的蒋家大院住下。我们3人根据京山县长蒋少瑗的意见，组成县卫生所负责政府工作人员及当地群众的医疗任务，我任所长。此时国民党五战区在随县大洪山区均川镇成立鄂豫边区抗敌工作委员会，下设军事指挥部、政治部，三分区石毓灵任指挥长，李范一任政治部主任，陶铸任顾问。京山、应城两县划为第二分区指挥部，京山新任的县长鲍福田任指挥长，委任我二分区指挥部军医院院长。

时约半月，日寇从京山县出发进攻钟祥，路过孙桥镇时打了几炮，鲍县长及县政府的工作人员都吓跑了，卫生所由党领导的县特务连（连长黄定陆、指导员庄果）协助搬到应城县抗敌司令部原驻地向家冲张家祠堂旁的村子住下，随即收容应城抗日游击队由前线转来的轻重伤员20多名进行救治，此时我们将二分区军医院改为“应抗”司令部野战医院，我任院长，陈玉虹同志向我宣传共产党对抗战的宗旨并介绍我加入共产党。3月医院又迁到钟祥县属的赵新河应城县政府驻地。5月下旬，在十字沟接受国民党22集团军731团在随县袁家台与日寇作战的伤员50名左右。

5月底日寇撤出大洪山，石毓灵公开反共，政情恶化，陶铸同志被驱逐，应城孙耀华县长被软禁。我利用曾为石毓灵孙子看病，认识石毓灵之便借故为孙看病送药，在软禁室见了孙县长，孙告我速将医院迁移到京山丁家冲我区前沿根据地。到后这里又收到日军扫荡的敌情，此地负责人是易家驹同志（现名聂菊荪），他建议速转到大山头山区。夜过宋应公路敌封锁线，拂晓到养马畈旁的一村子停下，清晨即碰上李先念、陈少敏率领的南下部队，因不明是何军队暂时观察，近中午，房主告知向养马畈前进的军队不是敌伪军，但也不知是何部队，我即继续前进到大山头的刘家湾住下。

6月中旬鄂中区党委在养马畈召开扩大会议，应抗所属部队与李先念南下支队整编建立新四军豫鄂边区游击挺进支队，应抗军医院改名为支队野战医院，我仍任院长。7月京山熊家滩一带霍乱流行，边区党委杨学诚同志染病，经抢救治愈。10月13日新街战斗，打击来犯日伪军，战斗一整天，又接收我军负伤的轻重伤员近百人，经我院积极治疗月余，轻伤员出院，还有10多名重伤员未愈。12月5日，日寇又围攻支队领导机关所在地的马家冲，经一天战斗，晚间突围转移到京山八字门，当时医院住徐家冲，与马家冲相邻近。但医院伤病员及工作人员幸无伤亡。

1940年元月初，支队司、政领导机关在京山八字门改名为挺进纵队，我改任纵队野战医院院长。那年春天司令部为扩大活动范围，李先念司令员带部队向平汉铁路东大、小悟山一带发展扩大根据地。野战医院一分为二，政委李晓白带一部分医护人员随李先念东去；另成立路西指挥部，由陶铸、杨学诚同志负责，我随路西指挥部活动，住在石板河附近的赵家冲。数日后国民党五战区所属的94军（军长牟廷芳）进入边区活动地带，为了医院安全，指挥部杨学诚要我院向大头山或应城湖区转移，在转移路上均被94军哨兵阻拦。无奈之下，我要找军部交涉，此时，田店与徐店之间的邓家畈一带日寇已出动与他们作战。根据当时情况，双方均有伤亡，我建议我们可参加前线伤员的救护工作，牟谈：前方救护他们已有安排，问题是缺少药品，要向我们买药。牟又说："战后他们要转移，这次作战伤员无法带走，请我们代为收治。"我们当即应允，但要他们派个联络员在此负责，便于随时将治愈伤员接回。牟廷芳感动地说："你们的地方工作做得很好，我们这次对日寇作战，得到你们很大支援，这是在其他战场上没有见到过的。我一定把你们在敌后坚持抗战的情况报告蒋委员长。"谈后告别，我即带医院工作人员回原住地准备接收友军伤员。当天晚上94军撤走，我们先后接收伤员300人左右，组织医护力量积极治疗，治疗后分批送回原部队。这件事我自做主张先做后报，杨学诚及路东司令部领导对此事不但没有指责却给予表扬。

10月，司令部为加强部队卫生工作成立医政处，我被任命为处长兼野战医院院长。医政处成立后，为提高部队卫生人员的素质，创办第一期30余医务人员训练班，学习期3个月。

1941年1月皖南事变发生，二月党中央颁布命令重建新四军，原豫鄂边区挺进纵队改名为新四军第五师，师长李先念。司令部根据边区新的情况，将医政处改为卫生部，我任部长。在司令部另成立军医处负责战斗部队的卫生工作，谈太阶同志任处长。

1942年10月边区环境动荡，分散在各地的六个野战医院，卫生部无力解决他们的问题，卫生部撤销，我任司令部军医处副处长，分管第四期医训班的管理、教学工作，1943 年 11 月学员毕业后分配。司令部精简机构，充实基层，军医处也被撤销，12 月我任鄂东军分区司令部卫生科长兼第一兵站医院院长。1944 年 2～8月在边区党委领导的整风学习班学习。结业后任五师司令部后勤处副处长，分管卫生业务。10 月又将后勤处分供给、卫生两处，我任卫生处副处长，新四军军部派来的叶果任处长，11 月卫生处改称卫生部，我任副部长，兼任豫鄂边区卫生学校校长。

1945 年 9 月抗日战争结束，新四军五师与南下、北上的两只兄弟部队在湖北应山一带汇合，改编为中原军区，11 月我任中原军区卫生部副部长。1946 年 3 月中原边区政府在湖北礼山县的宣化店成立鄂豫边区善后救济委员会，我兼任该会卫生组长；并筹建边区善后救济医院，我又兼任院长；为了工作联系，兼任湖北省救济分署宣化店办事处医师，改名栗轩。5 月中、下旬曾用救济委员会卫生组长的名义赴汉口与“行总”湖北分署，与分配医药物资的有关人员谈判。按善后救济工作“三不分”的宗旨，强调边区群众在抗日战争时期的贡献，现在的困难，应享受的权利，经数日活动，最后得到一卡车急用药品器材。“联总”分署负责的几位友人，还把个人使用的器械、急救药品也捐献给我。返回宣化店路上也曾遭到国民党哨卡的无理拦阻，经交涉，终于安全返回。这批物资即分配给救济医院和部队，起了燃眉解渴的作用。

1946 年国民党政府调动 30 万大军包围我军所在地宣化店一带，并预定 7 月 1 日消灭中原军区的军队。6 月 26 日晚我军根据党中央的指示，分路突围，拉开了解放战争的序幕。6 月 27 日晨我持湖北救济分署医师携家属 3 人到西安省亲的护照离开宣化店，路经信阳、郑州、洛阳到达西安，原计划从西安找关系赴延安，事未成又返洛阳，到河南善后救济分署洛阳办事处说明母亲还在沁阳，他们又补发护照，于 8 月 1 日近午时，乘国民党军队运炮弹的木船，坐在炮弹上渡过黄河到了黄河北，与国民党所属的孟县政府及军队交涉，8 月 2 日安全进入解放区。

年底在河北武安晋冀鲁豫中央局党校参加学习并任该校卫生所长，结业时，因学习工作成绩优秀受到学校立功奖励。继后参加晋冀鲁豫中央局召开的土地会议，同年 10 月因郑位三政委患病调我回晋城五师留守处任郑位三的保健医师，同时参加整党训练班学习。1948 年 8 月经李先念司令员等领导的同意，赴石家庄华北军区和平医院进修，12 月转中央医院（河北平山县西柏坡朱豪村）。1949 年 3 月 23 日随刘子久南下，5 月中，武汉解放，调湖北省民政厅负责接收省属卫生机构的任务，任省卫生局长。

新中国成立后，我在湖北先后被任命为省人民政府委员、省文化教育委员会委员、省卫生处长、厅长；湖北公医专科学校校长；湖北医学院副院长；省人大代表、省政协常务委员。

1955 年春调北京，任中华人民共和国卫生部卫生防疫司、妇幼卫生司副司长、司长，1956 年 8 月被选为中共八届代表大会代表，1973 年 7 月起任国务院计划生育领导小组成员，副组长兼办公室主任，国务院人口小组组长，卫生部党组成员。1979 年获联合国颁发的“和平”奖。1980 年 5 月中国计划生育协会成立，任副会长（1990 年任顾问）。1981 年 3 月任国家计划生育委员会副主任、党组副书记，1982 年 5 月任顾问。1992 年获国际计划生育联合会颁发“计划生育先进志愿者荣誉证书”。1998 年获第三届“中华人口奖”，2002 年获亚洲议员人口与发展论坛颁发的“贡献奖”。1982 年 9 月到次年 7 月在中央党校高中级干部研究班学习。1984～2004 年任中央党校高中级干部研究班校友联谊会副会长、会长。

1985 年 10 月离休。1986 年 4 月～2004 年 12 月，任国家计划生育委员会离休干部支部书记；鄂豫边区革命史、新四军五师抗战史编审委员会委员；新四军卫生史编辑委员会副主任，新四军鄂豫边区卫生史编辑委员会主任委员；北京新四军暨华中根据地研究会第一届理事会监事、第二届理事会顾问。新四军五师分会副会长、名誉会长等。

2005 年 3 月 21 日

# 索　引

## 湖北省的卫生工作



## 卫生防疫工作



## 妇幼卫生工作

**计划生育工作**

**计划生育技术工作**

**优生优育工作**



**计划生育协会工作**



**外事工作**

**回忆录**



**对老领导老战友的回忆文章**

# 后　　记

栗秀真是我国卫生战线、人口和计划生育战线的优秀领导干部，她1938年参加革命，1939年入党，1941年至1949年历任新四军五师卫生部副部长、部长、中原军区卫生部副部长。新中国成立后任湖北省人民政府委员兼卫生厅厅长，1955年调国家卫生部，历任防疫司、妇幼卫生司副司长、司长、部党组成员。1956年被选为中共八大代表。她从1962年起从事计划生育工作，1973年至1985年历任国务院计划生育领导小组组员、副组长兼办公室主任，国家计划生育委员会党组副书记、副主任、顾问。2011年7月20日因病去世，党和国家领导人胡锦涛、温家宝、习近平、李克强、王岐山、刘延东、李源潮、朱镕基、宋平、彭珮云等同志以不同方式表示了哀悼。栗秀真为我国的解放事业和卫生、计划生育事业奉献了一生，生前还决定将遗体捐献，并希望将她亲身经历的艰苦历程、感悟和历史经验的总结编纂成书留给后人，供大家参考，也算对社会做出的最后贡献。

根据栗秀真的遗愿，我们整理出版了《栗秀真文集》。《文集》的第一部分是已正式出版的文件、报告、讲话，她组织老专家、老学者以及部分老计划生育工作者编著的对新中国成立以来妇幼卫生工作和计划生育工作发展概况的论述和历史经验总结等文章。第二部分为回忆录，即她撰写的有关战争年代的艰苦历程、新四军五师卫生工作、新中国成立初期卫生工作以及回忆老战友、老领导的文章。

为方便从事和研究妇幼卫生、计划生育工作及新四军战史的同志们更加具体、详尽地了解某项工作的发展进程、在不同历史阶段中央制定政策的时代背景以及政策演变的情况和原因，《文集》第一部分的文章是按时间顺序排列的，以如实反映各个历史时期的发展情况和各项工作间的相互影响、相互促进的关系。为了便于查阅某个专业的情况，我们还编写了按文章内容排列的“索引”。

文稿中一部分是栗秀真在各种会议的讲话或公开发表的文章，也有一部分是向中央领导机关的工作报告、汇报、历史总结。后者都是由栗秀真组织专门班子讨论、研究并亲自主持编写、审定的，是集体智慧的结晶，因此我们在这类文章的注解里尽可能多地注明参加过讨论或编写工作的人员姓名。

第九届全国人大常委会副委员长彭珮云同志、国家人口和计划生育委员会主任王侠同志为《文集》题词；全国政协常委、全国政协人口资源环境委员会主任张维庆同志为本书写了序；于旺、高智荣、赵明、赵金广同志为本书收集文稿、核实内容做了许多工作，付出了大量心血；国家人口和计划生育委员会有关部门和中国人口出版社都给予了大力支持，谨在此向他们表示由衷的感谢！

**图书在版编目(CIP)数据**

栗秀真文集/栗秀真著.—北京:中国人口出版社,2012.9

ISBN 978-7-5101-1369-7

Ⅰ.①栗…　Ⅱ.①栗…　Ⅲ.①妇幼卫生—中国—文集 ②计划生育—工作—中国—文集　Ⅳ.①R17-53 ②C924.2-53

中国版本图书馆CIP数据核字(2012)第214419号

**栗秀真文集**

栗秀真　著

| | |
|---|---|
| **出版发行** | 中国人口出版社 |
| **印　　刷** | 北京普瑞德印刷厂 |
| **开　　本** | 787毫米×1092毫米　1/16 |
| **印　　张** | 39.5　　插页8 |
| **字　　数** | 700千字 |
| **版　　次** | 2012年9月第1版 |
| **印　　次** | 2012年9月第1次印刷 |
| **书　　号** | ISBN 978-7-5101-1369-7 |
| **定　　价** | 80.00元 |
| **社　　长** | 陶庆军 |
| **网　　址** | www.rkcbs.net |
| **电子信箱** | rkcbs@126.com |
| **电　　话** | (010)83519390 |
| **传　　真** | (010)83519401 |
| **地　　址** | 北京市西城区广安门南街80号中加大厦 |
| **邮　　编** | 100054 |